U0198363

# 现代护理进展与临床应用

主编 袁晓云 陈丽华 关 键 王永芹
姜洪玲 聂文红 张朝霞 王 英

上海科学技术文献出版社
Shanghai Scientific and Technological Literature Press

图书在版编目（CIP）数据

现代护理进展与临床应用 / 袁晓云等主编 .-- 上海：
上海科学技术文献出版社,2023
ISBN 978-7-5439-8828-6

Ⅰ.①现… Ⅱ.①袁… Ⅲ.①护理学 Ⅳ.①R47

中国国家版本馆CIP数据核字（2023）第078425号

组稿编辑：张　树
责任编辑：王　珺
封面设计：宗　宁

现代护理进展与临床应用

XIANDAI HULI JINZHAN YU LINCHUANG YINGYONG

主　　编：袁晓云　陈丽华　关　键　王永芹　姜洪玲　聂文红　张朝霞　王　英
出版发行：上海科学技术文献出版社
地　　址：上海市长乐路746号
邮政编码：200040
经　　销：全国新华书店
印　　刷：山东麦德森文化传媒有限公司
开　　本：787mm×1092mm　1/16
印　　张：20.25
字　　数：499 千字
版　　次：2023年6月第1版　2023年6月第1次印刷
书　　号：ISBN 978-7-5439-8828-6
定　　价：198.00 元

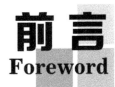

# 前言
## Foreword

  现代社会中护理学作为医学的重要组成部分,其角色和地位举足轻重。不论是在医院抢救患者的生命时,还是在有效执行治疗计划对患者进行专业照顾时,还是在对有健康需求的人群进行保健指导和预防疾病时,护理学都发挥着越来越重要的作用。为了更好地为患者提供更高质量的护理,让患者满意,让社会满意,护理人员必须掌握扎实的医学护理基础知识、熟练的专业技能、规范的技术操作,做到默契的医护配合。基于以上目的,我们特组织了一批具有丰富临床工作经验的护理专家及骨干共同编写了《现代护理进展与临床应用》。

  本书以整体护理观为指导原则,以护理程序为主线,重点对呼吸内科、心内科、消化内科等各科室常见病与多发病的护理评估、护理诊断、护理目标、护理措施等方面进行了介绍。本书内容丰富、重点突出、紧贴临床,注重培养护理人员科学的临床思维、工作方法及综合应用学科知识正确处理临床疾病的能力,具有较高的专业性、规范性、先进性与实用性,可作为各基层医院护理人员的参考用书。

  由于水平有限,加之当今医学科学发展日新月异,书中存在的错误与不妥之处,希望广大读者能够提出宝贵的意见和建议,以便今后再版时进行改进和修订。

《现代护理进展与临床应用》编委会

2023 年 2 月

# 目 录
## Contents

# 第一章 护理理论

## 第一节 系 统 理 论

系统论是研究系统的模式、性能、行为和规律的一门科学。它为人们认识各种系统的组成、结构、性能、行为和发展规律提供了一般方法论的指导。系统论的创始人是美籍奥地利理论生物学家和哲学家路德维格·贝塔朗菲。系统是由若干相互联系的基本要素构成的,它是具有确定的特性和功能的有机整体。世界上的具体系统是纷繁复杂的,必须按照一定的标准,将千差万别的系统分门别类,以便分析、研究和管理,如教育系统、医疗卫生系统、宇航系统、通信系统等。如果系统与外界或它所处的外部环境有物质、能量和信息的交流,那么这个系统就是一个开放系统,否则就是一个封闭系统。护理专业既是一个封闭的系统又是一个开放的系统。

### 一、系统论概述

系统概念中常见的关键名词有开放系统与封闭系统;输入、输出及反馈;微观与宏观。所谓开放系统是指能与环境进行能量交换,可重建或破坏其原有组合,在过程中有输入和输出。在这种状态下,开放系统可以达到一种瞬间独立的状态,称之为稳定状态。因此人是一个开放系统,开放系统会对环境中的外来刺激做出反应,对于环境的侵入刺激,可产生组织上的改变。封闭系统的定义是一个与环境没有任何物质、信息和能量交换之系统。人有时在行为表现上也有封闭系统的倾向。封闭系统是相对的、暂时的,绝对的封闭系统是不存在的。开放系统具有自我调控能力。

人们研究和认识系统的目的之一,就在于有效地控制和管理系统。控制论则为人们对系统的管理和控制提供了一般方法论的指导,它是数学、自动控制、电子技术、数理逻辑、生物科学等学科和技术相互渗透而形成的综合性科学。根据系统论的观点,护理的服务对象是人,是一个系统,由生理、心理、社会、精神、文化等部分组成,同时人又是自然和社会环境中的一部分。人的内部各系统之间,以及人与外部环境中各种系统间都相互作用和影响。人的健康是内环境的稳定,及内环境与外环境间的适应和平衡。系统论为护理学提供了人、环境和健康为整体的理论基础。

系统论对护理实践具有重要的指导作用,促进了整体护理思想的形成,是护理程序的理论框架,作为护理理论或模式发展的框架,为护理管理者提供理论依据。许多护理理论家应用系统论的观点,发展了护理理论或模式,如纽曼的系统模式、罗伊的适应模式等,这些理论模式又为护理实践提供了科学的理论指导,也为护理科研提供了理论框架和假设的理论依据。

医院护理管理系统是医院整体系统的一个子系统,与其他子系统(如医疗、行政、后勤等)和医院整体系统相互联系、相互作用和相互制约。因此,护理管理者在实施管理过程中应运用系统方法,调整各部门关系,不断优化系统结构,得到医院行政领导、医疗和后勤等部门的支持和配合,使之协调发展,高效运行,为病患提供高质量的护理服务。

罗杰斯在1970年根据人类学、社会学、天文学、宗教学、哲学、历史学等知识,提出了一个护理概念结构。由于人是护理的中心,其概念结构也就着眼于人,并且以一般系统理论为基础。她把人描述为一个协调的整体,人的生命过程是一个动态的过程,并且是一个持续的、有创新的、进化的、具有高度差异的和不断变换形态的过程,所以罗杰斯护理理论被称为生命过程模式。

护理程序是一个开放系统,构成系统的要素有患者、护士、其他医务人员及医疗设备、药物等。这些要素通过相互作用和与环境的相互作用,给予护理对象计划性、系统、全面整体的护理,使其恢复或增进健康。护理程序系统运行过程包括评估、诊断、计划、实施、评价5个步骤。其中护理评估是护理程序的首要环节,而且贯穿在护理活动的全过程。护理评估的科学性直接影响护士对病情的正确判断和护理措施的制订,全面正确的评估是保证高质量护理的先决条件,所以护理评估在护理工作中起到了灵魂的作用。在护理程序中的评估部分,应收集所有个人和环境的有关情况,由于我们的测量手段和收集资料的工具有限,因此所收集的资料常是孤立或局限的,但分析资料应能反映全面情况,所以需要补提问题和从收集的资料中寻求反应。在用生命过程模式理论评估患者时,可使用动态原则做指导以预测个体发展的性质与方向,这样可使护理工作促进人与环境间的融洽结合,加强人能量场的力量及整体性。以及改进人和环境场的型式以实现最佳健康状态。

罗杰斯生命过程模式的主要内容如下。

**(一)4个主要概念**

**1.人**

人是一个有组织、有独特形态的能量场,在与环境能量场不断地进行物质和能量的交换中,导致人与环境不断更换形态,因而增加了人的复杂性和创新性。人的行为包括生理、心理、社会、文化和精神等属性,并按不可分割的整体性反映整个人。

**2.环境**

环境包括个体外界存在的全部形态,是四维能量场,与人能量场一样具有各种形态和整体性,并且是一个开放系统。

**3.健康**

健康不是一种静止的状态,健康是形态的不断创新和复杂性的增加。健康和疾病都是有价值的,而且是不可分离的,是生命过程的连续表达方式。

**4.护理**

护理是一种艺术和科学,它直接服务于整体的人。帮助个体利用各种条件加强人与环境的关系,使人的整体性得到提高。维持健康、促进健康、预防与干预疾病以及康复都属护理的范畴。

**(二)生命过程的4个基本特征**

1.能量场

能量场是生命体和非生命体的基本单位,是对有生命的和无生命的环境因素的统一概念,具有变化的动态的内在能力,能量场是无界限的,又是不可分割的,并可延伸至无穷大。它分为人场和环境场。

(1)人场是统一整体的人,是由整体所特有的形态和表现特征确定,具备部分知识不能对人场这个整体做出预测。

(2)环境场由形态确定,且与人场进行整合,每个环境场对于每个人场来说都是特定的。

人场和环境场都在不断地、创新地变化,两者没有明确的界限。

2.开放性

人场和环境场之间处于持续的相互作用过程,两者之间有能量流动,没有界限,没有障碍能阻碍能量的流动。

3.形态

形态是一个能量场的突出特征,能量场之间的交换有一定的形态,是以"单波"的形式传播。这些形态不是固定的,而是随情景需要而变化。具体来说,形态通过能量场的行为、品质和特征来表现,不断形成新的形态的动态过程称为塑型,即不断创新的过程,使能量场持续表现出各种新的形态。在护理领域,护士的主要任务是进行健康塑型,即帮助患者在知情的情况下参与治疗和护理,促进统一体向健康的方向发展。

4.全方位性

能量场的交换是一个非线性范畴,不具备空间的或时间的属性,体现了能量场的统一性和无限性。

**(三)生命过程的体内动态原则**

1.整体性

整体性是指人场和环境场之间的持续的、共有的、同时进行的互动过程。由于人类与其环境的不可分离性,因此在生命过程中的系列变化就是他们互动中出现的持续修正。在两个统一体之间长期进行的相互作用和相互变化中,双方也同时进行着塑造。

2.共振性

共振性是对人场与环境场之间出现的变化性质而言,而人场与环境场的形态变化则是通过波动来传播。人的生命过程可以比作各种不同频率、有节奏的波组成的交响乐,人类对环境的体验是他们在和世界进行结合时的一种共振波。共振性是人场和环境场的特征,其波动形态表现为低频长波至高频短波的持续变化。

3.螺旋性

螺旋性指的是人场与环境场之间所发生变化的方向。此原则是说明人与环境变化的性质和方向是以不断创新和必然性为特征,是沿着时间—空间连续体呈螺旋式纵轴前进的。在人场与环境场之间进行互动时,人与环境的形态差别不断增加。但其节奏不会重复,如人的形态不会重复,而是以更复杂的形式再现。因而在生命过程中出现的系列变化就成为不断进行重新定型、逐渐趋向复杂化的一个单向性现象,并对达到目的有一定必然性的过程。总之,体内动态原则是从整体来看人的一种方法。整体性体现了人场和环境场发生相互作用的可能性;共振性是指它们发生了相互作用;而螺旋性是相互作用的结果和表现形式。

## 二、系统论在护理实践中的应用

罗杰斯认为,个体与环境不断地互相交换物质、信息和能量,环境是指个体以外的所有因素,两者之间经常交换使双方都具有开放系统的特点。在应用生命过程模式理论对患者进行护理评估时,所收集的资料应体现体内动态原则,主要是了解在不同实践阶段,环境是如何影响人的行为形态。护理评估是对整体的人,而不是对某一部分情况的评估,是对个人的健康与潜在健康问题的评估,而不是对疾病过程的评估。

(袁晓云)

# 第二节　自理理论

奥瑞姆是美国著名的护理理论学家之一。她在长期的临床护理、教育和护理管理以及研究中,形成和完善了自理模式。强调护理的最终目标是恢复和增强人的自护能力,对护理实践有着重要的指导作用。

## 一、自理理论概述

奥瑞姆的自理模式主要包括自理理论、自理缺陷理论和护理系统理论。

### (一)自理理论

每个人都有自理需要,而且因不同的健康状况和生长发育的阶段而不同。自理理论包括自我护理、自理能力、自理的主体、治疗性自理需要和自理需要。

**1.自我护理**

自我护理是个体为维持自身的结构完整和功能正常,维持正常的生长发育过程,所采取的一系列自发的调节行为。人的自我护理活动是连续的、有意义的。完成自我护理活动需要智慧、经验和他人的指导与帮助。正常成人一般可以进行自我护理活动,但是婴幼儿和那些不能完全自我护理的成人则需要不同程度的帮助。

**2.自理能力**

自理能力是指人进行自我护理活动的能力,也就是从事自我照顾的能力。自理能力是人为了维护和促进健康及身心发展进行自理的能力,是一个趋于成熟或已成熟的人的综合能力。人为了维持其整体功能正常,根据生长发育的特点和健康状况,确定并详细叙述自理需要,进行相应的自理行为,满足其特殊需要,比如人有预防疾病和避免损伤的需要,在患病或受损伤后,有减轻疾病或损伤对身心损害的需要。

奥瑞姆认为自理能力包括 10 个主要方面。

(1)重视和警惕危害因素的能力:关注身心健康,有能力对危害健康的因素引起重视,建立自理的生活方式。

(2)控制和利用体能的能力:人往往有足够的能量进行工作和日常生活,但疾病会不同程度地降低此能力,患病时人会感到乏力,无足够的能量进行肢体活动。

(3)控制体位的能力:当感到不适时,有改变体位或减轻不适的能力。

（4）认识疾病和预防复发的能力：患者知道引发疾病的原因、过程、治疗方法以及预后，有能力采取与疾病康复和预防复发相关的自理行为，如改善或调整原有的生活方式，避免诱发因素、遵医嘱服药等。

（5）动机：指对疾病的态度。若积极对待疾病，患者有避免各种危险因素的意向或对恢复工作回归社会有信心等。

（6）对健康问题的判断能力：当身体健康出现问题时，能做出决定，及时就医。

（7）学习和运用与疾病治疗和康复相关的知识和技能的能力。

（8）与医护人员有效沟通，配合各项治疗和护理的能力。

（9）安排自我照顾行为的能力，能解释自理活动的内容和益处，并合理安排自理活动。

（10）从个人、家庭和社会各方面，寻求支持和帮助的能力。

3.自理的主体

自理的主体是指完成自我护理活动的人。在正常情况下，成人的自理主体是本身，但是儿童、患者或残疾人等的自理主体部分是自己、部分为健康服务者或是健康照顾者如护士等。

4.治疗性自理需要

治疗性自理需要指在特定时间内，以有效的方式进行一系列相关行为以满足自理需要，包括一般生长发育的和健康不佳时的自理需要。

5.自理需要

为了满足自理需要而采取的所有活动，包括一般的自理需要，成长发展的自理需要和健康不佳的自理需要。

（1）一般的自理需求：与生命过程和维持人体结构和功能的整体性相关联的需求。①摄取足够的空气、水和食物；②提供与排泄有关的照料；③维持活动与休息的平衡；④维持孤独及社会交往的平衡；⑤避免对生命和健康有害因素；⑥按正常规律发展。

（2）发展的自理需求：与人的成长发展相关的需求。不同的发展时期有不同的需求；有预防和处理在成长过程中遇到不利情况的需求。

（3）健康不佳时的自理需求：个体在身体结构和功能、行为和日常生活习惯发生变化时出现的自理需求。健康不佳时的自理需求包括：①及时得到治疗；②发现和照顾疾病造成的影响；③有效地执行诊断、治疗和康复方法；④发现和照顾因医护措施引起的不适和不良反应；⑤接受并适应患病的事实；⑥学习新的生活方式。

6.基本条件因素

反映个体特征及生活状况的一些因素，包括年龄、健康状况、发展水平、社会文化背景、健康照顾系统、家庭、生活方式、环境和资源等。

**（二）自理缺陷理论**

自理缺陷是奥瑞姆理论的核心，是指人在满足其自理需要方面，在质或量上出现不足。当自理需要小于或等于自理主体的自理能力时，人就能进行自理活动。当自理主体的自理能力小于自理需要时，就会出现自理缺陷。这种现象可以是现存的，也可以是潜在的。自理缺陷包括两种情况：一种是当自理能力无法全部满足治疗性自理需求时，即出现自理缺陷；另一种是照顾者的自理能力无法满足被照顾者的自理需要。自理缺陷是护理工作的重心，护理人员应与患者及其家属进行有效沟通，保持良好的护患关系，以确定如何帮助患者，与其他医疗保健专业人士和社会教育性服务机构配合，形成一个帮助性整体，为患者及其家属提供直接帮助。

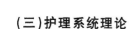

### (三)护理系统理论

护理系统是在人出现自理缺陷时护理活动的体现,是依据患者的自理需要和自理主体的自理能力制订的。

护理力量是受过专业教育或培训的护士所具有的护理能力。既了解患者的自理需求及自理力量,并做出行动、帮助患者,通过执行或提高患者的自理力量来满足治疗性自理需求。

护理系统也是护士在护理实践中产生的动态的行为系统,奥瑞姆将其分为3个系统:全补偿护理系统、部分补偿系统、辅助-教育系统。各护理系统的适用范围、护士和患者在各系统中所承担的职责如下所述。

**1.全补偿护理系统**

患者没有能力进行自理活动;患者神志和体力上均没有能力;神志清楚,知道自己的自理需求,但体力上不能完成;体力上具备,但存在精神障碍无法对自己的自理需求做出判断和决定,对于这些患者需要护理给予全面的帮助。

**2.部分补偿护理系统**

部分补偿护理系统是满足治疗性自理需求,既需要护士提供护理照顾,也需要患者采取自理行动。

**3.辅助-教育系统**

患者能够完成自理活动,同时也要求其完成;需要学习才能完成自理,没有帮助就不能完成。护士通过对患者提供教育、支持、指导,提高患者的自理能力。

这3个系统类似于我国临床护理中一直沿用至今的分级护理制度,即特级和一级护理、二级护理和三级护理。

奥瑞姆理论的特征:其理论结构比较完善而有新意;相对简单而且易于推广;奥瑞姆的理论与其他已被证实的理论、法律和原则也是一致的;奥瑞姆还强调了护理的艺术性以及护士应具有的素质和技术。

## 二、自理理论在护理实践中的应用

奥瑞姆的自理理论被广泛应用在护理实践中,她将自理理论与护理程序有机地联系在一起,通过设计好的评估方法和工具评估患者的自理能力及自理缺陷,以帮助患者更好地达到自理。她将护理程序分为以下三步。

### (一)评估患者的自理能力和自理需要

在这一步中,护士可以通过收集资料来确定病种存在哪些自理缺陷以及引起自理缺陷的原因,评估患者的自理能力与自理需要,从而确定患者是否需要护理帮助。

**1.收集资料**

护士收集的资料包括患者的健康状况,患者对自身健康的认识,医师对患者健康的意见,患者的自理能力,患者的自理需要等。

**2.分析与判断**

在收集自理能力资料的基础上,确定以下问题:①患者的治疗性自理需要是什么;②为满足患者的治疗性自理需求,其在自理方面存在的缺陷有哪些;③如果有缺陷,由什么原因引起的;④患者在完成自理活动时具备的能力有哪些;⑤在未来一段时间内,患者参与自理时具备哪些潜在能力,如何制订护理目标。

**（二）设计合适的护理系统**

根据患者的自理需要和能力,在完全补偿系统、部分补偿系统和支持-教育系统中选择一个合适的护理系统,并依据患者智力性自理需求的内容制订出详细的护理计划,给患者提供生理和心理支持及适合于个人发展的环境,明确护士和患者的角色功能,以达到促进健康、恢复健康、提高自理能力的目的。

**（三）实施护理措施**

根据护理计划提供适当的护理措施,帮助和协调患者恢复和提高自理能力,满足患者的自理需求。

（聂文红）

# 第三节 适 应 理 论

卡利斯塔·罗伊是美国护理理论家,她提出了适应模式。罗伊对适应模式的研究始于1964年,她分析并创造性地运用了一般系统理论、行为系统模式、适应理论、压力与应激理论、压力与应对模式以及人类基本需要理论的有关理论观点,从而构建了罗伊适应模式。

## 一、适应理论概述

### （一）罗伊适应模式的假设

该理论主要源于系统论、整体论、人性论和 Helson 适应理论的哲学观点:人是具有生物、心理和社会属性的有机整体,是一个适应系统。在系统与环境间存在着持续的信息、物质与能量的交换;人与环境间的互动可以引起自身内在或者外部的变化,而人在这变化环境中必须保持完整性,因此每个人都需要适应。

### （二）罗伊适应模式的主要概念

1.刺激

来自外界环境或人体内部的可以引起反应的一个信息、物质或能量单位。

(1)主要刺激:指当时面对的需要立即适应的刺激,通常是影响人的一些最大的变化。

(2)相关刺激:所有内在的或外部的对当时情境有影响的刺激,这些刺激是可观察到的、可测量的,或是由本人主动诉说的。

(3)固有刺激:原有的,构成本人特征的刺激,这些刺激与当时的情境有一定关联,但不易观察到及客观测量到。如某患者因在室外高温下工作引起心肌缺氧,出现胸疼。其中主要刺激:心肌缺氧;相关刺激:高温、疼痛感、患者的年龄、体重、血糖水平和冠状动脉的耐受程度等;固有刺激:吸烟史和与其职业有关的刺激。

2.适应水平

人对刺激以正常的努力进行适应性反应的范围。每个人的反应范围都是不同的;受各人应对机制的影响而不断变化。

### （三）罗伊的适应模式

罗伊的适应模式是以人是一个整体性适应系统的理论观点为理论构架的。应用应对机制来说明人作为一个适应系统面临刺激时的内在控制过程。适应系统的内在控制过程,也就是应对机制,包括生理调节和心理调节。①生理调节是遗传的,机体通过神经－化学物质－内分泌途径进行应答。②心理调节则是后天习得的,机体通过感觉、加工、学习、判断和情感等复杂的过程进行应答。

生理调节和心理调节作用于效应器即生理功能、自我概念、角色功能以及相互依赖,形成4种相应的适应方式。①生理功能:氧合功能、营养、排泄、活动与休息、皮肤完整性、感觉、体液、电解质与酸碱平衡、神经与内分泌功能等。②自我概念:个人在特定时间内对自己的看法与感觉,包括躯体自我与个人自我两部分。③角色功能方面:描述个人在社会中所承担角色的履行情况,分为三级,一级角色与机体的生长发育有关;二级角色来源于一级角色;三级角色由二级角色衍生出来。④相互依赖:陈述个人与其重要关系人及社会支持系统间的相互关系。

罗伊认为护理是一门应用性学科,她通过促进人与环境的互动来增进个体或人群的整体性适应。强调护理的目标是:①促进适应性反应,即应用护理程序促进人在生理功能、自我概念、角色功能及相互依赖这4个方面对健康有利的反应。②减少无效性反应:护理活动是以健康为目标,对作用于人的各种刺激加以控制以促进适应反应;扩展个体的适应范围,使个人能耐受较大范围的刺激。罗伊对健康的认识为处于和成为一个完整的和全面的人的状态和过程。人的完整性则表现为有能力达到生存、成长、繁衍、主宰和自我实现;健康也是人的功能处于对刺激的持续适应状态,健康是适应的一种反映。罗伊认为环境是围绕着和作用于人的和群体的发展和行为的所有情况、事实和影响。环境主要是来自人内部和环绕于人周围的一些刺激;环境中包含主要刺激、相关刺激和固有刺激。

## 二、罗伊适应模式在护理实践中的应用

罗伊的适应模式是目前各国护理工作者广泛运用的护理学说。它从整体观点出发,着重探讨了人作为一个适应系统面对环境中各种刺激的适应层面与适应过程。为增进有效适应护理应不失时机地对个体的适应问题以及引起问题产生的刺激因素加以判断和干预,从而促进人在生理功能、自我概念、角色功能与社会关系方面的整体性适应,提高健康水平。

适应模式一经提出便博得护理界广为关注和极大兴趣,广泛应用于护理教育、研究和临床护理中。在护理教育中,先后被多个国家用作护理本科课程,高级文凭课程的课程设置理论框架。应用该模式为框架课程设置模式有3个优点:①使学生明确护理的目的就是要促进和改善不同健康或疾病状态下的人在生理功能、自我概念、角色功能和相互依赖4个方面的适应能力与适应方法;②体现了有别于医学的护理学课程特色,便于分析护理学课程与医学课程的区别与联系;③有利于学生验证理论和发展对理论价值的分析和洞悉能力。

在科研方面,适应模式被用于多个护理定性和定量研究的理论框架。例如,患者及其家属对急慢性疾病适应水平及适应方式的描述性研究,吸毒妇女在寻求帮助方面的适应性反应,手术患者家属的需求,丧偶的适应过程研究等。

在临床护理实践中,适应模式在国外已用于多种急、慢性患者的护理,包括哮喘、慢性阻塞性肺疾病、心肌梗死、肝病、肾病、癌症等,同时此模式也用于指导康复护理,家庭和社区护理。近年来,在我国也有相关的文献报道,应用适应模式对乳腺癌患者进行护理等。

根据适应模式,罗伊将护理的工作方法分为6个步骤:一级评估、二级评估、护理诊断、制定目标、干预和评价。

**（一）一级评估**

一级评估是指收集与生理功能、自我概念、角色功能和相互依赖4个方面有关的行为，又称为评估。通过一级评估，护士可以确定患者的行为是适应性反应还是无效性反应。

**（二）二级评估**

二级评估是对影响患者行为的3种刺激因素的评估，具体内容包括以下3点。

1.主要刺激

主要刺激是对当时引起反应的主要原因的评估。

2.相关刺激

相关刺激包括吸烟、药物、饮酒、生理功能、自我概念、角色功能、相互依赖、应对机制及方式、生理及心理压力、社交方式、文化背景及种族、信仰、社会文化经济环境、物理环境、家庭结构及功能等。

3.固有刺激

固有刺激包括遗传、性别、信仰、态度、生长发育的阶段、特性及社会文化方面的其他因素。通过二级评估，可以帮助护士明确引发患者无效性反应的原因。

**（三）护理诊断**

护理诊断是对个体适应状态的陈述或诊断，护士通过一级和二级评估，可明确患者的无效反应及其原因，进而推断出护理问题或护理诊断。

**（四）制定目标**

目标是对患者经过护理干预后达到的行为结果的陈述，包括短期目标和长期目标，制定目标时护士应注意一定以患者的行为反应为中心，尽可能与患者及其家属共同制订并尊重患者的选择，且制订可观察、可测量和可达到的目标。

**（五）护理干预**

干预是护理措施的制订和落实，罗伊认为护理干预可以通过控制或改变各种作用与适应系统的刺激，使其全部作用于个体适应范围内，控制刺激的方式有消除刺激，增强刺激，减弱刺激或改变刺激，干预也可着重于提高个体的应对能力，扩大适应的范围，尽量使全部刺激作用于适应范围以内，以促进适应性反应。

**（六）护理评价**

在此过程中，护士应将干预后患者的行为改变与目标行为相比较，既定的护理目标是否达到，衡量其中差异，找出未达到的原因，根据评价结果再调整，并进一步计划和采取措施。

（王永芹）

# 第二章 护理程序

## 第一节 护理评估

护理评估是有目的、有计划、有步骤地收集有关护理对象生理、心理、社会文化和经济等方面的资料,对此进行整理与分析,以判断服务对象的健康问题,为护理活动提供可靠的依据。具体包括收集资料、整理资料和分析资料三部分。

### 一、收集资料

#### (一)资料的来源

1.直接来源

护理对象本人,是第一资料来源也是主要来源。

2.间接来源

(1)护理对象的重要关系人,也就是社会支持性群体,包括亲属、关系亲密的朋友、同事等。

(2)医疗活动资料,如既往实验室报告、出院小结等健康记录。

(3)其他医护人员、放射医师、化验师、药剂师、营养师、康复师等。

(4)护理学及其他相关学科的文献等。

#### (二)资料的内容

在收集资料的过程中,各个医院均有自己设计的收集资料表,无论依据何种框架,基本内容主要包括一般资料、生活状况及自理程度、健康检查及心理社会状况等。

1.一般资料

一般资料包括患者姓名、性别、出生日期、出生地、职业、民族、婚姻、文化程度、住址等。

2.现在的健康状况

现在的健康状况包括主诉、现病史、入院方式、医疗诊断及目前用药情况。目前的饮食、睡眠、排泄、活动、健康管理等日常生活形态。

3.既往健康状况

既往健康状况包括既往史、创伤史、手术史、家族史、有无过敏史、有无传染病。既往的日常生活形态、烟酒嗜好、女性还包括月经史和婚育史。

4.护理体检

护理体检包括体温、脉搏、呼吸、血压、身高、体重、生命体征、各系统的生理功能及有无疼痛、眩晕、麻木、瘙痒等,有无感觉(视觉、听觉、嗅觉、味觉、触觉)异常,有无思维活动、记忆能力等障碍等认知感受形态。

5.实验室及其他辅助检查结果

实验室及其他辅助检查结果包括最近进行的辅助检查的客观资料,如实验室检查、X线、病理检查等。

6.心理方面的资料

心理方面的资料包括对疾病的认知和态度、康复的信心,病后情绪、心理感受、应对能力等变化。

7.社会方面的资料

社会方面的资料包括就业状态、角色问题和社交状况;有无重大生活事件,支持系统状况等;有无宗教信仰;享受的医疗保健待遇等。

**(三)资料的分类**

1.按照资料的来源划分

按照资料的来源划分包括主观资料和客观资料。主观资料指患者对自己健康问题的体验和认识,包括患者的知觉、情感、价值、信念、态度、对个人健康状态和生活状况的感知。主观资料的来源可以是患者本人,也可以是患者家属或对患者健康有重要影响的人。客观资料指检查者通过观察、会谈、体格检查和实验等方法得到或被检测出的有关患者健康状态的资料。客观资料获取是否全面和准确主要取决于检查者是否具有敏锐的观察能力及丰富的临床经验。

当护士收集到主观资料和客观资料后,应将两方面的资料加以比较和分析,可互相证实资料的准确性。

2.按照资料的时间划分

按照资料的时间划分包括既往资料和现时资料。既往资料是指与服务对象过去健康状况有关的资料,包括既往病史、治疗史、过敏史等。现时资料是指与服务对象现在发生疾病有关的状况,如现在的体温、脉搏、呼吸、血压、睡眠状况等。

护士在收集资料时,需要将既往资料和现时资料结合起来分析。

**(四)收集资料的方法**

1.观察

观察是指护理人员运用视、触、叩、听、嗅等感官获得患者、家属及患者所处环境的信息并进行分析判断,是收集有关服务对象护理资料的重要方法之一。观察贯穿在整个评估过程中,可以与交谈同时进行。护士应及时、敏锐、连续的对服务对象进行观察,如患者出现面容痛苦、呈强迫体位,就提示患者是否有疼痛,由此进一步询问持续时间、部位、性质等。观察作为一种技能,护理人员在实践中需要不断培养和锻炼,以期得到发展和提高。

2.交谈

护患之间的交谈是一种有目的的医疗活动,使护理人员获得有关患者的资料和信息。一般可分为两种。

(1)正式交谈:指事先通知患者,有目的、有计划的交谈,如入院后的采集病史。

（2）非正式交谈：指护士在日常护理工作中与患者随意自然的交谈，不明确目的，不规定主题、时间，是一种"开放式交流"，以便及时了解到服务对象的真实想法和心理反应。

交谈时护士应注意沟通技巧的运用，对一些敏感性话题应注意保护患者的隐私。

3.护理体检

护理人员运用体检技能，为护理对象进行系统的身体评估，获取与护理有关的生命体征、身高、体重等，以便收集与护理诊断、护理计划有关的患者方面的资料，及时了解病情变化和发现护理对象的健康问题。

4.阅读

包括查阅护理对象的医疗病历（门诊和住院）、各种护理记录及实验室和辅助检查结果，以及有关文献等。也可以用心理测量及评定量表对服务对象进行心理社会评估。

## 二、整理资料

为了避免遗漏和疏忽相关和有价值的资料，得到完整全面的资料，常依据某个护理理论模式设计评估表格，护理人员依据表格全面评估，整理资料。

### （一）按戈登的功能性健康形态整理分类

1.健康感知-健康管理形态

健康感知-健康管理形态指服务对象对自己健康状态的认识和维持健康的方法。

2.营养代谢形态

营养代谢形态包括食物的利用和摄入情况。如营养、液体、组织完整性、体温调节以及生长发育等的需求。

3.排泄形态

排泄形态指肠道、膀胱的排泄状况。

4.活动-运动形态

活动-运动形态包括运动、活动、休闲与娱乐状况。

5.睡眠-休息形态

睡眠-休息形态指睡眠、休息以及精神放松的状况。

6.认知-感受形态

认知-感受形态包括与认知有关的记忆、思维、解决问题和决策以及与感知有关的视、听、触、嗅等功能。

7.角色-关系形态

家庭关系、社会中角色任务及人际关系的互动情况。

8.自我感受-自我概念形态

自我感受-自我概念形态指服务对象对于自我价值与情绪状态的信念与评价。

9.性-生殖形态

性-生殖形态指性发育、生殖器官功能及对性的认识。

10.应对-压力耐受形态

应对-压力耐受形态指服务对象压力程度、应对与调节压力的状况。

11.价值-信念形态

价值-信念形态指服务对象的思考与行为的价值取向和信念。

**(二)按马斯洛需要层次进行整理分类**

1.生理的需要

体温 39 ℃,心率 120 次/分,呼吸 32 次/分,腹痛等。

2.安全的需要

对医院环境不熟悉,夜间睡眠需开灯,手术前精神紧张,走路易摔倒等。

3.爱与归属的需要

患者害怕孤独,希望有亲友来探望等。

4.尊重与被尊重的需要

如患者说:"我现在什么事都不能干了""你们应该征求我的意见"等。

5.自我实现的需要

担心住院会影响工作、学习,有病不能实现自己的理想等。

**(三)按北美护理诊断协会的人类反应形态分类**

1.交换

交换包括营养、排泄、呼吸、循环、体温、组织的完整性等。

2.沟通

沟通指与人沟通交往的能力。

3.关系

关系指社交活动、角色作用和性生活形态。

4.价值

价值包括个人的价值观、信念、宗教信仰、人生观及精神状况。

5.选择

选择包括应对能力、判断能力及寻求健康所表现的行为。

6.移动

移动包括活动能力、休息、睡眠、娱乐及休闲状况,日常生活自理能力等。

7.知识

知识包括自我概念,感知和意念;包括对健康的认知能力、学习状况及思考过程。

8.感觉

感觉包括个人的舒适、情感和情绪状况。

## 三、分析资料

**(一)检查有无遗漏**

将资料进行整理分类之后,应仔细检查有无遗漏,并及时补充,以保证资料的完整性及准确性。

**(二)与正常值比较**

收集资料的目的在于发现护理对象的健康问题。因此护士应掌握常用的正常值,将所收集到的资料与正常值进行比较,并在此基础上进行综合分析,以发现异常情况。

**(三)评估危险因素**

有些资料虽然目前还在正常范围,但是由于存在危险因素,若不及时采取预防措施,以后很可能会出现异常,损害服务对象的健康。因此,护士应及时收集资料评估这些危险因素。

护理评估通过收集服务对象的健康资料,对资料进行组织、核实和分析,确认服务对象对现存的或潜在的健康问题或生命过程的反应,为做出护理诊断和进一步制订护理计划奠定了基础。

## 四、资料的记录

### (一)原则

书写全面、整洁、简练、流畅,客观资料运用医学术语,避免使用笼统、模糊的词,主观资料尽量引用护理对象的原话。

### (二)记录格式

根据资料的分类方法,根据各医院,甚至各病区的特点自行设计,多采用表格式记录。与患者第一次见面收集到的资料记录称入院评估,要求详细、全面,是制订护理计划的依据,一般要求入院后 24 h 内完成。住院期间根据患者病情天数,每天或每班记录,反映了患者的动态变化,用以指导护理计划的制订、实施、评价和修订。

(陈丽华)

# 第二节  护 理 诊 断

护理诊断是护理程序的第二个步骤,是在评估的基础上对所收集的健康资料进行分析,从而确定服务对象的健康问题及引起健康问题的原因。护理诊断是一个人生命过程中的生理、心理、社会文化发展及精神方面健康状况或问题的一个简洁、明确的说明,这些问题都是属于护理职责范围之内,能够用护理的方法解决的问题。

## 一、护理诊断的概念

1990 年,北美护理诊断协会(NANDA)提出并通过了护理诊断的定义:护理诊断是关于个人、家庭、社区对现存或潜在的健康问题及生命过程反应的一种临床判断,是护士为达到预期的结果选择护理措施的基础,这些预期结果应能通过护理职能达到。

## 二、护理诊断的组成部分

护理诊断由 4 个组成部分:名称、定义、诊断依据和相关因素。

### (一)名称

名称是对服务对象健康状况的概括性的描述。应尽量使用 NANDA 认可的护理诊断名称,以有利于护士之间的交流和护理教学的规范。常用改变、受损、缺陷、无效或低效等特定描述语。例如,排便异常:便秘;有皮肤完整性受损的危险。

### (二)定义

定义是对名称的一种清晰的、正确的表达,并以此与其他诊断相鉴别。一个诊断的成立必须符合其定义特征。有些护理诊断的名称虽然十分相似,但仍可从定义中发现彼此的差异。例如,"压力性尿失禁"的定义是"个人在腹内压增加时立即无意识地排尿的一种状态","反射性尿失禁"的定义是"个体在没有要排泄或膀胱满胀的感觉下可以预见的不自觉地排尿的一种状态"。

虽然两者都是尿失禁,但前者的原因是腹内压增高,后者的原因是无法抑制的膀胱收缩。因此,确定诊断时必须认真区别。

**(三)诊断依据**

诊断依据是做出护理诊断的临床判断标准。诊断依据常常是患者所具有的一组症状和体征,以及有关病史,也可以是危险因素。对于潜在的护理诊断,其诊断依据则是原因本身(危险因素)。

诊断依据依其在特定诊断中的重要程度分为主要依据和次要依据。

1.主要依据

主要依据是指形成某一特定诊断所应具有的一组症状和体征及有关病史,是诊断成立的必要条件。

2.次要依据

次要依据是指在形成诊断时,多数情况下会出现的症状、体征及病史,对诊断的形成起支持作用,是诊断成立的辅助条件。

例如,便秘的主要依据是"粪便干硬,每周排大便不到 3 次",次要依据是"肠鸣音减少,自述肛门部有压力和胀满感,排大便时极度费力并感到疼痛,可触到肠内嵌塞粪块,并感觉不能排空"。

**(四)相关因素**

相关因素是指造成服务对象健康状况改变或引起问题产生的情况。常见的相关因素包括以下 5 个方面。

1.病理生理方面的因素

病理生理方面的因素指与病理生理改变有关的因素。例如,"体液过多"的相关因素可能是右心衰竭。

2.心理方面的因素

心理方面的因素指与服务对象的心理状况有关的因素。例如,"活动无耐力"可能是由疾病后服务对象处于较严重的抑郁状态引起。

3.治疗方面的因素

治疗方面的因素指与治疗措施有关的因素(用药、手术创伤等)。例如,"语言沟通障碍"的相关因素可能是使用呼吸机时行气管插管。

4.情景方面的因素

情景方面的因素指环境、情景等方面的因素(陌生环境、压力刺激等)。例如,"睡眠形态紊乱"可能与住院后环境改变有关。

5.年龄因素

年龄因素指在生长发育或成熟过程中与年龄有关的因素。例如,婴儿、青少年、中年、老年各有不同的生理、心理特征。

## 三、护理诊断与合作性问题及医疗诊断的区别

**(一)合作性问题——潜在并发症**

在临床护理实践中,护士常遇到一些无法完全包含在 NANDA 制订的护理诊断中的问题,而这些问题也确实需要护士提供护理措施,因此,1983 年有学者提出了合作性问题的概念。她

把护士需要解决的问题分为两类：一类经护士直接采取措施可以解决，属于护理诊断；另一类需要护士与其他健康保健人员尤其是医师共同合作解决，属于合作性问题。

合作性问题需要护士承担监测职责，以及时发现服务对象身体并发症的发生和情况的变化，但并非所有并发症都是合作性问题。有些可通过护理措施预防和处理，属于护理诊断；只有护士不能预防和独立处理的并发症才是合作性问题。合作性问题的陈述方式是"潜在并发症：××××"。如"潜在并发症：脑出血"。

**(二)护理诊断与合作性问题及医疗诊断的区别**

1.护理诊断与合作性问题的区别

护理诊断是护士独立采取措施能够解决的问题；合作性问题需要医师、护士共同干预处理，处理决定来自医护双方。对合作性问题，护理措施的重点是监测。

2.护理诊断与医疗诊断的区别

明确护理诊断和医疗诊断的区别对区分护理和医疗两个专业、确定各自的工作范畴和应负的法律责任非常重要。两者主要区别见表2-1。

表 2-1　护理诊断与医疗诊断的区别

| 项目 | 护理诊断 | 医疗诊断 |
| --- | --- | --- |
| 临床判断的对象 | 对个体、家庭、社会的健康问题/生命过程反应的一种临床判断 | 对个体病理生理变化的一种临床判断 |
| 描述的内容 | 描述的是个体对健康问题的反应 | 描述的是一种疾病 |
| 决策者 | 护士 | 医疗人员 |
| 职责范围 | 在护理职责范围内进行 | 在医疗职责范围内进行 |
| 适应范围 | 适用于个体、家庭、社会的健康问题 | 适用于个体的疾病 |
| 数量 | 往往有多个 | 一般情况下只有一个 |
| 是否变化 | 随病情的变化 | 一旦确诊不会改变 |

（陈丽华）

# 第三节　护理计划

制订护理计划是如何解决护理问题的一个决策过程，计划是对患者进行护理活动的指南，是针对护理诊断制订具体护理措施来预防、减轻或解决有关问题。其目的是为了确认护理对象的护理目标以及护士将要实施的护理措施，使患者得到合适的护理，保持护理工作的连续性，促进医护人员的交流和利于评价。制订计划包括4个步骤。

## 一、排列护理诊断的优先顺序

一般情况下，患者可以存在多个护理诊断，为了确定解决问题的优先顺序，根据问题的轻重缓急合理安排护理工作，需要对这些护理诊断包括合作性问题进行排序。

**(一)排列护理诊断**

一个患者可同时有多个护理问题,制订计划时应按其重要性和紧迫性排出主次,一般把威胁最大的问题放在首位,其他的依次排列,这样护士就可根据轻、重、缓、急有计划地进行工作,通常可按如下顺序排列。

1.首优问题

首优问题是指会威胁患者生命,需立即行动去解决的问题,如清理呼吸道无效、气体交换受阻等。

2.中优问题

中优问题是指虽不会威胁患者生命,但能导致身体上的不健康或情绪上变化的问题,如活动无耐力、皮肤完整性受损、便秘等。

3.次优问题

次优问题指人们在应对发展和生活中变化时所产生的问题。这些问题往往不是很紧急,如营养失调、知识缺乏等。

**(二)排序时应该遵循的原则**

(1)按马斯洛的人类基本需要层次论进行排列,优先解决生理需要。这是最常用的一种方法。生理需要是最低层次的需要,也是人类最重要的需要,一般来说,影响了生理需要满足的护理问题,对生理功能的平衡状态威胁最大的护理问题是需要优先解决的护理诊断。如与空气有关的"气体交换障碍""清理呼吸道无效"、与水有关的"体液不足"、与排泄有关的"尿失禁""潴留"等。

具体的实施步骤可以按以下方法进行:首先列出患者的所有护理诊断,将每一诊断归入5个需要层次,然后由低到高排列出护理诊断的先后顺序。

(2)考虑患者的需求。马斯洛的理论为护理诊断的排列提供了一个普遍的原则,但由于护理对象的复杂性、个体性,相同的需求对不同的人,其重要性可能不同。因此,在无原则冲突的情况下,可与患者协商,尊重患者的意愿,考患者认为最重要的问题予以优先解决。

(3)现存的问题优先处理,但不要忽视潜在的和有危险的问题。有时它们常常也被列为首优问题而需立即采取措施或严密监测。

## 二、制订预期目标

预期目标是指通过护理干预,护士期望患者达到的健康状态或在行为上的改变。其目的是指导护理措施的制订。预期目标不是护理行为,但能指导护理行为,并作为对护理效果进行评价的标准。每一个护理诊断都要有相应的目标。

**(一)预期目标的制订**

1.目标的陈述公式

时间状语+主语+(条件状语)+谓语+行为标准。

(1)主语:指患者或患者身体的任何一部分,如体温、体重、皮肤等,有时在句子中省略了主语,但句子的逻辑主语一定是患者。

(2)谓语:指患者将要完成的行动,必须用行为动词来说明。

(3)行为标准:主语进行该行动所达到的程度。

(4)条件状语:指患者完成该行为时所处的特定条件。如"拄着拐杖"行走 50 m。

(5)时间状语:指主语应在何时达到目标中陈述的结果,即何时对目标进行评价,这一部分的重要性在于限定了评价时间,可以督促护士尽心尽力地帮助患者尽快达到目标,评价时间的确定,往往需要根据临床经验和患者的情况来确定。

2.预期目标的种类

根据实现目标所需时间的长短可将护理目标分为短期目标和长期目标两大类。

(1)短期目标:指在相对较短的时间内要达到的目标(一般指1周内),适合于病情变化快、住院时间短的患者。

(2)长期目标:指需要相对较长时间才能实现的目标(一般指1周以上甚至数月)。

长期目标是需要较长时间才能实现的,范围广泛;短期目标则是具体达到长期目标的台阶或需要解决的主要矛盾。如下肢骨折患者,其长期目标是"3个月内恢复行走功能",短期目标分别为:"第1个月借助双拐行走""第2个月借助手杖行走""第3个月逐渐独立行走"。短期目标与长期目标互相配合、呼应。

**(二)制订预期目标的注意事项**

(1)目标的主语一定是患者或患者的一部分,而不能是护士。目标是期望患者接受护理后发生的改变,达到的结果,而不是护理行动本身或护理措施。

(2)一个目标中只能有一个行为动词。否则在评价时,如果患者只完成了一个行为动词的行为标准就无法判断目标是否实现。另外行为动词应可观察和测量,避免使用含糊的不明确的词语;可运用下列动词:描述、解释、执行、能、会、增加、减少等,不可使用含糊不清、不明确的词,如了解、掌握、好、坏、尚可等。

(3)目标陈述的行为标准应具体,以便于评价。有具体的检测标准;有时间限度;由护患双方共同制订。

(4)目标必须具有现实性和可行性,要在患者的能力范围之内,要考虑其身体心理状况、智力水平、既往经历及经济条件。目标完成期限的可行性,目标结果设定的可行性。患者认可,乐意接受。

(5)目标应在护理工作所能解决范围之内,并要注意医护协作,即与医嘱一致。

(6)目标陈述要针对护理诊断,一个护理诊断可有多个目标,但一个目标不能针对多个护理诊断。

(7)应让患者参与目标的制订,这样可使患者认识到对自己的健康负责不仅是医护人员的责任,也是患者的责任,护患双方应共同努力以保证目标的实现。

(8)关于潜在并发症的目标,潜在并发症是合作性问题,护理措施往往无法阻止其发生,护士的主要任务在于监测并发症的发生或发展。潜在并发症的目标陈述为护士能及时发现并发症的发生并积极配合处理。如"潜在并发症:心律失常"的目标是"护士能及时发现心律失常的发生并积极配合抢救"。

### 三、制订护理措施

护理措施是护士为帮助患者达到预定目标而制订的具体方法和内容。规定了解决健康问题的护理活动方式与步骤。护理措施是一份书面形式的护理计划,也可称为"护嘱"。

**(一)护理措施的类型**

护理措施可分为依赖性护理措施、协作性护理措施和独立性护理措施三类。

1.依赖性的护理措施

即来自医嘱的护理措施,它描述了贯彻医疗措施的行为。如医嘱"每晨测血压1次"每"小时巡视患者1次"。

2.协作性护理措施

协作性护理措施是护士与他健康保健人员相互合作采取的行动。如患者出现"营养失调:高于机体的需要量"的问题时,为帮助患者达到理想体重的目标,需要和营养师一起协商、讨论、制订护理措施。

3.独立性护理措施

独立性护理措施是护士根据所收集的资料,凭借自己的知识、经验、能力,独立思考、判断后做出的决策,是在护理职责范围内。这类护理措施完全由护士设计并实施,不需要医嘱。如长期卧床患者存在的"有皮肤破损的危险",护士每天定时给患者翻身、按摩受压部位皮肤,温水擦拭等措施都是独立性护理措施。

**(二)护理措施的构成**

完整的护理措施计划应包括护理观察措施、行动措施、教育措施三部分。

例如,护理诊断:胸痛,与心肌缺血、缺氧致心肌坏死有关。

护理目标:24 h内患者主诉胸痛程度减轻。

制订护理措施如下。

1.观察措施

(1)观察疼痛的程度和缓解情况。

(2)观察患者心律、心率、血压的变化。

2.行动措施

(1)给予持续吸氧,2~4 L/min。(依赖性护理措施)

(2)遵医嘱持续静脉点滴硝酸甘油每分钟15滴。(依赖性护理措施)

(3)协助床上进食、洗漱、大小便。(独立性护理措施)

3.教育措施

(1)教育患者绝对卧床休息。

(2)保持情绪稳定。

**(三)制订护理措施应注意的注意事项**

1.针对性

护理措施针对护理目标制订,一般一个护理目标可通过几项措施来实现,措施应针对目标制订,否则即使护理措施没有错误,也无法促使目标实现。

2.可行性

护理措施要切实可行,措施制订时要考虑:①患者的身心问题,是整体护理中所强调的要为患者制订个体化的方案。措施要符合患者的年龄、体力、病情、认知情况以及患者自己对改变目前状况的愿望等。如对老年患者进行知识缺乏的健康教育时,让患者短时间内记忆很多教育内容是困难的。护理措施必须是患者乐于接受的。②护理人员的情况,即护理人员的配备及专业技术、理论知识水平和应用能力等是否能胜任所制订的护理措施。③适当的医院设施、设备。

3.科学性

护理措施应基于科学的基础上,每项护理措施都应有措施依据,措施依据来自护理科学及相关学科的理论知识。禁止将没有科学依据的措施用于患者。护理措施的前提是一定要保证患者的安全。

4.一致性

护理措施不应与其他医务人员的措施相矛盾,否则容易使患者不知所措,并造成不信任感,甚至可能威胁患者安全。制订护理措施时应参阅其他医务人员的病历记录、医嘱,意见不一致时应共同协商,达成一致。

5.指导性

护理措施应具体,有指导性,不仅使护理同一患者的其他护士很容易地执行措施,也有利于患者。如对于体液过多需进食低盐饮食的患者,正确的护理措施是:①观察患者的饮食是否符合低盐要求。②告诉患者和家属每天摄盐<5 g。含钠多的食物除咸味食品外,还包括发面食品、碳酸饮料、罐头食品等。③教育患者及家属理解低盐饮食的重要性等。

不具有指导性护理措施如:①嘱患者每天摄盐量<5 g。②嘱患者不要进食含钠多的食物。

## 四、护理计划成文

护理计划成文是将护理诊断、目标、护理措施以一定的格式记录下来而形成的护理文件。不仅为护理程序的下一步实施提供了指导,也有利于护士之间以及护士与其他医务人员之间的交流。护理计划的书写格式,因不同的医院有各自具体的条件和要求,所以书写格式也是多种多样的。大致包括日期、护理诊断、目标、措施、效果评价几项内容,见表2-2。

表 2-2　护理计划

| 日期 | 护理诊断 | 护理目标 | 护理措施 | 评价 | 停止日期 | 签名 |
|---|---|---|---|---|---|---|
| 2006-02-19 | 气体交换受阻 | 1. | 1. | | | |
| | | 2. | 2. | | | |
| | | | 3. | | | |
| 2006-02-22 | 焦虑 | 1. | 1. | | | |
| | | 2. | 2. | | | |
| | | | 3. | | | |

护理计划应体现个体差异性,一份护理计划只对一个患者的护理活动起作用。护理计划还应具有动态发展性,随着患者病情的变化,护理的效果而调整。

(陈丽华)

# 第四节　护　理　实　施

实施是为达到护理目标而将计划中各项措施付诸行动的过程。实施的质量如何与护士的专业知识、操作技能和人际沟通能力3个方面的水平有关。实施过程中的情况应随时用文字记录下来。

实施过程包括实施前准备、实施和实施后记录3个部分,一般来讲,实施应发生于护理计划完成之后,但在某些特殊情况下,如遇到急诊患者或病情突变的住院患者,护士只能先在头脑中迅速形成一个初步的护理计划并立即采取紧急救护措施,事后再补上完整的护理计划。

## 一、实施前的准备

护士在执行护理计划之前,为了保证护理效果,应思考安排以下几个问题,即"5个W"。

### (一)谁去做

对需要执行的护理措施进行分类和分工,确定护理措施是由护士做,还是辅助护士做;哪一级别或水平的护士做;是一个护士做,还是多个护士做。

### (二)做什么

进一步熟悉和理解计划,执行者对计划中每一项措施的目的、要求、方法和时间安排应了如指掌,以确保措施的落实,并使护理行为与计划一致。此外,护士还应理解各项措施的理论基础,保证科学施护。

### (三)怎样做

(1)三分析所需要的护理知识和技术:护士必须分析实施这些措施所需要的护理知识和技术,如操作程序或仪器设备使用的方法,若有不足,则应复习有关书籍或资料,或向其他有关人员求教。

(2)明确可能会发生的并发症及其预防:某些护理措施的实施有可能对患者产生一定程度的损伤。护士必须充分预想可能发生的并发症,避免或减少对患者的损伤,保证患者的安全。

(3)如患者情绪不佳,合作性差,那么需要考虑如何使措施得以顺利进行。

### (四)何时做

实施护理措施的时间选择和安排要恰当,护士应该根据患者的具体情况、要求等多方面因素来选择执行护理措施的时机。例如,健康教育的时间,应该选择在患者身体状况良好、情绪稳定的情况下进行以达到预期的效果。

### (五)何地做

确定实施护理措施的场所,以保证措施的顺利实施。在健康教育时应选择相对安静的场所;对涉及患者隐私的操作,更应该注意选择环境。

## 二、实施

实施是护士运用操作技术、沟通技巧、观察能力、合作能力和应变能力去执行护理措施的过程。在实施阶段,护理的重点是落实已制订的措施,执行医嘱、护嘱,帮助患者达到护理目标,解决问题。在实施中必须注意既要按护理操作常规规范化地实施每一项措施,又要注意根据每个患者的生理、心理特征个性化地实施护理。

实施是评估、诊断和计划阶段的延续,需随时注意评估患者的病情及患者对护理措施的反应及效果,努力使护理措施满足患者的生理、心理需要、促进疾病的康复。

## 三、实施后的记录

实施后,护士要对其所执行的各种护理措施及患者的反应进行完整、准确的文字记录,即护理病历中的护理病程记录,以反映护理效果,为评价做好准备。

记录可采用文字描述或填表,在相应项目上打"√"的方式。常见的记录格式有 PIO 记录方式,PIO 即由问题(problem,P)、措施(intervention,I)、结果(outcome,O)组成。"P"的序号要与护理诊断的序号一致并写明相关因素,可分别采用 PES、PE、SE 三种记录方式。"I"是指与 P 相对应的已实施的护理措施。即做了什么,但记录并非护理计划中所提出的全部护理措施的罗列。"O"是指实施护理措施后的结果。可出现两种情况:一种结果是当班问题已解决;另一种结果是当班问题部分解决或未解决,若措施适当,由下一班负责护士继续观察并记录;若措施不适宜,则由下一班负责护士重新修订并制订新的护理措施。

记录是一项很重要的工作,其意义在于:①可以记录患者住院期间接受护理照顾的全部经过;②有利于其他医护人员了解情况;③可作为护理质量评价的一个内容;④可为以后的护理工作提供资料;⑤是护士辛勤工作的最好证明。

(吴美灵)

# 第五节 护理评价

评价是有计划的、系统的将患者的健康现状与确定的预期目标进行比较的过程。评价是护理程序的第五步,但实际上它贯穿于整个护理程序的各个步骤,如评估阶段,需评估资料收集是否完全,收集方法是否正确;诊断阶段,需评价诊断是否正确,有无遗漏,是否是以收集到的资料为依据;计划阶段,需评价护理诊断的顺序是否合适,目标是否可行,措施是否得当;实施阶段,需评价措施是否得到准确执行,执行效果如何等。评价虽然位于程序的最后一步,但并不意味着护理程序的结束,相反,通过评价发现新问题,重新修订计划,而使护理程序循环往复地进行下去。

评价包括以下几个步骤。

## 一、搜集资料

搜集有关患者目前健康状态的资料,资料涉及的内容与方法同第一节评估部分的相应内容。

## 二、评价目标是否实现

评价的方法是将患者目前健康状态的资料与计划阶段的预期目标相比较,以判断目标是否实现。经分析可得出三种结果:①目标已达到;②部分达到目标;③未能达到目标。

例:预定的目标为"一个月后患者拄着拐杖行走 50 m",一个月后评价结果如下。

患者能行走 50 m——目标达到。

患者能行走 30 m——目标部分达到。

患者不能行走——目标未达到。

## 三、重审护理计划

对护理计划的调整包括以下几种方式。

### (一)停止

重审护理计划时,对目标已经达到,问题已经解决的,停止采取措施,但应进一步评估患者可能存在的其他问题。

**(二)继续**

问题依然存在,计划的措施适宜,则继续执行原计划。

**(三)修订**

对目标部分实现或目标未实现的原因要进行探讨和分析,并重审护理计划,对诊断、目标和措施中不适当的内容加以修改,应考虑下述问题:收集的资料是否准确和全面;护理问题是否确切;所定目标是否现实;护理措施设计是否得当以及执行是否有效,患者是否配合等。

护理程序作为一个开放系统,患者的健康状况是一个输入信息,通过评估、计划和实施,输出患者健康状况的信息,经过护理评价结果来证实计划是否正确。如果患者尚未达到健康目标,则需要重新收集资料、修改计划,直到患者达到预期的目标,护理程序才告停止。因此,护理程序是一个周而复始,无限循环的系统工程(图 2-1)。

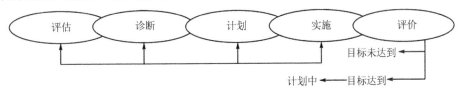

**图 2-1　护理程序的循环过程**

护理程序是一种系统解决问题的程序,是护士为患者提供护理照顾的方法,应用护理程序可以保证护士给患者提供有计划、有目的、高质量、以患者为中心的整体护理。因此它不仅适用于医院临床护理、护理管理,同时它还适用于其他护理实践,如社区护理、家庭护理、大众健康教育等,是护理专业化的标志之一。

**(王泽琼)**

# 第三章　护理技术

## 第一节　口服给药

口服是一种最常用的给药方法。它既方便又经济且较安全，药物经口服后，通过胃肠黏膜吸收进入血液循环，起到局部或全身的治疗作用。口服法的缺点：吸收慢而不规则；有些药物到达全身循环前要经过肝脏，使药效受到破坏；有的药物在肠内不吸收或具有刺激性而不能口服。病危、昏迷或呕吐不止的患者不宜应用口服法。因此，护士应根据病情、用药目的及药物吸收的快慢，掌握用药的时间。

### 一、摆药

#### (一)病区摆药

1.用物

药柜(内有各种药物、量杯、滴管、乳体、药匙、纱布或小毛巾)，发药盘或发药车，药杯，小药牌，服药单(本)，小水壶内备温开水。

2.操作方法

(1)操作前应洗手、戴口罩，打开药柜将用物备齐。

(2)按服药时间挑选小药牌，核对小药牌及服药单，无误后依床号顺序将小药牌插入发药盘内配药，注意用药的起止时间，先配固体药，后配水剂及油剂。

(3)摆固体药片、药粉、胶囊时应用药匙分发，同一患者的数种药片可放入同一个杯内，药粉或含化药须用纸包。

(4)摆水剂用量杯计量，左手持量杯，拇指置于所需刻度，右手持药瓶先将药液摇匀，标签朝上，举量杯使所需刻度与视线平行，缓缓倒入所需药量(图 3-1)，倒毕，以湿纱布擦净瓶口放回原处。同时服用几种水剂时，须分别倒入几个杯内。更换药液品种应洗净量杯。

(5)药液不足 1 mL，须用滴管测量，1 mL＝15 滴，滴时须稍倾斜。为使患者得到准确的药量，避免药液蘸在杯内，应滴入已盛好冷开水的药杯。

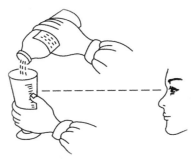

**图 3-1　倒药液法**

(6)药摆毕,应将药物、小药牌与服药单全部核对一遍;发药前由别人再查对一次,无误后方可发药。

**(二)中心药站**

有的医院设有中心药站,为住院患者集中摆药。中心药站具有全院宏观调控药品的作用,避免积压浪费,减少病区摆药、取药、退药、保管等烦琐工作。

病区护士每天查房后,将药盘及小药牌一起送到中心药站,由药站专人负责摆药、核对。摆药一次备一天的量(三次用量),之后由病区护士核对取回,按时发给患者。

各病区可另设一小药柜,存放少量的常用药、抢救药、针剂和极少量毒、麻、限制药品等,以备夜间及临时急用。

## 二、发药

(1)备好温开水,携带发药车或发药盘,服药单进病室。

(2)按规定时间送药至床前,核对床号、姓名,并呼唤患者无误后再发药物,待患者服下后方可离开。

(3)对危重患者护士应予喂服,鼻饲患者应由胃管注入。若患者不在或因故不能当时服药者,将药品带回保管。换药或停药应及时告诉患者,如患者提出疑问,应耐心解释。

(4)抗生素及磺胺类药物需在血液内保持有效浓度,必须准时给药。

## 三、注意事项

(1)某些刺激食欲的健胃药宜在饭前服,因为刺激舌的味觉感受器,使胃液大量分泌。

(2)某些磺胺类药物经肾脏排出,尿少时即析出结晶引起肾小管堵塞,服药后指导患者多饮水,而对呼吸道黏膜起保护性作用的止咳合剂,服后则不宜立即饮水,以免冲淡药物降低药效。

(3)服用强心苷类药物如洋地黄、地高辛等,应先测脉率、心率,并注意其节律变化,脉率低于60 次/分或节律不齐时则不可继续服用。

(4)某些药物对牙齿有腐蚀作用或使牙齿染色的药物如酸类或铁剂,服用时避免与牙齿接触,可将药液由饮水管吸入,服后再漱口。

## 四、发药后处理

药杯用肥皂水和清水洗净,消毒擦干后,放回原处备用。油剂药杯应先用纸擦净后清洗再消毒,同时清洁药盘或发药车。

**(邢小娟)**

# 第二节 皮内注射

## 一、目的

(1)进行药物过敏试验,以观察有无变态反应。

(2)预防接种。

(3)局部麻醉的起始步骤。

## 二、评估

### (一)评估患者

(1)双人核对医嘱。

(2)核对患者床号、姓名、住院号和腕带(请患者自己说出床号和姓名)。

(3)评估患者病情、意识状态、配合能力、用药史、药物过敏史、不良反应史。

(4)向患者解释操作目的和过程,取得患者配合。

(5)查看注射部位皮肤情况(皮肤颜色,有无皮疹、感染和皮肤划痕阳性)。

(6)协助患者取舒适坐位或卧位。

### (二)评估环境

安静整洁,宽敞明亮,必要时遮挡。

## 三、操作前准备

### (一)人员准备

仪表整洁,符合要求。洗手,戴口罩。

### (二)按医嘱配制药液

(1)操作台(治疗室):注射盘、无菌治疗巾、无菌镊子、1 mL 注射器、药液、安尔碘、75%乙醇、无菌棉签等。

(2)双人核对药液标签,药名、浓度、剂量、有效期、给药途径。

(3)检查瓶口有无松动、瓶身有无破裂、药液有无浑浊、沉淀、絮状物和变质。

(4)检查注射器、安尔碘、75%乙醇、无菌棉签、包装无破裂、是否在有效期内。

(5)按正规操作抽吸药液,并贴好标识,置于无菌盘内。

(6)再次核对皮试液,并签名。

### (三)物品准备

治疗车上层放置无菌盘(内置已抽吸好的药液)、治疗盘(75%乙醇、无菌棉签)、备用(1 mL 注射器 1 支、0.1%盐酸肾上腺素 1 支,变态反应时用)、快速手消毒剂、注射单,以上物品符合要求,均在有效期内。治疗车下层放置生活垃圾桶、医疗废物桶、锐器盒。

## 四、操作程序

(1)携用物推车至患者床旁,核对床号、姓名、住院号、腕带和药物过敏史(请患者自己说出床号和姓名)。

(2)选择注射部位(过敏试验选择前臂掌侧下 1/3;预防接种选择上臂三角肌下缘;局部麻醉则选择麻醉处)。

(3)75%乙醇常规消毒皮肤。

(4)二次核对患者床号、姓名和药名。

(5)排尽空气,药液至所需刻度,且药液不能外溢。

(6)一手绷紧局部皮肤,一手持注射器,针头斜面向上,与皮肤成 5°角刺入皮内。

(7)待针头斜面完全进入皮内后,放平注射器,固定针栓并注入 0.1 mL 药液,使局部形成一个圆形隆起的皮丘(皮丘直径 5 mm,皮肤变白,毛孔变大)。

(8)迅速拔出针头,勿按揉和压迫注射部位。

(9)20 min 后观察患者局部反应,做出判断。

(10)协助患者取舒适体位,整理床单位。

(11)快速手消毒剂消毒双手,签名。

(12)推车回治疗室,按医疗废物处理原则处理用物。

## 五、20 min 后判断结果

(1)核对患者床号、姓名、住院号和腕带(请患者自己说出床号和姓名)。

(2)须经两人判断皮试结果,并将结果告知患者和家属。

(3)洗手,皮试结果记录在病历、护理记录单和病员一览表等处。阳性用红笔标记"+",阴性用蓝色或黑笔标记"-"。

(4)如对结果有怀疑,应在另一侧前臂皮内注入 0.1 mL 生理盐水进行对照试验。

## 六、皮内试验结果判断

### (一)阴性
皮丘无改变,周围无红肿,并无自觉症状。

### (二)阳性
局部皮丘隆起,局部出现红晕、硬块,直径>1 cm 或周围有伪足;或局部出现红晕,伴有小水疱者;或局部发痒者为阳性。严重时可出现过敏性休克。观察反应的同时,应询问有无头晕、心慌、恶心、胸闷、气短、发麻等不适症状,如出现上述症状时不可使用青霉素。

## 七、注意事项

(1)皮试药液要现用现配,剂量准确。

(2)备好相应抢救设备与药物,及时处理变态反应。

(3)行皮试前,尤其行青霉素过敏试验前必须询问患者家族史、用药史和药物过敏史,如有药物过敏史者不可进行试验。

(4)药物过敏试验时,患者体位要舒适,不可采取直立位。

(5)选择注射部位时应注意避开瘢痕和皮肤红晕处。

(6)皮肤试验时禁用碘剂消毒,对乙醇过敏者可用生理盐水消毒,避免反复用力涂擦局部皮肤。

（7）拔出针头后，注射部位不可用棉球按压揉擦，以免影响结果观察。

（8）进针角度以针尖斜面全部刺入皮内为宜，进针角度过大易将药液注入皮下，影响结果的观察和判断。

（9）如需进行对照试验，应用另一注射器和针头，抽吸无菌生理盐水，在另一前臂相同部位皮内注射 0.1 mL，观察 20 min 进行对照。告知患者皮试后 20 min 内不要离开病房。

（10）正确判断试验结果，对皮试结果阳性者，应在病历、床头或腕带、门诊病历和患者一览表上醒目标记，并将结果告知医师、患者和家属。

（11）特殊药物皮试，按要求观察结果。

（王永芹）

# 第三节　皮　下　注　射

## 一、目的

（1）注入小剂量药物，用于不宜口服给药而需在一定时间内发生药效时。

（2）预防接种。

（3）局部供药，如局部麻醉用药。

## 二、评估

### （一）评估患者

（1）双人核对医嘱。

（2）核对患者床号、姓名、住院号和腕带（请患者自己说出床号和姓名）。

（3）评估患者病情、意识状态、配合能力、用药史、药物过敏史、不良反应史等。

（4）向患者解释操作目的和过程，取得患者配合。

（5）查看注射部位皮肤情况（皮肤颜色，有无皮疹、感染）。

（6）协助患者取舒适坐位或卧位。

### （二）评估环境

安静整洁，宽敞明亮，必要时遮挡。

## 三、操作前准备

### （一）人员准备

仪表整洁，符合要求。洗手，戴口罩。

### （二）按医嘱配制药液

（1）操作台上放置注射盘、纸巾、无菌治疗巾、无菌镊子、2 mL 注射器、医嘱用药液、安尔碘、75％乙醇、无菌棉签。

（2）双人核对药液标签、药名、浓度、剂量、有效期、给药途径。

（3）检查瓶口有无松动、瓶身有无破裂、药液有无浑浊、沉淀、絮状物和变质。

（4）检查注射器、安尔碘、75％乙醇、无菌棉签等，包装无破裂，在有效期内。

（5）按正规操作抽吸药液，并贴好标识，置于无菌盘内。

（6）再次核对药液，记录时间并签名。

**（三）物品准备**

治疗车上层放置无菌盘（内置抽吸好的药液）、治疗盘（安尔碘、75％乙醇）、注射单、快速手消毒剂，以上物品符合要求，均在有效期内。治疗车下层放置生活垃圾桶、医疗废物桶、锐器盒。

## 四、操作程序

（1）携用物推车至患者床旁，核对床号、姓名、住院号和腕带（请患者自己说出床号和姓名）。

（2）根据注射目的选择注射部位（上臂三角肌下缘、两侧腹壁、后背、股前侧和外侧等）。

（3）常规消毒皮肤，待干。

（4）二次核对患者床号、姓名和药名。

（5）排尽空气；取干棉签夹于左手示指与中指之间。

（6）一手绷紧皮肤，另一手持注射器，示指固定针栓，针头斜面向上，与皮肤成 $30°\sim40°$ 角（过瘦患者可捏起注射部位皮肤，并减小穿刺角度）快速刺入皮下，深度为针梗的 $1/2\sim2/3$；松开绷紧皮肤的手，抽动活塞，如无回血，缓慢推注药液。

（7）注射毕用无菌干棉签轻压针刺处，快速拔针后按压片刻。

（8）再次核对患者床号、姓名和药名，注射器按要求放置。

（9）协助患者取舒适体位，整理床单位，并告知患者注意事项。

（10）快速手消毒剂消毒双手，记录时间并签名。

（11）推车回治疗室，按医疗废物处理原则处理用物。

（12）洗手，根据病情书写护理记录单。

## 五、注意事项

（1）遵医嘱和药品说明书使用药品。

（2）长期注射者应注意更换注射部位。

（3）注射中、注射后观察患者不良反应和用药效果。

（4）注射 $<1\ mL$ 药液时须使用 $1\ mL$ 注射器，以保证注入药液剂量准确无误。

（5）持针时，右手示指固定针栓，但不可接触针梗，以免污染。

（6）针头刺入角度不宜超过 $45°$，以免刺入肌层。

（7）尽量避免应用对皮肤有刺激作用的药物作皮下注射。

（8）若注射胰岛素时，需告知患者进食时间。

（聂文红）

# 第四节 肌 内 注 射

## 一、目的

注入药物,用于不宜或不能口服或静脉注射,且要求比皮下注射更快发生疗效时。

## 二、评估

### (一)评估患者

(1)双人核对医嘱。

(2)核对患者床号、姓名、住院号和腕带(请患者自己说出床号和姓名)。

(3)评估患者病情、治疗情况、意识状态、用药史、药物过敏史、不良反应史、肢体活动能力和合作程度。

(4)向患者解释操作目的和过程,取得患者配合。

(5)查看注射部位皮肤情况(皮肤颜色,有无皮疹、感染和皮肤划痕阳性)。

(6)协助患者取舒适坐位或卧位。

### (二)评估环境

安静整洁,宽敞明亮,必要时遮挡。

## 三、操作前准备

### (一)人员准备

仪表整洁,符合要求。洗手,戴口罩。

### (二)按医嘱配制药液

(1)操作台:注射盘、无菌盘、2 mL 注射器、5 mL 注射器、医嘱所用药液、安尔碘、无菌棉签。如注射用药为油剂或混悬液,需备较粗针头。

(2)双人核对药物标签、药名、浓度、剂量、有效期、给药途径。

(3)检查瓶口有无松动、瓶身有无破裂、药液有无浑浊、变质。

(4)检查无菌注射器、安尔碘、无菌棉签等,包装无破裂,在有效期内。

(5)按正规操作抽吸药液,并贴好标识,置于无菌盘内。

(6)再次核对药液,记录时间并签名。

### (三)物品准备

治疗车上层放置无菌盘(内置抽吸好药液)、安尔碘、注射单、无菌棉签、快速手消毒剂,以上物品符合要求,均在有效期内。治疗车下层放置生活垃圾桶、医疗废物桶、锐器盒。

## 四、操作程序

(1)携用物推车至患者床旁,核对床号、姓名、住院号和腕带(请患者自己说出床号和姓名)。

(2)协助患者取舒适体位,暴露注射部位,注意保暖,保护患者隐私,必要时可遮挡。

（3）选择注射部位（臀大肌、臀中肌、臀小肌、股外侧和上臂三角肌）。

（4）常规消毒皮肤,待干。

（5）再次核对患者床号、姓名和药名。

（6）拿取药液并排尽空气,取干棉签,夹于左手示指与中指之间,以一手拇指和示指绷紧局部皮肤,另一手持注射器,中指固定针栓,将针头迅速垂直刺入,深度约为针梗的2/3。

（7）松开紧绷皮肤的手,抽动活塞。如无回血,缓慢注入药液,同时观察反应。

（8）注射毕,用无菌干棉签轻按进针处,快速拔针,按压片刻。

（9）再次核对患者床号、姓名和药名。

（10）协助患者取舒适体位,整理床单位,注射后观察用药反应。

（11）快速手消毒剂消毒双手,记录时间并签名。

（12）推车回治疗室,按医疗废物处理原则处理用物。

（13）洗手,根据病情书写护理记录单。

## 五、常用肌内注射定位方法

### （一）臀大肌肌内注射定位法

注射时应避免损伤坐骨神经。

**1.十字法**

从臀裂顶点向左或右侧画一水平线,然后从髂嵴最高点作一垂线,将一侧臀部划分为4个象限,其外上象限并避开内角为注射区。

**2.连线法**

从髂前上棘至尾骨作一连线,其外1/3处为注射部位。

### （二）臀中肌、臀小肌肌内注射定位法

（1）以示指尖和中指尖分别置于髂前上棘和髂嵴下缘处,在髂嵴、示指、中指之间构成一个三角形区域,示指与中指构成的内角为注射部位。

（2）髂前上棘外侧三横指处（以患者手指的宽度为标准）。

### （三）股外侧肌内注射定位法

在股中段外侧,一般成人可取髋关节下10 cm至膝关节的范围。此处大血管、神经干很少通过,且注射范围广,可供多次注射,尤适用于2岁以下的幼儿。

### （四）上臂三角肌内注射定位法

取上臂外侧,肩峰下2～3横指处。此处肌肉较薄,只可作小剂量注射。

### （五）体位准备

**1.卧位**

臀部肌内注射时,为使局部肌肉放松,减轻疼痛与不适,可采用以下姿势。

（1）侧卧位:上腿伸直,放松,下腿稍弯曲。

（2）俯卧位:足尖相对,足跟分开,头偏向一侧。

（3）仰卧位:常用于危重和不能翻身的患者,采用臀中肌、臀小肌肌内注射法较为方便。

**2.坐位**

为门诊患者接受注射时常用体位。可供上臂三角肌或臀部肌内注射时采用。

### 六、注意事项

(1)遵医嘱和药品说明书使用药品。

(2)药液要现用现配,在有效期内,剂量要准确。选择两种药物同时注射时,应注意配伍禁忌。

(3)注射时应做到"两快一慢"(进针、拔针快,推注药液慢)。

(4)选择合适的注射部位,避免刺伤神经和血管,无回血时方可注射。

(5)注射时切勿将针梗全部刺入,以防针梗从根部衔接处折断。若针头折断,应先稳定患者情绪,并嘱患者保持原位不动,固定局部组织,以防断针移位,同时尽快用无菌血管钳夹住断端取出;如断端全部埋入肌肉,应速请外科医生处理。

(6)对需长期注射者,应交替更换注射部位,并选择细长针头,以避免减少硬结的发生。如因长期多次注射出现局部硬结时,可采用热敷、理疗等方法予以处理。

(7)2岁以下婴幼儿不宜选用臀大肌注射,因其臀大肌尚未发育好,注射时有损伤坐骨神经的危险,最好选择臀中肌和臀小肌注射。

(姜洪玲)

# 第五节 静脉注射

### 一、目的

(1)所选用药物不宜口服、皮下注射、肌内注射,又需迅速发挥药效时。

(2)注入药物进行某些诊断性检查,如对肝、肾、胆囊等造影时需静脉注入造影剂。

### 二、评估

#### (一)评估患者

(1)双人核对医嘱。

(2)核对患者床号、姓名、住院号和腕带(请患者自己说出床号和姓名)。

(3)了解患者病情、意识状态、配合能力、药物过敏史、用药史。

(4)评估患者穿刺部位的皮肤状况、肢体活动能力、静脉充盈度和管壁弹性。选择合适静脉注射的部位,评估药物对血管的影响程度。

(5)向患者解释静脉注射的目的和方法,告知所注射药物的名称,取得患者配合。

#### (二)评估环境

安静整洁,宽敞明亮。

### 三、操作前准备

#### (一)人员准备

仪表整洁,符合要求。洗手,戴口罩。

(二)物品准备

1.操作台

治疗单、静脉注射所用药物、注射器。

2.按要求检查所需用物,符合要求方可使用

(1)双人核对药物名称、浓度、剂量、有效期、给药途径。

(2)检查药物的质量、标签,液体有无沉淀和变色,有无渗漏、浑浊和破损。

(3)检查注射器和无菌棉签的有效期、包装是否紧密无漏气,安尔碘的使用日期是否在有效期内。

3.配制药液

(1)安尔碘棉签消毒药物瓶口,掰开安瓿,瓿帽弃于锐器盒内。

(2)打开注射器,将外包装袋置于生活垃圾桶内,固定针头,回抽针栓,检查注射器,取下针帽置于生活垃圾桶内,抽取安瓿内药液,排气,置于无菌盘内。在注射器上贴上患者床号、姓名、药物名称、用药方法的标签。

(3)再次核对空安瓿和药物的名称、浓度、剂量、用药方法和时间。

4.备用物品

治疗车上层治疗盘内放置备用注射器一支、安尔碘、无菌棉签,无菌盘内放置配好的药液、垫巾。以上物品符合要求,均在有效期内。治疗车下层放置生活垃圾桶、医疗废物桶、锐器盒,含有效氯 250 mg/L 消毒液桶。

## 四、操作程序

(1)携用物推车至患者床旁,核对床号、姓名、住院号和腕带(请患者自己说出床号和姓名)。

(2)向患者说明静脉注射的方法、配合要点、注射药物的作用和不良反应。

(3)协助患者取舒适体位,充分暴露穿刺部位,放垫巾于穿刺部位下方。

(4)在穿刺部位上方 5～6 cm 处扎压脉带,末端向上,以防污染无菌区。

(5)安尔碘棉签消毒穿刺部位皮肤,以穿刺点为中心向外螺旋式旋转擦拭,直径>5 cm。

(6)再次核对患者床号、姓名和药名。

(7)嘱患者握拳,使静脉充盈,左手拇指固定静脉下端皮肤,右手持注射器与皮肤成 15°～30°角自静脉上方或侧方刺入,见回血可再沿静脉进针少许。

(8)保留静脉通路者以安尔碘棉签消毒静脉注射部位三通接口,以接口处为中心向外螺旋式旋转擦拭。

(9)静脉注射过程中,观察局部组织有无肿胀,严防药液渗漏,如出现渗漏立即拔出针头,按压局部,另行穿刺。

(10)拔针后,指导患者按压穿刺点 3 min,勿揉,凝血功能差的患者适当延长按压时间。

(11)再次核对患者床号、姓名和药名。

(12)将压脉带与输液垫巾对折取出,输液垫巾置于生活垃圾桶内,压脉带放于含有效氯 250 mg/L 消毒液桶中。整理患者衣物和床单位,观察有无不良反应,并向患者讲明注射后注意事项。快速手消毒剂消毒双手,推车回治疗室,按医疗废物处理原则整理用物。

(13)洗手,在治疗单上签名并记录时间。按护理级别书写护理记录单。

### 五、注意事项

(1)严格执行查对制度,需双人核对医嘱。

(2)严格遵守无菌操作原则。

(3)了解注射目的、药物对血管的影响程度、给药途径、给药时间和药物过敏史。

(4)选择粗直、弹性好、易固定的静脉,避开关节和静脉瓣。常用的穿刺静脉为肘部浅静脉:贵要静脉、肘正中静脉、头静脉。小儿多采用头皮静脉。

(5)根据患者年龄、病情和药物性质掌握注入药物的速度,并随时听取患者主诉,观察病情变化。必要时使用微量注射泵。

(6)对需要长期注射者,应有计划地由小到大、由远心端到近心端选择静脉。

(7)根据药物特性和患者肝肾或心脏功能,采用合适的注射速度。随时听取患者主诉,观察体征和其病情变化。

(姜洪玲)

## 第六节　静脉输液港

皮下埋置式静脉导管输注系统(简称静脉输液港)是一种完全植入皮下供长期留置在体内的静脉输液装置。其导管末端位于上腔静脉,可直接放射显影。一般可放置5年左右。它主要适用于化学治疗、全胃肠外营养、输血等需长期或间断静脉输液治疗的患者。输液港的植入增加了导管留置的时间,降低了感染的发生率。由于输液港是植入皮下的装置,对患者的日常活动影响也相应减少,现已广泛应用于临床。

静脉输液港植入的适应证:①需要长期或反复静脉输注药物的患者;②需要进行输血、抽血、全胃肠外营养、化学治疗药物输注的患者。

静脉输液港植入的禁忌证:①确诊或疑似感染、菌血症或败血症;②体型与输液港尺寸不匹配;③对输液港材质有过敏者。

### 一、静脉输液港的使用

#### (一)操作准备

1.患者准备

落实相关健康教育,充分暴露泵体。

2.用物准备

治疗盘、静脉输液港专用针头(无损伤针)、换药包(药碗、血管钳、弯盘各一只)、皮肤消毒剂(含5 000 mg/L以上有效碘)、乙醇棉球、透明敷料(10 cm×12 cm范围以上)、无菌胶带、无菌手套、无菌纱布、0.9%生理盐水若干支,肝素稀释液(浓度10~100 U/mL)、胶布、10 mL一次性注射器若干、肝素帽。

3.环境准备

请家属离开,拉好分隔帘并注意保暖。

**4.工作人员准备**

服装鞋帽整洁,洗手、戴口罩并确认医嘱。

**(二)操作步骤**

(1)鼓励患者洗澡,不能洗澡的,局部用肥皂温水清洁,以保持穿刺局部皮肤的清洁。

(2)暴露穿刺部位,评估局部皮肤有无红肿、皮疹、疼痛、渗液等现象。

(3)针头排气:①必须使用10 mL或以上的一次性注射器,抽吸生理盐水5～7 mL,并接静脉输液港针头延长管,排去空气;②延长管内必须先排除空气,以预防空气栓塞的发生。

(4)皮肤消毒:先用乙醇棉球3遍脱脂,再用碘消毒剂消毒穿刺点3遍。皮肤消毒应由内向外呈螺旋式,顺时针逆时针交替,消毒范围达直径20 cm以上,大于敷料的尺寸。

(5)针刺输液港:①必须使用静脉输液港专用针头(直角针头,"T"型延长管),忌用一般针头作穿刺;②插针前再次检查是否已排尽空气;③触诊后,左手以拇指、示指、中指固定静脉输液港(勿过度绷紧皮肤),右手持输液针头,穿刺入静脉输液港的中心部位,直到针头触及储液槽的底部;④穿刺后不要移动针头,以免损伤泵体。

(6)固定针头:①针头下垫无菌开口纱布,确保针头平稳,先用无菌胶带固定针翼再用无菌透明敷料固定针头;②使用无菌透明敷料覆盖纱布、针头及部分延长管,保持输液港的无菌封闭状态。

(7)输液港使用:①如需静脉用药则换接静脉输液器;②如无须静脉用药,则换接含浓度为10～100 U/mL肝素液的一次性注射器,冲洗3～5 mL,夹管并换接肝素帽;③静脉给予2种不同药物之间应用10 mL生理盐水冲洗,避免药物间的相互作用产生沉淀;④使用时常规每7 d更换敷料、肝素帽和静脉输液港针头;⑤休疗期每月用肝素稀释液冲管维护。

**(三)并发症的预防及处理**

静脉输液港的主要并发症有感染、输液港阻塞、泵体及导管损伤等,具体预防和处理措施如下。

**1.感染**

(1)严格无菌操作,以预防感染的发生。

(2)输液港的感染因发生的部分不同,可分为皮肤感染和导管感染,应针对不同的感染采取对症处理。①皮肤感染:停止使用静脉输液港,局部外涂抗生素药膏直至局部皮肤红、肿、热、痛消失;②导管感染:根据医嘱,经导管使用抗生素直至血培养连续两次(-),并且无发热症状;如果抗生素使用后血培养连续两次(+),或不稳定者,应及时进行外科手术拔除输液港。

**2.输液港阻塞**

(1)预防措施:①输液港留置期间至少每月冲洗静脉输液港一次;②通过输液港进行静脉给药时,在给药前后均应实施"生理盐水→给药→生理盐水→肝素液"的冲洗模式;③通过输液港输注2种及2种以上药物时,两种药物之间必须用生理盐水10 mL冲洗。

(2)输液港的阻塞包括机械性阻塞、血栓性阻塞和非血栓性阻塞三类,针对不同的阻塞类型,应采取不同的处理措施,具体如下。①机械性阻塞的处理:一旦确诊发生输液港机械性阻塞时,应立刻通过外科手术取出输液港;②非血栓性(药物性)阻塞的处理:咨询药剂师,根据不同药物的酸碱度等化学特性,针对性使用相关溶栓剂,经上述方法不能解决非血栓性阻塞时,需通过外科手术取出输液港;③血栓性阻塞的处理:使用尿激酶注射以缓解因血块所导致的静脉输液港阻塞,剂量为5 000 U/mL或10 000 U/mL。用法:使用10 mL注射器抽取尿激酶,使用温和的推入及抽取方式缓慢地将药物推入,推入后使药物留在管道内维持 1 h,随后以 5 mL 注射器将尿激酶抽出,如管道仍然不通畅,可使用第二剂尿激酶。经上述方法不能解决血栓性阻塞时,需通过外科手术取出输液港。

3.泵体及导管损伤

(1)预防措施:①使用静脉输液港专用针;②勿使用小于 10 mL 的注射器连接输液港;③勿用力推入液体,以预防静脉输液港导管的破裂或使血块松动;④静脉用药或插针前后,密切观察患者局部是否有红、肿、痛等药物外渗的现象,并观察是否有胸闷、胸痛及呼吸急促等症状;⑤使用静脉输液港输注 2 种及 2 种以上药物时,在两种药物之间以生理盐水冲洗管道,以避免药物相互作用导致导管损害;⑥注射前检查回血,如回血不畅,或输液速度随体位变化而改变,要警惕有夹壁综合征的存在。

(2)一旦发生输液港泵体及导管损伤,可通过 X 线检查明确诊断,一旦确诊应立刻通过外科手术取出输液港。

**(四)健康教育**

医护人员对安置静脉输液港的患者应作好相应的健康宣教,具体如下。

(1)放置导管的部位可能会出现青紫,需 1～2 个星期青紫会自行消失。

(2)待伤口痊愈,患者可洗澡,不受静脉输液港的影响,日常生活亦可如常。

(3)安置静脉输液港的患者出院后,每月至医院接受肝素稀释液冲洗导管一次,避免导管阻塞。

(4)静脉输液港处的皮肤若出现红、肿、热、痛,则提示有皮下感染或渗漏,必须返回医院就诊。

(5)冲洗静脉输液港管道时,若遇阻力,应立即停止操作。切不可用强力冲洗导管,以免产生高压破坏导管。

## 二、静脉输液港敷料的更换

**(一)操作准备**

1.患者准备

落实相关健康教育,充分暴露泵体。

2.用物准备

治疗盘、换药包(药碗、血管钳、弯盘各一只)、皮肤消毒剂(含 5 000 mg/L 以上有效碘)、乙醇棉球、透明敷料(10 cm×12 cm 范围以上)、无菌手套、0.9％生理盐水,胶布。

3.环境准备

请家属离开,拉好分隔帘并注意保暖。

4.工作人员的准备

服装鞋帽整洁,洗手、戴口罩并确认医嘱。

**(二)操作关键步骤与要点**

1.揭除旧敷料

(1)用生理盐水边擦拭边揭除敷料,避免局部皮肤受损。

(2)观察局部皮肤是否有红、肿、热、痛、皮疹,以及有否分泌物等感染、过敏症状;如有异常应及时通知医师。

2.皮肤消毒

(1)先用乙醇棉球3遍脱脂,再用碘消毒剂消毒穿刺点3遍。皮肤消毒应由内向外呈螺旋式,顺时针逆时针交替,消毒范围达直径20 cm以上,大于敷料的尺寸。

(2)应从近端皮肤(穿刺处)擦至远端皮肤(延长管接口处)。

(3)用乙醇棉球擦拭凸出于皮肤的针头、延长管。

3.更换敷料

(1)无菌敷料须覆盖住针头及部分延长管,以保持局部无菌状态。

(2)胶布妥善固定延长管及静脉输液管道。

**(三)并发症的预防及处理**

主要并发症为皮肤破损和针头脱出,具体预防和处理措施如下。

1.皮肤破损

(1)预防措施:用生理盐水边擦拭边去除敷料,避免局部皮肤受损。动作要轻柔,注意皮肤保护。

(2)处理:一旦出现皮肤破损应注意新敷料粘贴时要尽量避开皮肤破损处,使其自行愈合。如无法避开破损处,可使用皮肤保护剂,减轻损伤。

2.针头脱出的预防措施

揭除敷料及皮肤消毒时要注意一手固定针头,动作仔细,不可过度牵拉。

## 三、静脉输液港的拔针

**(一)操作准备**

1.患者准备

落实相关健康教育,充分暴露泵体。

2.用物准备

换药包(药碗、血管钳、弯盘各一只)、0.9%生理盐水、肝素稀释液(浓度10～100 U/mL)、10 mL一次性注射器、75%乙醇棉球、含5 000 mg/L以上有效碘消毒棉球、清洁手套、无菌纱布、胶布。

3.环境准备

请家属离开,拉好分隔帘并注意保暖。

4.工作人员的准备

服装鞋帽整洁,洗手、戴口罩并确认医嘱。

**(二)操作关键步骤与要点**

1.揭除旧敷料

(1)用生理盐水边擦拭边去除敷料,避免局部皮肤受损。

(2)观察局部皮肤有否红、肿、热、痛、皮疹,以及有否感染和过敏症状,如有异常应及时通知医师。

2.皮肤消毒

先用乙醇棉球3遍脱脂,再用碘消毒剂消毒穿刺点3遍。皮肤消毒应由内向外呈螺旋式,顺时针逆时针交替,消毒范围达直径20 cm以上,大于敷料的尺寸。

3.冲洗导管

(1)必须使用 10 mL 或更大的针筒,用脉冲法缓慢冲洗 10 mL 生理盐水。

(2)确保正压夹管。

(3)冲洗的整个过程中,密切观察患者有否胸闷、胸痛、药物外渗的现象。

4.肝素封管

接含有浓度为 10～100 U/mL 肝素液的一次性注射器,冲洗 3～5 mL,夹管,确保正压封管。

5.拔针

(1)用无菌纱布按压住穿刺部位的同时拔除针头,检查针头是否完整。

(2)如果患者能配合,在拔除针头的同时,让患者做深呼吸并屏住。

(3)拔针后,仍密切观察患者的呼吸、面色等情况约 5 min。

6.拔针后消毒

(1)止血后用有效碘消毒棉球消毒拔针部位。

(2)无菌纱布覆盖穿刺部位,用胶布固定 24 h。

**(三)并发症的预防及处理**

主要包括穿刺点渗血和穿刺针的破坏,具体的预防及处理措施如下。

1.穿刺点渗血

拔针后稍加压止血,无菌纱布覆盖穿刺部位,用胶布固定 24 h。

2.穿刺针破损

插针时要选用静脉输液港专用针头,拔针时动作要轻柔,规范操作,不可使用蛮力。

**(吴美灵)**

# 第七节　外周静脉留置针穿刺

## 一、目的

(1)输液时间长,输液量较多的患者。

(2)老人、儿童和躁动不安的患者。

(3)输全血或血液制品的患者。

(4)需做糖耐量试验以及连续多次采集血标本的患者。

## 二、评估

### (一)评估患者

(1)双人核对医嘱,核对患者床号、姓名、住院号、药物名称、浓度、剂量、给药途径、给药时间和药物过敏史。查看病历,了解患者年龄、病情和用药目的。

(2)携输液卡至患者床旁,核对患者床号、姓名、住院号和腕带(请患者自己说出床号和姓名)。

(3)评估患者的药物过敏史、既往静脉穿刺史、输注史、治疗周期和药物对血管的影响、配合程度和自理程度、患者局部皮肤的清洁及完整程度。

(4)讲解输液目的和方法,告知所输注药物名称。

(5)询问患者是否需要去卫生间。

(6)调整输液架,或备好输液架置床旁,并告知患者下床时注意。

**(二)评估环境**

安静整洁,宽敞明亮。

## 三、操作前准备

**(一)人员准备**

仪表整洁,符合要求。洗手,戴口罩。

**(二)物品准备**

治疗车上层放置治疗盘,内放备用输液器、外周静脉留置针、无针接头、透明贴膜各2套、配制好的输液、安尔碘、无菌棉签、盛排液用小碗、压脉带、输液垫巾、快速手消毒剂和输液卡。以上物品符合要求,均在有效期内。治疗车下层放置生活垃圾桶、医疗废物桶、锐器盒,含有效氯500 mg/L消毒液桶。按要求检查药物有无破损、沉淀,检查输液袋外包装名称、有效期,液体有无沉淀和变色、有无渗漏、浑浊及破损。检查输液器、外周静脉留置针、无针接头、透明贴膜、安尔碘及无菌棉签有效期,包装是否紧密无漏气。

## 四、操作程序

(1)携用物推车至患者床旁,核对床号、姓名、住院号和腕带(请患者自己说出床号和姓名)。

(2)将输液袋挂在输液架上,取出输液器,输液器外包装置于生活垃圾桶内,排气管不用时置于锐器盒内,打开调速器,排气至过滤器下方,关闭调速器。打开留置针和无针接头外包装、连接至输液器,再次排气至穿刺针上方。打开透明贴膜,准备胶布贴于治疗盘内。

(3)向患者解释操作过程,协助患者取舒适卧位,充分暴露穿刺部位,将输液垫巾放于穿刺部位下方。

(4)取出压脉带放于穿刺部位下方,系好压脉带,压脉带位于穿刺点上方7.5~10 cm处。

(5)安尔碘棉签消毒穿刺部位皮肤,以穿刺点为中心向外螺旋式旋转擦拭,并自然待干,消毒面积为8 cm×8 cm,撤去留置针护帽,排净留置针下端气体。

(6)再次核对患者床号和姓名。

(7)嘱患者握拳,使静脉充盈,绷紧皮肤,以15°~30°角直刺静脉,见回血后再进入少许,推入外套管,撤出针芯,松开压脉带,松开调速器,嘱患者松拳。

(8)以穿刺点为中心,用透明贴膜固定留置针柄,胶布固定留置针尾部。再次观察回血,调节输液滴速。

(9)再次核对患者床号、姓名和药名。

(10)将压脉带与输液垫巾对折取出,输液垫巾置于生活垃圾桶内,压脉带放于含有效氯500 mg/L消毒液桶中。整理患者衣物及床单位,观察有无输液外渗、堵塞及不良反应,并向患者讲明输液期间的注意事项(如"您现在感觉怎么样,我已经把滴速调好,请您不要自己调节滴速。""我会定时来巡视病房,如果您有什么不舒服,请您按呼叫器叫我,我将呼叫器放置您枕边,您现在有什么不舒服吗?""谢谢您的配合")。

(11)快速手消毒剂消毒双手,注明穿刺日期和时间。推车回治疗室,按医疗废物分类处理原则整理用物。

(12)洗手,在输液卡上签名并记录时间。按护理级别书写护理记录单。

### 五、注意事项

(1)所有导管为一次性物品,禁止重复使用,即使穿刺不成功也不得再次送入血管。

(2)穿刺工具和输液设备最好为螺口连接。

(3)成人应用上肢的背侧和桡侧进行置管,避免使用下肢血管和桡静脉腕关节部位。

(4)置管首选上肢远端部位,再次穿刺应位于前次穿刺点的近心端。

(5)成人外周留置针保留时间 72～96 h;儿童如无并发症发生,可用至治疗结束。

(6)不得在置有外周静脉留置针的一侧肢体上端用血压袖带和压脉带。

(7)固定留置针的透明贴膜应以穿刺点为中心覆盖,胶布不可覆盖穿刺点,以免影响观察。

(8)封管用肝素盐水浓度范围为 0～10 U/mL,封管的肝素盐水剂量至少为最小剂量为导管管腔容量加延长装置的 2 倍。

(9)封针时,先夹闭留置针上的小夹子,再拔针,注射器内液体不推尽。

(邱爱燕)

# 第八节　无　菌　技　术

无菌技术是医疗护理操作中防止发生感染和交叉感染的一项重要的基本操作,执行无菌技术可以减少以至杜绝患者因诊断、治疗和护理所引起的意外感染。因此,医务人员必须加强无菌操作的观念,正确熟练地掌握无菌技术,严密遵守操作规程,以保证患者的安全,防止医源性感染。

### 一、相关概念

#### (一)无菌技术
无菌技术是指在医疗、护理操作过程中防止一切微生物侵入人体和防止无菌物品、无菌区域被污染的操作技术。

#### (二)无菌物品
无菌物品是指经过物理或化学方法灭菌后保持无菌状态的物品。

#### (三)非无菌区
非无菌区是指未经过灭菌处理或虽经过灭菌处理但又被污染的区域。

### 二、无菌技术操作原则

#### (一)环境清洁
操作区域要宽敞,无菌操作前 30 min 通风,停止清扫工作,减少走动,防止尘埃飞扬。

**(二)工作人员准备**

修剪指甲,洗手,戴好帽子、口罩(4～8 h更换,一次性的少于 4 h更换),必要时穿无菌衣,戴无菌手套。

**(三)物品妥善保管**

(1)无菌物品与非无菌物品应分别放置。

(2)无菌物品须存放在无菌容器或无菌包内。

(3)无菌包外注明物名、时间,按有效期先后安放。

(4)未被污染下保存期 7～14 d。

(5)过期或受潮均应重新灭菌。

**(四)取无菌物注意事项**

(1)面向无菌区域,用无菌钳钳取,手臂须保持在腰部水平以上,注意不可跨越无菌区。

(2)无菌物品一经取出,即使未使用,也不可放回。

(3)未经消毒的用物不可触及无菌物品。

**(五)操作时要保持无菌**

不可面对无菌区讲话、咳嗽、打喷嚏,疑有无菌物品被污染,不可使用。

**(六)一人一物**

一套无菌物品,仅供一人使用,防止交叉感染。

## 三、无菌技术基本操作

无菌技术及操作规程是根据科学原则制定的,任何一个环节都不可违反,每个医务人员都必须遵守,以保证患者的安全。

**(一)取用无菌物持钳法**

使用无菌物持钳取用和传递无菌物品,以维持无菌物品及无菌区的无菌状态。

1.类别

(1)三叉钳:夹取较重物品,如盆、盒、瓶、罐等,不能夹取细的物品。

(2)卵圆钳:夹取镊、剪、刀、治疗碗及盘等,不能夹取较重物品。

(3)镊子:夹取棉球、棉签、针、注射器等。

2.无菌持物钳(镊)的使用法

(1)无菌持物钳(镊)应浸泡在盛有消毒溶液的无菌广口容器内,液面需超过轴节以上 2～3 cm或镊子 1/2 处。容器底部应垫无菌纱布,容器口上加盖。每个容器内只能放一把无菌持物钳(镊)(图 3-2)。

(2)取放无菌持物钳(镊)时,尖端闭合,不可触及容器口缘及溶液面以上的容器内壁。手指不可触摸浸泡部位。使用时保持尖端向下,不可倒转向上,以免消毒液倒流污染尖端。用后立即放回容器内,并将轴节打开。如取远处无菌物品时,无菌持物钳(镊)应连同容器移至无菌物品旁使用。

(3)无菌持物钳(镊)不能触碰未经灭菌的物品,也不可用于换药或消毒皮肤。如被污染或可疑污染时,应重新消毒灭菌。

(4)无菌持物钳(镊)及其浸泡容器,每周消毒灭菌 1 次,并更换消毒溶液及纱布。外科病室每周 2 次,手术室、门诊换药室或其他使用较多的部门,应每天灭菌 1 次。

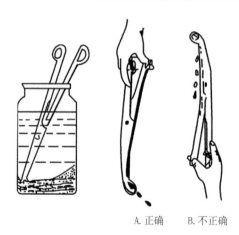

A.正确  B.不正确

图 3-2  无菌持物钳(镊)的使用

(5)不能用无菌持物钳夹取油纱布,因黏于钳端的油污可形成保护层,影响消毒液渗透而降低消毒效果。

**(二)无菌容器的使用法**

无菌容器用以保存无菌物品,使其处于无菌状态以备使用(图 3-3)。

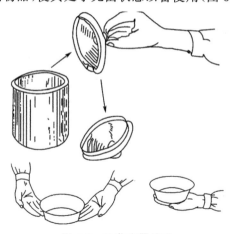

图 3-3  无菌容器使用

(1)取无菌容器内的物品,打开时将盖内面(无菌面)向上置于稳妥处或内面向下拿在手中,手不可触及容器壁的内面,取后即将容器盖盖严,避免容器内无菌物品在空气中暴露过久。

(2)取无菌容器应托住容器底部,手指不可触及容器边缘及内面。

**(三)取用无菌溶液法**

目的是维持无菌溶液在无菌状态下使用。

1.核对

药名、剂量、浓度、有效期。

2.检查

有无裂缝、瓶盖有无松动、溶液的澄清度、质量。

3.倒用密封瓶溶液法

擦净瓶外灰尘,用启瓶器撬开铝盖,用双手拇指将橡胶塞边缘向上翻起,再用示指和中指套住橡胶塞拉出,先倒出少量溶液冲洗瓶口,倒液时标签朝上,倒后立即将橡胶塞塞好,常规消毒后将塞翻下,记录开瓶日期、时间,有效期 24 h,不可将无菌物品或非无菌物品伸入无菌溶液内蘸取或直接接触瓶口倒液,以免污染瓶内的溶液,已倒出的溶液不可再倒回瓶内(图 3-4)。

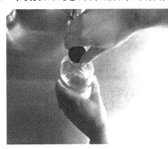
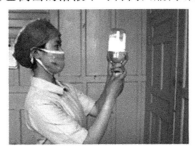

A. 核对、检查

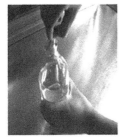
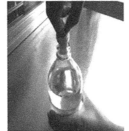
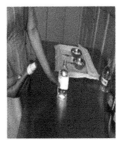

B. 开瓶

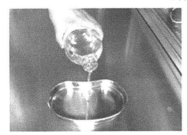
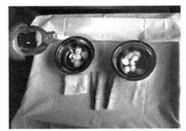

C. 冲洗瓶口　　　　　　　　　　D. 手持标签倒液

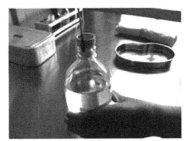

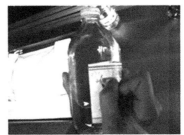

E. 消毒瓶口　　　　　　　　　　F. 注明开瓶时间

图 3-4　无菌溶液的取用

4.倒用烧瓶液法

先检查后解系带,倒液同密封法。

**(四)无菌包使用法**

目的是保持无菌包内无菌物品处于无菌状态,以备使用。

**1.包扎法**

将物品放在包布中央,最后一角折盖后用化学指示胶带粘贴,封包胶带上可书写记录,或用带包扎"十"。

**2.开包法**

(1)三查:名称、日期、化学指示胶带。

(2)撕开粘贴或解开系带,系带卷放在包布边下,先外角再两角,后内角,注意手不可触及内面,放在事先备好的无菌区域内,将包布按原折痕包起,将带以"一"字形包扎,记录,24 h有效(图3-5)。

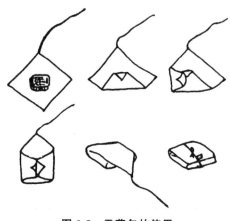

**图3-5　无菌包的使用**

**3.小包打开法**

托在手上打开,另一手将包布四角抓住,稳妥地将包内物品放入无菌区域内。

**4.一次性无菌物品**

注射器或输液条,敷料或导管。

**(五)铺无菌盘法**

目的是维持无菌物品处于无菌状态,以备使用。

将无菌治疗巾铺在清洁、干燥的治疗盘内,使其内面为无菌区,可放置无菌物品,以供治疗和护理操作使用。有效期限不超过4 h。

(1)无菌治疗巾的折叠法:将双层棉布治疗巾横折2次,再向内对折,将开口边分别向外翻折对齐。

(2)无菌治疗巾的铺法:手持治疗巾两开口外角呈双层展开,由远端向近端铺于治疗盘内。两手捏住治疗巾上层下边两外角向上呈扇形折叠三层,内面向外。

(3)取所需无菌物品放入无菌区内,覆盖上层无菌巾,使上、下层边缘对齐,多余部分向上反折。

**(六)戴、脱无菌手套法**

目的是防止患者在手术与治疗过程中受到感染,处理无菌物品过程中确保物品无菌(图3-6)。

(1)洗净擦干双手,核对号码及日期。

(2)打开手套袋,取出滑石粉擦双手。

(3)掀起手套袋开口处,取出手套,对准戴上。

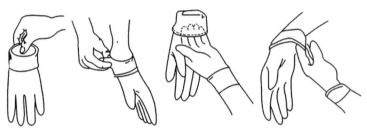

**图 3-6　戴脱无菌手套**

(4)双手调手套位置,扣套在工作衣袖外面。

(5)脱手套,外面翻转脱下。

(6)注意:①未戴手套的手不可触及手套的外面;②已戴手套的手不可触及未戴手套的手或另一手套内面;③发现手套有破洞立即更换。

**(七)取用消毒棉签法**

目的是保持无菌棉签处于无菌状态下使用。

1.无菌棉签使用法

(1)检查棉签有效作用期及包装的完整程度,有破损时不能使用。

(2)左手握棉签棍端,右手捏住塑料包装袋上部,依靠棉棍的支撑向后稍用力撕开前面的包装袋。

(3)将包装袋抽后折盖左手示指,以中指压住。

(4)右手拇指顶出所用棉签并取出。

2.复合碘医用消毒棉签使用法

(1)取复合碘医用消毒棉签 1 包,检查有效期,注明开启时间。

(2)将包内消毒棉签推至包的右下端,并分离 1 根留置包内左侧。

(3)左手拇、示指持复合碘医用消毒棉签包的窗口缘,右手拇指、示指捏住窗翼,揭开窗口。

(4)将窗翼拉向右下方,以左手拇指按压窗翼,固定窗盖。

(5)右手从包的后方将包左上角向后反折,夹于左手示指与中指之间,露出棉签手柄部。

(6)以右手取出棉签。

(7)松开左手拇指和中指,拇指顺势将窗口封好,放回盘内备用。

**(王真真)**

<table>
<tr><td>第四章</td><td>呼吸内科护理</td></tr>
</table>

# 第一节 急性上呼吸道感染

## 一、概述

### (一)疾病概述

急性上呼吸道感染(简称上感)为外鼻孔至环状软骨下缘包括鼻腔、咽或喉部急性炎症的概称。主要病原体是病毒,少数是细菌,免疫功能低下者易感。通常病情较轻、病程短、可自愈,预后良好。但由于发病率高,不仅影响工作和生活,有时还可伴有严重并发症,并具有一定的传染性,应积极防治。

多发于冬春季节,多为散发,且可在气候突变时小规模流行。主要通过患者喷嚏和含有病毒的飞沫经空气传播,或经污染的手和用具接触传播。可引起上感的病原体大多为自然界中广泛存在的多种类型病毒,同时健康人群亦可携带,且人体对其感染后产生的免疫力较弱、短暂,病毒间也无交叉免疫,故可反复发病。

### (二)相关病理生理

组织学上可无明显病理改变,亦可出现上皮细胞的破坏。可有炎症因子参与发病,使上呼吸道黏膜血管充血和分泌物增多,伴单核细胞浸润,浆液性及黏液性炎性渗出。继发细菌感染者可有中性粒细胞浸润及脓性分泌物。

### (三)急性上呼吸道感染的病因与诱因

1.基本病因

急性上感有70%~80%由病毒引起,包括鼻病毒、冠状病毒、腺病毒、流感和副流感病毒,以及呼吸道合胞病毒、埃可病毒和柯萨奇病毒等。另有20%~30%的上感为细菌引起,可单纯发生或继发于病毒感染之后,以口腔定植菌溶血性链球菌为多见,其次为流感嗜血杆菌、肺炎链球菌和葡萄球菌等,偶见革兰阴性杆菌。

2.常见诱因

淋雨、受凉、气候突变、过度劳累等可降低呼吸道局部防御功能,致使原存的病毒或细菌迅速繁殖,或者直接接触含有病原体的患者喷嚏、空气、污染的手和用具诱发本病。老幼体弱,免疫功能低下或有慢性呼吸道疾病如鼻窦炎、扁桃体炎者更易发病。

**（四）临床表现**

临床表现有以下 5 种类型。

**1.普通感冒**

普通感冒俗称"伤风",又称急性鼻炎或上呼吸道卡他,为病毒感染引起。起病较急,主要表现为鼻部症状,如打喷嚏、鼻塞、流清水样鼻涕,也可表现为咳嗽、咽干、咽痒或烧灼感甚至鼻后滴漏感。咽干、咳嗽和鼻后滴漏与病毒诱发的炎症介质导致的上呼吸道传入神经高敏状态有关。2~3 d 后鼻涕变稠,可伴咽痛、头痛、流泪、味觉迟钝、呼吸不畅、声嘶等,有时由于咽鼓管炎致听力减退。严重者有发热、轻度畏寒和头痛等。体检可见鼻腔黏膜充血、水肿、有分泌物,咽部可为轻度充血。一般经 5~7 d 痊愈,伴并发症者可致病程迁延。

**2.急性病毒性咽炎和喉炎**

急性病毒性咽炎和喉炎由鼻病毒、腺病毒、流感病毒、副流感病毒以及肠病毒、呼吸道合胞病毒等引起。临床表现为咽痒和灼热感,咽痛不明显,咳嗽少见。急性喉炎多由流感病毒、副流感病毒及腺病毒等引起。临床表现为明显声嘶、讲话困难,可有发热、咽痛或咳嗽,咳嗽时咽喉疼痛加重。体检可见喉部充血、水肿,局部淋巴结轻度肿大和触痛,有时可闻及喉部的喘息声。

**3.急性疱疹性咽峡炎**

急性疱疹性咽峡炎多由柯萨奇病毒 A 引起,临床表现为明显咽痛、发热,病程约为 1 周。查体可见咽部充血,软腭、腭垂、咽及扁桃体表面有灰白色疱疹及浅表溃疡,周围伴红晕。多发于夏季,多见于儿童,偶见于成人。

**4.急性咽结膜炎**

急性咽结膜炎主要由腺病毒、柯萨奇病毒等引起。临床表现为发热、咽痛、畏光、流泪、咽及结膜明显充血。病程 4~6 d,多发于夏季,由游泳传播,儿童多见。

**5.急性咽扁桃体炎**

病原体多为溶血性链球菌,其次为流感嗜血杆菌、肺炎链球菌、葡萄球菌等。起病急,咽痛明显,伴发热、畏寒,体温可达 39 ℃以上。查体可发现咽部明显充血,扁桃体肿大、充血,表面有黄色脓性分泌物。有时伴有颌下淋巴结肿大、压痛,而肺部查体无异常体征。

**（五）辅助检查**

**1.血液学检查**

因多为病毒性感染,白细胞计数常正常或偏低,伴淋巴细胞比例升高。细菌感染者可有白细胞计数与中性粒细胞增多和核左移现象。

**2.病原学检查**

因病毒类型繁多,且明确类型对治疗无明显帮助,一般无须明确病原学检查。需要时可用免疫荧光法、酶联免疫吸附法、血清学诊断或病毒分离鉴定等方法确定病毒的类型。细菌培养可判断细菌类型并做药物敏感试验以指导临床用药。

**（六）治疗原则**

由于目前尚无特效抗病毒药物,以对症处理为主,同时戒烟、注意休息、多饮水、保持室内空气流通和防治继发细菌感染。对有急性咳嗽、鼻后滴漏和咽干的患者应给予伪麻黄碱治疗以减轻鼻部充血,亦可局部滴鼻应用。必要时适当加用解热镇痛类药物。

### (七)药物治疗

1.抗菌药物治疗

目前已明确普通感冒无须使用抗菌药物,除非有白细胞计数升高、咽部脓苔、咯黄痰和流鼻涕等细菌感染证据,可根据当地流行病学史和经验用药,可选口服青霉素、第一代头孢菌素、大环内酯类或喹诺酮类。

2.抗病毒药物治疗

由于目前有滥用造成流感病毒耐药现象,所以如无发热,免疫功能正常,发病超过 2 d 一般无须应用。对于免疫缺陷患者,可早期常规使用。利巴韦林和奥司他韦有较广的抗病毒谱,对流感病毒、副流感病毒和呼吸道合胞病毒等有较强的抑制作用,可缩短病程。

## 二、护理评估

### (一)病因评估

主要评估患者健康史和发病史,是否有受凉感冒史。对流行性感冒者,应详细询问患者及家属的流行病史,以有效控制疾病进展。

### (二)一般评估

1.生命体征

患者体温可正常或发热;有无呼吸频率加快或节律异常。

2.患者主诉

有无鼻塞、流涕、咽干、咽痒、咽痛、畏寒、发热、咳嗽、咳痰、声嘶、畏光、流泪、眼痛等症状。

3.相关记录

体温,痰液颜色、性状和量等记录结果。

### (三)身体评估

1.视诊

咽喉部有无充血;鼻腔黏膜有无充血、水肿及分泌物情况;扁桃体有无充血、肿大(肿大扁桃体的分度),有无黄色脓性分泌物;眼结膜有无充血等情况。

2.触诊

有无颌下、耳后等头颈部部位浅表淋巴结肿大,肿大淋巴结有无触痛。

3.听诊

有无异常呼吸音;双肺有无干、湿啰音。

### (四)心理-社会评估

患者在疾病治疗过程中的心理反应与需求,家庭及社会支持情况,引导患者正确配合疾病的治疗与护理。

### (五)辅助检查结果评估

1.血常规检查

有无白细胞计数降低或升高、有无淋巴细胞比值升高、有无中性粒细胞增多及核左移等。

2.胸部 X 线检查

有无肺纹理增粗、炎性浸润影等。

3.痰培养

有无细菌生长,药敏试验结果如何。

**(六)治疗常用药效果的评估**

对于呼吸道病毒感染,尚无特异的治疗药物。一般以对症处理为主,并防治继发细菌感染。

## 三、护理诊断

### (一)舒适受损

鼻塞、流涕、咽痛、头痛与病毒、细菌感染有关。

### (二)体温过高

体温过高与病毒、细菌感染有关。

## 四、护理措施

### (一)病情观察

观察生命体征及主要症状,尤其是体温、咽痛、咳嗽等的变化。高热者联合使用物理降温与药物降温,并及时更换汗湿衣物。

### (二)环境与休息

保持室内温、湿度适宜和空气流通,症状轻者应适当休息,病情重者或年老者卧床休息为主。

### (三)饮食

选择清淡、富含维生素、易消化的食物,并保证足够热量。发热者应适当增加饮水量。

### (四)口腔护理

进食后漱口或按时给予口腔护理,防止口腔感染。

### (五)防止交叉感染

注意隔离患者,减少探视,以避免交叉感染。指导患者咳嗽时应避免对着他人。患者使用过的餐具、痰盂等用品应按规定及时消毒。

### (六)用药护理

遵医嘱用药且注意观察药物的不良反应。为减轻马来酸氯苯那敏或苯海拉明等抗过敏药的头晕、嗜睡等不良反应,宜指导患者在临睡前服用,并告知驾驶员和高空作业者应避免使用。

### (七)健康教育

1.疾病预防指导

生活规律、劳逸结合、坚持规律且适当的体育运动,以增强体质,提高抗寒能力和机体的抵抗力。保持室内空气流通,避免受凉、过度疲劳等感染的诱发因素。在高发季节少去人群密集的公共场所。

2.疾病知识指导

指导患者采取适当的措施避免疾病传播,防止交叉感染。患病期间注意休息,多饮水并遵医嘱用药。

3.预防感染的措施

注意保暖,防止受凉,尤其是要避免呼吸道感染。

4.就诊的指标

告诉患者如果出现下列情况应及时到医院就诊。

(1)经药物治疗症状不缓解。

(2)出现耳鸣、耳痛、外耳道流脓等中耳炎症状。

(3)恢复期出现胸闷、心悸、眼睑水肿、腰酸或关节疼痛。

## 五、护理效果评价

(1)患者自觉症状好转(鼻塞、流涕、咽部不适感、发热、咳嗽咳痰等症状减轻)。

(2)患者体温恢复正常。

(3)身体评估。①视诊:患者咽喉部充血减轻;鼻腔黏膜充血、水肿减轻情况;扁桃体无充血、肿大程度减轻,无脓性分泌物;眼结膜无充血等情况。②听诊:患者无异常呼吸音;双肺无干、湿啰音。

(王 英)

# 第二节 急性气管-支气管炎

## 一、概述

### (一)疾病概述

急性气管-支气管炎是由生物、物理、化学刺激或过敏等因素引起的急性气管-支气管黏膜炎症。多为散发,无流行倾向,年老体弱者易感。临床症状主要为咳嗽和咳痰。常发生于寒冷季节或气候突变时,也可由急性上呼吸道感染迁延不愈所致。

### (二)相关病理生理

由病原体、吸入冷空气、粉尘、刺激性气体或因吸入致敏原引起气管-支气管急性炎症反应。其共同的病理表现为气管、支气管黏膜充血水肿,淋巴细胞和中性粒细胞浸润;同时可伴纤毛上皮细胞损伤,脱落,黏液腺体肥大增生。合并细菌感染时,分泌物呈脓性。

### (三)急性气管-支气管炎的病因与诱因

病原体导致的感染是最主要病因,过度劳累、受凉、年老体弱是常见诱因。

1.病原体

病原体与上呼吸道感染类似。常见病毒为腺病毒、流感病毒(甲、乙)、冠状病毒、鼻病毒、单纯疱疹病毒、呼吸道合胞病毒和副流感病毒。常见细菌为流感嗜血杆菌、肺炎链球菌、卡他莫拉菌等,近年来衣原体和支原体感染明显增加,在病毒感染的基础上继发细菌感染亦较多见。

2.物理、化学因素

冷空气、粉尘、刺激性气体或烟雾(如二氧化硫、二氧化氮、氨气、氯气等)的吸入,均可刺激气管-支气管黏膜引起急性损伤和炎症反应。

3.变态反应

常见的吸入致敏原包括花粉、有机粉尘、真菌孢子、动物毛皮排泄物;或对细菌蛋白质的过敏,钩虫、蛔虫的幼虫在肺内的移行均可引起气管-支气管急性炎症反应。

### (四)临床表现

临床主要表现为咳嗽咳痰。一般起病较急,通常全身症状较轻,可有发热。初为干咳或少量黏液痰,随后痰量增多,咳嗽加剧,偶伴血痰。咳嗽、咳痰可延续 2～3 周,如迁延不愈,可演变成慢性支气管炎。伴支气管痉挛时,可出现程度不等的胸闷气促。

**(五)辅助检查**

1.血液检查

病毒感染时,血常规检查白细胞计数多正常;细菌感染较重时,白细胞计数和中性粒细胞计数增高。血沉检查可有血沉快。

2.胸部 X 线检查

多无异常,或仅有肺纹理的增粗。

3.痰培养

细菌或支原体衣原体感染时,可明确病原体;药物敏感试验可指导临床用药。

**(六)治疗要点**

1.对症治疗

咳嗽无痰或少痰,可用右美沙芬、喷托维林(咳必清)镇咳。咳嗽有痰而不易咳出,可选用盐酸氨溴索、溴己新(必嗽平),桃金娘油提取物化痰,也可雾化帮助祛痰。较为常用的为兼顾止咳和化痰的棕色合剂,也可选用中成药止咳祛痰。发生支气管痉挛时,可用平喘药如茶碱类、$\beta_2$受体激动剂等。发热可用解热镇痛药对症处理。

2.抗菌药物治疗

有细菌感染证据时应及时使用。可以首选新大环内酯类、青霉素类,亦可选用头孢菌素类或喹诺酮类等药物。多数患者口服抗菌药物即可,症状较重者可经肌内注射或静脉滴注给药,少数患者需要根据病原体培养结果指导用药。

3.一般治疗

多休息,多饮水,避免劳累。

## 二、护理评估

**(一)病因评估**

主要评估患者健康史和发病史,近期是否有受凉、劳累,是否有粉尘过敏史,是否有吸入冷空气或刺激性气体史。

**(二)一般评估**

1.生命体征

患者体温可正常或发热;有无呼吸频率加快或节律异常。

2.患者主诉

有无发热、咳嗽、咳痰、喘息等症状。

3.相关记录

体温,痰液颜色、性状和量等情况。

**(三)身体评估**

听诊有无异常呼吸音;有无双肺呼吸音变粗,两肺可否闻及散在的干、湿啰音,湿啰音部位是否固定,咳嗽后湿啰音是否减少或消失。有无闻及哮鸣音。

**(四)心理-社会评估**

患者在疾病治疗过程中的心理反应与需求,家庭及社会支持情况,引导患者正确配合疾病的治疗与护理。

**（五）辅助检查结果评估**

1.血液检查

有无白细胞总数和中性粒细胞百分比升高，有无血沉加快。

2.胸部 X 线检查

有无肺纹理增粗。

3.痰培养

有无致病菌生长，药敏试验结果如何。

**（六）治疗常用药效果的评估**

1.应用抗生素的评估要点

（1）记录每次给药的时间与次数，评估有无按时，按量给药，是否足疗程。

（2）评估用药后患者发热、咳嗽、咳痰等症状有否缓解。

（3）评估用药后患者是否出现皮疹、呼吸困难等变态反应。

（4）评估用药后患者有无较明显的恶心、呕吐、腹泻等不良反应。

2.应用止咳祛痰剂效果的评估

（1）记录每次给药的时间与药量。

（2）评估用祛痰剂后患者痰液是否变稀，是否较易咳出。

（3）评估用止咳药后，患者咳嗽频繁是否减轻，夜间睡眠是否改善。

3.应用平喘药后效果的评估

（1）记录每次给药的时间与量。

（2）评估用药后，患者呼吸困难是否减轻，听诊哮鸣音有否消失。

（3）如应用氨茶碱时间较长，需评估有无茶碱中毒表现。

## 三、护理诊断

**（一）清理呼吸道无效**

清理呼吸道无效与呼吸道感染、痰液黏稠有关。

**（二）气体交换受损**

气体交换受损与过敏、炎症引起支气管痉挛有关。

## 四、护理措施

**（一）病情观察**

观察生命体征及主要症状，尤其咳嗽，痰液的颜色、性质、量等的变化；有无呼吸困难与喘息等表现；监测体温情况。

**（二）休息与保暖**

急性期应减少活动，增加休息时间，室内空气新鲜，保持适宜的温度和湿度。

**（三）保证充足的水分及营养**

鼓励患者多饮水，必要时由静脉补充。给予易消化营养丰富的饮食，发热期间进食流质或半流质食物为宜。

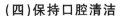

**（四）保持口腔清洁**

由于患者发热、咳嗽、痰多且黏稠，咳嗽剧烈时可引起呕吐，故要保持口腔卫生，以增加舒适感，增进食欲，促进毒素的排泄。

**（五）发热护理**

热度不高不需特殊处理，高热时要采取物理降温或药物降温措施。

**（六）保持呼吸道通畅**

观察呼吸道分泌物的性质及能否有效地咳出痰液，指导并鼓励患者有效咳嗽；若为细菌感染所致，按医嘱使用敏感的抗生素。若痰液黏稠，可采用超声雾化吸入或蒸气吸入稀释分泌物；对于咳嗽无力的患者，宜经常更换体位，拍背，使呼吸道分泌物易于排出，促进炎症消散。

**（七）给氧与解痉平喘**

有咳喘症状者可给予氧气吸入或按医嘱采用雾化吸入平喘解痉剂，严重者可口服。

**（八）健康教育**

1.疾病预防指导

预防急性上呼吸道感染的诱发因素。增强体质，可选择合适的体育活动，如健康操、太极拳、跑步等，可进行耐寒训练，如冷水洗脸、冬泳等。

2.疾病知识指导

患病期间增加休息时间，避免劳累；饮食宜清淡、富含营养；按医嘱用药。

3.就诊指标

如 2 周后症状仍持续应及时就诊。

## 五、护理效果评价

（1）患者自觉症状好转（咳嗽咳痰、喘息、发热等症状减轻）。

（2）患者体温恢复正常。

（3）患者听诊时双肺有无闻及干、湿啰音。

（王　英）

# 第三节　慢性支气管炎

慢性支气管炎是由于感染或非感染因素引起气管、支气管黏膜及其周围组织的慢性非特异性炎症。临床以咳嗽、咳痰或伴有喘息反复发作为特征，每年持续 3 个月以上，且连续 2 年以上。

## 一、病因和发病机制

慢性支气管炎的病因极为复杂，迄今尚有许多因素还不够明确，往往是多种因素长期相互作用的综合结果。

**（一）感染**

病毒、支原体和细菌感染是本病急性发作的主要原因。病毒感染以流感病毒、鼻病毒、腺毒和呼吸道合胞病毒常见；细菌感染以肺炎链球菌、流感嗜血杆菌和卡他莫拉菌及葡萄球菌常见。

### (二)大气污染

化学气体如氯气、二氧化氮、二氧化硫等刺激性烟雾,空气中的粉尘等均可刺激支气管黏膜,使呼吸道清除功能受损,为细菌入侵创造条件。

### (三)吸烟

吸烟为本病发病的主要因素。吸烟时间的长短与吸烟量决定发病率的高低,吸烟者的患病率较不吸烟者高 2~8 倍。

### (四)过敏因素

喘息型支气管患者多有过敏史。患者痰中嗜酸性粒细胞和组胺的含量及血中 IgE 明显高于正常。此类患者实际上应属慢性支气管炎合并哮喘。

### (五)其他因素

气候变化,特别是寒冷空气对慢性支气管炎的病情加重有密切关系。自主神经功能失调,副交感神经功能亢进,老年人肾上腺皮质功能减退,慢性支气管炎的发病率增加。维生素 C 缺乏,维生素 A 缺乏,易患慢性支气管炎。

## 二、临床表现

### (一)症状

患者常在寒冷季节发病,出现咳嗽、咳痰,尤其以晨起显著,白天多于夜间。病毒感染痰液为白色黏液泡沫状,继发细菌感染,痰液转为黄色或黄绿色黏液脓性,偶可带血。慢性支气管炎反复发作后,支气管黏膜的迷走神经感受器反应性增高,副交感神经功能亢进,可出现过敏现象而发生喘息。

### (二)体征

早期多无体征。急性发作期可有肺底部闻及干、湿性啰音。喘息型支气管炎在咳嗽或深吸气后可闻及哮鸣音,发作时,有广泛哮鸣音。

### (三)并发症

(1)阻塞性肺气肿:为慢性支气管炎最常见的并发症。

(2)支气管肺炎:慢性支气管炎蔓延至支气管周围肺组织中,患者表现寒战、发热、咳嗽加剧、痰量增多且呈脓性;白细胞总数及中性粒细胞增多;X 线胸片显示双下肺野有斑点状或小片阴影。

(3)支气管扩张症。

## 三、诊断

### (一)辅助检查

1.血常规

白细胞总数及中性粒细胞数可升高。

2.胸部 X 线

单纯型慢性支气管炎,X 线片检查阴性或仅见双下肺纹理增多、增粗、模糊、呈条索状或网状。继发感染时为支气管周围炎症改变,表现为不规则斑点状阴影,重叠于肺纹理之上。

3.肺功能检查

早期病变多在小气道,常规肺功能检查多无异常。

**(二)诊断要点**

凡咳嗽、咳痰或伴有喘息,每年发作持续 3 个月,连续 2 年或 2 年以上者,并排除其他心、肺疾病(如肺结核、肺尘埃沉着病、支气管哮喘、支气管扩张症、肺癌、肺脓肿、心脏病、心功能不全等)、慢性鼻咽疾病后,即可诊断。如每年发病不足 3 个月,但有明确的客观检查依据(如胸部 X 线片、肺功能等)亦可诊断。

**(三)鉴别诊断**

1.支气管扩张症

多于儿童或青年期发病,常继发于麻疹、肺炎或百日咳后,并有咳嗽、咳痰反复发作的病史,合并感染时痰量增多,并呈脓性或伴有发热,病程中常反复咯血。在肺下部周围可闻及不易消散的湿性啰音。晚期重症患者可出现杵状指(趾)。胸部 X 线片上可见双肺下野纹理粗乱或呈卷发状。薄层高分辨 CT(HRCT)检查有助于确诊。

2.肺结核

活动性肺结核患者多有午后低热、消瘦、乏力、盗汗等中毒症状。咳嗽痰量不多,常有咯血。老年肺结核的中毒症状多不明显,常被慢性支气管炎的症状所掩盖而误诊。胸部 X 线片上可发现结核病灶,部分患者痰结核菌检查可获阳性。

3.支气管哮喘

支气管哮喘常为特质性患者或有过敏性疾病家族史,多于幼年发病。一般无慢性咳嗽、咳痰史。哮喘多突然发作,且有季节性,血和痰中嗜酸性粒细胞常增多,治疗后可迅速缓解。发作时双肺布满哮鸣音,呼气延长,缓解后可消失,且无症状,但气道反应性仍增高。慢性支气管炎合并哮喘的患者,病史中咳嗽、咳痰多发生在喘息之前,迁延不愈较长时间后伴有喘息,且咳嗽、咳痰的症状多较喘息更为突出,平喘药物疗效不如哮喘等可资鉴别。

4.肺癌

肺癌多发生于 40 岁以上男性,并有多年吸烟史的患者,刺激性咳嗽常伴痰中带血和胸痛。X 线胸片检查肺部常有块影或反复发作的阻塞性肺炎。痰脱落细胞及支气管镜等检查,可明确诊断。

5.慢性肺间质纤维化

慢性咳嗽,咳少量黏液性非脓性痰,进行性呼吸困难,双肺底可闻及爆裂音(Velcro 啰音),严重者发绀并有杵状指。X 线胸片见中下肺野及肺周边部纹理增多紊乱呈网状结构,其间见弥漫性细小斑点阴影。肺功能检查呈限制性通气功能障碍,弥散功能减低,动脉血氧分压($PaO_2$)下降。肺活检是确诊的手段。

# 四、治疗

**(一)急性发作期及慢性迁延期的治疗**

以控制感染、祛痰、镇咳为主,同时解痉平喘。

1.抗感染药物

及时、有效、足量,感染控制后及时停用,以免产生细菌耐药或二重感染。一般患者可按常见致病菌用药。可选用青霉素 G $80 \times 10^4$ U 肌内注射;复方磺胺甲噁唑,每次 2 片,每天 2 次;阿莫西林2~4 g/d,分3~4次口服;氨苄西林2~4 g/d,分4次口服;头孢氨苄2~4 g/d或头孢拉定1~2 g/d,分4次口服;头孢呋辛2 g/d或头孢克洛0.5~1 g/d,分2~3次口服。亦可选择新一代大环内酯类抗生素,如罗红霉素,0.3 g/d,分2次口服。抗菌治疗疗程一般7~10 d,反复感染病例可适当延长。严重感染时,可选用氨苄西林、环丙沙星、氧氟沙星、阿米卡星、奈替米星或头孢菌素类联合静脉滴注给药。

2.祛痰镇咳药

刺激性干咳者不宜单用镇咳药物,否则痰液不易咳出。可给盐酸溴环己胺醇30 mg或羧甲基半胱氨酸500 mg,每天3次,口服。乙酰半胱氨酸(富露施)及氯化铵甘草合剂均有一定的疗效。α-糜蛋白酶雾化吸入亦有消炎祛痰的作用。

3.解痉平喘

解痉平喘主要为解除支气管痉挛,利于痰液排出。常用药物为氨茶碱0.1~0.2 g,每小时8次口服;丙卡特罗50 mg,每天2次;特布他林2.5 mg,每天2~3次。慢性支气管炎有可逆性气道阻塞者应常规应用支气管舒张剂,如异丙托溴铵(异丙阿托品)气雾剂、特布他林等吸入治疗。阵发性咳嗽常伴不同程度的支气管痉挛,应用支气管扩张症药后可改善症状,并有利于痰液的排出。

**(二)缓解期的治疗**

应以增强体质,提高机体抗病能力和预防发作为主。

**(三)中药治疗**

采取扶正固本原则,按肺、脾、肾的虚实辨证施治。

# 五、护理措施

**(一)常规护理**

1.环境

保持室内空气新鲜、流通,安静,舒适,温湿度适宜。

2.休息

急性发作期应卧床休息,取半卧位。

3.给氧

持续低流量吸氧。

4.饮食

给予高热量、高蛋白、高维生素易消化饮食。

**(二)专科护理**

(1)解除气道阻塞,改善肺泡通气。及时清除痰液,神志清醒患者应鼓励咳嗽,痰稠不易咯出时,给予雾化吸入或雾化泵药物喷入,减少局部淤血水肿,以利痰液排出。危重体弱患者,定时更换体位,叩击背部,使痰易于咯出,餐前应给予胸部叩击或胸壁震荡。方法:患者取侧卧位,护士两手手指并拢,手背隆起,指关节微屈,自肺底由下向上,由外向内叩拍胸壁,震动气管,边拍边鼓励患者咳嗽,以促进痰液的排出,每侧肺叶叩击3~5 min。对神志不清者,可进行机械吸痰,需注意无菌操作,抽吸压力要适当,动作轻柔,每次抽吸时间不超过15 s,以免加重缺氧。

(2)合理用氧,减轻呼吸困难。根据缺氧和二氧化碳潴留的程度不同,合理用氧,一般给予低流量、低浓度、持续吸氧,如病情需要提高氧浓度,应辅以呼吸兴奋剂刺激通气或使用呼吸机改善通气,吸氧后如呼吸困难缓解、呼吸频率减慢、节律正常、血压上升、心率减慢、心律正常、发绀减轻、皮肤转暖、神志转清、尿量增加等,表示氧疗有效。若呼吸过缓,意识障碍加深,需考虑二氧化碳潴留加重,必要时采取增加通气量措施。

（王　英）

# 第四节　支气管扩张症

## 一、疾病概述

### （一）概念和特点

支气管扩张症是由于急、慢性呼吸道感染和支气管阻塞后,反复发生支气管炎症,致使支气管组织结构病理性破坏,引起的支气管异常和持久性扩张。临床上以慢性咳嗽、大量脓痰和/或反复咯血为特征,患者多有童年麻疹、百日咳或支气管肺炎等病史。

### （二）相关病理生理

支气管扩张症的主要病因是支气管-肺组织感染和支气管阻塞,两者相互影响,促使支气管扩张症的发生和发展。支气管扩张症发生于有软骨的支气管近端分支,主要分为柱状、囊状和不规则扩张3种类型,腔内含有多量分泌物并容易积存。呼吸道相关疾病损伤气道清除机制和防御功能,使其清除分泌物的能力下降,易发生感染和炎症;细菌反复感染使气道内因充满包含炎性介质和病原菌的黏稠液体而逐渐扩大、形成瘢痕和扭曲;炎症可导致支气管壁血管增生,并伴有支气管动脉和肺动脉终末支的扩张和吻合,形成小血管瘤而易导致咯血。病变支气管反复炎症,使周围结缔组织和肺组织纤维化,最终引起肺的通气和换气功能障碍。继发于支气管肺组织感染病变的支气管扩张症多见于下肺,尤以左下肺多见。继发于肺结核则多见于上肺叶。

### （三）病因与诱因

1.支气管-肺组织感染

支气管扩张症与扁桃体炎、鼻窦炎、百日咳、麻疹、支气管肺炎、肺结核等呼吸道感染密切相关,引起感染的常见病原体为铜绿假单胞菌、流感嗜血杆菌、卡他莫拉菌、肺炎克雷伯杆菌、金黄色葡萄球菌、非结核分枝杆菌、腺病毒和流感病毒等。婴幼儿期支气管-肺组织感染是支气管扩张症最常见的病因。

2.支气管阻塞

异物、肿瘤、外源性压迫等可使支气管阻塞导致肺不张,胸腔负压直接牵拉支气管管壁导致支气管扩张症。

3.支气管先天性发育缺损与遗传因素

支气管先天性发育缺损与遗传因素也可形成支气管扩张症,可能与软骨发育不全或弹性纤维不足导致局部管壁薄弱或弹性较差有关。部分遗传性 α-抗胰蛋白酶缺乏者也可伴有支气管扩张症。

4.其他全身性疾病

支气管扩张症可能与机体免疫功能失调有关,目前已发现类风湿关节炎、溃疡性结肠炎、克罗恩病、系统性红斑狼疮等疾病同时伴有支气管扩张症。

**(四)临床表现**

1.症状

(1)慢性咳嗽、大量脓痰:咳嗽多为阵发性,与体位改变有关,晨起及晚上临睡时咳嗽和咳痰尤多。严重程度可用痰量估计,轻度每天少于 10 mL,中度每天 10~150 mL,重度每天多于 150 mL。感染急性发作时,黄绿色脓痰量每天可达数百毫升,将痰液放置后可出现分层的特征,即上层为泡沫,下悬脓性成分;中层为混浊黏液;下层为坏死组织沉淀物。合并厌氧菌感染时,痰和呼气具有臭味。

(2)咯血:反复咯血为本病的特点,可为痰中带血或大量咯血。少量咯血每天少于 100 mL,中量咯血每天 100~500 mL,大量咯血每天多于 500 mL 或一次咯血量多于 300 mL。咯血量有时与病情严重程度、病变范围不一致。部分病变发生在上叶的“干性支气管扩张症”患者以反复咯血为唯一症状。

(3)反复肺部感染:由于扩张的支气管清除分泌物的功能丧失,引流差,易反复发生感染,其特点是同一肺段反复发生肺炎并迁延不愈。

(4)慢性感染中毒症状:可出现发热、乏力、食欲减退、消瘦、贫血等,儿童可影响发育。

2.体征

早期或病变轻者无异常肺部体征,病变严重或继发感染时,可在病变部位尤其下肺部闻及固定而持久的局限性粗湿啰音,有时可闻及哮鸣音,部分患者伴有杵状指(趾)。

**(五)辅助检查**

1.影像学检查

(1)胸部 X 线检查:囊状支气管扩张症的气道表现为显著的囊腔,腔内可存在气液平面,纵切面可显示“双轨征”,横切面显示“环形阴影”,并可见气道壁增厚。

(2)胸部 CT 检查:可在横断面上清楚地显示扩张的支气管。高分辨 CT 进一步提高了诊断敏感性,成为支气管扩张症的主要诊断方法。

2.纤维支气管镜检查

纤维支气管镜检查有助于发现患者的出血部位或阻塞原因,还可局部灌洗,取灌洗液做细菌学和细胞学检查。

**(六)治疗原则**

保持引流通畅,处理咯血,控制感染,必要时手术治疗。

1.保持引流通畅、改善气流受限

清除气道分泌物保持气道通畅能减少继发感染和减轻全身中毒症状,如应用祛痰药物(盐酸氨溴索、溴己新、α-糜蛋白酶)等稀释痰液,痰液黏稠时可加用雾化吸入。应用振动、拍背、体位引流等方法促进气道分泌物的清除。应用支气管舒张剂可改善气流受限,伴有气道高反应及可逆性气流受限的患者疗效明显。如体位引流排痰效果不理想,可用纤维支气管镜吸痰法以保持呼吸道通畅。

2.控制感染

急性感染期的主要治疗措施。应根据症状、体征、痰液性状,必要时根据痰培养及药物敏感试验选择有效的抗生素。常用阿莫西林、头孢类抗生素、氨基糖苷类等药物,重症患者,尤其是铜绿假单胞菌感染者,常需第三代头孢菌素加氨基糖苷类药联合静脉用药。如有厌氧菌混合感染,加用甲硝唑或替硝唑等。

3.外科治疗

保守治疗不能缓解的反复大咯血且病变局限者,可考虑手术治疗。经充分的内科治疗后仍反复发作且病变为局限性支气管扩张症,可通过外科手术切除病变组织。

## 二、护理评估

### (一)一般评估

1.患者主诉

有无胸闷、气促、心悸、疲倦、乏力等症状。

2.生命体征

严密观察呼吸的频率、节律、深浅和音响,患者呼吸可正常或增快,感染严重时或合并咯血可伴随不同程度的呼吸困难和发绀。患者体温正常或偏高,感染严重时可为高热。

3.咳嗽咳痰情况

观察咳嗽咳痰的发作时间、频率、持续时间、伴随的症状和影响因素等,患者反复继发肺部感染,支气管引流不畅,痰不易咳出时可导致咳嗽加剧,大量脓痰咳出后,患者感觉轻松,体温下降,精神改善。重点观察痰液的量、颜色、性质、气味和与体位的关系,痰液静置后的分层现象,记录24 h痰液排出量。注意患者是否出现面色苍白、出冷汗、烦躁不安等出血症状,观察咯血的颜色、性质及量。

4.其他

血气分析、血氧饱和度、体重、体位等记录结果。

### (二)身体评估

1.头颈部

患者的意识状态,面部颜色(贫血),皮肤黏膜有无脱水、是否粗糙干燥;呼吸困难和缺氧的程度(有无气促、口唇有无发绀、血氧饱和度数值等)。

2.胸部

检查胸廓的弹性,有无胸廓的挤压痛,两肺呼吸运动是否一致。病变部位可闻及固定而持久的局限性粗湿啰音或哮鸣音。

3.其他

患者有无杵状指(趾)。

### (三)心理-社会评估

询问健康史、发病原因、病程进展时间以及以往所患疾病对支气管扩张症的影响,评估患者对支气管扩张症的认识;另外,患者常因慢性咳嗽、咳痰或痰量多、有异味等症状产生恐惧或焦虑的心理,并对疾病治疗缺乏治愈的自信。

### (四)辅助检查阳性结果评估

血氧饱和度的数值;血气分析结果报告;胸部CT检查明确的病变部位。

### (五)常用药物治疗效果的评估

抗生素使用后咳嗽咳痰症状有无减轻,原有增高的血白细胞计数有无回降至正常范围,核左移情况有无得到纠正。

### 三、护理诊断

#### (一)清理呼吸道无效
清理呼吸道无效与大量脓痰滞留呼吸道有关。

#### (二)有窒息的危险
有窒息的危险与大咯血有关。

#### (三)营养失调
低于机体需要量与慢性感染导致机体消耗有关。

#### (四)焦虑
焦虑与疾病迁延、个体健康受到威胁有关。

#### (五)活动无耐力
活动无耐力与营养不良、贫血等有关。

### 四、护理措施

#### (一)环境
保持室内空气新鲜、无臭味,定期开窗换气使空气流通,维持适宜的温湿度,注意保暖。

#### (二)休息和活动
休息能减少肺活动度,避免因活动诱发咯血。小量咯血者以静卧休息为主,大量咯血患者应绝对卧床休息,尽量避免搬动。取患侧卧位,可减少患侧胸部的活动度,既防止病灶向健侧扩散,同时有利于健侧肺的通气功能。缓解期患者可适当进行户外活动,但要避免过度劳累。

#### (三)饮食护理
提供高热量、高蛋白质、富含维生素易消化的饮食,多进食含铁食物有利于纠正贫血,饮食中富含维生素 A、C、E 等(如新鲜蔬菜、水果),以提高支气管黏膜的抗病能力。大量咯血者应禁食,小量咯血者宜进少量温、凉流质饮食,避免冰冷食物诱发咳嗽或加重咯血,少食多餐。为痰液稀释利于排痰,鼓励患者多饮水,每天 1 500～2 000 mL。指导患者在咳痰后及进食前后漱口,以祛除口臭,促进食欲。

#### (四)病情观察
严密观察病情,正确记录每天痰量及痰的性质,留好痰标本。有咯血者备好吸痰和吸氧设备。

#### (五)用药护理
遵医嘱使用抗生素、祛痰剂和支气管舒张剂,指导患者进行有效咳嗽,辅以叩背及时排出痰液。指导患者掌握药物的疗效、剂量、用法和不良反应。

#### (六)体位引流的护理
体位引流是利用重力作用促使呼吸道分泌物流入气管、支气管排出体外的方法,其效果与需引流部位所对应的体位有关。体位引流的护理措施如下。

(1)体位引流由康复科医师执行,引流前向患者说明体位引流的目的、操作过程和注意事项,消除顾虑取得合作。

(2)操作前测量生命体征,听诊肺部明确病变部位。引流前 15 min 遵医嘱给予支气管舒张剂(有条件可使用雾化器或手按定量吸入器)。备好排痰用纸巾或一次性容器。

（3）根据病变部位、病情和患者经验选择合适体位（自觉有利于咳痰的体位）。引流体位的选择取决于分泌物潴留的部位和患者的耐受程度，原则上抬高病灶部位的位置，使引流支气管开口向下，有利于潴留的分泌物随重力作用流入支气管和气管排出。首先引流上叶，然后引流下叶后基底段。如果患者不能耐受，应及时调整姿势。头部外伤、胸部创伤、咯血、严重心血管疾病和病情状况不稳定者，不宜采用头低位进行体位引流。

（4）引流时鼓励患者做腹式深呼吸，辅以胸部叩击或震荡，指导患者进行有效咳嗽等措施，以提高引流效果。

（5）引流时间视病变部位、病情和患者身体状况而定，一般每天 1～3 次，每次 15～20 min。在空腹或饭前一个半小时前进行，早晨清醒后立即进行效果最好。咯血时不宜进行体位引流。

（6）引流过程应有护士或家人协助，注意观察患者反应，如出现咯血、面色苍白出冷汗、头晕、发绀、脉搏细弱、呼吸困难等情况，应立即停止引流。

（7）体位引流结束后，协助患者采取舒适体位休息，给予清水或漱口液漱口。记录痰液的性质、量及颜色，复查生命体征和肺部呼吸音及啰音的变化，评价体位引流的效果。

**（七）窒息的抢救配合**

（1）对大咯血及意识不清的患者，应在病床旁备好急救器械。

（2）一旦患者出现窒息征象，应立即取头低脚高 45°俯卧位，面向一侧，轻拍背部，迅速排出气道和口咽部的血块，或直接刺激咽部以咳出血块。嘱患者不要屏气，以免诱发喉头痉挛。必要时用吸痰管进行负压吸引，以解除呼吸道阻塞。

（3）给予高浓度吸氧，做好气管插管或气管切开的准备与配合工作。

（4）咯血后为患者漱口，擦净血迹，防止因口咽部异物刺激引起剧烈咳嗽而诱发咯血，及时清理患者咯出的血块及污染的衣物、被褥，安慰患者，以助于稳定情绪，增加安全感，避免因精神过度紧张而加重病情。对精神极度紧张、咳嗽剧烈的患者，可按医嘱给予小剂量镇静剂或镇咳剂。

（5）密切观察咯血的量、颜色、性质及出血的速度，观察生命体征及意识状态的变化，有无胸闷、气促、呼吸困难、发绀、面色苍白、出冷汗、烦躁不安等窒息征象；有无阻塞性肺不张、肺部感染及休克等并发症的表现。

（6）用药护理：①垂体后叶素可收缩小动脉，减少肺血流量，从而减轻咯血。但也能引起子宫、肠道平滑肌收缩和冠状动脉收缩，故冠心病、高血压患者及孕妇忌用。静脉点滴时速度勿过快，以免引起恶心、便意、心悸、面色苍白等不良反应。②年老体弱、肺功能不全者在应用镇静剂和镇咳药后，应注意观察呼吸中枢和咳嗽反射受抑制情况，以早期发现因呼吸抑制导致的呼吸衰竭和不能咯出血块而发生窒息。

**（八）心理护理**

护士应以亲切的态度多与患者交谈，讲明支气管扩张症反复发作的原因和治疗进展，帮助患者树立战胜疾病的信心，解除焦虑不安心理。呼吸困难患者应根据其病情采用恰当的沟通方式，及时了解病情，安慰患者。

**（九）健康教育**

（1）预防感冒等呼吸道感染，吸烟患者戒烟。不要滥用抗生素和止咳药。

（2）疾病知识指导：帮助患者和家属正确认识和对待疾病，了解疾病的发生、发展与治疗、护理过程，与患者及家属共同制订长期防治计划。

（3）保健知识的宣教：学会自我监测病情，一旦发现症状加重，应及时就诊。指导掌握有效咳嗽、胸部叩击、雾化吸入及体位引流的排痰方法,长期坚持,以控制病情的发展。

(4)生活指导:讲明加强营养对机体康复的作用,使患者能主动摄取必需的营养素,以增加机体抗病能力。鼓励患者参加体育锻炼,建立良好的生活习惯,劳逸结合,消除紧张心理,防止病情进一步恶化。

(5)及时到医院就诊的指标:体温过高,痰量明显增加;出现胸闷、气促、呼吸困难、发绀、面色苍白、出冷汗、烦躁不安等症状;咯血。

### 五、护理效果评价

(1)呼吸道保持通畅,痰易咳出,痰量减少或消失,血氧饱和度、动脉血气分析值在正常范围。

(2)肺部湿啰音或哮鸣音减轻或消失。

(3)患者体重增加,无并发症(咯血等)发生。

(王　英)

# 第五节　肺　炎

## 一、概述

### (一)疾病概述

肺炎是指终末气道、肺泡和肺间质的炎症,可由病原微生物、理化因素、免疫损伤、过敏及药物所致。细菌性肺炎是最常见的肺炎,也是最常见的感染性疾病之一。在抗菌药物应用以前,细菌性肺炎对儿童及老年人的健康威胁极大,抗菌药物的出现及发展曾一度使肺炎病死率明显下降。但近年来,尽管应用强力的抗菌药物和有效的疫苗,肺炎总的病死率却不再降低,甚至有所上升。

### (二)肺炎分类

肺炎可按解剖、病因或患病环境加以分类。

1.解剖分类

(1)大叶性(肺泡性):肺炎病原体先在肺泡引起炎症,经肺泡间孔(Cohn孔)向其他肺泡扩散,致使部分肺段或整个肺段、肺叶发生炎症改变。典型者表现为肺实质炎症,通常并不累及支气管。致病菌多为肺炎链球菌。X线胸片显示肺叶或肺段的实变阴影。

(2)小叶性(支气管性):肺炎病原体经支气管入侵,引起细支气管、终末细支气管及肺泡的炎症,常继发于其他疾病,如支气管炎、支气管扩张症、上呼吸道病毒感染以及长期卧床的危重患者。其病原体有肺炎链球菌、葡萄球菌、病毒、肺炎支原体以及军团菌等。支气管腔内有分泌物,故常可闻及湿啰音,无实变的体征。X线显示为沿肺纹理分布的不规则斑片状阴影,边缘密度浅而模糊,无实变征象,肺下叶常受累。

(3)间质性肺炎:以肺间质为主的炎症,可由细菌、支原体、衣原体、病毒或肺孢子菌等引起。累及支气管壁以及支气管周围,有肺泡壁增生及间质水肿,因病变仅在肺间质,故呼吸道症状较轻,异常体征较少。X线通常表现为一侧或双侧肺下部的不规则条索状阴影,从肺门向外伸展,

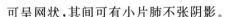

可呈网状,其间可有小片肺不张阴影。

2.病因分类

(1)细菌性肺炎:如肺炎链球菌、金黄色葡萄球菌、甲型溶血性链球菌、肺炎克雷伯杆菌、流感嗜血杆菌、铜绿假单胞菌肺炎等。

(2)非典型病原体所致肺炎:如军团菌、支原体和衣原体肺炎等。

(3)病毒性肺炎:如冠状病毒、腺病毒、呼吸道合胞病毒、流感病毒、麻疹病毒、巨细胞病毒、单纯疱疹病毒肺炎等。

(4)肺真菌病:如白念珠菌、曲霉、隐球菌、肺孢子菌肺炎等。

(5)其他病原体所致肺炎:如立克次体(如 Q 热立克次体)、弓形虫(如鼠弓形虫)、寄生虫(如肺包虫、肺吸虫、肺血吸虫)肺炎等。

(6)理化因素所致的肺炎:如放射性损伤引起的放射性肺炎,胃酸吸入引起的化学性肺炎,或对吸入或内源性脂类物质产生炎症反应的类脂性肺炎等。

3.患病环境分类

由于细菌学检查阳性率低,培养结果滞后,病因分类在临床上应用较为困难,目前多按肺炎的获得环境分成两类,有利于指导经验治疗。

(1)社区获得性肺炎(community acquired pneumonia,CAP)是指在医院外罹患的感染性肺实质炎症,包括具有明确潜伏期的病原体感染而在入院后平均潜伏期内发病的肺炎。其临床诊断依据如下:①新近出现的咳嗽、咳痰或原有呼吸道疾病症状加重,并出现脓性痰,伴或不伴胸痛;②发热;③肺实变体征和/或闻及湿啰音;④白细胞>$10×10^9$/L 或<$4×10^9$/L,伴或不伴中性粒细胞核左移;⑤胸部 X 线检查显示片状、斑片状浸润性阴影或间质性改变,伴或不伴胸腔积液。以上①～④项中任何 1 项加第⑤项,除外非感染性疾病可做出诊断。CAP 常见病原体为肺炎链球菌、支原体、衣原体、流感嗜血杆菌和呼吸道病毒(甲、乙型流感病毒,腺病毒、呼吸合胞病毒和副流感病毒)等。

(2)医院获得性肺炎(hospital acquired pneumonia,HAP)亦称医院内肺炎,是指患者入院时不存在,也不处于潜伏期,而于入院 48 h 后在医院(包括老年护理院、康复院等)内发生的肺炎。HAP 还包括呼吸机相关性肺炎(ventilator associated pneumonia,VAP)和卫生保健相关性肺炎(healthcare associated pneumonia,HCAP)。其临床诊断依据是 X 线检查出现新的或进展的肺部浸润影加上下列三个临床征候中的两个或以上即可诊断为肺炎:①发热超过 38 ℃;②血白细胞计数增多或减少;③脓性气道分泌物。但 HAP 的临床表现、实验室和影像学检查特异性低,应注意与肺不张、心力衰竭和肺水肿、基础疾病肺侵犯、药物性肺损伤、肺栓塞和急性呼吸窘迫综合征等相鉴别。无感染高危因素患者的常见病原体依次为肺炎链球菌、流感嗜血杆菌、金黄色葡萄球菌、大肠埃希菌、肺炎克雷伯杆菌、不动杆菌属等;有感染高危因素患者为铜绿假单胞菌、肠杆菌属、肺炎克雷伯杆菌等,金黄色葡萄球菌的感染有明显增加的趋势。

**(三)肺炎发病机制**

正常的呼吸道免疫防御机制(支气管内黏液-纤毛运载系统、肺泡巨噬细胞等细胞防御的完整性等)使气管隆凸以下的呼吸道保持无菌。是否发生肺炎取决于两个因素:病原体和宿主因素。如果病原体数量多,毒力强和/或宿主呼吸道局部和全身免疫防御系统损害,即可发生肺炎。病原体可通过下列途径引起肺炎:①空气吸入;②血行播散;③邻近感染部位蔓延;④上呼吸道定植菌的误吸。肺炎还可通过误吸胃肠道的定植菌(胃食管反流)和通过人工气道吸入环境中的致病菌引起。病原体直接抵达下呼吸道后,滋生繁殖,引起肺泡毛细血管充血、水肿,肺泡内纤维蛋白渗出及细胞浸润。除了金黄色葡萄球菌、铜绿假单胞菌和肺炎克雷伯杆菌等可引起肺组织的坏死性病变易形成空洞外,肺炎治愈后多不遗留瘢痕,肺的结构与功能均可恢复。

## 二、几种常见病原体所致肺炎

不同病原体所致肺炎在临床表现、辅助检查及治疗要点等方面均有差异。

### (一)肺炎链球菌肺炎

肺炎链球菌肺炎是由肺炎链球菌或称肺炎球菌所引起的肺炎,约占社区获得性肺炎的半数。

1.临床表现

(1)症状:发病前常有受凉、淋雨、疲劳、醉酒、病毒感染史,多有上呼吸道感染的前驱症状。起病多急骤,高热、寒战,全身肌肉酸痛,体温通常在数小时内升至 39～40 ℃,高峰在下午或傍晚,或呈稽留热,脉率随之增速。可有患侧胸部疼痛,放射到肩部或腹部,咳嗽或深呼吸时加剧。痰少,可带血或呈铁锈色,胃纳锐减,偶有恶心、呕吐、腹痛或腹泻,易被误诊为急腹症。

(2)体征:患者呈急性热病容,面颊绯红,鼻翼翕动,皮肤灼热、干燥,口角及鼻周有单纯疱疹;病变广泛时可出现发绀。有败血症者,可出现皮肤、黏膜出血点,巩膜黄染。早期肺部体征无明显异常,仅有胸廓呼吸运动幅度减小,叩诊稍浊,听诊可有呼吸音减低及胸膜摩擦音。肺实变时叩诊浊音、触觉语颤增强并可闻及支气管呼吸音。消散期可闻及湿啰音。心率增快,有时心律不齐。重症患者有肠胀气,上腹部压痛多与炎症累及膈胸膜有关。重症感染时可伴休克、急性呼吸窘迫综合征及神经精神症状,表现为神志模糊、烦躁、呼吸困难、嗜睡、谵妄、昏迷等。累及脑膜时,有颈抵抗及出现病理性反射。

本病自然病程为1～2周。发病5～10 d,体温可自行骤降或逐渐消退;使用有效的抗菌药物后可使体温在1～3 d恢复正常。患者的其他症状与体征亦随之逐渐消失。

(3)并发症:肺炎链球菌肺炎的并发症近年来已很少见。严重败血症或毒血症患者易发生感染性休克,尤其是老年人。表现为血压降低、四肢厥冷、多汗、发热、心动过速、心律失常等,而高热、胸痛、咳嗽等症状并不突出。其他并发症有胸膜炎、脓胸、心包炎、脑膜炎和关节炎等。

2.辅助检查

(1)血液检查:血白细胞计数(10～20)×10⁹/L,中性粒细胞多在80%以上,并有核左移,细胞内可见中毒颗粒。年老体弱、酗酒、免疫功能低下者的白细胞计数可不增高,但中性粒细胞的百分比仍增高。

(2)细菌学检查:痰直接涂片做革兰染色及荚膜染色镜检,如发现典型的革兰染色阳性、带荚膜的双球菌或链球菌,即可初步做出病原诊断。痰培养24～48 h可以确定病原体。聚合酶链反应检测及荧光标记抗体检测可提高病原学诊断率。痰标本送检应注意器皿洁净无菌,在抗菌药物应用之前漱口后采集,取深部咳出的脓性或铁锈色痰。10%～20%患者合并菌血症,故重症肺炎应做血培养。

(3)X线检查:早期仅见肺纹理增粗,或受累的肺段、肺叶稍模糊。随着病情进展,肺泡内充满炎性渗出物,表现为大片炎症浸润阴影或实变影,在实变阴影中可见支气管充气征,肋膈角可有少量胸腔积液。在消散期,X线显示炎性浸润逐渐吸收,可有片状区域吸收较快,呈现"假空洞"征,多数病例在起病3～4周后才完全消散。老年患者肺炎病灶消散较慢,容易出现吸收不完全而成为机化性肺炎。

3.治疗要点

(1)抗菌药物治疗:一经诊断即应给予抗菌药物治疗,不必等待细菌培养结果。首选青霉素G,用药途径及剂量视病情轻重及有无并发症而定:对于成年轻症患者,可用 $24×10^5$ U/d,分3次肌内注射,或用普鲁卡因青霉素每 12 h 肌内注射 $60×10^4$ U。病情稍重者,宜用青霉素G $(24～48)×10^5$ U/d,分次静脉滴注,每 6～8 h 1 次;重症及并发脑膜炎者,可增至 $(10～30)×10^6$ U/d,分 4 次静脉滴注。对青霉素过敏者,或耐青霉素或多重耐药菌株感染者,可用呼吸氟喹诺酮类、头孢噻肟或头孢曲松等药物,多重耐药菌株感染者可用万古霉素、替考拉宁等。

(2)支持疗法:患者应卧床休息,注意补充足够蛋白质、热量及维生素。密切监测病情变化,注意防止休克。剧烈胸痛者,可酌用少量镇痛药,如可卡因 15 mg。不用阿司匹林或其他解热药,以免过度出汗、脱水及干扰真实热型,导致临床判断错误。鼓励饮水每天 1～2 L,轻症患者不需常规静脉输液,确有失水者可输液,保持尿比重在 1.020 以下,血清钠保持在 145 mmol/L以下。中等或重症患者[ $PaO_2<8.0$ kPa(60 mmHg)或有发绀]应给氧。若有明显麻痹性肠梗阻或胃扩张,应暂时禁食、禁饮和胃肠减压,直至肠蠕动恢复。烦躁不安、谵妄、失眠者酌用地西泮5 mg 或水合氯醛 1～1.5 g,禁用抑制呼吸的镇静药。

(3)并发症的处理:经抗菌药物治疗后,高热常在 24 h 内消退,或数天内逐渐下降。若体温降而复升或 3 d 后仍不降者,应考虑肺炎链球菌的肺外感染,如脓胸、心包炎或关节炎等。持续发热的其他原因尚有耐青霉素的肺炎链球菌(PRSP)或混合细菌感染、药物热或并存其他疾病。肿瘤或异物阻塞支气管时,经治疗后肺炎虽可消散,但阻塞因素未除,肺炎可再次出现。10%～20%肺炎链球菌肺炎伴发胸腔积液者,应酌情取胸液检查及培养以确定其性质。若治疗不当,约5%并发脓胸,应积极排脓引流。

#### (二)葡萄球菌肺炎

葡萄球菌肺炎是由葡萄球菌引起的急性肺化脓性炎症。常发生于有基础疾病如糖尿病、血液病、艾滋病、肝病、营养不良、酒精中毒、静脉吸毒或原有支气管肺疾病者。儿童患流感或麻疹时也易罹患。多急骤起病,高热、寒战、胸痛、痰脓性,可早期出现循环衰竭。X 线表现为坏死性肺炎,如肺脓肿、肺气囊肿和脓胸。若治疗不及时或不当,病死率甚高。

1.临床表现

(1)症状:本病起病多急骤,寒战、高热,体温多高达 39～40 ℃,胸痛,痰脓性,量多,带血丝或呈脓血状。毒血症状明显,全身肌肉、关节酸痛,体质衰弱,精神萎靡,病情严重者可早期出现周围循环衰竭。院内感染者通常起病较隐袭,体温逐渐上升。老年人症状可不典型。血源性葡萄球菌肺炎常有皮肤伤口、疖痈和中心静脉导管置入等,或静脉吸毒史,咳脓性痰较少见。

(2)体征:早期可无体征,常与严重的中毒症状和呼吸道症状不平行,其后可出现两肺散在性湿啰音。病变较大或融合时可有肺实变体征,气胸或脓气胸则有相应体征。血源性葡萄球菌肺炎应注意肺外病灶,静脉吸毒者多有皮肤针口和三尖瓣赘生物,可闻及心脏杂音。

2.辅助检查

(1)血液检查:外周血白细胞计数明显升高,中性粒细胞比例增加,核左移。

(2)X 线检查:胸部 X 线显示肺段或肺叶实变,可形成空洞,或呈小叶状浸润,其中有单个或多发的液气囊腔。另一特征是 X 线阴影的易变性,表现为一处炎性浸润消失而在另一处出现新的病灶,或很小的单一病灶发展为大片阴影。治疗有效时,病变消散,阴影密度逐渐减低,2～4 周后病变完全消失,偶可遗留少许条索状阴影或肺纹理增多等。

3.治疗要点

强调应早期清除引流原发病灶,选用敏感的抗菌药物。近年来,金黄色葡萄球菌对青霉素 G 的耐药率已高达 90% 左右,因此可选用耐青霉素酶的半合成青霉素或头孢菌素,如苯唑西林钠、氯唑西林、头孢呋辛钠等,联合氨基糖苷类如阿米卡星等,亦有较好疗效。阿莫西林、氨苄西林与酶抑制剂组成的复方制剂对产酶金黄色葡萄球菌有效,亦可选用。对于抗甲氧西林金黄色葡萄球菌,则应选用万古霉素、替考拉宁等,近年国外还应用链阳菌素和噁唑烷酮类药物(如利奈唑胺)。万古霉素 1～2 g/d 静脉点滴,或替考拉宁首日 0.8 g 静脉点滴,以后 0.4 g/d,偶有药物热、皮疹、静脉炎等不良反应。临床选择抗菌药物时可参考细菌培养的药物敏感试验。

**(三)肺炎支原体肺炎**

肺炎支原体肺炎是由肺炎支原体引起的呼吸道和肺部的急性炎症改变,常同时有咽炎、支气管炎和肺炎。支原体肺炎占非细菌性肺炎的 1/3 以上,或各种原因引起的肺炎的 10%。秋冬季节发病较多,但季节性差异并不显著。

1.临床表现

潜伏期 2～3 周,通常起病较缓慢。症状主要为乏力、咽痛、头痛、咳嗽、发热、食欲缺乏、腹泻、肌痛、耳痛等。咳嗽多为阵发性刺激性呛咳,咳少量黏液。发热可持续 2～3 周,体温恢复正常后可能仍有咳嗽。偶伴有胸骨后疼痛。肺外表现更为常见,如皮炎(斑丘疹和多形红斑)等。体格检查可见咽部充血,儿童偶可并发鼓膜炎或中耳炎,颈淋巴结肿大。胸部体格检查与肺部病变程度常不相称,可无明显体征。

2.辅助检查

(1)X 线检查:X 线显示肺部多种形态的浸润影,呈节段性分布,以肺下野多见,有的从肺门附近向外伸展。病变常经 3～4 周后自行消散。部分患者出现少量胸腔积液。

(2)血常规检查:血白细胞总数正常或略增高,以中性粒细胞为主。

(3)病原体检查:起病 2 周后,约 2/3 的患者冷凝集试验阳性,滴度>1:32,如果滴度逐步升高,更有诊断价值。约半数患者对链球菌 MG 凝集试验阳性。凝集试验为诊断肺炎支原体感染的传统实验方法,但其敏感性与特异性均不理想。血清支原体 IgM 抗体的测定(酶联免疫吸附试验最敏感,免疫荧光法特异性强,间接血凝法较实用)可进一步确诊。直接检测标本中肺炎支原体抗原,可用于临床早期快速诊断。单克隆抗体免疫印迹法、核酸杂交技术及聚合酶链反应技术等具有高效、特异而敏感等优点,易于推广,对诊断肺炎支原体感染有重要价值。

3.治疗要点

早期使用适当抗菌药物可减轻症状及缩短病程。本病有自限性,多数病例不经治疗可自愈。大环内酯类抗菌药物为首选,如红霉素、罗红霉素和阿奇霉素。氟喹诺酮类如左氧氟沙星、加替沙星和莫西沙星等,四环素类也用于肺炎支原体肺炎的治疗。疗程一般 2～3 周。因肺炎支原体无细胞壁,青霉素或头孢菌素类等抗菌药物无效。对剧烈呛咳者,应适当给予镇咳药。若继发细菌感染,可根据痰病原学检查,选用针对性的抗菌药物治疗。

**(四)肺炎衣原体肺炎**

肺炎衣原体肺炎是由肺炎衣原体引起的急性肺部炎症,常累及上下呼吸道,可引起咽炎、喉炎、扁桃体炎、鼻窦炎、支气管炎和肺炎。常在聚居场所的人群中流行,如军队、学校、家庭,通常感染所有的家庭成员,但 3 岁以下的儿童患病较少。

1.临床表现

起病多隐袭,早期表现为上呼吸道感染症状。临床上与支原体肺炎颇为相似。通常症状较轻,发热、寒战、肌痛、干咳,非胸膜炎性胸痛,头痛、不适和乏力。少有咯血。发生咽喉炎者表现为咽喉痛、声音嘶哑,有些患者可表现为双阶段病程:开始表现为咽炎,经对症处理好转,1～3周后又发生肺炎或支气管炎,咳嗽加重。少数患者可无症状。肺炎衣原体感染时也可伴有肺外表现,如中耳炎,关节炎,甲状腺炎,脑炎,吉兰-巴雷综合征等。体格检查肺部偶闻湿啰音,随肺炎病变加重湿啰音可变得明显。

2.辅助检查

(1)血常规检查:血白细胞计数正常或稍高,血沉加快。

(2)病原体检查:可从痰、咽拭子、咽喉分泌物、支气管肺泡灌洗液中直接分离肺炎衣原体。也可用聚合酶链反应方法对呼吸道标本进行 DNA 扩增。原发感染者,早期可检测血清 IgM,急性期血清标本如 IgM 抗体滴度多 1∶16 或急性期和恢复期的双份血清 IgM 或 IgG 抗体有 4 倍以上的升高。再感染者 IgG 滴度 1∶512 或 4 倍增高,或恢复期 IgM 有较大的升高。咽拭子分离出肺炎衣原体是诊断的金标准。

(3)X 线检查:X 线胸片表现以单侧、下叶肺泡渗出为主。可有少到中量的胸腔积液,多在疾病的早期出现。肺炎衣原体肺炎常可发展成双侧,表现为肺间质和肺泡渗出混合存在,病变可持续几周。原发感染的患者胸片表现多为肺泡渗出,再感染者则为肺泡渗出和间质病变混合型。

3.治疗要点

肺炎衣原体肺炎首选红霉素,亦可选用多西环素或克拉霉素,疗程均为 14～21 d。阿奇霉素0.5 g/d,连用 5 d。氟喹诺酮类也可选用。对发热、干咳、头痛等可对症治疗。

**(五)病毒性肺炎**

病毒性肺炎是由上呼吸道病毒感染,向下蔓延所致的肺部炎症。可发生在免疫功能正常或抑制的儿童和成人。本病大多发生于冬春季节,暴发或散发流行。密切接触的人群或有心肺疾病者容易罹患。社区获得性肺炎住院患者约 8% 为病毒性肺炎。婴幼儿、老人、原有慢性心肺疾病者或妊娠妇女,病情较重,甚至导致死亡。

1.临床表现

好发于病毒疾病流行季节,临床症状通常较轻,与支原体肺炎的症状相似,但起病较急,发热、头痛、全身酸痛、倦怠等较突出,常在急性流感症状尚未消退时,即出现咳嗽、少痰或白色黏液痰、咽痛等呼吸道症状。小儿或老年人易发生重症病毒性肺炎,表现为呼吸困难、发绀、嗜睡、精神萎靡,甚至发生休克、心力衰竭和呼吸衰竭等并发症,也可发生急性呼吸窘迫综合征。本病常无显著的胸部体征,病情严重者有呼吸浅速,心率增快,发绀,肺部干、湿啰音。

2.辅助检查

(1)血常规检查:白细胞计数正常、稍高或偏低,血沉通常在正常范围。

(2)病原体检查:痰涂片所见的白细胞以单核细胞居多,痰培养常无致病细菌生长。

(3)X 线检查:胸部 X 线检查可见肺纹理增多,小片状浸润或广泛浸润,病情严重者显示双肺弥漫性结节性浸润,但大叶实变及胸腔积液者均不多见。病毒性肺炎的致病原不同,其 X 线征象亦有不同的特征。

3.治疗要点

以对症为主,卧床休息,居室保持空气流通,注意隔离消毒,预防交叉感染。给予足量维生素及蛋白质,多饮水及少量多次进软食,酌情静脉输液及吸氧。保持呼吸道通畅,及时消除上呼吸道分泌物等。

原则上不宜应用抗菌药物预防继发性细菌感染,一旦明确已合并细菌感染,应及时选用敏感的抗菌药物。

目前已证实较有效的病毒抑制药物如下:①利巴韦林具有广谱抗病毒活性,包括呼吸道合胞病毒、腺病毒、副流感病毒和流感病毒。0.8~1.0 g/d,分 3 或 4 次服用;静脉滴注或肌内注射每天 10~15 mg/kg,分 2 次。亦可用雾化吸入,每次 10~30 mg,加蒸馏水 30 mL,每天 2 次,连续5~7 d。②阿昔洛韦具有广谱、强效和起效快的特点。临床用于疱疹病毒、水痘病毒感染。尤其对免疫缺陷或应用免疫抑制剂者应尽早应用。每次 5 mg/kg,静脉滴注,每天 3 次,连续给药7 d。③更昔洛韦可抑制 DNA 合成。主要用于巨细胞病毒感染,7.5~15 mg/(kg・d),连用10~15 d。④奥司他韦为神经氨酸酶抑制剂,对甲、乙型流感病毒均有很好作用,耐药发生率低,75 mg,每天 2 次,连用 5 d。⑤阿糖腺苷具有广泛的抗病毒作用。多用于治疗免疫缺陷患者的疱疹病毒与水痘病毒感染,5~15 mg/(kg・d),静脉滴注,每 10~14 d 为 1 个疗程。⑥金刚烷胺有阻止某些病毒进入人体细胞及退热作用。临床用于流感病毒等感染。成人量每次100 mg,晨晚各 1 次,连用 3~5 d。

**(六)肺真菌病**

肺真菌病是最常见的深部真菌病。近年来由于广谱抗菌药物、糖皮质激素、细胞毒药物及免疫抑制剂的广泛使用,器官移植的开展,以及免疫缺陷病如艾滋病增多,肺真菌病有增多的趋势。真菌多在土壤中生长,孢子飞扬于空气中,被吸入到肺部引起肺真菌病(外源性)。有些真菌为寄生菌,当机体免疫力下降时可引起感染。体内其他部位真菌感染亦可循淋巴或血液到肺部,为继发性肺真菌病。

1.临床表现

临床上表现为持续发热、咳嗽、咳痰(黏液痰或乳白色、棕黄色痰,也可有血痰)、胸痛、消瘦、乏力等症状。肺部体征无特异性改变。

2.辅助检查

肺真菌病的病理改变可有过敏、化脓性炎症反应或形成慢性肉芽肿。X 线表现无特征性可为支气管肺炎、大叶性肺炎、单发或多发结节,乃至肿块状阴影和空洞。病理学诊断仍是肺真菌病的金标准。

3.治疗要点

轻症患者经去除诱因后病情常能逐渐好转,念珠菌感染常使用氟康唑、氟胞嘧啶治疗,肺曲霉素病首选两性霉素 B。肺真菌病重在预防,合理使用抗生素、糖皮质激素,改善营养状况加强口鼻腔的清洁护理,是减少肺真菌病的主要措施。

## 三、护理评估

**(一)病因评估**

主要评估患者发病史与健康史,询问与本病发生相关的因素,如有无受凉、淋雨、劳累等诱因;有无上呼吸道感染史;有无性阻塞性肺疾病、糖尿病等慢性基础疾病;是否吸烟及吸烟量;是否长期使用激素、免疫抑制剂等。

**(二)一般评估**

1.生命体征

有无心率加快、脉搏细速、血压下降、脉压变小、体温不升、高热、呼吸困难等。

2.患者主诉

有无畏寒、发热、咳嗽、咳痰、胸痛、呼吸困难等症状。

3.精神和意识状态

有无精神萎靡、表情淡漠、烦躁不安、神志模糊等。

4.皮肤黏膜

有无发绀、肢端湿冷。

5.尿量

疑有休克者,测每小时尿量。

6.相关记录

体温、呼吸、血压、心率、意识、尿量(必要时记录出入量),痰液颜色、性状和量等情况。

**(三)身体评估**

1.视诊

观察患者有无急性面容和鼻翼翕动等表现;有无面颊绯红、口唇发绀、有无唇周疱疹、有无皮肤黏膜出血判断患者意识是否清楚,有无烦躁、嗜睡、惊厥和表情淡漠等意识障碍;患者呼吸时双侧呼吸运动是否对称,有无一侧胸式呼吸运动的增强或减弱;有无三凹征,有无呼吸频率加快或节律异常。

2.触诊

有无头颈部浅表淋巴结肿大与压痛,气管是否居中,双肺触觉语颤是否对称;有无胸膜摩擦感。

3.听诊

有无闻及肺泡呼吸音减弱或消失,异常支气管呼吸音,胸膜摩擦音和干、湿啰音等。

**(四)心理-社会评估**

患者在疾病治疗过程中的心理反应与需求,家庭及社会支持情况,引导患者正确配合疾病的治疗与护理。

**(五)辅助检查结果评估**

1.血常规检查

有无白细胞计数和中性粒细胞比例增高及核左移、淋巴细胞增多。

2.胸部 X 线检查

有无肺纹理增粗、炎性浸润影等。

3.痰培养

有无致病菌生长,药敏试验结果如何。

4.血气分析

是否有 $PaO_2$ 减低和/或动脉血二氧化碳分压($PaCO_2$)升高。

**(六)治疗常用药效果的评估**

(1)应用抗生素的评估要点:①记录每次给药的时间与次数,评估有无按时、按量给药,是否足疗程。②评估用药后患者症状有否缓解。③评估用药后患者是否出现皮疹、呼吸困难等变态反应。④评估用药后患者有无胃肠道不适,使用氨基糖苷类抗生素注意有无肾、耳等不良反应。老年人或肾功能减退者应特别注意有无耳鸣、头晕、唇舌发麻不良反应。⑤使用抗真菌药后,评估患者有无肝功能受损。

(2)使用血管活性药时,需密切监测与评估患者血压、心率情况及外周循环改善情况。评估药液有无外渗等。

## 四、护理诊断

### (一)体温过高
体温过高与肺部感染有关。

### (二)清理呼吸道无效
清理呼吸道无效与气道分泌物多、痰液黏稠、胸痛、咳嗽无力等有关。

### (三)潜在并发症
感染性休克。

## 五、护理措施

### (一)体温过高
1.休息和环境

患者应卧床休息。环境应保持安静、阳光充足、空气清新,室温为18~20 ℃,湿度55%~60%。

2.饮食

提供足够热量、蛋白质和维生素的流质或半流质饮食,以补充高热引起的营养物质消耗。鼓励患者足量饮水(2~3 L/d)。

3.口腔护理

做好口腔护理,鼓励患者经常漱口;口唇疱疹者局部涂液体石蜡或抗病毒软膏。

4.病情观察

监测患者神志、体温、呼吸、脉搏、血压和尿量,做好记录,观察热型。重症肺炎不一定有高热,应重点观察儿童、老年人、久病体弱者的病情变化。

5.高热护理

寒战时注意保暖,及时添加被褥,给予热水袋时防止烫伤。高热时采用温水擦浴、冰袋、冰帽等物理降温措施,以逐渐降温为宜,防止虚脱。患者大汗时,及时协助擦汗和更换衣物,避免受凉。必要时遵医嘱使用退烧药。必要时遵医嘱静脉补液,补充因发热丢失的水分和盐,加快毒素排泄的热量散发。心脏病或老年人应注意补液速度,避免过快导致急性肺水肿。

6.用药护理

遵医嘱及时使用抗生素,观察疗效和不良反应。如头孢唑啉钠(先锋 V)可有发热、皮疹、胃肠道不适,偶见白细胞减少和丙氨酸氨基转移酶增高。喹诺酮类药(氧氟沙星、环丙沙星)偶见皮疹、恶心等。注意氨基糖苷类抗生素有肾、耳毒性的不良反应,老年人或肾功能减退者应慎用或适当减量。

### (二)清理呼吸道无效
1.痰液观察

观察痰液颜色、性质、气味和量,如肺炎球菌肺炎呈铁锈色痰,克雷伯杆菌肺炎典型痰液为砖红色胶冻状,厌氧菌感染者痰液多有恶臭味等。最好在用抗生素前留取痰标本,痰液采集后应在 10 min 内接种培养。

2.鼓励患者有效咳嗽,清除呼吸道分泌物

痰液黏稠不易咳出、年老体弱者,可给予翻身、拍背、雾化吸入、机械吸痰等协助排痰。

**(三)潜在并发症(感染性休克)**

1.密切观察病情

一旦出现休克先兆,应及时通知医师,准备药品,配合抢救。

2.体位

将患者安置在监护室,仰卧中凹位,抬高头胸部 20°、抬高下肢约 30°,有利于呼吸和静脉血回流,尽量减少搬动。

3.吸氧

迅速给予高流量吸氧。

4.尽快建立两条静脉通道

遵医嘱补液,以维持有效血容量,输液速度个体化,以中心静脉压作为调整补液速度的指标,中心静脉压<0.5 kPa(5 cmH$_2$O)可适当加快输液速度,中心静脉压≥1.0 kPa(10 cmH$_2$O)时,输液速度则不宜过快,以免诱发急性左心衰竭。

5.纠正水、电解质和酸碱失衡

监测和纠正钾、钠、氯和酸碱失衡。纠正酸中毒常用 5% 的碳酸氢钠静脉点滴,但输液不宜过多过快。

6.血管活性药物

在输入多巴胺、间羟胺(阿拉明)等血管活性药物时,应根据血压随时调整滴速,维持收缩压在 12.0~13.3 kPa(90~100 mmHg),保证重要器官的血液供应,改善微循环。注意防止液体溢出血管外引起局部组织坏死。

7.糖皮质激素应用

激素有抗炎抗休克,增强人体对有害刺激的耐受力的作用,有利于缓解症状,改善病情,及回升血压,可在有效抗生素使用的情况下短期应用,如氢化可的松 100~200 mg 或地塞米松 5~10 mg 静脉滴注,重症休克可加大剂量。

8.控制感染

联合使用广谱抗生素时,注意观察药物疗效和不良反应。

9.健康指导

(1)疾病预防指导:避免上呼吸道感染、受凉、淋雨、吸烟、酗酒,防止过度疲劳。尤其是免疫功能低下者(糖尿病、血液病、艾滋病、肝病、营养不良等)和慢性支气管炎、支气管扩张症者。易感染人群如年老体弱者,慢性病患者可接种流感疫苗、肺炎疫苗等,以预防发病。

(2)疾病知识指导:对患者与家属进行有关肺炎知识的教育,使其了解肺炎的病因和诱因。指导患者遵医嘱按疗程用药,出院后定期随访。慢性病、长期卧床、年老体弱者,应注意经常改变体位、翻身、拍背、咳出气道痰液。

(3)就诊指标:出现高热、心率增快、咳嗽、咳痰、胸痛等症状及时就诊。

(王 英)

# 第六节　急性肺水肿

急性肺水肿是由不同原因引起肺组织血管外液体异常增多,液体由间质进入肺泡,甚至呼吸道出现泡沫状分泌物。表现为急性呼吸困难、发绀,呼吸做功增加,两肺布满湿啰音,甚至从气道涌出大量泡沫样痰液。人类可发生下列两类性质完全不同的肺水肿:心源性肺水肿(亦称流体静力学或血流动力学肺水肿)和非心源性肺水肿(亦称通透性增高肺水肿、急性肺损伤或急性呼吸窘迫综合征)。

## 一、发病机制

### (一)肺毛细血管静水压

肺毛细血管静水压(Pmv)是使液体从毛细血管流向间质的驱动力,正常情况下,Pmv 约1.1 kPa(8 mmHg),有时易与肺毛细血管楔压(PCWP)相混淆。PCWP 反映肺毛细血管床的压力,可估计左心房压(LAP),正常情况下较 Pmv 高 0.1～0.3 kPa(1～2 mmHg)。肺水肿时PCWP 和 Pmv 并非呈直接相关,两者的关系取决于总肺血管阻力(肺静脉阻力)。

### (二)肺间质静水压

肺毛细血管周围间质的静水压即肺间质静水压(Ppmv),与 Pmv 相对抗,两者差别越大,则毛细血管内液体流出越多。肺间质静水压为负值,正常值为−2.3～−2.4 kPa(−17～−8 mmHg),可能与肺组织的机械活动、弹性回缩以及大量淋巴液回流对肺间质的吸引有关。理论上 Ppmv的下降亦可使静水压梯度升高,当肺不张进行性再扩张时,出现复张性肺水肿可能与 Ppmv 骤降有关。

### (三)肺毛细血管胶体渗透压

肺毛细血管胶体渗透压(πmv)由血浆蛋白形成,正常值为 3.3～3.9 kPa(25～28 mmHg),但随个体的营养状态和输液量不同而有所差异。πmv 是对抗 Pmv 的主要力量,单纯的 πmv 下降能使毛细血管内液体外流增加。但在临床上并不意味着血液稀释后的患者会出现肺水肿,经血液稀释后血浆蛋白浓度下降,但过滤至肺组织间隙的蛋白也不断地被淋巴系统所转移,Pmv 的下降可与 πmv 的降低相平行,故 πmv 与 Pmv 间梯度即使发挥净渗透压的效应,也可保持相对的稳定。

πmv 和 PCWP 间的梯度与血管外肺水压呈非线性关系。当 Pmv<2.0 kPa(15 mmHg)、毛细血管通透性正常时,πmv-PCWP≤1.2 kPa(9 mmHg)可作为出现肺水肿的界限,也可作为治疗肺水肿疗效观察的动态指标。

### (四)肺间质胶体渗透压

肺间质胶体渗透压(πpmv)取决于间质中渗透性、活动的蛋白质浓度,它受反应系数($\delta_f$)和毛细血管内液体流出率($Q_f$)的影响,是调节毛细血管内液体流出的重要因素。πpmv 正常值为1.6～1.9 kPa(12～14 mmHg),难以直接测定。临床上可通过测定支气管液的胶体渗透压鉴别肺水肿的类型,如支气管液与血浆蛋白的胶体渗透压比值<60%,则为血流动力学改变所致的肺水肿,如比值>75%,则为毛细血管渗透增加所致的肺水肿,称为肺毛细血管渗漏综合征。

**(五)毛细血管通透性**

资料表明,越过内皮细胞屏障时,通透性肺水肿透过的蛋白多于压力性水肿,仅越过上皮细胞屏障时,两者没有明显差别。毛细血管通透性增加,使 δ 从正常的 0.8 降至 0.3～0.5,表明血管内蛋白,尤其是清蛋白大量外渗,使 πmv 与 πpmv 梯度下降。

## 二、病理与病理生理

**(一)心源性急性肺水肿**

正常情况下,两侧心腔的排血量相对恒定,当心肌严重受损和左心负荷过重而引起心排血量降低和肺淤血时,过多的液体从肺泡毛细血管进入肺间质甚至肺泡内,则产生急性肺水肿,实际上是左心衰竭最严重的表现,多见于急性左心衰竭和二尖瓣狭窄患者。

有以下并发症的患者术中易发生左心衰竭:①左心室心肌病变,如冠心病、心肌炎等;②左心室压力负荷过度,如高血压、主动脉狭窄等;③左心室容量负荷过重,如主动脉瓣关闭不全、左向右分流的先天性心脏病等。

当左心室舒张末压>1.6 kPa(12 mmHg),毛细血管平均压>4.7 kPa(35 mmHg),肺静脉平均压>4.0 kPa(30 mmHg)时,肺毛细血管静水压超过血管内胶体渗透压及肺间质静水压,可导致急性肺水肿,若同时有肺淋巴管回流受阻,更易发生急性肺水肿。其病理生理表现为肺顺应性减退、气道阻力和呼吸作用增强、缺氧、呼吸性酸中毒,间质静水压增高压迫肺毛细血管、升高肺动脉压,从而增加右心负荷,导致右心功能不全。

**(二)神经源性肺水肿**

中枢神经系统损伤后,颅内压急剧升高,脑血流量减少,造成下丘脑功能紊乱,解除了对视前核水平和下丘脑尾部"水肿中枢"的抑制,引起交感神经系统兴奋,释放大量儿茶酚胺,使周围血管强烈收缩,血流阻力加大,大量血液由阻力较高的体循环转至阻力较低的肺循环,引起肺静脉高压,肺毛细血管压随之升高,跨肺毛细血管 Starling 力不平衡,液体由血管渗入至肺间质和肺泡内,最终形成急性肺水肿。延髓是发生神经源性肺水肿的关键神经中枢,交感神经的激发是产生肺高压及肺水肿的基本因素,而肺高压是神经源性肺水肿发生的重要机制。通过给予交感神经阻断剂和肾上腺素 α 受体阻断剂均可降低或避免神经源性肺水肿的发生。

**(三)液体负荷过重**

围术期输血补液过快或输液过量,使右心负荷增加。当输入胶体液达血浆容量的 25% 时,心排血量可增多至 30%。若患者伴有急性心力衰竭,虽通过交感神经兴奋维持心排血量,但神经性静脉舒张作用减弱,对肺血管压力和容量的骤增已经起不到有效的调节作用,导致肺组织间隙水肿。

大量输注晶体液,使血管内胶体渗透压下降,增加液体从血管的滤出,聚集到肺组织间隙中,易致心、肾功能不全、静脉压增高或淋巴循环障碍患者发生肺水肿。

**(四)复张性肺水肿**

复张性肺水肿是各种原因所致肺萎陷后,在肺复张时或复张后 24 h 内发生的急性肺水肿。一般认为与多种因素有关,如负压抽吸迅速排出大量胸膜积液、大量气胸所致的突然肺复张,均可造成单侧性肺水肿。

临床上多见于气胸或胸腔积液 3 个月后出现进行性快速肺复张,1 h 后可表现为肺水肿的临床症状,50% 的肺水肿发生在 50 岁以上老年人。水肿液的形成遵循 Starling 公式。复张性肺水肿发生时,肺动脉压和 PCWP 正常,水肿液蛋白浓度与血浆蛋白浓度的比值$>0.7$,说明存在肺毛细血管通透性增加。肺萎陷越久,复张速度越快,胸膜腔负压越大,越易发生肺水肿。

肺复张性肺水肿的病理生理机制可能如下:①肺泡长期萎缩,使Ⅱ型肺细胞代谢障碍,肺泡表面活性物质减少,肺泡表面张力增加,使肺毛细血管内液体向肺泡内滤出;②肺组织长期缺氧,使肺毛细血管内皮和肺泡上皮的完整性受损,通透性增加;③使用负压吸引设备,突然增加胸内负压,使复张肺的毛细血管压力与血流量增加,作用于已受损的毛细血管,使管壁内外的压力差增大;机械性力量使肺毛细血管内皮间隙孔变形,间隙增大,促使血管内液和血浆蛋白流入肺组织间隙;④在声门紧闭的情况下用力吸气,负压峰值可超$-5.0$ kPa($-50$ cmH$_2$O),如负的胸膜腔内压传至肺间质,增加肺毛细血管和肺间质静水压之差,则增加肺循环液体的渗出;⑤肺的快速复张引起胸膜腔内压急剧改变,肺血流增加而压力升高,并产生高的直线血流速度,加大了血管内和间质的压差,当其超过一定阈值时,液体进入间质和肺泡形成肺水肿。

### (五)高原性肺水肿

高原性肺水肿是一种由低地急速进入海拔 3 000 m 以上地区的常见病,主要表现为发绀、心率增快、心排血量增多或减少、体循环阻力增加和心肌受损。其发病因素是多方面的,如缺氧性肺血管收缩、肺动脉高压、高原性脑水肿、全身和肺组织生化改变。肺代偿功能异常和心功能减退是造成重度低氧血症的直接原因。高原性肺水肿为高蛋白渗出性肺水肿,炎性介质是毛细血管增加的主要原因。

### (六)通透性肺水肿

通透性肺水肿指肺水和血浆蛋白均通过肺毛细血管内间隙进入肺间质,肺淋巴液回流量增加,且淋巴液内蛋白含量亦明显增加,表明肺毛细血管内皮细胞功能失常。

**1.感染性肺水肿**

感染性肺水肿指继发于全身感染和/或肺部感染的肺水肿,如革兰阴性杆菌感染所致的败血症和肺炎球菌性肺炎均可引起肺水肿,主要是通过增加肺毛细血管壁通透性所致。肺水肿亦可继发于病毒感染。流感病毒、水痘-带状疱疹病毒所致的病毒性肺炎均可引起肺水肿。

**2.毒素吸入性肺水肿**

毒素吸入性肺水肿指吸入有害性气体或毒物所致的肺水肿。有害性气体包括二氧化氮、氯、碳酰氯、氨、氟化物、二氧化硫等,毒物以有机磷农药最为常见。其病理生理如下:①有害性气体引起变态反应或直接损害,使肺毛细血管通透性增加,减少肺泡表面活性物质,并通过神经体液因素引起肺静脉收缩和淋巴管痉挛,使肺组织水分增加;②有机磷通过皮肤、呼吸道和消化道进入人体,与胆碱酯酶结合,抑制该酶的作用,使乙酰胆碱在体内积聚,导致支气管痉挛、分泌物增加、呼吸肌麻痹和呼吸中枢抑制,导致缺氧和肺毛细血管通透性增加。

**3.淹溺性肺水肿**

淹溺性肺水肿指淡水和海水淹溺所致的肺水肿。淡水为低渗性,被大量吸入后,很快通过肺泡-毛细血管膜进入血循环,导致肺组织的组织学损伤和全身血容量增加,肺泡-毛细血管膜损伤较重或左心代偿功能障碍时,诱发急性肺水肿。高渗性海水进入肺泡后,使得血管内大量水分进入肺泡引起肺水肿。肺水肿引起缺氧可加重肺泡上皮、毛细血管内皮细胞损害,增加毛细血管通透性,进一步加重肺水肿。

**4.尿毒症性肺水肿**

肾衰竭患者常伴肺水肿和纤维蛋白性胸膜炎。主要发病因素如下:①高血压所致左心衰竭;

②少尿患者循环血容量增多;③血浆蛋白减少,血管内胶体渗透压降低,肺毛细血管静水压与胶体渗透压差距增大,促进肺水肿形成。

5.氧中毒性肺水肿

氧中毒性肺水肿指长时间吸入高浓度(>60%)氧引起肺组织损害所致的肺水肿。一般在常压下吸入纯氧 12～24 h,高压下 3～4 h 即可发生氧中毒。氧中毒的损害以肺组织为主,表现为上皮细胞损害、肺泡表面活性物质减少、肺泡透明膜形成,引起肺泡和间质水肿,以及肺不张。其毒性作用是由于氧分子还原成水时所产生的中间产物自由基(如超氧阴离子、过氧化氢、羟自由基和单线态氧等)所致。正常时氧自由基为组织内抗氧化系统,如超氧化物歧化酶(SOD)、过氧化氢酶、谷胱甘肽氧化酶所清除。吸入高浓度氧,氧自由基形成加速,当其量超过组织抗氧化系统清除能力时,即可造成肺组织损伤,形成肺损伤。

**(七)与麻醉相关的肺水肿**

1.麻醉药过量

麻醉药过量引起肺水肿,可见于吗啡、美沙酮、急性巴比妥酸盐和海洛因中毒。发病机制可能与下列因素有关:①抑制呼吸中枢,引起严重缺氧,使肺毛细血管通透性增加,同时伴有肺动脉高压,产生急性肺水肿;②缺氧刺激下丘脑引起周围血管收缩,血液重新分布而致肺血容量增加;③海洛因所致肺水肿可能与神经源性发病机制有关;④个别患者的易感性或变态反应。

2.呼吸道梗阻

围术期喉痉挛常见于麻醉诱导期插管强烈刺激,亦见于术中神经牵拉反应,以及甲状腺手术因神经阻滞不全对气道的刺激。气道通畅时,胸腔内压对肺组织间隙压力的影响不大,但急性上呼吸道梗死时,用力吸气造成胸膜腔负压增加,几乎全部传导至血管周围间隙,促进血管内液进入肺组织间隙。上呼吸道梗阻时,患者处于挣扎状态,缺氧和交感神经活性极度亢进,可导致肺小动脉痉挛性收缩、肺小静脉收缩、肺毛细血管通透性增加。酸中毒又可增加对心脏做功的抑制,除非呼吸道梗阻解除,否则将形成恶性循环,加速肺水肿的发展。

3.误吸

围术期呕吐或胃内容物反流可引起吸入性肺炎和支气管痉挛,肺表面活性物质灭活和肺毛细血管内皮细胞受损,从而使液体渗出至肺组织间隙内,发生肺水肿。患者表现为发绀、心动过速、支气管痉挛和呼吸困难。肺组织损害的程度与胃内容物的 pH 直接相关,pH>2.5 的胃液所致的损害要比 pH<2.5 者轻微得多。

4.肺过度膨胀

一侧肺不张使单肺通气,全部潮气量进入一侧肺内,导致肺过度充气膨胀,随之出现肺水肿,其机制可能与肺容量增加有关。

## 三、临床表现

发病早期,均先有肺间质性水肿,肺泡毛细血管间隔内的胶原纤维肿胀,刺激附近的肺毛细血管旁"J"感受器,反射性引起呼吸频率增快,促进肺淋巴液回流,同时表现为过度通气。

水肿液在肺泡周围积聚后,沿着肺动脉、静脉和小气道鞘延伸,在支气管堆积到一定程度,引起支气管狭窄,可出现呼气性啰音。患者常主诉胸闷、咳嗽,有呼吸困难、颈静脉怒张,听诊可闻及哮鸣音和少量湿啰音。若不及时发现和治疗,则继发为肺泡性肺水肿。

肺泡性肺水肿时,水肿液进入末梢细支气管和肺泡,当水肿液溢满肺泡后,出现典型的粉红

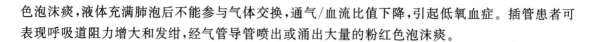

色泡沫痰,液体充满肺泡后不能参与气体交换,通气/血流比值下降,引起低氧血症。插管患者可表现呼吸道阻力增大和发绀,经气管导管喷出或涌出大量的粉红色泡沫痰。

## 四、诊断

肺水肿发病早期多为间质性肺水肿,若未及时发现和治疗,可继发为肺泡性肺水肿,加重心肺功能紊乱,故应重视早期诊断和治疗。

肺水肿的诊断主要根据症状、体征和 X 线表现,一般并不困难。临床上同时测定 PCWP 和 πmv,πmv-PCWP 正常值为(1.20±0.2)kPa[(9.7±1.7)mmHg],当 πmv-PCWP≤0.5 kPa(4 mmHg)时,提示肺内肺水增多,有助于早期诊断。复张性肺水肿常伴有复张性低血压。

## 五、鉴别诊断

心源性肺水肿在肺间质和肺泡腔的渗出以红细胞为主。左心衰竭导致肺淤血。非心源性肺水肿在肺间质和肺泡腔的渗出以血浆内的一些蛋白、体液为主。肺泡-毛细血管膜的通透性增加,为漏出性肺水肿。

### (一)心源性肺水肿

#### 1.主要表现

常突然发作、高度气急、呼吸浅速、端坐呼吸、咳嗽、咳白色或粉红色泡沫痰、面色灰白、口唇及肢端发绀、大汗、烦躁不安、心悸、乏力等。

#### 2.体征

体征包括双肺广泛水泡音和/或哮鸣音、心率增快、心尖区奔马律及收缩期杂音、心界向左扩大,可有心律失常和交替脉,不同心脏病尚有相应体征和症状。

急性心源性肺水肿是一种严重的重症,必须分秒必争进行抢救,以免危及患者生命。具体急救措施包括:①非特异性治疗;②查出肺水肿的诱因并加以治疗;③识别及治疗肺水肿的基础心脏病变。

### (二)非心源性肺水肿

#### 1.主要表现

进行性加重的呼吸困难、端坐呼吸、大汗、发绀、咳粉红色泡沫痰。

#### 2.体征

双肺可闻及广泛湿啰音,可先出现在双肺中下部,然后波及全肺。

#### 3.X 线

早期可出现 Kerley 线,提示间质性肺水肿,进一步发展可出现肺泡肺水肿的表现。

肺毛细血管楔压(PCWP)用于鉴别心源性及非心源性肺水肿。前者 PCWP>1.6 kPa(12 mmHg),后者PCWP≤1.6 kPa(12 mmHg)。

## 六、治疗

治疗原则为病因治疗,是缓解和根本消除肺水肿的基本措施;维持气道通畅,充分供氧和机械通气治疗,纠正低氧血症;降低肺血管静水压,提高血浆胶体渗透压,改善肺毛细血管通透性;保持患者镇静,预防和控制感染。

**(一)充分供氧和机械通气治疗**

1.维持气道通畅

水肿液进入肺泡和细支气管后汇集至气管,使呼吸道阻塞,增加气道压,从气管喷出大量粉红色泡沫痰,即便用吸引器抽吸,水肿液仍大量涌出。采用去泡沫剂能提高水肿液清除效果。

2.充分供氧

轻度缺氧患者可用鼻导管给氧,每分钟 6～8 L;重度低氧血症患者,行气管内插管,进行机械通气,同时保证呼吸道通畅。约 85% 的急性肺水肿患者须行短时间气管内插管。

3.间歇性正压通气

间歇性正压通气(IPPV)通过增加肺泡压和肺组织间隙压力,阻止肺毛细血管内液滤出;降低右心房充盈压,减少肺内血容量,缓解呼吸肌疲劳,降低组织氧耗量。常用的参数是潮气量8～10 mL/kg,呼吸频率每分钟 12～14 次,吸气峰值压力应小于 4.0 kPa(30 mmHg)。

4.持续正压通气或呼气末正压通气

应用 IPPV,$FiO_2$>0.6 仍不能提高 $PaO_2$,可用持续正压通气(CPAP)或呼气末正压通气(PEEP)。通过开放气道,扩张肺泡,增加功能残气量,改善肺顺应性以及通气/血流比值。合适的 PEEP 通常先从 0.5 kPa (5 cmH$_2$O)开始,逐步增加到 1.0～1.5 kPa(10～15 cmH$_2$O),其前提是对患者心排血量无明显影响。

**(二)降低肺毛细血管静水压**

1.增强心肌收缩力

急性肺水肿合并低血压时,病情更为险恶。应用适当的正性变力药物使左心室能在较低的充盈压下维持或增加心排血量,包括速效强心苷、拟肾上腺素药和能量合剂等。

强心苷药物表现为剂量相关性的心肌收缩力增强,同时可以降低房颤时的心率、延长舒张期充盈时间,使肺毛细血管平均压下降。强心药对高血压性心脏病、冠心病引起的左心衰竭所造成的急性肺水肿疗效明显。氨茶碱除增加心肌收缩力、降低后负荷外,还可舒张支气管平滑肌。

2.降低心脏前后负荷

当 CVP 为 1.5 kPa(15 cmH$_2$O),PCWP 增高达 2.0 kPa(15 mmHg)以上时,应限制输液,同时静脉注射利尿药,如呋塞米、依他尼酸等。若不见效,可加倍剂量重复给药,尤其对心源性或输液过多引起的急性肺水肿,可迅速有效地从肾脏将液体排出体外,使肺毛细血管静水压下降,减少气道水肿液。使用利尿药时应注意补充氯化钾,并避免血容量过低。

吗啡解除焦虑、松弛呼吸道平滑肌,有利于改善通气,同时具有降低外周静脉张力、扩张小动脉的作用,减少回心血量,降低肺毛细血管静水压。一般静脉注射吗啡 5 mg,起效迅速,对高血压、二尖瓣狭窄等引起的肺水肿效果良好,应早期使用。在没有呼吸支持的患者,应严密监测呼吸功能,防止吗啡抑制呼吸。休克患者禁用吗啡。

东莨菪碱、山莨菪碱及阿托品对中毒性急性肺水肿疗效满意,该类药物具有较强的解除阻力血管及容量血管痉挛的作用,可降低心脏前后负荷,增加肺组织灌注量及冠状动脉血流,增加动脉血氧分压,同时还具有解除支气管痉挛、抑制支气管分泌过多液体、兴奋呼吸中枢及抑制大脑皮质活动的作用。

患者体位对回心血量有明显影响,取坐位或头高位有助于减少静脉回心血量、减轻肺淤血、降低呼吸做功和增加肺活量,但低血压和休克患者应取平卧位。

α受体阻滞剂可使全身及内脏血管扩张、回心血量减少,改善肺水肿。可用酚妥拉明 10 mg

加入5%葡萄糖溶液100～200 mL静脉滴注。硝普钠通过降低心脏后负荷改善肺水肿,但对二尖瓣狭窄引起者要慎用。

**(三)镇静及感染的防治**

1.镇静药物

咪达唑仑、丙泊酚具有较强的镇静作用,可减少患者的惊恐和焦虑,减轻呼吸急促,将急促而无效的呼吸调整为均匀有效的呼吸,减少呼吸做功。有利于通气治疗患者的呼吸与呼吸机同步,以改善通气。

2.预防和控制感染

感染性肺水肿继发于全身感染和/或肺部感染所致的肺水肿,革兰阴性杆菌所致的败血症是引起肺水肿的主要原因。各种原因引起的肺水肿均应预防肺部感染,除加强护理外,应常规给予抗生素以预防肺部感染。常用的抗生素有氨基糖苷类抗生素、头孢菌素和氯霉素。

给予抗生素的同时,应用肾上腺皮质激素,可以预防毛细血管通透性增加,减轻炎症反应,促使水肿消退,并能刺激细胞代谢,促进肺泡表面活性物质产生,增强心肌收缩,降低外周血管阻力。

临床常用的药物有氢化可的松、地塞米松和泼尼松龙,通常在发病24～48 h用大剂量皮质激素。氢化可的松首次静脉注射200～300 mg,24 h用量可达1 g以上;地塞米松首次用量可静脉注射30～40 mg,随后每6 h静脉注射10～20 mg,甲泼尼龙的剂量为30 mg/kg静脉注射,用药不宜超过72 h。

**(四)复张性肺水肿的防治**

防止跨肺泡压的急剧增大是预防肺复张性肺水肿的关键。行胸腔穿刺或引流复张时,应逐步减少胸内液气量,复张过程应在数小时以上,负压吸引不应超过1.0 kPa(10 cmH$_2$O),每次抽液量不应超过1 000 mL。

若患者出现持续性咳嗽,应立即停止抽吸或钳闭引流管,术中膨胀肺时,应注意潮气量和压力适中,主张采用双腔插管以免健侧肺过度扩张,肺复张后持续做一段时间的PEEP,以保证复张过程中跨肺泡压差不致过大,防止复张后肺毛细血管渗漏的增加。

肺复张性肺水肿治疗的目的是维持患者足够的氧合和血流动力学的稳定。无症状者无须特殊处理,低氧血症较轻者予以吸氧,较重者则需气管内插管,应用PEEP及强心利尿剂和激素。向胸内注入50～100 mL气体、做肺动脉栓塞术均是可取的方法。在肺复张期间要避免输液过多、过快。

## 七、病情观察与评估

(1)监测生命体征,观察患者有无呼吸增快(频率可达每分钟30～40次)、心率增快、脉搏细速、血压升高或持续下降。

(2)观察有无皮肤发绀、湿冷、毛孔收缩、尿量减少等微循环灌注不足表现。

(3)观察患者有无咯粉红色泡沫痰等肺水肿特征性表现。

(4)心肺听诊有无干啰音或湿啰音。

## 八、护理措施

### (一)体位

协助患者取坐位,双腿下垂。

### (二)氧疗

遵医嘱予以吸氧6~8 L/min,可于湿化瓶中加入50％乙醇湿化,乙醇可使肺泡内泡沫表面张力降低而破裂、消散。若患者不能耐受,可降低乙醇浓度或间歇使用。病情严重者采用无创或有创机械通气。

### (三)用药护理

1.镇静剂

常用吗啡皮下或静脉注射,注意观察患者有无呼吸抑制、心动过缓、血压下降。呼吸衰竭、昏迷、严重休克者禁用。

2.利尿剂

常用呋塞米静脉推注,观察患者有无腹胀、恶心、呕吐、心律失常;有无嗜睡、意识淡漠、肌痛性痉挛;有无烦躁或谵妄、呼吸浅慢、手足抽搐等低钾、低钠血症及低氯性碱中毒等电解质紊乱表现。准确记录24 h尿量,监测血钾变化和心律。

3.血管扩张剂

常用硝普钠和硝酸甘油静脉滴注或微量泵泵入。硝普钠现配现用,避光输注,控制速度,严密监测血压变化,根据血压调整剂量。

4.洋地黄制剂

常用毛花苷C 0.2~0.4 mg稀释后缓慢静脉推注,观察心率和节律变化,心率或脉搏每分钟<60次时停止用药。当出现食欲减退、恶心、心悸、头痛、黄绿视、视物模糊,心律从规则变为不规则,或从不规则变为规则时可能是中毒反应,应立即停药并告知医师。

## 九、健康指导

(1)告知患者避免劳累、情绪激动等诱因。

(2)告知患者限制钠盐及液体摄入。

(3)告知患者疾病相关知识,如出现频繁咳嗽、气喘、咳粉红色泡沫痰时,立即取端坐位并及时就诊。

(王　英)

# 第五章

# 心内科护理

## 第一节　原发性高血压

原发性高血压是以血压升高为主要临床表现但原因不明的综合征,通常简称为高血压。高血压是导致充血性心力衰竭、卒中、冠心病、肾衰竭、夹层动脉瘤的发病率和病死率升高的主要危险性因素之一,严重影响人们的健康和生活质量,是最常见的疾病,防治高血压非常必要。

### 一、血压分类和定义

目前,我国采用国际上统一的血压分类和标准,将18岁以上成人的血压按不同水平分类,高血压定义为收缩压≥18.7 kPa(140 mmHg)和/或舒张压≥12.0 kPa(90 mmHg),根据血压升高水平,又进一步将高血压分为1、2、3级(表5-1)。

表 5-1　血压的定义和分类

| 类别 | 收缩压(mmHg) | | 舒张压(mmHg) |
|---|---|---|---|
| 理想血压 | <120 | 和 | <80 |
| 正常血压 | <130 | 和 | <85 |
| 正常高值 | 130~139 | 或 | 85~89 |
| 高血压 | | | |
| 1级(轻度) | 140~159 | 或 | 90~99 |
| 亚组:临界高血压 | 140~149 | 或 | 90~94 |
| 2级(中毒) | 160~179 | 或 | 100~109 |
| 3级(重度) | ≥180 | 或 | ≥110 |
| 单纯收缩期高血压 | ≥140 | 和 | <90 |
| 亚组:临界收缩期高血压 | 140~149 | 和 | <90 |

注:当患者的收缩压和舒张压分属不同分类时,应当用较高的分类。

## 二、病因

### (一)遗传

高血压具有明显的家族性,父母均为高血压者其子女患高血压的概率明显高于父母均无高血压者的概率。约60%高血压患者可询问到有高血压家族史。

### (二)饮食

膳食中钠盐摄入量与人群血压水平和高血压患病率呈正相关。摄盐越多,血压水平和患病率越高,钾摄入量与血压呈负相关,限制钠补充钾可使高血压患者血压降低。钾的降压作用可能是通过促进排钠而减少细胞外液容量。有研究表明膳食中钙不足可使血压升高。大量研究显示高蛋白质摄入、饮食中饱和脂肪酸或饱和脂肪酸/不饱和脂肪酸比值较高、饮酒量过多都属于升压因素。

### (三)精神

城市脑力劳动者高血压患病率超过体力劳动者,从事精神紧张度高的职业者发生高血压的可能性较大,长期生活在噪声环境中听力敏感性减退者患高血压也较多。高血压患者经休息后往往症状和血压可获得一定改善。

### (四)肥胖

超重或肥胖是血压升高的重要危险因素。一般采用体质指数(BMI),即体重(kg)/身高$(m)^2$(以20~24为正常范围)。血压与BMI呈显著正相关。肥胖的类型与高血压发生关系密切,向心性肥胖者容易发生高血压,表现为腰围往往大于臀围。

### (五)其他

服避孕药妇女容易出现血压升高。一般在终止服用避孕药后3~6个月血压常恢复正常。阻塞性睡眠呼吸暂停综合征(OSAS)是指睡眠期间反复发作性呼吸暂停。OSAS常伴有重度打鼾,患此病的患者常有高血压。

## 三、发病机制

原发性高血压的发病机制至今还没有一个完整统一的认识。目前认为高血压的发病机制集中在以下几个方面。

### (一)交感神经系统活性亢进

已知反复的精神刺激与过度紧张可以引起高血压。长期处于应激状态如从事驾驶员、飞行员等职业者高血压患病率明显增高。当大脑皮质兴奋与抑制过程失调时,交感神经和副交感神经之间的平衡失调,交感神经兴奋性增加,其末梢释放去甲肾上腺素、肾上腺素、多巴胺、血管升压素等儿茶酚胺类物质增多,从而引起阻力小动脉收缩增强使血压升高。

### (二)肾素-血管紧张素-醛固酮系统(RAAS)激活经典的 RAAS

肾小球旁细胞分泌的肾素,激活从肝脏产生的血管紧张素原转化为血管紧张素 I ,然后再经肺循环中的血管紧张素转换酶(ACE)的作用转化为血管紧张素 II。血管紧张素 II 作用于血管紧张素 II 受体,有如下作用:①直接使小动脉平滑肌收缩,外周阻力增加。②刺激肾上腺皮质球状带,使醛固酮分泌增加,致使肾小管远端集合管的钠重吸收加强,导致水、钠潴留。③交感神经冲动发放增加使去甲肾上腺素分泌增加。以上作用均可使血压升高。近年来发现血管壁、心脏、脑、肾脏及肾上腺中也有RAAS的各种组成成分。局部RAAS各成分对心脏、血管平滑肌的作用,可能在高血压发生和发展中有更大影响,占有十分重要的地位。

**(三)其他**

细胞膜离子转运异常可使血管收缩反应性增强和平滑肌细胞增生与肥大,血管阻力增高;肾脏潴留过量摄入的钠盐,使体液容量增大,机体为避免心排血量增高使组织过度灌注,全身阻力小动脉收缩增强,导致外周血管阻力增高;胰岛素抵抗所致的高胰岛素血症可使电解质代谢发生障碍,还使血管对体内升压物质反应性增强,血液中儿茶酚胺水平增加,血管张力增高,从而使血压升高。

## 四、病理生理和病理解剖

高血压的早期表现为全身细小动脉的间歇性痉挛,仅有主动脉壁轻度增厚,全身细小动脉和脏器无明显的器质性改变,患者多无明显症状。如病变持续,可导致许多脏器受累,最重要的是心、脑、肾组织的病变。

**(一)心脏**

心脏主要表现为左心室肥厚和扩大,病变晚期可导致心力衰竭。这种由高血压引起的心脏病称为高血压性心脏病。长期高血压还可引起冠状动脉粥样硬化。

**(二)脑**

由于脑细小动脉的长期硬化和痉挛,使动脉壁缺血、缺氧而通透性增高,容易形成微小动脉瘤,当血压突然升高时,微小动脉瘤破裂,从而发生脑出血。高血压可促使脑动脉发生粥样硬化,导致脑血栓形成。

**(三)肾脏**

细小动脉硬化引起的缺血使肾小球缺血、变性、坏死,继而纤维化及玻璃样变,并累及相应的肾小管,使之萎缩、消失,间质出现纤维化。因残存的肾单位越来越少,最终导致肾衰竭。

## 五、临床表现

**(一)症状**

大多数患者早期症状不明显,常见症状有头痛、头晕、耳鸣、眼花、乏力、心悸,还有的表现为失眠、健忘、注意力不集中、情绪易波动或发怒等。经常在体检或其他疾病就医检查时发现血压升高。血压升高常与情绪激动、精神紧张、体力活动有关,休息或去除诱因血压可下降。

**(二)体征**

血压受昼夜、气候、情绪、环境等因素影响波动较大。一般清晨起床活动后血压迅速升高,夜间血压较低;冬季血压较高,夏季血压较低;情绪不稳定时血压高;在医院或诊所血压明显增高,在家或医院外的环境中血压低。体检时可听到主动脉瓣区第二心音亢进、收缩期杂音,长期高血压时有心尖冲动明显增强,搏动范围扩大以及心尖冲动左移体征,提示左心室增大。

**(三)恶性或急进性高血压**

表现为患者发病急骤,舒张压多持续在 17.3～18.7 kPa(130～140 mmHg)或更高。常有头痛、视力模糊或失明,视网膜可发生出血、渗出及视盘水肿,肾脏损害突出,持续蛋白尿、血尿及管型尿,病情进展迅速,如不及时治疗,易出现严重的脑、心、肾损害,发生脑血管意外、心力衰竭和尿毒症,最后多因尿毒症而死亡,但也可死于脑血管意外或心力衰竭。

## 六、并发症

### (一)高血压危象

在情绪激动、精神紧张、过度劳累、寒冷等诱因作用下,小动脉发生强烈痉挛,血压突然急剧升高,收缩压可达 34.7 kPa(260 mmHg)、舒张压可达 16.0 kPa(120 mmHg)以上,影响重要脏器血液供应而出现危急症状。在高血压的早、中、晚期均可发生。患者出现头痛、恶心、呕吐、烦躁、心悸、出汗、视力模糊等征象,伴有椎-基底动脉、视网膜动脉、冠状动脉等累及的缺血表现。

### (二)高血压脑病

高血压脑病发生在重症高血压患者,是指血压突然或短期内明显升高,由于过高的血压干扰了脑血管的自身调节机制,脑组织血流灌注过多造成脑水肿。出现中枢神经功能障碍征象。临床表现为弥漫性严重头痛、呕吐、烦躁、意识模糊、精神错乱、局灶性或全身抽搐,甚至昏迷。

### (三)主动脉夹层

主动脉夹层指主动脉腔内的血液通过内膜的破口进入主动脉壁中层而形成的血肿,夹层分离突然发生时多数患者突感胸部疼痛,向胸前及背部放射,随夹层涉及范围而可以延至腹部、下肢及颈部。疼痛剧烈难以忍受,起病后即达高峰,呈刀割或撕裂样。突发剧烈的胸痛常误诊为急性心肌梗死。高血压是导致本病的重要因素。患者因剧痛而有休克外貌、焦虑不安、大汗淋漓、面色苍白、心率加速,从而使血压增高。

### (四)其他

其他并发症可并发急性左心衰竭、急性冠脉综合征、脑出血、脑血栓形成、腔隙性脑梗死、慢性肾衰竭等。

## 七、辅助检查

### (一)测量血压

定期测量血压是早期诊断高血压和评估严重程度的主要方法,采用经验证合格的水银柱或电子血压计,测量安静休息坐位时上臂肱动脉处血压,必要时还应测量平卧位和站立位血压。但须在未服用降压药物情况下的不同时间测量 3 次血压,才能确诊。对偶有血压超出正常值者,需定期重复测量后确诊。通常在医疗单位或家中随机测血压的方式不能可靠地反映血压的波动和在休息、日常活动状态下的情况。近年来,24 h 动态血压监测已逐渐应用于临床及高血压的防治工作上。一般监测的时间为 24 h,测压时间间隔为 15～30 min,可较为客观和敏感地反映患者的实际血压水平,可了解血压的昼夜变化节律性和变异性,估计靶器官损害与预后,比随机测血压更为准确。动态血压监测的参考标准正常值为:24 h 低于 17.3/10.7 kPa(130/80 mmHg),白天低于 18.0/11.3 kPa(135/85 mmHg),夜间低于 16.7/10.0 kPa(125/75 mmHg)。正常血压波动夜间 2～3 时处于血压最低,清晨迅速上升,上午 6～10 时和下午 4～8 时出现两个高峰,尔后缓慢下降。高血压患者的动态血压曲线也类似,但波动幅度较正常血压时大。

### (二)体格检查

除常规检查外还有身高,体重,双上肢血压,颈动脉及上下肢动脉搏动情况,颈、腹部血管有无杂音,腹主动脉搏动,肾增大,眼底等的情况。

### (三)尿液检查

通过肉眼观察尿的颜色、透明度、有无血尿;测密度、pH、糖和蛋白含量,并作镜下检验。尿相对密度降低(<1.010)提示肾小管浓缩功能障碍。正常尿液 pH 为 5～7,原发性醛固酮增多症尿呈酸性。

### (四)血生化检查
空腹血糖、血钾、肌酐、尿素氮、尿酸、胆固醇、三酰甘油、低密度脂蛋白、高密度脂蛋白等。

### (五)超声心动图
超声心动图能更为可靠地诊断左心室肥厚,测定计算所得的左心室重量指数(LVMI),是一项反映左心室肥厚及其程度的较为准确的指标,与病理解剖的相关性和符合率好。超声心动图还可评价高血压患者的心功能,包括左心室射血分数、收缩功能、舒张功能。

### (六)眼底检查
眼底检查可见血管迂曲,颜色苍白,反光增强,动脉变细,视网膜渗出、出血、视盘水肿等。眼底改变可反映高血压的严重程度,分为 4 级:Ⅰ级,动脉出现轻度硬化、狭窄、痉挛、变细;Ⅱ级,视网膜动脉中度硬化、狭窄,出现动脉交叉压迫,静脉阻塞;Ⅲ级,动脉中度以上狭窄伴局部收缩,视网膜有棉絮状渗出、出血和水肿;Ⅳ级,出血或渗出物伴视盘水肿。高血压眼底改变与病情的严重程度和预后密切相关。

### (七)胸透或胸片、心电图
胸透或胸片、心电图对诊断高血压及评估预后都有帮助。

## 八、治疗

### (一)目的
治疗目的是通过降压治疗使高血压患者的血压达标,以期最大限度地降低心脑血管发病和死亡的总危险。

### (二)降压目标值
一般高血压人群降压目标值<18.7/12.0 kPa(140/90 mmHg);高血压高危患者(糖尿病及肾病)降压目标值<17.3/10.7 kPa(130/80 mmHg);老年收缩期性高血压的降压目标值:收缩压 18.7～20.0 kPa(140～150 mmHg),舒张压<12.0 kPa(90 mmHg)但不低于 8.7～9.3 kPa(65～70 mmHg),舒张压降得过低可能抵消收缩压下降得到的好处。

### (三)非药物治疗
非药物治疗主要是改善生活方式,改善生活方式对降低血压和心脑血管危险的作用已得到广泛认可,所有患者都应采用,这些措施包括以下几点。

1.戒烟

吸烟所致的危害是使高血压并发症如心肌梗死、脑卒中和猝死的危险性显著增加,加重脂质代谢紊乱,降低胰岛素敏感性,降低内皮细胞依赖性血管扩张效应,并降低或抵消降压治疗的疗效。戒烟对心脑血管的良好益处,任何年龄组均可显示。

2.减轻体重

超重 10% 以上的高血压患者体重减少 5 kg,血压便有明显降低,体重减轻亦可增加降压药物疗效,对改善糖尿病、胰岛素抵抗、高脂血症和左心室肥厚等均有益。

3.减少过多的乙醇摄入

戒酒和减少饮酒可使血压显著降低,适量饮酒仍有明显加压反应者应戒酒。

**4.适当运动**

适当运动有利于改善胰岛素抵抗和减轻体重,提高心血管调节能力,稳定血压水平。较好的运动方式是低或中等强度的运动,可根据年龄及身体状况选择,中老年高血压患者可选择步行、慢跑、上楼梯、骑车等,一般每周 3～5 次,每次 30～60 min。运动强度可采用心率监测法,运动时心率不应超过最大心率(每分钟 180 或 170 次)的 60％～85％。

**5.减少钠盐的摄入量,补充钙和钾盐**

膳食中约大部分钠盐来自烹调用盐和各种腌制品,所以应减少烹调用盐及腌制品的食用,每人每天食盐量摄入应少于 2.4 g(相当于氯化钠 6 g)。通过食用含钾丰富的水果如香蕉、橘子和蔬菜如油菜、香菇、大枣等,增加钾的摄入。喝牛奶补充钙的摄入。

**6.多食含维生素丰富的食物**

多吃水果和蔬菜,减少食物中饱和脂肪酸的含量和脂肪总量。

**7.减轻精神压力,保持心理平衡**

长期精神压力和情绪忧郁是降压治疗效果欠佳的重要原因,亦可导致高血压。应对患者作耐心的劝导和心理疏导,鼓励其参加社交活动、户外活动等。

**(四)降压药物治疗对象**

高血压 2 级或以上患者[≥21.3/13.3 kPa(160/100 mmHg)];高血压合并糖尿病、心、脑、肾靶器官损害患者;血压持续升高 6 个月以上,改善生活方式后血压仍未获得有效控制者。从心血管危险分层的角度,高危和极高危患者应立即开始使用降压药物强化治疗。中危和低危患者则先继续监测血压和其他危险因素,之后再根据血压状况决定是否开始药物治疗。

**(五)降压药物治疗**

1.降压药物分类

现有的降压药种类很多,目前常用降压药物可归纳为以下几大类(表5-2):利尿剂、β受体阻滞剂、钙通道阻滞剂、血管紧张素转换酶抑制剂和血管紧张素Ⅱ受体阻滞剂、α受体阻滞剂。

表 5-2　常用降压药物名称、剂量及用法

| 药物种类 | 药名 | 剂量 | 用法(每天) |
| --- | --- | --- | --- |
| 利尿剂 | 氢氯噻嗪 | 12.5～25 mg | 1～3 次 |
| | 呋塞米 | 20 mg | 1～2 次 |
| | 螺内酯 | 20 mg | 1～3 次 |
| β受体阻滞剂 | 美托洛尔 | 12.5～50 mg | 2 次 |
| | 阿替洛尔 | 12.5～25 mg | 1～2 次 |
| 钙通道阻滞剂 | 硝苯地平控释片 | 30 mg | 1 次 |
| | 地尔硫䓬缓释片 | 90～180 mg | 1 次 |
| 血管紧张素转换酶抑制剂 | 卡托普利 | 25～50 mg | 2～3 次 |
| | 依那普利 | 5～10 mg | 1～2 次 |
| 血管紧张素Ⅱ受体阻滞剂 | 缬沙坦 | 80～160 mg | 1 次 |
| | 伊贝沙坦 | 150 mg | 1 次 |
| α受体阻滞剂 | 哌唑嗪 | 0.5～3 mg | 2～3 次 |
| | 特拉唑嗪 | 1～8 mg | 1 次 |

**2.联合用药**

临床实际使用降压药时,由于患者心血管危险因素状况、并发症、靶器官损害、降压疗效、药物费用以及不良反应等,都可能影响降压药的具体选择。任何药物在长期治疗中均难以完全避免其不良反应,联合用药可使不同的药物互相取长补短,有可能减轻或抵消某些不良反应。联合用药可减少单一药物剂量,提高患者的耐受性和依从性。现在认为,2级高血压[≥21.3/13.3 kPa (160/100 mmHg)]患者在开始时就可以采用两种降压药物联合治疗,有利于血压在相对较短的时间内达到目标值。比较合理的两种降压药联合治疗方案:利尿药与β受体阻滞剂;利尿药与ACEI或血管紧张素受体拮抗剂(ARB);二氢吡啶类钙通道阻滞剂与β受体阻滞剂;钙通道阻滞剂与ACEI或ARB,α阻滞剂和β阻滞剂。必要时也可用其他组合,包括中枢作用药如 $\alpha_2$ 受体激动剂、咪哒唑啉受体调节剂,以及ACEI与ARB;国内研制了多种复方制剂,如复方降压片、降压0号等,以当时常用的利血平、双肼屈嗪(血压达静)、氢氯噻嗪为主要成分,因其有一定降压效果,服药方便且价格低廉而广泛使用。

# 九、护理

## (一)一般护理

**1.休息**

早期高血压患者可参加工作,但不要过度疲劳,坚持适当的锻炼,如骑自行车、跑步、做体操及打太极拳等。要有充足的睡眠,保持心情舒畅,避免精神紧张和情绪激动,消除恐惧、焦虑、悲观等不良情绪。晚期血压持续增高,伴有心、肾、脑病时应卧床休息。关心体贴患者,使其精神愉快,鼓励患者树立战胜疾病的信心。

**2.饮食**

饮食方面应给低盐、低脂肪、低热量饮食,以减轻体重。因为摄入总热量太大超过消耗量,多余的热量转化为脂肪,身体就会发胖,体重增加,提高血液循环的要求,必定提高血压。鼓励患者多食水果、蔬菜、戒烟、控制饮酒、咖啡、浓茶等刺激性饮料。少吃胆固醇含量多的食物,对服用排钾利尿剂的患者应注意补充含钾高的食物如蘑菇、香蕉、橘子等。肥胖者应限制热能摄入,控制体重在理想范围之内。

**3.病房环境**

病房环境应整洁、安静、舒适、安全。

## (二)对症护理及病情观察护理

**1.剧烈头痛**

当出现剧烈头痛伴恶心、呕吐,常系血压突然升高、高血压脑病,应立即让患者卧床休息,并测量血压及脉搏、心率、心律,积极协助医师采取降压措施。

**2.呼吸困难、发绀**

呼吸困难、发绀系高血压引起的左心衰竭所致,应立即给予舒适的半卧位,及时给予氧气吸入。按医嘱应用洋地黄治疗。

**3.心悸**

严密观察脉搏、心率、心律变化并做记录。安静休息,严禁下床,并安慰患者消除紧张情绪。

**4.水肿**

晚期高血压伴心肾衰竭时可出现水肿。护理中注意严格记录出入量,限制钠盐和水分摄入。

严格卧床休息，注意皮肤护理，严防压疮发生。

**5.昏迷、瘫痪**

昏迷、瘫痪系晚期高血压引起脑血管意外所引起。应注意安全护理，防止患者坠床、窒息、肢体烫伤等。

**6.病情观察护理**

对血压持续增高的患者，应每天测量血压2～3次，并做好记录，必要时测立、坐、卧位血压，掌握血压变化规律。如血压波动过大，要警惕脑出血的发生。如在血压急剧增高的同时，出现头痛、视物模糊、恶心、呕吐、抽搐等症状，应考虑高血压脑病的发生。如出现端坐呼吸、喘憋、发绀、咳粉红色泡沫痰等，应考虑急性左心衰竭的发生。出现上述各种表现时均应立即送医院进行紧急救治。另外，在变换体位时也应动作缓慢，以免发生意外。有些降压药可引起水、钠潴留。因此，需每天测体重，准确记录出入量，观察水肿情况，注意保持出入量的平衡。

**（三）用药观察与护理**

**1.用药原则**

终身用药，缓慢降压，从小剂量开始逐步增加剂量，即使血压降至理想水平后，也应服用维持量，老年患者服药期间改变体位要缓慢，以免发生意外，合理联合用药。

**2.药物不良反应观察**

使用噻嗪类和襻利尿剂时应注意血钾、血钠的变化；用β受体阻滞剂应注意其抑制心肌收缩力、心动过缓、房室传导时间延长、支气管痉挛、低血糖、血脂升高的不良反应；钙通道阻滞剂硝苯地平的不良反应有头痛、面红、下肢水肿、心动过速；血管紧张素转换酶抑制剂可有头晕、乏力、咳嗽、肾功能损害等不良反应。

**（四）心理护理**

患者多表现有易激动、焦虑及抑郁等心理特点，而精神紧张、情绪激动、不良刺激等因素均与高血压密切相关。因此，对待患者应耐心、亲切、和蔼、周到。根据患者特点，有针对性地进行心理疏导。同时，让患者了解控制血压的重要性，帮助患者训练自我控制的能力，参与自身治疗护理方案的制订和实施，指导患者坚持长期的饮食、药物、运动治疗，将血压控制在接近正常的水平，以减少对靶器官的进一步损害，定期复查。

# 十、出院指导

**（一）饮食调节指导**

强调高血压患者要以低盐、低脂肪、低热量、低胆固醇饮食为宜；少吃或不吃含饱和脂肪的动物脂肪，多食含维生素的食物，多摄入富含钾、钙的食物，食盐量应控制在3～5 g/d，严重高血压患者的食盐量控制在1～2 g/d。饮食要定量、均衡、不暴饮暴食；同时适当地减轻体重，有利于降压。戒烟和控制酒量。

**（二）休息和锻炼指导**

高血压患者的休息和活动应根据患者的体质、病情适当调节，病重体弱者，应以休息为主。随着病情好转，血压稳定，每天适当从事一些工作、学习、劳动将有益身心健康；还可以增加一些适宜的体能锻炼，如散步、慢跑、打太极拳、体操等有氧活动。患者应在运动前了解自己的身体状况，以此来决定自己的运动种类、强度、频度和持续时间。注意规律生活，保证充足的休息和睡眠，对于睡眠差、易醒、早醒者，可在睡前饮热牛奶200 mL，或用40～50 ℃温水泡足30 min，或选择自己喜爱的放松精神情绪的音乐协助入睡。总之,要注意劳逸结合,养成良好的生活习惯。

**(三)心理健康指导**

高血压的发病机制是除躯体因素外,心理因素占主导地位,强烈的焦虑、紧张、愤怒以及压抑常为高血压的诱发因素,因此教会患者自我调节和自我控制能力是关键。护士要鼓励患者保持豁达、开朗愉快的心境和稳定的情绪,培养广泛的爱好和兴趣。同时指导家属为患者创造良好的生活氛围,避免引起患者情绪紧张、激动和悲哀等不良刺激。

**(四)血压监测指导**

建议患者自行购买血压计,随时监测血压。指导患者和家属正确测量血压的方法,监测血压、做好记录,复诊时对医师加减药物剂量会有很好的参考依据。

**(五)用药指导**

由于高血压是一种慢性病,需要长期的、终身的服药治疗,而这种治疗要患者自己或家属配合进行,所以患者及家属要了解服用的药物种类及用药剂量、用药方法、药物的不良反应、服用药物的最佳时间,以便发挥药物的最佳效果和减少不良反应。出现不良反应要及时报告主诊医师,以便调整药物及采取必要的处理措施。切不可血压降下来就停药,血压上升又服药,血压反复波动,对健康极为不利。由于这类患者大多是年纪较大,容易遗忘服药,可建议患者在家中醒目之处做标记,以起到提示作用。对血压显著增高多年的患者,血压不宜下降过快,因为患者往往不能适应,并可导致心、脑、肾血液的供应不足而引起脑血管意外,如使用可引起明显直立性低血压药物时,应向患者说明平卧起立或坐位起立时,动作要缓慢,以免血压突然下降,出现晕厥而发生意外。

**(六)按时就医**

服完药出现血压升高或过低;血压波动大;出现眼花、头晕、恶心呕吐、视物不清、偏瘫、失语、意识障碍、呼吸困难、肢体乏力等情况时立即到医院就医。如病情危重,可求助"120"急救中心。

**(聂文红)**

# 第二节 心 包 炎

心包炎是指心包因细菌、病毒、自身免疫、物理、化学等因素而发生急性炎性反应和渗液,以及心包粘连、增厚、缩窄、钙化等慢性病变。临床上主要有急性心包炎和慢性缩窄性心包炎。

## 一、急性心包炎

**(一)病因和病理**

1.病因

急性心包炎常继发于全身疾病。可因感染、结缔组织异常、代谢异常、损伤心肌梗死或某些药物引起,或为非特异性,临床上以结核性、化脓性和风湿性心包炎多见。急性心包炎的病因,过去常见于风湿热、结核及细菌感染。近年来有了明显变化,病毒感染、肿瘤及心肌梗死性心包炎发病率明显增多。另外,自身免疫、代谢性疾病、物理因素等均可引起。

2.病理

急性心包炎的病理可分为纤维蛋白性和渗出性两种。

(1)纤维蛋白性:为急性心包炎的初级阶段,心包的脏层出现纤维蛋白,白细胞及少量内皮细胞组成的炎性渗出物,使心包壁呈绒毛状、不光滑、由于此期尚无明显液体积聚,心包的收缩和舒张功能不受限。

(2)渗出性:随着病情发展,心包腔渗出液增多,主要为浆液性纤维蛋白渗液。渗出液可呈血性、脓性,100~300 mL。积液一般数周至数月内吸收,可伴有壁层和脏层的粘连、增厚和缩窄。当短时间渗出液量增多,心包腔内压力迅速上升,限制心脏舒张期的血液充盈和收缩期的心排血量,超出心代偿能力时,可出现心脏压塞,发生休克。

**(二)临床表现**

1.纤维蛋白性心包炎

(1)症状:可由原发疾病引起,如结核可有午后潮热、盗汗。化脓性心包炎可有寒战、高热、大汗等。心包本身炎症,可见胸骨后疼痛、呼吸困难、咳嗽、声音嘶哑、吞咽困难等。由于炎症波及第5或6肋间水平以下的心包壁层,此阶段心前区疼痛为最主要症状。急性特异性心包炎及感染性心包炎等疼痛症状较明显,而缓慢发展的结核性或肿瘤性心包炎疼痛症状较轻。疼痛可为钝痛或尖锐痛,向颈部、斜方肌区(特别是左侧)或肩部放射,疼痛程度轻重不等,通常在胸部活动、咳嗽和呼吸时加重;坐起和前倾位缓解。冠脉缺血疼痛则不随胸部活动或卧位而加重,两者可鉴别。

(2)体征:心包摩擦音是纤维蛋白性心包炎的典型体征。由粗糙的壁层和脏层在心脏活动时相互摩擦而产生,呈刮抓样,与心音发生无相关性。典型的心包摩擦音以胸骨左缘第3、4肋间最清晰,常间歇出现并时间短暂,有时仅出现于收缩期,甚至仅在舒张期闻及。坐位时前倾和深吸气时听诊器加压更易听到。心包摩擦音可持续数小时到数天。当心包积液量增多将两层包膜分开时,摩擦音消失,如有粘连仍可闻及。

2.渗出性心包炎

(1)症状:呼吸困难是心包积液时最突出的症状,与支气管、肺受压及肺淤血有关。呼吸困难严重时,患者呈端坐呼吸,身体前倾、呼吸浅快、可有面色苍白、发绀等。急性心脏压塞时,出现烦躁不安、上腹部胀痛、水肿、头晕甚至休克。也可出现压迫症状:压迫支气管引起激惹性咳嗽;压迫食管引起吞咽困难;压迫喉返神经导致声音嘶哑。

(2)体征:具体如下。

1)心包积液体征:①心界向两侧增大,相对浊音界消失,患者由坐位变卧位时第2、3肋间心浊音界增宽。②心尖冲动弱,可在心浊音界左缘内侧处触及。③心音遥远、心率增快。④Ewart征,大量心包积液压迫左侧肺部,在左肩胛骨下区可出现浊音及支气管呼吸音。

2)心包叩击音:少数患者在胸骨左缘第3、4肋间可听到声音响亮呈拍击样的心包叩击音,因心脏舒张受到心包积液的限制,血流突然终止,形成漩涡和冲击心室壁产生震动所致。

3)心脏压塞体征:当心包积液聚集较慢时,可出现亚急性或慢性心包压塞,表现为体循环静脉淤血、奇脉等;快速的心包积液(仅100 mL)即可引起急性心脏压塞,表现为急性循环衰竭、休克等。其征象有:①体循环静脉淤血,表现为颈静脉怒张,吸气时明显,静脉压升高、肝大伴压痛、腹水、皮下水肿等。②心排血量下降引起收缩压降低、脉压变小、脉搏细弱,重者心排血量降低发生休克。③奇脉,指大量心包积液,触诊时桡动脉呈吸气性显著减弱或消失,呼气时声音复原的现象。

**(三)辅助检查**

1.实验室检查

原发病为感染性疾病可出现白细胞计数增加、红细胞沉降率增快。

2.X线检查

渗出性心包炎心包积液量>300 mL时,心脏阴影向两侧扩大,上腔静脉影增宽及右心膈角呈锐角,心缘的正常轮廓消失,呈水滴状或烧瓶状,心脏随体位而移动。心脏搏动减弱或消失。

3.心电图检查

其改变取决于心包脏层下心肌受累的范围和程度。

(1)常规12导联(aVR导联除外)有ST段弓背向下型抬高及T波增高,1 d至数天后回到等电位线。

(2)T波低平、倒置,可持续数周至数月或长期存在。

(3)可有低电压,大量积液时见电交替。

(4)可出现心律失常,以窦性心动过速多见,部分发生房性心律失常,还可有不同程度的房室传导阻滞。

4.超声心动图检查

对诊断心包积液和观察心包积液量的变化有重要意义。M型或二维超声心动图均可见液性暗区可确诊。

5.心包穿刺

对心包炎性质的鉴别、解除心脏压塞及治疗心包炎均有重要价值。

(1)心包积液测定腺苷脱氨酶活性,≥30 U/L对结核性心包炎的诊断有高度的特异性。

(2)抽取定量的积液可解除心脏压塞症状。

(3)心包腔内注入抗生素或化疗药物可治疗感染性或肿瘤性心包炎。

6.心包活检

可明确病因。

**(四)治疗**

急性心包炎的治疗与预后取决于病因,所以诊治的开始应着眼于筛选能影响处理的特异性病因,检测心包积液和其他超声心动图异常,并给予对症治疗。胸痛可以服用布洛芬600~800 mg,每天3次,如果疼痛消失可以停用,如果对非甾体抗炎药物不敏感,可能需要给予糖皮质激素治疗,泼尼松60 mg口服,每天1次,1周内逐渐减量至停服,也可以辅助性麻醉类止痛剂。急性非特异性心包炎和心脏损伤后综合征患者可有心包炎症反复发作成为复发性心包炎,可以给予秋水仙碱0.5~1 mg,每天1次,至少1年,缓慢减量停药。如果是心包积液影响了血流动力学稳定,可以行心包穿刺。病因明确后应该针对病因进行治疗。

**(五)护理评估**

1.健康史

评估患者有无结核病史和近期有无纵隔、肺部或全身其他部位的感染史;有无风湿性疾病、心肾疾病及肿瘤、外伤、过敏、放射性损伤的病史。

2.身体状况

(1)全身症状:多由原发疾病或心包炎症本身引起,感染性心包炎常有畏寒、发热、肌肉酸痛、出汗等全身感染症状,结核性心包炎还有低热、盗汗、乏力等。

(2)心前区疼痛:为最初出现的症状,是纤维蛋白性心包炎的重要表现,多见于急性非特异心包炎和感染性心包炎(不包括结核性心包炎)。部位常在心前区或胸骨后,呈锐痛或刺痛,可放射至颈部、左肩、左臂、左肩胛区或左上腹部,于体位改变、深呼吸、咳嗽、吞咽、左侧卧位时明显。

(3)呼吸困难:渗出性心包炎最突出的症状。心脏压塞时,可有端坐呼吸、呼吸浅快、身体前倾和口唇发绀等。

(4)心包摩擦音:心包炎特征性体征,在胸骨左缘第3、4肋间听诊最清楚,呈抓刮样粗糙音,与心音的发生无相关性。部分患者可在胸壁触到心包摩擦感。

(5)心包积液征及心脏压塞征:心浊音界向两侧扩大,并随体位改变而变化,心尖冲动弱而弥散或消失,心率快,心音低而遥远。颈静脉怒张、肝大、腹水、下肢水肿。血压下降、脉压变小、奇脉,甚至出现休克征象。

(6)其他:气管、喉返神经、食管等受压,可出现刺激性咳嗽、声音嘶哑、吞咽困难等。

3.心理状况

患者常因住院影响工作和生活,及心前区疼痛、呼吸困难而紧张、烦躁,急性心脏压塞时可出现晕厥,患者更感到恐慌不安。

**(六)护理诊断**

1.疼痛(心前区疼痛)

与心包纤维蛋白性炎症有关。

2.气体交换受损

与肺淤血及肺组织受压有关。

3.心排血量减少

与大量心包积液妨碍心室舒张充盈有关。

4.体温过高

与感染有关。

5.焦虑

与住院影响工作、生活及病情重有关。

**(七)护理目标**

(1)疼痛减轻或消失。

(2)呼吸困难减轻或消失。

(3)心排血量能满足机体需要,心排血量减少症状和肺淤血症状减轻或消失。

(4)体温降至正常范围。

(5)焦虑感消失,情绪稳定。

**(八)护理措施**

1.一般护理

(1)保持病房环境安静、舒适、空气新鲜,温湿度适宜;安置患者取半卧位或前倾坐位休息,提供床头桌便于伏案休息,以减轻呼吸困难。

(2)给予低热量、低动物脂肪、低胆固醇、适量蛋白质和富含维生素的食物,少食多餐,避免饱餐及刺激性食物、烟酒;有肺淤血症状时给低盐饮食。

(3)出现呼吸困难或胸痛时立即给予氧气吸入,一般为 1～2 L/min 持续吸氧,嘱患者少说话,以减少耗氧。

(4)心前区疼痛时,遵医嘱适当给予镇静剂以减轻疼痛,嘱患者勿用力咳嗽或突然改变体位,以免诱发或加重心前区疼痛。

(5)畏寒或寒战时,注意保暖;高热时,给予物理降温或按医嘱给予小剂量退热剂,退热时需补充体液,以防虚脱,及时揩干汗液、更换衣服床单,防止受凉。

(6)鼓励患者说出内心的感受,向患者简要介绍病情和进行必要的解释,给予心理安慰,使患者产生信任、安全感。

2.病情观察

(1)定时监测和记录生命体征了解患者心前区疼痛的变化情况,密切观察心脏压塞的表现。

(2)患者呼吸困难,血压明显下降、口唇发绀、面色苍白、心动过速,甚至休克时,应及时向医师报告,并做好心包穿刺的准备工作。

(3)对水肿明显和应用利尿剂治疗患者,需准确记录出入量,观察水肿部位的皮肤及有无乏力、恶心、呕吐、腹胀、心律不齐等低血钾表现,并定期复查血清钾,出现低血钾症时遵医嘱及时补充氯化钾。

3.心包穿刺术护理

(1)术前:应备好心包穿刺包,急救药品及器械;向患者做好解释工作,将治疗的意义、过程、术中配合等情况告诉患者(如术中勿剧烈咳嗽或深呼吸),必要时遵医嘱给予少量镇静剂。

(2)术中:应陪伴患者,给予支持、安慰;熟练地配合医师进行穿刺治疗,配合医师观察心电图,如出现 ST 段抬高或室性期前收缩提示针尖触及心室壁,出现 PR 段抬高和房性期前收缩,则提示针尖触及心房,应提醒医师立即退针。

(3)术后:应记录抽液量和积液性质,按要求留标本送检;嘱患者绝对卧床 4 h,可采取半卧位或平卧位;密切观察患者的血压、呼吸、脉搏、心率及心律的变化,并做好记录,发现异常及时进行处理;如患者因手术刺激出现胸痛或精神紧张影响休息时,可给予镇静剂。

4.健康指导

告知急性心包炎患者,经积极病因治疗,大多数可以痊愈,仅极少数会演变成慢性缩窄性心包炎。因此,必须坚持足够疗程的有效药物治疗,以预防缩窄性心包炎的发生。指导患者充分休息,摄取高热量、高蛋白、高维生素的易消化饮食,限制钠盐摄入。防寒保暖,防止呼吸道感染。

**(九)护理效果评价**

(1)心前区疼痛缓解,能随意调整体位,深呼吸、咳嗽、吞咽不受影响,心包摩擦音消失。

(2)呼吸的频率及深度恢复正常,发绀消失。

(3)血压和脉压恢复正常,水肿、肝大等心脏压塞征象好转或已消失。

(4)体温下降或已恢复正常,血白细胞计数正常。

(5)紧张、烦躁、恐慌不安等不良心理反应消失,情绪稳定。

## 二、慢性缩窄性心包炎

**(一)病因与病理**

1.病因

慢性缩窄性心包继发于急性炎症,其原因为结核或其他感染、新生物、日光或声音的辐射、创伤和心脏手术等。在我国以结核性为最常见,其次为化脓性或创伤性心包炎后演变而来。少数与心包肿瘤、急性非特异性心包炎及放射性心包炎等有关。

2.病理

缩窄性心包炎继发于急性心包炎。急性心包炎后,随着积液逐渐吸收,可有纤维组织增生、心包增厚粘连、壁层与脏层融合钙化。心包缩窄使心室舒张期扩展受阻,心室舒张期充盈减少,使心搏量下降,导致动脉系统供血不足,进一步发展会影响心脏收缩功能,使静脉回流受阻,出现静脉系统淤血。

**(二)临床表现**

1.症状

起病隐匿,常于急性心包炎后数月至数年发生心包缩窄。早期症状为劳力性呼吸困难,严重时不能平卧,呈端坐呼吸。常见食欲缺乏、腹部胀满或疼痛、头晕、乏力等症状。

2.体征

(1)心脏体征:①心尖冲动减弱或消失。②心浊音界正常或稍大,心音低而遥远。③部分患者在胸骨左缘第3、4肋间于舒张早期可听到心包叩击音。④可出现期前收缩与房颤等。

(2)心包腔缩窄和心腔受压的表现:①出现静脉回流受限的体征,如颈静脉怒张、肝大、胸腔积液、腹水、下肢水肿等。②少数患者出现 Friedreich 征(舒张早期颈静脉突然塌陷现象)和 Kussmaul 征(吸气时颈静脉怒张明显,静脉压进一步上升),是因充盈压过高的右心房在三尖瓣开放时压力骤然下降所致。③收缩压降低,舒张压升高,脉压变小,脉搏细弱无力。由于心排血量减少,反射性引起周围小动脉痉挛。

**(三)辅助检查**

1.实验室检查

可有轻度贫血,肝淤血有肝功能损害血浆精蛋白生成减少,肾淤血可有蛋白尿、一过性尿素氮升高。

2.X 线检查

心搏减弱或消失,可出现心影增大,呈三角形,左、右心缘变直,主动脉弓小或难以辨认;上腔静脉扩张;心包钙化等征象。

3.心电图检查

常提示心肌受累的范围和程度。主要表现为 QRS 波群低电压和 T 波倒置或低平;T 波倒置越深,提示心肌损害越重。

4.超声心动图检查

可见心包增厚、钙化、室壁活动减弱等表现。

5.CT 及 MR 检查

CT 及 MR 检查是识别心包增厚和钙化可靠与敏感的方法,若见心室呈狭窄的管状畸形、心房增大和下腔静脉扩张,可提示心包缩窄。

6.右心导管检查

可见肺毛细血管压力、肺动脉舒张压力、右心室舒张末期压力及右心房压力均增高[>33.3 kPa (250 mmHg)]等特征性表现。右心房压力曲线呈 M 型或 W 型,右心室压力曲线呈收缩压轻度升高、舒张早期下陷和舒张期的高原型曲线。

**（四）治疗**

慢性缩窄性心包炎是一个进展性疾病，其心包增厚、临床症状和血流动力学表现不会自动逆转，外科心包剥离术是唯一确切的治疗。内科治疗包括利尿、扩张静脉和限盐。窦性心动过速是一种代偿机制，所以 β 受体阻滞剂应该避免或谨慎使用。房颤伴快心室率，地高辛为首选，并应该在 β 受体阻滞剂和钙通道阻滞剂之前使用，心率控制在每分钟 80～90 次。

**（五）护理评估**

1.健康史

评估急性心包炎病史和治疗情况。

2.身体状况

起病缓慢，一般在急性心包炎后 2～8 个月逐渐出现明显的心脏压塞（体循环淤血和心排血量不足）征象。主要表现为不同程度的呼吸困难，头晕、乏力、衰弱、心悸、胸闷、咳嗽、腹胀、纳差、肝区疼痛等；体征主要有颈静脉怒张、肝大、腹水、下肢水肿等；心脏听诊有心音低钝，心包叩击音及期前收缩、心房颤动等心律失常；晚期可有收缩压下降，脉压变小等。

3.心理状况

患者因病程漫长、生活不能自理或需要做心包切开术等而焦虑不安。

**（六）护理诊断**

1.活动无耐力

与心排血量不足有关。

2.体液过多

与体循环淤血有关。

**（七）护理目标**

（1）活动耐力增强，能胜任正常体力活动。

（2）水肿减轻或消退。

**（八）护理措施**

1.一般护理

（1）患者需卧床休息至心慌、气短、水肿症状减轻后，方可起床轻微活动，并逐渐增加活动量。合理安排每天活动计划，以活动后不出现心慌、呼吸困难、水肿加重等为控制活动量的标准。

（2）给予高蛋白、高热量、高维生素饮食，适当限制钠盐摄入，防止因低蛋白血症及水、钠潴留而加重腹水及下肢水肿。

（3）因机体抵抗力低下及水肿部位循环不良、营养障碍，易形成压疮和继发感染，故应加强皮肤护理，以免产生压疮。

（4）加强与患者的心理沟通，体贴关怀患者，和家属共同做好思想疏导工作，消除患者的不良心理反应，使患者树立信心，以良好的精神状态配合各项治疗。

2.病情观察

定时监测和记录生命体征，准确记录出入量，密切观察心脏压塞症状的变化，发现病情变化尽快向医师报告，以便及时处理。

3.心包切开术的护理

心包切开引流术的目的是缓解压迫症状，防止心肌萎缩。

（1）术前向患者说明手术的意义和手术的必要性、可靠性，解除思想顾虑，使患者和家属增加对手术的心理适应性和对医护人员的信任感。

(2)术后做好引流管的护理,记录引流液的量和性质,并按要求留标本送检;同时严密观察患者的脉搏、心率、心律和血压变化,如有异常及时报告医师并协助处理。

4.健康指导

教育缩窄性心包炎患者应注意充分休息,加强营养,注意防寒保暖,防止呼吸道感染。指出应尽早接受手术治疗,以获得持久的血流动力学恢复和临床症状明显改善。

**(九)护理效果评价**

(1)活动后心慌、气短、乏力等症状减轻或缓解,日常生活能够自理。

(2)水肿减轻或已消失,颈静脉怒张、肝大、腹水等减轻或已恢复正常。

（聂文红）

# 第三节 冠状动脉粥样硬化性心脏病

冠状动脉粥样硬化性心脏病(简称冠心病)是指冠状动脉粥样硬化使血管腔狭窄或阻塞,导致心肌缺血、缺氧或坏死而引起的心脏病。

## 一、概述

### (一)临床分型

1979年,世界卫生组织曾将冠心病分为5型:隐匿型或无症状型冠心病、心绞痛、心肌梗死、缺血性心肌病和猝死。近年来,趋向于根据发病特点和治疗原则的不同进行分类:慢性冠脉病也称慢性心肌缺血综合征,以及急性冠状动脉综合征。前者包括稳定型心绞痛、缺血性心肌病和隐匿性冠心病;后者包括不稳定型心绞痛、非ST段抬高型心肌梗死和ST段抬高型心肌梗死,也有将冠心病猝死包括在内。

### (二)危险因素

1.年龄与性别

多见于40岁以上的中、老年人,男性多于女性,女性在绝经期后发病率增加。年龄和性别是不可改变的危险因素。

2.血脂异常

脂质代谢异常是动脉粥样硬化最重要的危险因素,常见于高胆固醇血症。血液中的脂质主要包括总胆固醇(TC)和甘油三酯(TG),脂蛋白分为乳糜微粒、极低密度脂蛋白(VLDL)、低密度脂蛋白(LDL)、中等密度脂蛋白(LDL)和高密度脂蛋白(HDL)。TC、TG、LDL或VLDL增高,都被认为是危险因素。临床上,以TC与LDL增高最受关注。

3.高血压

高血压患者患病率较血压正常者高3~4倍,冠心病患者60%~70%有高血压。

4.糖尿病和糖耐量异常

糖尿病患者中不仅本病发病率较非糖尿病者高出数倍,且病变进展迅速。本病患者糖耐量减低者也十分常见。

**5.吸烟**

吸烟可造成动脉壁氧含量不足,促进动脉粥样硬化的形成。吸烟者与不吸烟者比较,前者本病的发病率和病死率增高 2～6 倍,且与每天吸烟的支数成正比,被动吸烟也是冠心病的危险因素。

**6.其他**

其他危险因素还包括家族史;肥胖;缺少体力活动;进食过多的动物脂肪、胆固醇、糖和钠盐;A 型性格;血中同型半胱氨酸增高;胰岛素抵抗增强;血中纤维蛋白原及一些凝血因子增高;病毒、衣原体感染等。

## 二、稳定型心绞痛

稳定型心绞痛也称劳力性心绞痛,是在冠状动脉固定性严重狭窄基础上,由于心肌负荷的增加引起心肌急剧的、暂时的缺血缺氧的临床综合征。其典型表现为阵发性胸骨后压榨性疼痛,主要位于胸骨后部,可放射至心前区和左上肢尺侧,常发生于劳力负荷增加时,持续数分钟,休息或服用硝酸酯制剂后疼痛消失。

**(一)病因**

稳定型心绞痛的发病机制主要是在冠状动脉存在固定狭窄或部分闭塞的基础上发生需氧量的增加,而导致心肌血氧供需失衡。当冠状动脉狭窄或部分闭塞时,其扩张性减弱,血流量减少,对心肌的供氧量相对比较固定。一旦心脏负荷突然增加,如劳累、情绪激动、饱餐、受寒等使心脏负荷增加,心肌耗氧量突然增大时,心脏对血液的需求增加,心肌血液的供求出现矛盾时就会导致心绞痛。

**(二)临床表现**

**1.症状**

心绞痛以发作性胸痛为主要临床表现,典型疼痛的特点为以下内容。

(1)部位:主要在胸骨体中、上段之后,可波及心前区,有手掌大小范围,界限不清楚,常放射至左肩、左臂尺侧达无名指和小指,偶有或至颈、咽或下颌部。

(2)性质:胸痛多有压迫感、发闷感、紧缩感、烧灼感,呈钳夹样、挤压样,但不尖锐,不像针刺或刀割样痛,偶伴濒死的恐惧感。发作时患者常不自觉地停止原来的活动,直至症状缓解。

(3)诱因:体力劳动、情绪激动、饱餐、寒冷、吸烟、心动过速、休克等。

(4)持续时间:心绞痛一般持续数分钟,3～5 min 逐渐消失,很少超过30 min。

(5)缓解方式:一般在停止原来诱发症状的活动后即可缓解,舌下含服硝酸甘油等硝酸酯类药物也能迅速缓解。

**2.体征**

心绞痛不发作时一般无异常体征。心绞痛发作时常见心率增快、血压升高。心尖部听诊有时出现奔马律。

**(三)辅助检查**

**1.实验室检查**

血糖、血脂检查可以了解冠心病危险因素。

**2.心电图检查**

心电图检查是发现患者心肌缺血与诊断心绞痛最常用的检查方法。约有半数患者静息心电图为正常。心绞痛发作时绝大多数患者可出现暂时性心肌缺血引起的 ST 段压低（≥0.1 mV），发作缓解后恢复。有时出现 T 波倒置，在平时有 T 波持续倒置的患者，发作时可变为直立。运动负荷试验及 24 h 动态心电图监测可显著提高缺血性心电图的检出率。

3.X 线检查

心脏 X 线检查可无异常发现，若伴缺血性心肌病可见心影增大、肺淤血等。

4.放射性核素检查

利用放射性铊心肌显像所示灌注缺损提示心肌供血不足或血供消失，对心肌缺血诊断较有价值。

5.选择性冠状动脉造影检查

选择性冠状动脉造影检查可使左、右冠状动脉及主要分支得到清楚的显影，具有确诊价值。

6.其他检查

二维超声心动图可探测到缺血区心室壁的运动异常；多排螺旋 CT 冠状动脉成像（CTA）进行冠状动脉二维或三维重建，用于判断冠状动脉管腔狭窄程度和管壁钙化情况也有一定意义。

**（四）处理原则及治疗要点**

稳定型心绞痛的治疗原则是改善冠状动脉血供和降低心肌耗氧，同时治疗动脉粥样硬化，避免诱发因素。

1.发作时的治疗

（1）休息：发作时应立即休息，一般患者停止活动后症状即可消除。

（2）药物治疗：宜选用作用较快的硝酸酯制剂，这类药物除可扩张冠状动脉增加冠状动脉血流量外，还可扩张周围血管，减少静脉回流，减轻心脏前、后负荷和降低心肌耗氧量，从而缓解心绞痛。①硝酸甘油：0.3～0.6 mg 舌下含化，1～2 min 显效，约 30 min 后作用消失。一般连用不超过 3 次，每次相隔 5 min。②硝酸异山梨酯：可用 5～10 mg，舌下含服，2～5 min 显效，作用持续 2～3 h。

2.缓解期的治疗

缓解期宜尽量避免各种诱发因素。药物治疗以改善预后药物和改善缺血药物为主，非药物治疗包括血管重建治疗、增强型体外反搏、运动锻炼疗法等。

（1）药物治疗。

硝酸酯制剂：能够扩张冠状动脉，增加缺血区心肌的供血。硝酸异山梨酯5～20 mg 口服，每天 3 次，服后半小时起作用，持续 3～5 h。

β受体阻滞剂：β受体阻滞剂是通过抑制心脏 β 肾上腺素能受体，从而降低血压、减慢心率、减弱心肌收缩力，以降低心肌耗氧量，减少心绞痛发作和增加运动耐量，降低心绞痛患者病死率和心肌梗死的风险。

调血脂药物：常选用他汀类药物如洛伐他汀、辛伐他汀，他汀类药物能有效降低血清总胆固醇（TC）和低密度脂蛋白胆固醇（LDL-C），延缓斑块进展，使斑块稳定。

血管紧张素转换酶抑制药（ACEI）：在稳定型心绞痛患者中，合并糖尿病、心力衰竭或左心室功能不全的高危患者应该使用 ACEI。常用药物有卡托普利、依那普利、福辛普利等。

钙通道阻滞剂：抑制钙离子进入细胞内，抑制心肌细胞兴奋-收缩耦联中钙离子的利用，因而抑制心肌收缩，减少氧耗；并通过扩张冠状动脉，解除冠状动脉痉挛，改善心内膜下心肌的供血；扩张周围血管、减轻心脏负荷，从而缓解心绞痛；还可以降低血液黏度，抗血小板聚集，改善心肌的微循环。常用药物有维拉帕米、硝苯地平缓释剂、地尔硫䓬等。

抗血小板药物:①长期服用阿司匹林每天 75～100 mg 和有效的降血脂治疗可促使粥样斑块稳定,减少血栓形成;②氯吡格雷主要用于支架植入术后患者。

代谢性药物:曲美他嗪 20 mg,每天 3 次饭后口服。通过抑制脂肪酸氧化,优化心肌能量代谢,改善心肌缺血及左心功能,缓解心绞痛。可与 β 受体阻滞剂等抗心肌缺血药物联用。

(2)运动锻炼疗法:合理的运动锻炼有助于促进侧支循环的建立,提高体力活动的耐受量从而减轻症状。建议稳定型心绞痛患者最好每天坚持有氧运动 30 min,每周运动不少于 5 d。

(3)冠状动脉血管重建治疗:稳定型心绞痛患者的血管重建治疗,常通过经皮冠状动脉介入治疗和冠状动脉旁路移植术。其中经皮冠状动脉介入治疗创伤小、恢复快、危险性相对较低,尤其是药物洗脱支架的出现,使其远期疗效明显提高,普遍应用于临床。

冠状动脉旁路移植术的主要目的是通过血管旁路移植绕过狭窄的冠状动脉,为缺血心肌重建血运通道,即让心脏搏出的血从主动脉经过所架的血管桥,流向狭窄或梗阻的冠状动脉远端而达到缺血的心肌,以改善心肌供血、供氧,缓解和消除心绞痛等症状,提高患者生活质量。

(4)增强型体外反搏治疗:能降低患者心绞痛发作频率,改善运动负荷试验中的心肌缺血情况,能使 75%～80% 的患者症状获得改善。对于药物治疗难以奏效又不适宜行血管重建术的难治性慢性稳定型心绞痛可试用。一般每天 1 h,12 d 为 1 个疗程。

**(五)护理评估**

1.病史

了解患病与诊治经过,患者有无高血压、高血脂、糖尿病等疾病,疾病发作的诱因、患者生活饮食方式等。询问患者首次发生心绞痛的时间,主要症状的特点,有无伴随症状,是否进行性加重,有无并发症,既往检查结果、治疗经过及效果。

2.身体状况

评估患者入院时的意识和精神状态、体位、生命体征;有无面色苍白、皮肤湿冷、心率增快、血压升高、痛苦表情等;有无放射痛、恶心、呕吐、心悸或呼吸困难等。查看有无心脏扩大,听诊有无心律异常,有无第三或第四心音,有无奔马律及心尖部收缩期杂音等,了解相关检查结果。

3.心理-社会状况

患者是否有紧张、烦躁不安、恐惧的情绪,评估患者的职业特点、家庭状况、个人应对方式、经济情况、生活习惯等。

**(六)护理措施**

1.休息与活动

心绞痛发作时应立即停止正在进行的活动,就地休息。不稳定心绞痛者,应卧床休息,并密切观察。保持环境安静,限制探视,取得合作。

2.饮食

进食低脂、低胆固醇清淡饮食,提倡少量多餐。

3.给氧

鼻导管给氧,以增加心肌氧的供应,减轻缺血和疼痛。

4.心理护理

疼痛发作时应有专人陪伴,允许患者表达内心感受,给予心理支持,鼓励患者增强战胜疾病的信心。简明扼要地解释疾病过程与治疗配合方法,说明不良情绪会增加心肌耗氧量而不利于

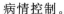

病情控制。

5.疼痛观察

评估患者疼痛的部位、性质、程度、持续时间,给予心电监护,描记疼痛发作时的心电图,严密监测心率、心律、血压变化,观察患者有无面色苍白、大汗、恶心、呕吐等。

6.用药护理

(1)心绞痛发作时给予患者舌下含服硝酸甘油,用药后注意观察患者胸痛变化情况,如服药后 3~5 min 仍不缓解者可重复使用,每隔 5 min 1 次,连续 3 次仍不能缓解者,应考虑急性冠状动脉综合征的可能,要及时报告医师。

(2)对于心绞痛发作频繁者,可遵医嘱给予硝酸甘油静脉滴注,但应控制滴速,并告知患者及家属不可擅自调节滴速,以防止低血压情况的发生。

(3)部分患者用药后出现面部潮红、头部胀痛、头晕、心动过速、心悸等不适,应告知患者上述不良反应是由药物所产生的血管扩张作用所致,以解除顾虑。

(4)应用他汀类药物时,应严密监测转氨酶及肌酸激酶等生化指标,及时发现药物可能引起的肝脏损害。采用强化降脂治疗时,应注意监测药物的安全性。

7.减少或避免诱因

疼痛缓解后,与患者一起分析引起心绞痛发作的原因。保持排便通畅,切忌用力排便,以免诱发心绞痛。调节饮食,禁烟、酒。保持心境平和,改变焦躁易怒、争强好胜的性格等。

8.排便的护理

(1)评估排便情况:如排便的次数、性状,有无习惯性便秘,是否服用通便药物。

(2)指导患者采取通便措施:合理饮食及增加富含纤维素的食物如水果、蔬菜的摄入;无糖尿病者每天清晨给予蜂蜜 20 mL 加温开水同饮;适当进行腹部按摩(按顺时针方向)以促进肠蠕动。一旦出现排便困难,可使用开塞露、盐水灌肠。

**(七)健康指导**

1.疾病知识指导

生活方式的改变是冠心病治疗的基础。

(1)合理膳食:宜摄入低热量、低脂、低胆固醇、低盐饮食,多食蔬菜、水果和粗纤维食物如芹菜、糙米等,避免暴饮暴食,注意少量多餐。

(2)戒烟、限酒。

(3)适量运动:运动方式应以有氧运动为主,运动的强度和时间因病情和个体差异而不同,必要时需要在监测下进行。

(4)自我心理调适:调整心态,减轻精神压力,逐渐改变急躁易怒性格,保持心理平衡采取放松术或与他人交流的方式缓解压力。告知患者及家属过劳、情绪激动、饱餐、用力排便、寒冷刺激等都是心绞痛发作的诱因,应注意尽量避免。

2.用药指导

(1)指导患者出院后遵医嘱服药,不要擅自增减药量,自我监测药物的不良反应。

(2)外出时随身携带硝酸甘油以备急需。

(3)硝酸甘油见光易分解,应放在棕色瓶内,存放于干燥处,以免潮解失效。药瓶开封后每 6 个月更换 1 次,以确保疗效。

3.病情监测指导

(1)教会患者及家属心绞痛发作时的缓解方法,胸痛发作时应立即停止活动或舌下含服硝酸甘油。如连续含服硝酸甘油3次仍不缓解,或心绞痛发作比以往频繁、程度加重、疼痛时间延长,应及时就医,警惕心肌梗死的发生。

(2)不典型心绞痛发作时可能表现为牙痛、肩周炎、上腹痛等,为防止误诊,可先按心绞痛发作处理并及时就医。

(3)告诉患者应定期复查心电图、血压、血糖、血脂、肝功能等。

## 三、急性冠状动脉综合征

急性冠状动脉综合征是一组由急性心肌缺血引起的临床综合征,主要包括不稳定型心绞痛、非ST段抬高型心肌梗死及ST段抬高型心肌梗死。急性冠状动脉综合征发病的主要病理基础多是动脉粥样硬化不稳定斑块破裂或糜烂导致冠状动脉内血栓形成。血小板激活在其发病过程中起着非常重要的作用。

### (一)不稳定型心绞痛和非ST段抬高型心肌梗死

不稳定型心绞痛和非ST段抬高型心肌梗死均是由动脉粥样斑块破裂或糜烂,伴有不同程度的表面血栓形成、血管痉挛及远端血管栓塞导致的一组临床症状,合称为非ST段抬高型急性冠状动脉综合征。本部分主要以不稳定型心绞痛为例进行介绍。

1.病因

冠状动脉内不稳定的粥样斑块继发的病理改变,使局部的心肌血流量明显下降,如斑块内出血、斑块纤维帽出现裂隙、表面有血小板聚集和/或刺激冠状动脉痉挛,导致缺血性心绞痛。可由劳力负荷诱发,但劳力负荷终止后胸痛并不能缓解。非ST段抬高型心肌梗死因严重持续性心肌缺血而导致坏死,病理上出现灶性或心内膜下心肌坏死。

2.临床表现

(1)症状:不稳定型心绞痛的疼痛性质与稳定型心绞痛的疼痛性质相似,但前者程度更严重,频率更快,持续时间更长;轻微活动即可诱发,可在静息时或夜间发作;可向新的部位放射;伴随新的症状,如恶心、呕吐、大汗、心悸或呼吸困难等;休息或含服硝酸甘油可能只是暂时或部分缓解心绞痛。

(2)体征:可暂时性出现第三、第四心音,缺血发作时或发作后有时可闻及心尖区收缩期杂音(二尖瓣反流所致)。

3.辅助检查

(1)心电图检查:大多数患者胸痛发作时有一过性ST段(抬高或压低)和T波(低平或倒置)改变,其中ST段的动态改变(≥0.1 mV的抬高或压低)是严重冠状动脉疾病的表现,可能会发生急性心肌梗死或猝死。

(2)连续心电监护:连续的心电监测可发现无症状或心绞痛发作时的ST段改变。连续24 h心电监测发现,85%～90%的心肌缺血可不伴有心绞痛症状。

(3)冠状动脉造影和其他侵入性检查:冠状动脉造影能提供详细的血管相关信息,帮助指导治疗并评价预后。在长期稳定型心绞痛基础上出现的不稳定型心绞痛患者常伴有多支冠状动脉病变,而新发作的静息心绞痛患者可能只有单支冠状动脉病变。冠脉内超声(IVUS)和光学相干断层显像(CT)可以精准提供斑块分布、性质、大小和有无斑块破溃及血栓形成等更精准的粥样斑块硬化信息。

（4）心肌损伤标志物检查：心肌损伤标志物增高水平与心肌梗死范围及预后密切相关。

（5）其他检查：胸部 X 线、心脏超声和放射性核素检查的结果与稳定型心绞痛患者的结果相似，但阳性发现率更高。

4.处理原则及治疗要点

不稳定型心绞痛和非 ST 段抬高型心肌梗死是严重的、具有潜在危险的疾病，其治疗主要有两个目的：即刻缓解缺血和预防严重不良反应后果（即死亡或心肌梗死或再梗死），包括抗缺血治疗、抗血栓治疗和根据危险度分层进行有创治疗。

（1）一般处理：患者应立即卧床休息，消除紧张情绪和焦虑，保持环境安静，可以应用小剂量的镇静药和抗焦虑药物。对于有发绀、呼吸困难或其他高危表现的患者给予吸氧。同时积极处理可能引起心肌耗氧量增加的疾病，如感染、发热、甲状腺功能亢进症、贫血、低血压、心力衰竭、低氧血症、肺部感染、快速型心律失常和严重的缓慢型心律失常。维持血氧饱和度达 90% 以上。

（2）抗心肌缺血治疗：主要目的是减少心肌耗氧量（减慢心率、降低血压或减弱左心室收缩能力）或扩张冠状动脉，以缓解心绞痛发作。

1）硝酸酯类药物：扩张静脉，降低心脏前负荷，降低左心室舒张末压，降低心肌耗氧量，改善左心室局部和整体功能。还可扩张冠状动脉，缓解心肌缺血。心绞痛发作时，可舌下含服硝酸甘油，若无效可静脉应用硝酸甘油或硝酸异山梨酯。

2）β 受体阻滞剂：降低心肌耗氧量，减少心肌缺血反复发作，减少心肌梗死的发生，对改善近、远期预后均有重要作用。常用药物有美托洛尔和比索洛尔。

3）钙通道阻滞剂：可有效减轻心绞痛症状，作为治疗持续性心肌缺血的次选药物。钙通道阻滞剂为血管痉挛性心绞痛的首选药物，能有效降低心绞痛的发生率。

（3）抗血小板治疗。

1）环氧化酶抑制剂：阿司匹林可降低急性冠状动脉综合征患者的短期和长期病死率。除非有禁忌证，所有不稳定型心绞痛和非 ST 段抬高型心肌梗死患者均应尽早使用阿司匹林，首次口服非肠溶制剂或嚼服肠溶制剂 300 mg，随后 75～100 mg，每天 1 次，长期维持。其主要不良反应是胃肠道反应和上消化道出血。

2）二磷酸腺苷（ADP）受体阻滞剂：临床常用氯吡格雷，首剂可用 300～600 mg，随后 75 mg，每天 1 次。用于不能耐受阿司匹林者长期使用，以及植入支架术后和阿司匹林联用。

（4）抗凝治疗：常规应用于中危和高危不稳定型心绞痛和非 ST 段抬高型心肌梗死患者中，常用药物包括普通肝素、低分子肝素、磺达肝癸钠和比伐芦定。

1）普通肝素：推荐用量为静脉注射 80 U/kg 后，以 15～18 U/(kg·h) 的速度静脉滴注维持。

2）低分子肝素：与普通肝素相比，低分子肝素在降低心脏事件发生方面有更优或相等的疗效。常用药物包括依诺肝素、那曲肝素、达肝素等。

3）磺达肝癸钠：选择性 X a 因子间接抑制剂。对需行经皮冠状动脉介入治疗的患者，术中需要追加普通肝素抗凝。

（5）调脂治疗：他汀类药物除了对血脂的调节作用外，远期还有抗感染、稳定斑块的作用，能降低冠状动脉疾病的病死率和心肌梗死的发病率。

（6）冠状动脉血运重建术：包括经皮冠状动脉介入治疗和冠状动脉旁路移植术。由于操作成功率提高和并发症降低，经皮冠状动脉介入治疗在不稳定型心绞痛和非 ST 段抬高型心肌梗死患者的应用增加。

**（二）急性 ST 段抬高型心肌梗死**

急性心肌梗死是在冠状动脉病变的基础上，发生冠状动脉血供急剧减少或中断，使相应心肌严重而持久地缺血，导致部分心肌细胞急性坏死。临床上表现为持久的胸骨后剧烈疼痛、发热、白细胞计数增加及反映心肌缺血、损伤和坏死的一系列特征性心电图进行性改变和血清心肌损伤标记物增高。常可发生恶性心律失常、心源性休克或心力衰竭，属冠心病中急性冠状动脉综合征的严重类型。

1.病因

（1）冠脉粥样硬化可造成一支或多支血管管腔狭窄和心肌血供不足。若侧支循环尚未充分建立，一旦血供急剧减少或中断，使心肌严重而持久地急性缺血达 1 h 以上，即可发生心肌梗死。

（2）促使粥样斑块破溃出血及血栓形成的诱因：①休克、脱水、出血、外科手术或严重心律失常，使心排血量骤降，冠状动脉灌流量锐减；②重体力活动、饱餐特别是进食多量高脂饮食后，情绪过分激动或血压剧升，心肌耗氧量猛增，冠状动脉供血明显不足；③晨起 6～12 时交感神经活动增加，冠状动脉张力增强。

2.临床表现

（1）先兆表现：部分患者在发病前数天有乏力，胸部不适，活动时心悸、气急、烦躁、心绞痛等前驱症状，其中以初发型心绞痛或恶化型心绞痛最为突出。心绞痛发作较以往频繁、性质较剧、持续较久、硝酸甘油疗效差、诱发因素不明显。心电图可出现 ST 段一过性显著抬高/压低，T 波倒置或增高。及时处理先兆症状，可使部分患者避免发生心肌梗死。

（2）症状：①疼痛是最先出现的症状，多发生于清晨，疼痛的性质与心绞痛相同，但诱因多不明显，且常发生于安静时，程度较重，持续时间较长，可达数小时或更长，休息和含硝酸甘油多不能缓解。患者常烦躁不安、出汗、恐惧、胸闷或有濒死感。②全身症状有发热、心动过速、白细胞计数增高和红细胞沉降率增快等，由坏死物质吸收所引起。③胃肠道症状，疼痛剧烈时常伴有频繁的恶心、呕吐和上腹胀痛，与迷走神经受坏死心肌刺激和心排血量降低组织灌注不足等有关。④心律失常多发生在起病 1～2 周内，而以 24 h 内最多见，可伴乏力、头晕、晕厥等症状。⑤低血压与休克，疼痛缓解而收缩压仍低于 10.7 kPa(80 mmHg)且患者表现为烦躁不安、面色苍白、皮肤湿冷、脉细而快、大汗淋漓、尿少、神志迟钝甚至晕厥者，则为休克表现。⑥心力衰竭主要为急性左心衰竭，表现为呼吸困难、咳嗽、发绀、烦躁等症状，严重者可发生肺水肿，随后可有颈静脉怒张、肝大、水肿等右心衰竭表现。

（3）体征：心脏浊音界可正常，也可轻度至中度增大；心率多增快，少数也可减慢，心律失常；心尖区第一心音减弱，可闻及第三或第四心音奔马律；10%～20%患者在起病第 2～3 d 出现心包摩擦音；部分患者在心前区可闻及收缩期杂音；可有各种心律失常、休克或心力衰竭相关的其他体征。几乎所有的患者都有血压降低的症状。

（4）并发症包括以下几种。①乳头肌功能失调或断裂：二尖瓣乳头肌因缺血、坏死等使收缩功能发生障碍，造成不同程度的二尖瓣脱垂并关闭不全，总发生率可高达 50%。②心室壁瘤：主要见于左心室，发生率为 5%～20%。较大的室壁瘤体检时可见左侧心界扩大，心脏搏动范围较广，可有收缩期杂音。瘤内发生附壁血栓时，心音减弱。③心肌梗死后综合征：发生率约为 10%。于心肌梗死后数周至数月内出现，可反复发生，表现为心包炎、胸膜炎或肺炎，有发热、胸痛等症状，可能为机体对坏死组织的变态反应。④栓塞：发生率为 1%～6%，见于起病后 1～

2周,如由左心室附壁血栓脱落所致,则引起脑、肾、脾或四肢等动脉栓塞。由下肢静脉血栓脱落所致,则产生肺动脉栓塞。⑤心脏破裂:少见,常在1周内出现,多为心室游离壁破裂,造成心包积血引起急性心脏压塞而猝死。

3.辅助检查

(1)实验室检查:血常规、尿常规、肾功能、电解质、血糖、血脂、心肌酶学和血清心肌坏死标记物。

(2)影像学及其他检查:心电图检查、胸部X线检查、24 h动态血压监测、超声心动图检查、颈动脉超声检查和放射性核素检查等。

4.处理原则及治疗要点

(1)休息:急性期应绝对卧床休息,保持室内环境安静,减少不良刺激。

(2)病情监测:给予持续心电监测,除颤仪应随时处于备用状态,密切观察心率、心律、血压和心功能变化,判断病情的发展,确定抢救及治疗方案。

(3)饮食和通便:给予流质、半流质饮食,逐步过渡到普通饮食。所有急性心肌梗死患者无腹泻者均应使用缓泻剂,以防止便秘时用力排便导致心脏破裂或引起心律失常与心力衰竭。

(4)给氧治疗:急性心肌梗死1周内,应给予常规吸氧,一般患者可用双鼻孔导管低流量持续或间接给氧。严重左心衰竭、肺水肿合并有机械并发症者,需面罩加压给氧或气管插管并机械通气。

(5)有效镇痛:首选吗啡2~4 mg静脉注射或哌替啶50~100 mg肌内注射。

(6)心肌再灌注:起病3~6 h,心肌再灌注包括溶栓、急性冠状动脉介入治疗、冠状动脉搭桥术。积极的治疗措施是起病3~6 h,最多在12 h内,使闭塞的冠状动脉再通,恢复心肌灌注,挽救缺血心肌,缩小梗死面积,从而能改善血流动力学,保护心功能和降低泵衰竭发生率与住院病死率,而且开始越早越好。可采取以下几种疗法。①经皮冠状动脉介入治疗:有条件的医院对具备适应证的患者应尽快实施经皮冠状动脉介入治疗;②溶栓疗法:无条件实行介入治疗或因患者就诊延误、转运时间过长将会错过再灌注时机,无禁忌证应立即(接诊患者后30 min内)行溶栓治疗。临床上常用溶栓药物包括链激酶(SK)、尿激酶(UK)、组织型纤溶酶原激活剂(t-PA)及重组人组织型纤溶酶原激酶衍生物(rt-PA)等。

(7)抗心律失常治疗:心律失常必须及时消除,以免演变为严重心律失常甚至猝死。

(8)控制休克:出现心源性休克时,应在血流动力学监测下,采用升压药、血管扩张药、补充血容量和纠正酸中毒等抗休克处理。

5.护理评估要点

(1)病史:了解患者患病及诊治经过,评估患者首次心肌梗死发病的时间,发病时的症状如疼痛的部位、性质、程度、持续时间、诱因与缓解方式;有无恶心、呕吐、全身乏力、发热、血压异常、大汗、面色苍白等伴随症状;有无呼吸困难、晕厥、休克、心力衰竭等严重情况发生;相关检查、化验结果。

(2)身体状况:评估胸痛发作的特点,观察患者的意识与精神状态,注意有无表情痛苦、面色苍白、大汗、神志模糊、反应迟钝甚至晕厥等休克表现。观察患者的体温、脉搏、呼吸、血压有无异常。注意患者心率、心律、心音的变化,有无奔马律、心脏杂音及肺部啰音等。

(3)心理-社会状况:评估是否由于胸痛异常剧烈,患者产生了恐惧,活动耐力和自理能力下降而产生焦虑、抑郁情绪。护士应评估患者的心理状态,了解患病对其身心状态的影响程度,患者对疾病的认识程度,患者的经济状况和家人的支持程度。

6.护理措施

(1)休息与活动:急性期应住在冠心病监护室,绝对卧床休息,保持环境安静,减少探视,消除焦虑,防止不良刺激。若病情稳定无并发症,24 h 内应鼓励患者在床上进行肢体活动,如进行腹式呼吸、关节被动与主动运动。若无低血压,第 3 d 就可在病房内走动;梗死后 4~5 d,逐步增加活动直至每天 3 次步行 100~150 m,逐渐过渡到室外散步,以不感到疲劳为限,但对病情不稳定及高危患者应适当延长卧床时间。

(2)给氧护理:给予鼻导管间断或持续吸氧,增加心肌氧的供应,减轻心肌缺血和疼痛。严重呼吸困难者可行面罩加压给氧或气管插管并机械通气。

(3)病情观察:持续心电、血压、呼吸、血流动力学和血氧饱和度监测,密切观察心律、心率、血压和心功能的变化。准备好抢救设备和药物,除颤仪应随时处于备用状态,以便及时抢救。

(4)饮食护理:由于患者心肌供血不足,心功能低下,心排血量减少,加上长时间卧床,胃肠蠕动减弱,消化功能不良,宜进食低脂、低胆固醇、清淡易消化的流质或半流质饮食,避免食用辛辣食物或发酵食物,以减少便秘与腹胀。进食不宜太快及过饱,以免加重心脏负担。

(5)保持大便通畅:入院后常规给予缓泻剂;若 2 d 无大便,需积极处理。排便用力易诱发心律失常、心源性休克和心力衰竭等并发症,甚至还可发生心脏破裂。排便时必须有专人看护,严密观察心电图的改变。饮食中适当增加纤维食物;避免用力排便,防止因腹内压急剧升高,反射性引起心率及冠状动脉血流量变化而发生意外。

(6)心理护理:急性心肌梗死患者心理影响巨大,表现为惊恐、忧虑、抑郁、易激惹。疼痛发作时应有专人陪伴,鼓励患者表达内心感受,给予心理支持,增强战胜疾病的信心。指导缓解紧张的放松训练方法。

(7)用药护理:迅速建立两条静脉通路,监测穿刺处有无渗药、红肿、出血、疼痛等,如发现异常及时更换穿刺部位,注意输液速度、液体出入量。保证给药途径畅通,注意遵医嘱应用药物。应用吗啡或哌替啶需注意有无呼吸抑制,应用硝酸甘油或硝酸异山梨酯需随时监测血压变化。

(8)溶栓治疗的护理:①询问患者是否有脑血管病病史、活动性出血和出血倾向、严重而未控制的高血压、近期大手术或外伤史等溶栓禁忌证;②遵医嘱迅速应用溶栓药物并观察不良反应,包括出血(皮肤黏膜出血、尿血、便血、咯血和颅内出血)、低血压[收缩压低于 12.0 kPa(90 mmHg)]和变态反应(寒战、发热、皮疹);③溶栓过程中注意患者有无低血压,观察溶栓疗效。

(9)并发症的监测与护理。

心律失常与猝死的监测与护理:心电监测出现室性期前收缩呈频发性、多源性、二联律或三联律等变化,有可能发展为室性心动过速或心室颤动,应立即给予利多卡因 50~100 mg 稀释后静脉推注。监测电解质和酸碱平衡状况,准备好急救药品和抢救设备,如除颤仪、起搏器等,随时准备抢救。

心力衰竭的病情监测与处理:急性心肌梗死患者在起病最初几天,甚至在梗死演变期可发生心力衰竭,特别是急性左心衰竭。应严密观察患者有无呼吸困难、咳嗽、咳痰、少尿等,听诊肺部有无湿啰音;避免情绪激动、饱餐、用力排便等加重心脏负荷的因素。

(10)康复训练的监测:开始进行康复训练时,必须在护理人员的监测下进行,以不引起任何不适为度,心率增加每分钟 10~20 次为正常反应。运动时心率增加每分钟<10 次可加大运动量,进入高一阶段的训练。若运动时心率增加超过每分钟 20 次,收缩压降低超过 2.0 kPa

(15 mmHg),出现心律失常或心电图 ST 段缺血型下降≥0.1 mV,则应退回到前一个运动水平。出现下列情况时应减慢运动进程或停止运动:①胸痛、心悸、气喘、头晕、恶心、呕吐等;②心肌梗死 3 周内活动时,心率变化超过每分钟 20 次或血压变化超过 2.7 kPa(20 mmHg);③心肌梗死 6 周内活动时,心率变化超过每分钟 30 次或血压变化超过 4.0 kPa(30 mmHg)。

7.健康指导

(1)饮食指导:急性心肌梗死恢复后的所有患者均应采用饮食调节,低饱和脂肪和低胆固醇饮食。指导患者避免食用黄油、蛋黄、脂肪、动物内脏、坚果、猪油、巧克力、含乙醇及咖啡因的饮料等,多食新鲜蔬菜、水果、豆制品、植物油。少食多餐,避免过饱。

(2)戒烟:向患者讲解吸烟对健康特别是对心血管方面的危害,告知戒烟方法,制订戒烟计划。每次随诊都须问诊戒烟计划执行情况。

(3)心理指导:应充分理解并指导患者正确对待自己的病情,保持乐观与平和的心情,消除因担心今后工作能力和生活质量而产生的焦虑情绪。鼓励家属和同事对患者给予理解和支持,工作、生活中避免对其施加压力,创造一个良好的身心休养环境。

(4)康复指导:建议出院后继续进行康复治疗,利于提高患者的心理健康水平和生活质量、延长存活时间。康复训练应分阶段循序渐进增加活动量,提倡小量、重复、多次运动,适当的间隔休息,可以提高运动总量而避免超负荷运动。运动中以达到患者最大心率 60%～65%的低强度长期锻炼是安全有效的。运动方式包括步行、慢跑、打太极拳、骑自行车、游泳、做健美操等,每周运动 3～4 d,每次 10～15 min。个人卫生活动、家务劳动、娱乐活动等也对患者有益。经 2～4 个月的体力活动锻炼后,酌情恢复部分或轻体力工作,但对重体力劳动、驾驶员、高空作业及其他精神紧张或工作量过大的工种应予以避免。无并发症的患者心肌梗死后 6～8 周可恢复性生活,性生活应适度。

(5)用药指导与病情监测:指导患者严格按医嘱服药,提高服药依从性。告知患者及家属药物的用法、作用和不良反应,教会患者定期监测血压、脉搏。若胸痛发作频繁、程度较重、时间较长,服用硝酸酯制剂疗效差时,应及时就医。教会家属心肺复苏的基本技术,定期门诊随访。

(聂文红)

# 第四节　心　律　失　常

心律失常是指心脏冲动起源、频率、节律、传导速度或激动次序的异常。引起心律失常的原因很多,可以是生理性的,也可以是病理性的。各种器质性心脏病是引发心律失常的最常见原因,其中缺血性心脏病、充血性心力衰竭和心源性休克等较易引发严重的心律失常,可导致严重的血流动力学障碍,甚至死亡。除上述疾病外,自主神经功能紊乱、药物中毒、内分泌代谢失常、酸碱平衡失调、电解质紊乱、急性感染、手术和心导管刺激等均可引起心律失常。健康人在紧张、激动、疲劳、吸烟、饮酒和饱餐等情况下,也可发生心律失常。本节仅介绍临床常见的心律失常。

## 一、房性期前收缩

房性期前收缩是指激动起源于窦房结以外心房任何部位的一种主动性异位搏动。正常成人进行24 h心电监测,大约 60％有房性期前收缩发生。

**（一）病因**

各种器质性心脏病患者均可发生房性期前收缩,并可能是快速性房性心律失常的先兆。

**（二）临床表现**

患者一般无明显症状,频发房性期前收缩者可有心悸或心跳暂停感。

**（三）心电图特征**

（1）房性期前收缩的 P 波提前发生,形态与窦性 P 波不同。

（2）下传的 QRS 波群形态通常正常,少数无 QRS 波出现。

（3）常见不完全性代偿间歇。

**（四）治疗要点**

房性期前收缩通常无须治疗。吸烟、饮酒与咖啡可诱发,应劝导患者减量。有明显症状时可给予药物治疗。

## 二、心房颤动

心房颤动(简称房颤)是指规则有序的心房电活动丧失,代之以快速无序的心房颤动波,是最严重的心房电活动紊乱,也是常见的快速性心律失常之一。心房由于无序颤动,从而失去了有效的收缩和舒张,进而导致泵血功能下降或丧失,因此心室律紊乱、心功能受损和心房附壁血栓形成是心房颤动患者的主要病理、生理特点。

**（一）病因**

房颤常发生于有基础心血管疾病的患者,如冠心病、高血压、风湿性心脏瓣膜病、甲状腺功能亢进性心脏病、心肌病、感染性心内膜炎和缩窄性心包炎。

**（二）临床表现**

心房颤动主要表现为心慌,症状轻重程度亦受心室率快慢的影响,心室率不快,可无明显症状,心率超过每分钟 150 次时,患者可发生心绞痛或心力衰竭。房颤产生血栓、引起体循环栓塞的风险极大,如房颤患者突发偏瘫、失语需考虑到脑栓塞,发生急性腹痛但又排除其他常见急腹症时亦应考虑肠系膜动脉栓塞的可能性。房颤特异性体征主要为心律绝对不齐、心音强弱不等和脉搏短绌。

**（三）心电图特点**

（1）P 波消失,代之以大小不等、形态不一、间期不等的心房颤动波——f 波,频率为每分钟350～600 次。

（2）RR 间期绝对不等。

（3）QRS 波群形态通常正常,当心室率过快,发生室内差异性传导时,QRS 波群增宽、变形。

**（四）治疗要点**

（1）积极控制基础心脏疾病、控制诱发因素。

（2）控制心室率:常用药物有洋地黄、β 受体阻滞剂及钙通道阻滞剂等。

（3）药物复律和同步直流电复律。

（4）导管消融和外科治疗。

（5）抗凝治疗。

### 三、室性期前收缩

室性期前收缩(简称室早)是指起源于心室肌或心室肌内浦肯野纤维的提前出现的异常电激动,是最常见的心律失常之一。在正常人和各类心脏疾病患者中均可发生。但临床上患者多伴有黑蒙、眩晕,有器质性心脏病,心脏结构和功能改变,当心电图表现为多源、成对、成串的室性期前收缩时应引起重视。

**(一)病因**

正常人与各种心脏病患者均可发生室性期前收缩。心肌炎、缺血、缺氧、麻醉和手术等均可使心肌受到机械、电、化学性刺激而发生室性期前收缩,常见于冠心病、心肌病、心肌炎、风湿性心脏病。

**(二)临床表现**

室性期间收缩常无与之直接相关的症状,患者是否有症状及症状的轻重程度与期前收缩的频发程度不直接相关。患者可感到心悸,类似电梯快速升降的失重感或代偿间歇后一次有力的心脏搏动,多数人称"偷停"。听诊时可闻及期前收缩后出现一较长的停歇,期前收缩的第二心音减弱,仅能听到第一心音,桡动脉搏动减弱或消失。

**(三)心电图特征**

(1)提前出现的 QRS 波前无 P 波或无相关的 P 波。

(2)提前出现的 QRS 形态宽大畸形,时限通常>0.12 ms,T 波方向多与 QRS 的主波方向相反。

(3)往往为完全性代偿间歇,即期前收缩前后 RR 间距等于窦性周期的 2 倍。

**(四)治疗要点**

(1)无器质性心脏疾病,考虑为良性室性期前收缩,预后良好,从危险效益比来说,不支持常规抗心律失常药物治疗,应首先考虑祛除诱发或加重室性期前收缩的因素如吸烟、喝咖啡等。对于此类患者的治疗重点是缓解症状。

(2)对于器质性心脏病伴频发室性期前收缩的患者,其治疗目的是预防心脏性猝死。

### 四、室性心动过速

室性心动过速(简称室速)是指起源于希氏束以下水平至少连续 3 个或 3 个以上的快速性心律失常。

**(一)病因**

常发生于各种器质性心脏病患者,最常见于冠心病,尤其是急性心肌梗死患者。也发生于无明显器质性心脏病的原发性心电疾病,如先天性长 QT 综合征。10%～20%的室性心动过速为特发性室性心动过速,常见于年轻男性。

**(二)临床表现**

患者可表现为心悸、胸闷、胸痛和黑蒙等,但临床表现并不一致,非持续性室速(<30 s,能自行终止)的患者除心悸外可无其他任何症状,而持续性室速(>30 s,需药物或电复律终止发作)的患者常伴有明显血流动力学障碍和心肌缺血,其表现包括低血压、四肢厥冷、乏力、晕厥、少尿、气短和心绞痛等。听诊心律轻度不规则。

**（三）心电图特征**

（1）频率多在每分钟 100～250 次，节律可稍不齐。

（2）QRS 波群形态宽大畸形，时限通常超过 0.12 s；ST-T 波方向与 QRS 波主波方向相反。

（3）心房独立活动与 QRS 波无固定关系，房室分离。

（4）偶尔心房激动夺获心室或发生室性融合波或 1∶1 传导。

**（四）治疗要点**

（1）立即终止室性心动过速的发作：根据血流动力学是否稳定采取抗心律失常药物治疗或直流电复律治疗的方法。

（2）纠正和治疗室性心动过速的诱因和病因：如低血钾、心肌缺血和心功能不全。

## 五、心室扑动与心室颤动

心室扑动与心室颤动（简称室扑和室颤）为致命性心律失常。

**（一）病因**

常见于缺血性心脏病。心室颤动往往是心脏停搏前的短暂征象，也可以因急性心肌缺血或心电紊乱而发生。由于心脏出现多灶性局部兴奋，以致完全失去排血功能，心室扑动常不能持久，没有很快恢复，便会转为心室颤动而导致死亡。

**（二）临床表现**

心室扑动与心室颤动为最恶性的心律失常，短时间即可引起意识丧失、抽搐、呼吸停顿甚至死亡。触诊时大动脉搏动消失、听诊心音消失、血压无法测到。

**（三）心电图特征**

（1）心室扑动心电图特征：无正常 QRS-T 波，代之以连续快速而相对规则的大振幅波动，频率达每分钟 200～250 次，心脏失去排血功能。

（2）心室颤动心电图特征：QRS-T 波完全消失，出现大小不等、极不匀齐的低小波，频率在每分钟 200～500 次。心室扑动和心室颤动均是极严重的致死性心律失常。

**（四）治疗要点**

心室扑动和心室颤动发生后即为心搏骤停，如果未能积极救治，多在数分钟内因组织缺氧而导致重要生命器官损害或死亡，因此应及时采取积极有效的复苏措施。长期治疗包括病因治疗、祛除诱因、药物治疗和植入式心脏复律除颤器治疗。

## 六、房室传导阻滞

房室传导阻滞（又称房室阻滞）是指房室交界区脱离了生理不应期后，心房冲动传导延迟或不能传导至心室。根据阻滞不同，房室阻滞分为一度、二度和三度。一度房室传导阻滞指房室传导时间延长。二度房室传导阻滞指激动自心房至心室过程中有部分传导中断，即有心室脱漏现象。二度房室传导阻滞又分为两型，称二度Ⅰ型房室阻滞和二度Ⅱ型房室阻滞。三度房室传导阻滞又称完全性房室传导阻滞，指心房激动全部不能传入心室。

**（一）病因**

主要有先天性、原发性和继发性，临床上以继发性多见。

**（二）临床表现**

对于房室传导阻滞，一度房室传导阻滞通常无症状；二度房室传导阻滞可引起心搏脱落，可有心悸;三度房室传导阻滞的症状取决于心室率的快慢,包括疲倦、乏力、头晕、晕厥、心绞痛及心力衰竭等。当心室率严重缓慢导致脑供血不足时,可引起短暂意识丧失,甚至抽搐。室内传导阻滞多无特殊的临床表现,主要为基础心脏病变的症状。对于房室传导阻滞,一度房室传导阻滞时第一心音减弱;二度房室传导阻滞时有心搏脱漏,Ⅰ型者第一心音逐渐减弱,Ⅱ型者强度恒定;三度房室传导阻滞时心率慢而规则,第一心音强弱不等。

**(三)心电图特征**

1.一度房室传导阻滞

(1)PR 间期延长,成人>0.20 s(老年人>0.21 s)。

(2)每个 P 波后均有 QRS 波群。

2.二度房室传导阻滞

二度Ⅰ型心电图特征:P 波规律出现,PR 间期逐渐延长,直到 P 波下传受阻,脱漏 1 个 QRS波群,漏搏后房室阻滞得到一定改善,PR 间期又趋缩短,之后又逐渐延长,如此周而复始地出现。二度Ⅱ型心电图特征:表现为 PR 间期恒定,部分 P 波后无 QRS 波群。凡连续出现 2 次或者 2 次以上的 QRS 波群脱漏者,常称为高度房室阻滞。

3.三度房室传导阻滞

(1)P 波与 QRS 波群各自独立,互不相关,呈完全性房室分离。

(2)心房率>心室率。

(3)QRS 波群形态和时限取决于阻滞部位,如阻滞位于希氏束及其附近,心室率为每分钟40~60 次,QRS 波群正常;如阻滞部位在希氏束分叉以下,心室率可每分钟<40 次,QRS 波群宽大畸形。

**(四)治疗要点**

针对不同病因进行治疗。一度或二度Ⅰ型房室传导阻滞心室率不太慢者无须特殊治疗。二度Ⅱ型或三度房室传导阻滞如心室率慢伴有明显症状或血流动力学障碍,甚至阿-斯综合征者,应给予心脏起搏治疗。

## 七、心律失常患者护理评估

**(一)病史**

评估患者之前出现心律失常的情况,如发作时间、次数和发作时的心电图表现、起止方式及就医情况;是否服用抗心律失常药物,其名称、服用方法、效果及不良反应等;是否行电复律、起搏器植入术、射频消融术及外科手术等,效果如何。询问患者是否有心脏本身的疾病,如冠心病、风心病、高血压、心肌病及心力衰竭等;是否伴有其他系统疾病,如甲状腺功能亢进症或低下、呼吸衰竭导致的低氧血症或高碳酸血症等;是否有全身性感染、电解质紊乱及转移到心脏的肿瘤等。

**(二)身体状况**

身体状况包括患者入院时的意识、精神状态及生命体征(呼吸、心率、血压、脉搏情况)。心脏有无扩大,心脏冲动的位置和范围等。

**(三)心理-社会状况**

心律失常患者有各种不舒适的感觉,甚至有濒死感,因而存在焦虑、恐惧的情绪。护理人员需及时评估患者是否存在焦虑、恐惧等负性情绪及其严重程度,以及其他情况。

### 八、心律失常患者护理措施

#### (一)休息与活动

评估患者心律失常的类型及临床表现，与患者及家属共同制订休息与活动计划。对于无器质性心脏病的良性心律失常患者鼓励其正常工作和生活，建立健康的生活方式，保持心情舒畅，避免过度劳累。当患者出现因心律失常发作导致的胸闷、心悸、头晕等不适症状时采取高枕卧位、半卧位，尽量避免左侧卧位，因左侧卧位时患者常能感觉到心脏搏动而使不适感加重。当心律失常频繁发作，伴有头晕、晕厥或曾有跌倒病史时，应嘱患者卧床休息，避免单独外出，防止意外。当患者出现由窦性停搏、二度Ⅱ型或三度房室传导阻滞、持续性室速等严重心律失常或快速心室率引起血压下降的情况时，应卧床休息，以减少心肌耗氧量。

#### (二)用药护理

严格遵医嘱按时按量给予抗心律失常药物，静脉注射时速度宜慢，静脉滴注药物时尽量用输液泵调节速度，以及观察患者的生命体征和心电图变化，密切观察药物的效果及不良反应。胺碘酮静脉用药易引起静脉炎，应选择大血管并注意保护血管，严密观察穿刺局部情况，谨防药物外渗。

#### (三)病情观察

观察患者有无心悸、乏力、胸闷及头晕等症状，以及心律失常发生的程度、持续时间及给日常生活带来的影响。定时测量脉搏、心律及心率，判断有无心律失常的发生。房颤患者应同时测量心率和脉率 1 min，观察脉搏短绌的变化，有无晕厥，询问其诱因、发作时间及过程。进行 24 h 动态心电图监测的患者，嘱其保持日常的生活和活动，并记录发病时的症状和出现的时间及当时所从事的活动，以利于发现病情、查找病因。对严重心律失常者，应持续心电监护，严密监测心律、心率、心电图、生命体征、血氧饱和度的变化，如发现异常应立即报告医师。安放监护电极片应注意清洁皮肤，电极放置位置应避开胸骨右缘及心前区，以免影响做心电图和紧急电复律。伴呼吸困难、发绀等缺氧表现时给予氧气吸入，流量为 2～4 L/min。

#### (四)配合抢救

对于高危患者，应留置静脉通道，备好抗心律失常药物及其他抢救药品，准备好各种抢救器材，如除颤仪、临时起搏器等。一旦发生猝死，立即配合抢救。

#### (五)心理护理

为患者提供舒适安静的环境，了解患者的需要，倾听患者的主诉和感受，耐心解答患者提出的问题，向患者介绍病情及预后，鼓励患者参与制订护理计划。合理安排护理操作时间，保证患者的休息与睡眠时间，必要时遵医嘱使用镇静药。对于使用的各种仪器要有针对性地介绍使用的目的、功能、安全性和必要性，必要时关闭仪器报警功能，尽可能减少不良刺激。

### 九、心律失常患者健康指导

(1)向患者及家属讲解心律失常的常见原因、诱发因素及防治知识，避免诱发因素如情绪紧张、过度劳累、急性感染、寒冷刺激、不良生活习惯(吸烟、饮浓茶和咖啡等)，避免饱餐。指导患者注意劳逸结合，有规律的生活，保证充足的睡眠时间。低钾血症易诱发室性期前收缩或室速，应注意预防、监测与纠正。心动过缓患者应避免排便时过度屏气，以免兴奋迷走神经而加重心动过缓。

（2）指导患者严格遵医嘱服药,说明按医嘱服药的重要性,严禁随意更改剂量或更换药物。指导患者观察药物产生的疗效和不良反应,发现异常时及时就诊。

（3）指导患者及家属监测脉搏的方法和心律失常发作时的应对措施。教会家属心肺复苏术,以备紧急需要时应用。对于进行电复律术、导管消融术、植入永久起搏器或外科手术后的患者注意加强相关指导。

（4）指导患者出院后定期随访,发现异常及时就诊。

（聂文红）

# 第六章　消化内科护理

## 第一节　炎症性肠病

炎症性肠病是一种病因不明的肠道慢性非特异性炎症性疾病,包括溃疡性结肠炎(ulcerative colitis,UC)和克罗恩病(Crohn's disease,CD)。一般认为,UC 和 CD 是同一疾病的不同亚类,组织损伤的基本病理过程相似,但可能由于致病因素不同,发病的具体环节不同,最终导致组织损害的表现不同。

### 一、溃疡性结肠炎

UC 是一种病因不明的直肠和结肠慢性非特异性炎症性疾病。病变主要位于大肠的黏膜与黏膜下层。主要症状有腹泻、黏液脓血便和腹痛,病程漫长,病情轻重不一,常反复发作。本病多见于 20~40 岁,男女发病率无明显差别。

#### (一)疾病概述

1.病理

病变主要位于直肠和乙状结肠,可延伸到降结肠,甚至整个结肠。病变一般仅限于黏膜和黏膜下层,少数重症者可累及肌层。活动期黏膜呈弥漫性炎症反应,可见水肿、充血与灶性出血,黏膜脆弱,触之易出血。由于黏膜与黏膜下层有炎性细胞浸润,大量中性粒胞在肠腺隐窝底部聚集,形成小的隐窝脓肿。当隐窝脓肿融合破溃,黏膜即出现广泛的浅小溃疡,并可逐渐融合成不规则的大片溃疡。结肠炎症在反复发作的慢性过程中,大量新生肉芽组织增生,常出现炎性息肉。黏膜因不断破坏和修复,丧失其正常结构,并且由于溃疡愈合形成瘢痕,黏膜肌层与肌层增厚,使结肠变形缩短,结肠袋消失,甚至出现肠腔狭窄。少数患者有结肠癌变,以恶性程度较高的未分化型多见。

2.临床分型

临床上根据本病的病程、程度、范围和病期进行综合分型。

(1)根据病程经过分型:①初发型,无既往史的首次发作。②慢性复发型,最多见,发作期与缓解期交替。③慢性持续型,病变范围广,症状持续半年以上。④急性暴发型,少见,病情严重,全身毒血症状明显,易发生大出血和其他并发症。上述后 3 型可相互转化。

(2)根据病情程度分型:①轻型,多见,腹泻每天 4 次以下,便血轻或无,无发热、脉速、贫血轻或无,血沉正常。②重型,腹泻频繁并有明显黏液脓血便,有发热、脉速等全身症状,血沉加快、血红蛋白下降。③中型,介于轻型和重型之间。

(3)根据病变范围分型:可分为直肠炎、直肠乙状结肠炎、左半结肠炎、全结肠炎以及区域性结肠炎。

(4)根据病期分型:可分为活动期和缓解期。

**(二)护理评估**

起病多数缓慢,少数急性起病,偶见急性暴发起病。病程长,呈慢性经过,常有发作期与缓解期交替,少数症状持续并逐渐加重。

**1.健康史**

(1)患者排便次数是否增加,是否伴有血便,有无里急后重感。

(2)腹痛是否频繁以及腹痛部位及性质有无突然改变。

(3)是否间断发热,有无低热、高热。

(4)近阶段体重下降幅度是否较大。

(5)饮食习惯是否规律,有无大量摄入寒凉食物。

(6)老年人是否既往病史较多,如糖尿病、心脏病、高血压、骨质疏松症等,是否与其服用较多常用药有关。

(7)家族是否有此遗传病史。

**2.身体状况**

(1)症状:主要有消化系统表现、全身表现和肠外表现。

1)消化系统表现:主要表现为腹泻与腹痛。①腹泻为最主要的症状,黏液脓血便是本病活动期的重要表现。腹泻主要与炎症导致大肠黏膜对水钠吸收障碍以及结肠运动功能失常有关。粪便中的黏液或黏液脓血,为炎症渗出和黏膜糜烂及溃疡所致。排便次数和便血程度可反映病情程度,轻者每天排便 2~4 次,粪便呈糊状,可混有黏液、脓血,便血轻或无,重者腹泻每天可达 10 次以上,大量脓血,甚至呈血水样粪便。病变限于直肠和乙状结肠的患者,偶有腹泻与便秘交替的现象,此与病变直肠排空功能障碍有关。②腹痛轻者或缓解期患者多无腹痛或仅有腹部不适,活动期有轻或中度腹痛,为左下腹的阵痛,亦可涉及全腹。有疼痛-便意-便后缓解的规律,大多伴有里急后重,为直肠炎症刺激所致。若并发中毒性巨结肠或腹膜炎,则腹痛持续且剧烈。③其他症状可有腹胀、食欲缺乏、恶心、呕吐等。

2)全身表现:中、重型患者活动期有低热或中等度发热,高热多提示有并发症或急性暴发型。重症患者可出现衰弱、消瘦、贫血、低清蛋白血症、水和电解质平衡紊乱等表现。

3)肠外表现:本病可伴有一系列肠外表现,包括口腔黏膜溃疡、结节性红斑、外周关节炎、坏疽性脓皮病、虹膜睫状体炎等。

(2)体征:患者呈慢性病容,精神状态差,重者呈消瘦贫血貌。轻者仅有左下腹轻压痛,有时可触及痉挛的降结肠和乙状结肠。重症者常有明显腹部压痛和鼓肠。若有反跳痛、腹肌紧张、肠鸣音减弱等应注意中毒性巨结肠和肠穿孔等并发症。

**3.实验室及其他检查**

(1)血液检查:血常规、凝血、肝肾功能、血沉、C 反应蛋白、自身抗体等。

（2）粪便检查：显微镜镜检可见红细胞和脓细胞，急性发作期可见巨噬细胞。

（3）X线钡剂灌肠检查：可见黏膜粗乱或有细颗粒改变，也可呈多发性小龛影或小的充盈缺损，有时病变肠管缩短，结肠袋消失，肠壁变硬，可呈铅管状。重型或爆发型一般不宜做此检查，以免加重病情或诱发中毒性巨结肠。

（4）结肠镜检查：内镜下可见病变黏膜充血和水肿，粗糙呈颗粒状，质脆易出血。黏膜上有多发性浅溃疡，散在分布，表面附有脓性分泌物。

4.心理-社会状况

患者是否因频繁腹泻、便血等产生焦虑心理；患者是否因病程迁延、治疗效果缓慢等产生抑郁心理，人际沟通交往能力下降；家属在患者治疗过程中是否给予支持和帮助。

**（三）护理诊断**

1.腹泻

腹泻与肠道炎性刺激致肠蠕动增加及肠内水、钠吸收障碍有关。

2.腹痛

腹痛与肠道黏膜的炎性浸润有关。

3.营养失调：低于机体需要量

低于机体需要量与频繁腹泻，吸收不良有关。

4.焦虑

焦虑与频繁腹泻、疾病迁延不愈有关。

**（四）护理目标**

患者大便次数减少，粪质正常；腹痛缓解，营养改善，体重恢复，未发生并发症；焦虑减轻。

**（五）护理措施**

1.一般护理

（1）休息与活动：在急性发作期或病情严重时均应卧床休息，缓解期适当休息，注意劳逸结合

（2）合理饮食：指导患者食用质软、易消化、少纤维素又富含营养、有足够热量的食物，以利于吸收、减轻对肠黏膜的刺激并供给足够的热量，以维持机体代谢的需要。避免食用冷饮、水果、多纤维的蔬菜及其他刺激性食物，忌食牛乳及乳制品。急性发作期患者，应进流质或半流质饮食，病情严重者应禁食，按医嘱给予静脉高营养，以改善全身状况。应注意给患者提供良好的进餐环境，避免不良刺激，以增进患者食欲。

2.病情观察

观察患者腹泻的次数、性质，腹泻伴随症状，如发热、腹痛等，监测粪便检查结果。严密观察腹痛的性质、部位以及生命体征的变化，以了解病情的进展情况，如腹痛性质突然改变，应注意是否发生大出血、肠梗阻、中毒性巨结肠、肠穿孔等并发症。观察患者进食情况，定期测量患者的体重，监测血红蛋白、血清电解质和清蛋白的变化，了解营养状况的变化。

3.用药护理

遵医嘱给予柳氮磺吡啶（SASP）、糖皮质激素、免疫抑制剂等治疗，以控制病情，使腹痛缓解。注意药物的疗效及不良反应，如应用SASP时，患者可出现恶心、呕吐、皮疹、粒细胞减少及再生障碍性贫血等。应嘱患者餐后服药，服药期间定期复查血常规，应用糖皮质激素者，要注意激素不良反应，不可随意停药，防止反跳现象，应用硫唑嘌呤或巯嘌呤时患者可出现骨髓抑制的表现，应注意监测白细胞计数。

**4.心理护理**

安慰鼓励患者,向患者解释病情,使患者以平和的心态应对疾病,自觉地配合治疗。

**(六)健康教育**

**1.心理指导**

由于病情反复发作,迁延不愈,常给患者带来痛苦,尤其是排便次数的增加,给患者的精神和日常生活带来很多困扰,易产生自卑、忧虑,甚至恐惧心理。应鼓励患者以平和的心态应对疾病,积极配合治疗。

**2.指导患者合理饮食及活动**

指导患者食用质软、易消化、少纤维素又富含营养、有足够热量的食物,避免食用冷饮、水果、多纤维的蔬菜及其他刺激性食物,忌食牛乳和乳制品。在急性发作期或病情严重时均应卧床休息,缓解期适当休息,注意劳逸结合。

**3.用药指导**

嘱患者坚持治疗,不要随意更换药物或停药。教会患者识别药物的不良反应,出现异常症状要及时就诊,以免耽搁病情。

**(七)护理效果评价**

患者腹泻、腹痛缓解,营养改善,体重恢复。

## 二、克罗恩病

克罗恩病(CD)是一种病因尚不十分清楚的胃肠道慢性炎性肉芽肿性疾病。病变多见于末段回肠和邻近结肠,但从口腔至肛门各段消化道均可受累,呈节段性或跳跃式分布。临床上以腹痛、腹泻、体重下降、腹块、瘘管形成和肠梗阻为特点,可伴有发热等全身表现以及关节、皮肤、眼、口腔黏膜等肠外损害。本病有终生复发倾向,重症患者迁延不愈,预后不良。

**(一)疾病概述**

**1.病理**

病变表现为同时累及回肠末段与邻近右侧结肠者,只涉及小肠者,局限在结肠者。病变可涉及口腔、食管、胃、十二指肠,但少见。

大体形态上,克罗恩病特点为:①病变呈节段性或跳跃性,而不呈连续性。②黏膜溃疡早期呈鹅口疮样溃疡,随后溃疡增大、融合,形成纵行溃疡和裂隙溃疡,将黏膜分割呈鹅卵石样外观。③病变累及肠壁全层,肠壁增厚变硬,肠腔狭窄。

组织学上,克罗恩病的特点为:①非干酪性肉芽肿,由类上皮细胞和多核巨细胞构成,可发生在肠壁各层和局部淋巴结。②裂隙溃疡,呈缝隙状,可深达黏膜下层甚至肌层。③肠壁各层炎症,伴固有膜底部和黏膜下层淋巴细胞聚集、黏膜下层增宽、淋巴管扩张及神经节炎等。肠壁全层病变致肠腔狭窄,可发生肠梗阻。溃疡穿孔引起局部脓肿,或穿透至其他肠段、器官、腹壁,形成内瘘或外瘘。肠壁浆膜纤维素渗出、慢性穿孔均可引起肠粘连。

**2.临床分型**

区别本病不同临床情况,有助全面估计病情和预后,制订治疗方案。

(1)临床类型:依疾病行为分型,可分为狭窄型(以肠腔狭窄所致的临床表现为主)、穿通型(有瘘管形成)和非狭窄非穿通型(炎症型)。各型可有交叉或互相转化。

(2)病变部位:参考影像和内镜结果确定,可分为小肠型、结肠型、回结肠型。如消化道其他部分受累亦应注明。

(3)严重程度:根据主要临床表现的程度及并发症计算 CD 活动指数(CDAI),用于疾病活动期与缓解期区分、病情严重程度估计(轻、中、重度)和疗效评定。

**(二)护理评估**

本病起病大多隐匿,缓慢渐进,从发病至确诊往往需数月至数年,病程呈慢性,长短不等的活动期与缓解期交替,有终生复发倾向。少数急性起病,可表现为急腹症,酷似急性阑尾炎或急性肠梗阻。本病在不同病例临床表现差异较大,多与病变部位、病期及并发症有关。

1.健康史

询问患者腹痛、腹泻症状是否与饮食有关,有无间歇期;病程中有无关节的红肿;是否伴有发热;有无口腔及其他部位黏膜的溃疡;肛周皮肤是否完好。

2.身体状况

(1)症状:主要有消化系统表现、全身表现和肠外表现。

1)消化系统表现:①腹痛为最常见症状。多位于右下腹或脐周,间歇性发作,常为痉挛性阵痛或腹鸣。常于进餐后加重,排便或肛门排气后缓解。腹痛的发生可能与肠内容物通过炎症、狭窄肠段,引起局部肠痉挛有关。亦可由部分或完全性肠梗阻引起。出现持续性腹痛和明显压痛,提示炎症波及腹膜或腔内脓肿形成。全腹剧痛和腹肌紧张可能系病变肠段急性穿孔所致。②腹泻为本病常见症状之一,主要由病变肠段炎症渗出、蠕动增加及继发性吸收不良引起。病程早期间歇发作,病程后期可转为持续性。粪便多为糊状,一般无肉眼脓血。病变涉及下段结肠或肛门直肠者,可有黏液脓血便及里急后重。③腹部包块见于 10%～20% 患者,由于肠粘连、肠壁增厚、肠系膜淋巴结肿大、内瘘或局部脓肿形成所致。多位于右下腹与脐周。固定的腹块提示有粘连,多已有内瘘形成。④瘘管形成因炎性病变穿透肠壁全层至肠外组织或器官而形成。瘘管形成是克罗恩病的临床特征之一,往往作为与溃疡性结肠炎鉴别的依据。⑤肛门周围病变包括肛门直肠周围瘘管、脓肿形成及肛裂等病变,见于部分患者,有结肠受累者较多见。有时这些病变可为本病的首发或突出的临床表现。

2)全身表现:①发热为常见的全身表现之一,与肠道炎症活动及继发感染有关。间歇性低热或中度热常见,少数呈弛张高热伴毒血症。少数患者以发热为主要症状,甚至较长时间不明原因发热之后才出现消化道症状。②营养障碍由慢性腹泻、食欲减退及慢性消耗等因素所致。主要表现为体重下降,可有贫血、低蛋白血症和维生素缺乏等表现。青春期前患者常有生长发育迟滞。

3)肠外表现:本病肠外表现与溃疡性结肠炎的肠外表现相似,但发生率较高,据我国统计报道以口腔黏膜溃疡、皮肤结节性红斑、关节炎及眼病为常见。

(2)体征:可出现全身多个系统损害,因而伴有一系列肠外表现,包括杵状指(趾)、关节炎、结节性红斑、坏疽性脓皮病、口腔黏膜溃疡、虹膜睫状体炎、葡萄膜炎、小胆管周围炎、硬化性胆管炎、慢性活动性肝炎等,淀粉样变性或血栓栓塞性疾病亦偶有所见。

(3)并发症:肠梗阻最常见,其次是腹腔内脓肿,偶可并发急性穿孔或大量便血。直肠或结肠黏膜受累者可发生癌变。肠外并发症有胆结石症、尿路结石、脂肪肝等。

(4)辅助检查:主要包括实验室检查、X 线检查、结肠镜检查和胶囊内镜与小肠镜。

1)实验室检查:①贫血常见;②活动期周围血白细胞增高,血沉加快,C 反应蛋白增高;③人血白蛋白常有降低;④粪便隐血试验常呈阳性;⑤有吸收不良综合征者粪脂排出量增加并可有相应吸收功能改变。血清自身抗体亦有改变。

2)X线检查:小肠病变行肠钡餐检查,结肠病变行钡剂灌肠检查。X线表现为肠道炎性病变,可见黏膜皱襞粗乱、鹅卵石征、多发性狭窄瘘管形成等,病变呈节段性分布。由于病变肠段激惹及痉挛,钡剂很快通过而不停留该处,称为"跳跃征";钡剂通过迅速而遗留一细线条状影,称为"线样征",该征亦可能由肠腔严重狭窄所致。由于肠壁深层水肿,可见填充钡剂的肠襻分离。CT及B超检查对腹腔脓肿诊断有重要价值。小肠CT成像对了解小肠病变分布,肠腔的狭窄程度以及通过肠壁增厚、强化等改变有利于对克罗恩病的诊断以及鉴别诊断。

3)结肠镜检查:结肠镜行全结肠及回肠末段检查。病变呈节段性(非连续性)分布,见纵行溃疡,溃疡周围黏膜正常或增生呈鹅卵石样,病变之间黏膜外观正常,可见肠腔狭窄,炎性息肉。病变处多部位活检有时可发现非干酪坏死性肉芽肿或大量淋巴细胞聚集。

4)胶囊内镜与小肠镜:胶囊内镜是无创、安全的小肠检查方法,它可以观察传统X线不能发现的早期小肠黏膜病变和小肠节段性多发性小肠糜烂溃疡以及小肠狭窄病变。双气囊小肠镜为有创的检查方法,其优点是可进行活检,并适用于不宜进行胶囊内镜的小肠明显狭窄患者。

**(三)护理诊断**

1.腹泻

腹泻与病变肠段炎症渗出、肠蠕动增加及继发吸收不良有关。

2.腹痛

腹痛与食物通过炎症、狭窄肠腔,引起肠痉挛或发生肠梗阻有关。

3.体温过高

体温过高与肠道炎症、继发感染有关。

4.焦虑

与疾病反复发作、迁延不愈、生活质量下降有关。

5.营养失调:低于机体需要量

低于机体需要量与慢性腹泻、食欲减退、慢性消耗等因素有关。

**(四)护理目标**

患者腹泻、腹痛缓解,营养改善,体重恢复,无并发症。

**(五)护理措施**

1.一般护理

(1)休息与活动:在急性发作期或病情严重时均应卧床休息,缓解期适当休息,注意劳逸结合。必须戒烟。

(2)合理饮食:一般给高营养低渣饮食,适当给予叶酸、维生素 $B_{12}$ 等多种维生素。重症患者酌用要素饮食或全胃肠外营养,除营养支持外还有助诱导缓解。

2.病情观察

观察患者腹泻的次数、性质,腹泻伴随症状,如发热、腹痛等,监测粪便检查结果。严密观察腹痛的性质、部位以及生命体征的变化,测量患者的体重,监测血红蛋白、血清电解质和清蛋白的变化,了解营养状况的变化。

3.用药护理

遵医嘱腹痛、腹泻可使用抗胆碱能药物或止泻药,合并感染者静脉途径给予广谱抗生素。给予柳氮磺吡啶(SASP)、糖皮质激素、免疫抑制剂等治疗,以控制病情,使腹痛缓解。注意避免药物的不良反应,如应嘱患者餐后服药,服药期间定期复查血常规,不可随意停药,防止反跳现象等。

4.心理护理

向患者解释病情,使患者树立战胜疾病信心,自觉地配合治疗。

**(六)健康教育**

1.疾病知识指导

指导患者合理休息与活动,戒烟,食用质软、易消化、少纤维素又富含营养、有足够热量的食物,避免食用冷饮、水果、多纤维的蔬菜及其他刺激性食物,忌食牛乳和乳制品。

2.安慰鼓励患者

使患者树立信心,积极地配合治疗。

3.用药指导

嘱患者坚持服药并了解药物的不良反应,病情有异常变化要及时就诊。

**(七)护理效果评价**

患者腹泻、腹痛缓解,无发热、营养不良,体重增加。

（邱爱燕）

# 第二节 门静脉高压症

门静脉的正常压力是 1.27～2.35 kPa(13～24 cmH$_2$O),当门静脉血流受阻、血液淤滞时,压力2.35 kPa(24 cmH$_2$O)时,称为门静脉高压症,临床上常有脾大及脾功能亢进、食管胃底静脉曲张破裂出血、腹水等一系列表现。

门静脉主干由肠系膜上、下静脉和脾静脉汇合而成。门静脉系统位于两个毛细血管网之间,一端是胃、肠、脾、胰的毛细血管网,另一端连接肝小叶内的肝窦。门静脉流经肝脏的血液约占肝血流量的75%,肝动脉供血约占25%,由此可见肝脏的双重供血以门静脉供血为主。门静脉内的血含氧量较体循环的静脉血高,故门静脉对肝的供氧几乎和肝动脉相等。此外门静脉系统内无控制血流方向的静脉瓣,与腔静脉之间存在 4 个交通支:①胃底、食管下段交通支;②直肠下段、肛管交通支;③前腹壁交通支;④腹膜后交通支。这些交通支中,最主要的是胃底、食管下段交通支,上述交通支在正常情况下都很细小,血流量很少。

门静脉血液淤滞或血流阻力增加均可导致门脉高压,但以门静脉血流阻力增加更为常见。按阻力增加的部位,可将门静脉高压症分为肝前、肝内和肝后 3 型。在我国肝内型多见,其中肝炎后肝硬化是引起门静脉高压症的常见病因;但在西方国家,酒精性肝硬化是门脉高压最常见的原因。由于增生的纤维束和再生的肝细胞结节挤压肝小叶内的肝窦,使其变窄或闭塞,导致门静脉血流受阻,其次由于位于肝小叶间汇管区的肝动脉小分支和门静脉小分支之间的许多动静脉交通支大量开放,引起门静脉压力增高。肝前型门静脉高压症的常见病因是肝外门静脉血栓形成(脐炎、腹腔内感染、胰腺炎、创伤等)、先天畸形(闭锁、狭窄或海绵样变等)和外在压迫。肝前型门静脉高压症患者肝功能多正常或轻度损害,预后较好。肝后型门静脉高压症常见病因包括Budd-Chiari 综合征、缩窄性心包炎、严重右心衰竭等。

## 一、护理评估

### (一)健康史

应注意询问患者有无肝炎病史、酗酒、血吸虫病病史。既往有无出现肝昏迷、上消化道出血的病史,及诱发的原因。对于原发病是否进行治疗。

### (二)身体状况

#### 1.脾大、脾功能亢进

脾大程度不一,早期质软、活动,左肋缘下可扪及;晚期,脾内纤维组织增生而变硬,活动度减少,左上腹甚至左下腹可扪及肿大的脾脏并能出现左上腹不适及隐痛、胀满,常伴有血白细胞、血小板数量减少,称脾功能亢进。

#### 2.侧支循环建立与开放

门静脉与体静脉之间有广泛的交通支,在门静脉高压时,为了使淤滞在门静脉系统的血液回流,这些交通支大量开放,经扩张或曲张的静脉与体循环的静脉发生吻合而建立侧支循环。主要表现有:①食管下段与胃底静脉曲张:最常见,出现早,一旦曲张的静脉破裂可引起上消化道大出血,表现为呕血和黑便,是门静脉高压病最危险的并发症。由于肝功能损害引起凝血功能障碍,加之脾功亢进引起的血小板减少,因此出血不易自止。②脐周围的上腹部皮下静脉曲张。③直肠下、肛管静脉曲张形成痔。

#### 3.腹水

腹水是由于门静脉压力增高,使门静脉系统毛细血管床滤过压增高;同时肝硬化引起的低蛋白血症,造成血浆胶体渗透压下降;及淋巴液生成增加,使液体从肝表面、肠浆膜面漏入腹腔形成腹水。此外,由于中心血流量减少,刺激醛固酮分泌过多,导致水、钠潴留而加剧腹水形成。

#### 4.肝性脑病

门静脉高压症时由于门静脉血流绕过肝细胞或肝实质细胞功能严重受损,导致有毒物质(如氨、硫醇、γ-氨基丁酸)不能代谢与解毒而直接进入体循环,从而对脑产生毒性作用并出现精神综合征,称为肝性脑病,是门静脉高压的并发症之一。肝性脑病常因胃肠道出血、感染、大量摄入蛋白质、镇静药物、利尿剂而诱发。

#### 5.其他

可伴有肝大、黄疸、蜘蛛病、肝掌、男性乳房发育、睾丸萎缩等。

### (三)心理-社会状况

患者因反复发作、病情逐渐加重、面临手术、担心出现严重并发症和手术后的效果而有恐惧心理。另外由于治疗费用过高,长期反复住院治疗,及生活工作严重受限产生长期的焦虑情绪。

### (四)辅助检查

#### 1.血常规检查

脾功亢进时,血细胞计数减少,以白细胞计数降至 $3 \times 10^9/L$ 以下和血小板计数至 $70 \times 10^9/L$ 以下最为明显。出血、营养不良、溶血、骨髓抑制都可引起贫血。

#### 2.肝功能检查

肝功能检查常有血浆清蛋白降低,球蛋白增高,白、球比例倒置;凝血酶原时间延长;还应作乙型肝炎病原学和甲胎蛋白检查。

3.食管吞钡 X 线检查

食管吞钡 X 线检查在食管为钡剂充盈时,曲张的静脉使食管及胃底呈虫蚀样改变,曲张的静脉表现为蚯蚓样或串珠状负影。

4.腹部超声检查

腹部超声检查可显示腹水、肝密度及质地异常、门静脉扩张。

5.腹腔动脉造影的静脉相或直接肝静脉造影

腹腔动脉造影的静脉相或直接肝静脉造影可以使门静脉系统和肝静脉显影,确定静脉受阻部位及侧支回流情况,还可以为手术提供参考资料。

### (五)治疗要点

外科治疗门静脉高压症主要是预防和控制食管胃底曲张静脉破裂出血。

1.食管胃底曲张静脉破裂出血

食管胃底曲张静脉破裂出血主要包括非手术治疗和手术治疗。

(1)非手术治疗:①常规处理:绝对卧床休息,立即建立静脉通道,输液、输血扩充血容量;维持呼吸道通畅,防止呕吐物引起窒息或吸入性肺炎。②药物止血:应用内脏血管收缩药,常用药物有垂体后叶素、三甘氨酰酸加压素和生长抑素。③内镜治疗:经纤维内镜将硬化剂直接注入曲张静脉,使之闭塞及黏膜下组织硬化,达到止血和预防再出血目的。④三腔管压迫止血:利用充气的气囊分别压迫胃底和食管下段的曲张静脉,达到止血目的。⑤经颈静脉肝内门体分流术:采用介入放射方法,经颈静脉途径在肝内静脉与门静脉主要分支间建立通道,置入支架以实现门体分流。主要适用于药物和内镜治疗无效、肝功能差不宜急诊手术的患者,或等待肝移植的患者。

(2)手术治疗:上述治疗无效时,应采用手术治疗,多主张行门-奇静脉断流术,目前多采用脾切除加贲门周围血管离断术;若患者一般情况好,肝功能较好的可行急诊分流术。血吸虫性肝硬化并食管胃底静脉曲张且门脉压力较高的,主张行分流术常用术式有门静脉-下腔静脉分流术,脾-肾静脉分流术。

2.严重脾大,合并明显的脾功能亢进

严重脾大,合并明显的脾功能亢进多见于晚期血吸虫病,也见于脾静脉栓塞引起的左侧门静脉高压症。这类患者单纯脾切除术效果良好。

3.肝硬化引起的顽固性腹水

肝硬化引起的顽固性腹水有效的治疗方法是肝移植。其他方法包括 TIPS 和腹腔-上腔静脉转流术。

4.肝移植

肝移植已成为外科治疗终末期肝病的有效方法,但供肝短缺,终身服用免疫抑制药的危险,手术风险,及费用昂贵,限制了肝移植的推广。

## 二、护理诊断

### (一)焦虑或恐惧

其与担心自身疾病的愈后不良,环境改变,对手术效果有疑虑,害怕检查、治疗有关。

### (二)有窒息的危险

其与呕吐、咯血和置管有关。

**(三)体液不足**

其与呕吐、咯血、胃肠减压、不能进食有关。

**(四)营养失调**

其与摄入低于人体需要量有关。

**(五)潜在并发症**

上消化道大出血、肝性脑病。

## 三、护理目标

患者无焦虑和恐惧心情,无窒息发生,能得到及时的营养补充,肝功能及全身营养状况得到改善,体液平衡得到维持,无上消化道大出血、肝性脑病等并发症发生。

## 四、护理措施

**(一)非手术治疗及术前护理**

1.心理护理

通过谈话、观察等方法,及时了解患者心理状态,医护人员要针对性地做好解释及思想工作,多给予安慰和鼓励,使之增强信心、积极配合,以保证治疗和护理计划顺利实施。对急性上消化道大出血患者,要专人看护,关心体贴。工作中要冷静静沉着,抢救操作应娴熟,使患者消除精神紧张和顾虑。

2.注意休息

术前保证充分休息,必要时卧床休息。可减轻代谢方面的负担,能增进肝血流量,有利于保护肝功能。

3.加强营养,采取保肝措施

(1)给低脂、高糖、高维生素饮食,一般应限制蛋白质饮食量,但肝功尚好者可给予富含蛋白质饮食。

(2)营养不良、低蛋白血症者静脉输给支链氨基酸、人血清蛋白或血浆等。

(3)贫血及凝血机制障碍者可输给鲜血,肌内注射或静脉滴注维生素 K。

(4)适当使用肌苷、辅酶 A、葡萄糖醛酸内脂等保肝药物,补充 B 族维生素、维生素 C、维生素 E,避免使用巴比妥类、盐酸氯丙嗪、红霉素等有害肝功能的药物。

(5)手术前 3～5 d 静脉滴注 GIK 溶液(即每天补给葡萄糖200～250 g,并加入胰岛素及氯化钾),以促进肝细胞营养储备。

(6)在出血性休克及合并较重感染的情况下应及时吸氧。

4.防止食管胃底曲张静脉破裂出血

避免劳累及恶心、呕吐、便秘、咳嗽等使腹内压增高的因素;避免干硬食物或刺激性食物(辛辣食物或酒类);饮食不宜过热;口服药片应研成粉末冲服。手术前一般不放置胃管,必要时选细软胃管充分涂以液状石蜡,以轻巧手法协助患者徐徐吞入。

5.预防感染

手术前 2 d 使用广谱抗生素。护理操作要遵守无菌原则。

6.分流手术前准备

除以上护理措施外,手术前 2～3 d 口服新霉素或链霉素等肠道杀菌剂及甲硝唑,减少肠道氨的产生,防止手术后肝性脑病;手术前 1 d 晚清洁灌肠,避免手术后肠胀气压迫血管吻合口;脾-肾静脉分流术前要检查明确肾功能正常。

7.食管胃底静脉曲张大出血三腔管压迫止血的护理

(1)准备:置管前先检查三腔管有无老化、漏气,向患者解释放置三腔管止血的目的、意义、方法和注意事项,以取得患者的配合;将食管气囊和胃气囊分别注气约 150 mL 和 200 mL,观察后气囊是否膨胀均匀、弹性良好,有无漏气,然后抽空气囊,并分别做好标记备用。

(2)插管方法:管壁涂液体石蜡,经患者一侧鼻孔或口腔轻轻插入,边插边嘱患者做吞咽动作,直至插入 50～60 cm;用注射器从胃管内抽得胃液后,向胃气囊注入 150～200 mL 空气,用止血钳夹闭管口,将三腔管向外提拉,感到不再被拉出并有轻度弹力时,利用滑车置在管端悬以 0.5 kg 重物作牵引压迫。然后抽取胃液观察止血效果,若仍有出血,再向食管气囊注入 100～150 mL 空气以压迫食管下端。置管后,胃管接胃肠减压器或用生理盐水反复灌洗,观察胃内有无新鲜血液吸出。若无出血,同时脉搏、血压渐趋稳定,说明出血已得到控制;反之,表明三腔管压迫止血失败。

(3)置管后护理:①患者半卧位或头偏向一侧,及时清除口腔、鼻咽腔分泌物,防止吸入性肺炎;②保持鼻腔黏膜湿润,观察调整牵引绳松紧度,防止鼻黏膜或口腔黏膜长期受压发生糜烂、坏死;三腔管压迫期间应每 12 h 放气 10～20 min,使胃黏膜局部血液循环暂时恢复,避免黏膜因长期受压而糜烂、坏死;③观察、记录胃肠减压引流液的量、颜色,判断出血是否停止,以决定是否需要紧急手术;若气囊压迫 48 h 后,胃管内仍有新鲜血液抽出,表明压迫止血无效,应紧急手术止血;④旁备剪刀,若气囊上移阻塞呼吸道,可引起呼吸困难甚至窒息,应立即剪断三腔管;⑤拔管:三腔管放置时间不宜超过 3 d,以免食管、胃底黏膜长时间受压而缺血、坏死。气囊压迫 24 h 如出血停止,可考虑拔管。放松牵引,先抽空食管气囊、再抽空胃气囊,继续观察 12～24 h,若无出血,让患者口服液体石蜡 30～50 mL,缓慢拔出三腔管;若再次出血,可继续行三腔管压迫止血或手术。

**(二)术后护理**

(1)观察病情变化:密切注视有无手术后各种并发症的发生。

(2)防止分流术后血管吻合口破裂出血,48 h 内平卧位或 15°低半卧位;翻身动作宜轻柔;一般手术后卧床 1 周,做好相应生活护理;保持排尿排便通畅;分流术后短期内发生下肢肿胀,可予适当抬高。

(3)防止脾切除术后静脉血栓形成:手术后 2 周内定期或必要时隔天复查 1 次血小板计数,如超过 $600 \times 10^9$/L 时,考虑给抗凝处理,并注意用药前后凝血时间的变化。脾切除术后不再使用维生素 K 及其他止血药物。

(4)饮食护理:分流术后应限制蛋白质饮食,以免诱发肝性脑病。

(5)加强护肝,警惕肝性脑病:遵医嘱使用高糖、高维生素、能量合剂,禁用有损肝功能的药物。对分流术后患者,特别注意神志的变化,如发现有嗜睡、烦躁、谵妄等表现,警惕是肝性脑病发生,及时报告医师。

**(三)健康指导**

指导患者保持心情乐观愉快,保证足够的休息,避免劳累和较重体力劳动;禁忌烟酒、过热、刺激性强的食物;按医嘱使用护肝药物,定期来医院复查。

## 五、护理效果评价

患者无焦虑和恐惧心情,无窒息发生,能够得到及时的营养补充,肝功能及全身营养状况得到改善,体液平衡得到维持,无上消化道大出血、肝昏迷等并发症发生。

(邱爱燕)

# 第三节　肝　脓　肿

## 一、细菌性肝脓肿患者的护理

当全身性细菌感染,特别是腹腔内感染时,细菌侵入肝脏,如果患者抵抗力弱,可发生细菌性肝脓肿。细菌可以从下列途径进入肝脏:①胆道:细菌沿着胆管上行,是引起细菌性肝脓肿的主要原因。包括胆石、胆囊炎、胆道蛔虫、其他原因所致胆管狭窄与阻塞等。②肝动脉:体内任何部位的化脓性病变,细菌可经肝动脉进入肝脏。如败血症、化脓性骨髓炎、痈、疖等。③门静脉:已较少见,如坏疽性阑尾炎、细菌性痢疾等,细菌可经门静脉入肝。④肝开放性损伤:细菌可直接经伤口进入肝,引起感染而形成脓肿。细菌性肝脓肿的致病菌多为大肠埃希菌、金黄色葡萄球菌、厌氧链球菌等。肝脓肿可以是单个脓肿,也可以是多个小脓肿,数个小脓肿可以融合成为一个大脓肿。

### (一)护理评估

#### 1.健康史

注意询问有无胆道感染和胆道疾病、全身其他部位的化脓性感染特别是肠道的化脓性感染、肝脏外伤病史。是否有肝脓肿病史,是否进行过系统治疗。

#### 2.身体状况

通常继发于某种感染性先驱疾病,起病急,主要症状为骤起寒战、高热、肝区疼痛和肝大。体温可高达39~40 ℃,多表现为弛张热,伴有大汗、恶心、呕吐、食欲缺乏。肝区疼痛多为持续性钝痛或胀痛,有时可伴有右肩牵涉痛,右下胸及肝区叩击痛,增大的肝有压痛。肝前下缘比较表浅的脓肿,可有右上腹肌紧张和局部明显触痛。巨大的肝脓肿可使右季肋区呈饱满状态,甚至可见局限性隆起,局部皮肤可出现凹陷性水肿。严重时或并发胆道梗阻者,可出现黄疸。

#### 3.心理-社会状况

细菌性肝脓肿起病急剧,症状重,如果治疗不彻底容易反复发作转为慢性,并且细菌性肝脓肿极易引起严重的全身性感染,导致感染性休克,患者产生焦虑。

#### 4.辅助检查

(1)血液检查:化验检查白细胞计数及中性粒细胞增多,有时出现贫血。肝功能检查可出现不同程度的损害和低蛋白血症。

(2)X线胸腹部检查:右叶脓肿可见右膈肌升高,运动受限;肝影增大或局限性隆起;有时伴有反应性胸膜炎或胸腔积液。

(3)B超检查:在肝内可显示液平段,可明确其部位和大小,阳性诊断率在96%以上,为首选的检查方法。必要时可作 CT 检查。

（4）诊断性穿刺：抽出脓液即可证实本病。

（5）细菌培养：脓液细菌培养有助于明确致病菌,选择敏感的抗生素,并与阿米巴性肝脓肿相鉴别。

5.治疗要点

（1）全身支持疗法：给予充分营养,纠正水和电解质及酸碱平衡失调,必要时少量多次输血和血浆以纠正低蛋白血症,增强机体抵抗力。

（2）抗生素治疗：应使用大剂量抗生素。由于肝脓肿的致病菌以大肠杆菌、金黄色葡萄球菌和厌氧性细菌最为常见,在未确定病原菌之前,可首选对此类细菌有效的抗生素,然后根据细菌培养和抗生素敏感试验结果选用有效的抗生素。

（3）经皮肝穿刺脓肿置管引流术：适用于单个较大的脓肿。在 B 型超声引导下进行穿刺。

（4）手术治疗：对于较大的单个脓肿,估计有穿破可能,或已经穿破胸腹腔；胆源性肝脓肿；位于肝左外叶脓肿,穿刺易污染腹腔；慢性肝脓肿,应施行经腹切开引流。病程长的慢性局限性厚壁脓肿,也可行肝叶切除或部分肝切除术。多发性小脓肿不宜行手术治疗,但对其中较大的脓肿,也可行切开引流。

**（二）护理诊断**

1.营养失调

低于机体需要量,与高代谢消耗或慢性消耗病程有关。

2.体温过高

其与感染有关。

3.急性疼痛

其与感染及脓肿内压力过高有关。

4.潜在并发症

急性腹膜炎、上消化道出血、感染性休克。

**（三）护理目标**

患者能维持适当营养,维持体温正常,疼痛减轻；无急性腹膜炎休克等并发症发生。

**（四）护理措施**

1.术前护理

（1）病情观察,配合抢救中毒性休克。

（2）高热护理：保持病室空气新鲜、通风、温湿度合适,物理降温。衣着适量,及时更换汗湿衣。

（3）维持适当营养：对于非手术治疗和术前的患者,给予高蛋白、高热量饮食,纠正水、电解质平衡失调和低蛋白血症。

（4）遵医嘱正确应用抗生素。

2.术后护理

（1）经皮肝穿刺脓肿置管引流术术后护理：术前做术区皮肤准备,协助医师进行穿刺部位的准确定位。术后向医师询问术中情况及术后有无特殊观察和护理要求。患者返回病房后,观察引流管固定是否牢固,引流液性状,引流管道是否密闭。术后第 2 d 或数天开始进行脓腔冲洗,冲洗液选用等渗盐水(或遵医嘱加用抗生素)。冲洗时速度缓慢,压力不宜过高,估算注入液与引出液的量。每次冲洗结束后,可遵医嘱向脓腔内注入抗生素。待到引流出或冲洗出的液体变清澈,B型超声检查脓腔直径小于2 cm即可拔管。

(2)切开引流术术后护理:切开引流术术后护理遵循腹部手术术后护理的一般要求。除此之外,每天用生理盐水冲洗脓腔,记录引流液量,少于 10 mL 或脓腔容积小于 15 mL,即考虑拔除引流管,改凡士林纱布引流,致脓腔闭合。

3.健康指导

为了预防肝脓肿疾病的发生,应教育人们积极预防和治疗胆道疾病,及时处理身体其他部位的化脓性感染。告知患者应用抗生素和放置引流管的目的和注意事项,取得患者的信任和配合。术后患者应加强营养和提高抵抗力,定期复查。

**(五)护理效果评价**

患者能维持适当营养,体温正常;疼痛减轻,无急性腹膜炎、上消化道出血、感染性休克等并发症发生。

## 二、阿米巴性肝脓肿患者的护理

阿米巴性肝脓肿是阿米巴肠病的并发症,阿米巴原虫从结肠溃疡处经门静脉血液或淋巴管侵入肝内并发脓肿。常见于肝右叶顶部,多数为单发性。原虫产生溶组织酶,导致肝细胞坏死、液化组织和血液、渗液组成脓肿。

**(一)护理评估**

1.健康史

注意询问有无阿米巴痢疾病史。

2.身体状况

阿米巴性肝脓肿有着跟细菌性肝脓肿相似的表现,两者的区别,详见表6-1。

表 6-1　细菌性肝脓肿与阿米巴性肝脓肿的鉴别

| 鉴别要点 | 细菌性肝脓肿 | 阿米巴性肝脓肿 |
| --- | --- | --- |
| 病史 | 继发于胆道感染或其他化脓性疾病 | 继发于阿米巴痢疾后 |
| 症状 | 病情急骤严重,全身中毒症状明显,有寒战、高热 | 起病较缓慢,病程较长,可有高热,或不规则发热、盗汗 |
| 血液化验 | 白细胞计数及中性粒细胞可明显增加。血液细菌培养可阳性 | 白细胞计数可增加,如无继发细菌感染液细菌培养阴性。血清学阿米巴抗体检查阳性 |
| 粪便检查 | 无特殊表现 | 部分患者可找到阿米巴滋养体或结肠溃面(乙状结肠镜检)黏液或刮取涂片可找阿米巴滋养体或包囊 |
| 脓液 | 多为黄白色脓液,涂片和培养可发现细菌 | 大多为棕褐色脓液,无臭味,镜检有时可到阿米巴滋养体。若无混合感染,涂片和培养无细菌 |
| 诊断性治疗 | 抗阿米巴药物治疗无效 | 抗阿米巴药物治疗有好转 |
| 脓肿 | 较小,常为多发性 | 较大,多为单发,多见于肝右叶 |

3.心理-社会状况

由于病程长,忍受较重的痛苦,担忧预后或经济拮据等原因,患者常有焦虑、悲伤或恐惧反应。

4.辅助检查

辅助检查基本同细菌性肝脓肿。

5.治疗要点

阿米巴性肝脓肿以非手术治疗为主。应用抗阿米巴药物,加强支持疗法纠正低蛋白、贫血等,无效者穿刺置管闭式引流或手术切开引流,多可获得良好的疗效。

**(二)护理诊断**

1.营养失调

低于机体需要量,与高代谢消耗或慢性消耗病程有关。

2.急性疼痛

与脓肿内压力过高有关。

3.潜在并发症

合并细菌感染。

**(三)护理措施**

1.非手术疗法和术前护理

(1)加强支持疗法:给予高蛋白、高热量和高维生素饮食必要时少量多次输新鲜血、补充丙种球蛋白,增强抵抗力。

(2)正确使用抗阿米巴药物,注意观察药物的不良反应。

2.术后护理

除继续做好非手术疗法护理外,重点做好引流的护理。宜用无菌水封瓶闭式引流,每天更换消毒瓶,接口处保持无菌,防止继发细菌感染。如继发细菌感染需使用抗生素。

**(邱爱燕)**

# 第四节　脂肪性肝病

## 一、非酒精性脂肪性肝病

非酒精性脂肪性肝病(nonalcoholic fatty liver disease,NAFLD)是指除外酒精和其他明确的损肝因素所致的肝细胞内脂肪过度沉积为主要特征的临床病理综合征,与胰岛素抵抗和遗传易感性密切相关的获得性代谢应激性肝损伤。非酒精性脂肪性肝病包括单纯性脂肪肝(SFL)、非酒精性脂肪性肝炎(NASH)及其相关肝硬化。随着肥胖及其相关代谢综合征全球化的流行趋势,非酒精性脂肪性肝病现已成为欧美等发达国家和我国富裕地区慢性肝病的重要病因,普通成人 NAFLD 患病率 10%～30%,其中 10%～20% 为 NASH,后者 10 年内肝硬化发生率高达 25%。

非酒精性脂肪性肝病除可直接导致失代偿期肝硬化、肝细胞癌和移植肝复发外,还可影响其他慢性肝病的进展,并参与 2 型糖尿病和动脉粥样硬化的发病。代谢综合征相关恶性肿瘤、动脉硬化性心脑血管疾病以及肝硬化是影响非酒精性脂肪性肝病患者生活质量和预期寿命的重要因素。

**(一)临床表现**

(1)脂肪肝的患者多无自觉症状,部分患者可有乏力、消化不良、肝区隐痛、肝脾肿大等非特异性症状及体征。

(2)可有体重超重和/或内脏性肥胖、空腹血糖增高、血脂紊乱、高血压等代谢综合征相关症状。

**(二)并发症**

肝纤维化、肝硬化、肝癌。

**(三)治疗**

(1)基础治疗:制订合理的能量摄入以及饮食结构、中等量有氧运动、纠正不良生活方式和行为。

(2)避免加重肝脏损害、体重急剧下降、滥用药物及其他可能诱发肝病恶化的因素。

(3)减肥:所有体重超重、内脏性肥胖以及短期内体重增长迅速的非酒精性脂肪性肝病患者,都需通过改变生活方式、控制体重、减小腰围。

(4)胰岛素增敏剂:合并 2 型糖尿病、糖耐量损害、空腹血糖增高以及内脏性肥胖者,可考虑应用二甲双胍和噻唑烷二酮类药物,以期改善胰岛素抵抗和控制血糖。

(5)降血脂药:血脂紊乱经基础治疗、减肥和应用降糖药物 3~6 个月,仍呈混合性高脂血症或高脂血症合并 2 个以上危险因素者,需考虑加用贝特类、他汀类或普罗布考等降血脂药物。

(6)针对肝病的药物:非酒精性脂肪性肝病伴肝功能异常、代谢综合征、经基础治疗 3~6 个月仍无效,以及肝活体组织检查证实为 NASH 和病程呈慢性进展性者,可采用针对肝病的药物辅助治疗,但不宜同时应用多种药物。

**(四)健康教育与管理**

(1)树立信心,相信通过长期合理用药、控制生活习惯,可以有效地治疗脂肪性肝病。

(2)了解脂肪性肝病的发病因素及危险因素。

(3)掌握脂肪性肝病的治疗要点。

(4)矫正不良饮食习惯,少食高脂饮食,戒烟酒。

(5)建立合理的运动计划,控制体重,监测体重的变化。

(6)定期随访,与医师一起制订合理的健康计划。

**(五)预后**

绝大多数非酒精性脂肪性肝病预后良好,肝组织学进展缓慢甚至呈静止状态,预后相对良好。部分患者即使已并发脂肪性肝炎和肝纤维化,如能得到及时诊治,肝组织学改变仍可逆转,罕见脂肪囊肿破裂并发脂肪栓塞而死亡。少数脂肪性肝炎患者进展至肝硬化,一旦发生肝硬化则其预后不佳。对于大多数脂肪肝患者,有时通过节制饮食、坚持中等量的有氧运动等非药物治疗措施就可达到控制体重、血糖、降低血脂和促进肝组织学逆转的目的。

**(六)护理**

具体护理操作,见表 6-2。

表 6-2　非酒精性脂肪性肝病的护理

| 日期 | 项目 | 护理内容 |
|---|---|---|
| 入院当天 | 评估 | 1.一般评估:生命体征、体重、皮肤等 |
| | | 2.专科评估:脂肪厚度、有无胃肠道反应、出血点等 |
| | 治疗 | 根据病情避免诱因,调整饮食,根据情况使用保肝药 |
| | 检查 | 按医嘱行相关检查,如血常规、肝功能、B超、CT检查及肝穿刺等 |
| | 药物 | 按医嘱正确使用保肝药物,注意用药后的观察 |
| | 活动 | 嘱患者卧床休息为主,避免过度劳累 |
| | 饮食 | 1.低脂、高纤维、高维生素、少盐饮食 |
| | | 2.禁止进食高脂肪、高胆固醇、高热量食物,如动物内脏、油炸食物 |
| | | 3.戒烟酒,嘱多饮水 |
| | 护理 | 1.做好入院介绍,主管护士自我介绍 |
| | | 2.制定相关的护理措施,如饮食护理、药物护理、皮肤护理、心理护理 |
| | | 3.视病情做好各项监测记录 |
| | | 4.密切观察病情,防止并发症的发生 |
| | | 5.做好健康宣教 |
| | | 6.根据病情留陪员,上床挡,确保安全 |
| | 健康宣教 | 向患者讲解疾病相关知识、安全知识、服药知识等,教会患者观察用药效果,指导各种检查的注意事项 |
| 第2 d | 评估 | 神志、生命体征及患者的心理状态,对疾病相关知识的了解等情况 |
| | 治疗 | 按医嘱执行治疗 |
| | 检查 | 继续完善检查 |
| | 药物 | 密切观察各种药物作用和不良反应 |
| | 活动 | 卧床休息,进行适当的有氧运动 |
| | 饮食 | 同前 |
| | 护理 | 1.进一步做好基础护理,如导管护理、饮食护理、药物护理、皮肤护理等 |
| | | 2.视病情做好各项监测记录 |
| | | 3.密切观察病情,防止并发症的发生 |
| | | 4.做好健康宣教 |
| | 健康宣教 | 讲解药物的使用方法及注意事项,各项检查前后注意事项 |
| 第3~9 d | 活动 | 进行有氧运动,如太极、散步、慢跑等 |
| | 健康宣教 | 讲解有氧运动的作用、运动的时间及如何根据自身情况调整运动量,派发健康教育宣传单 |
| | 其他 | 同前 |
| 出院前1 d | 健康宣教 | 出院宣教: |
| | | 1.服药指导 |
| | | 2.疾病相关知识指导 |

| 日期 | 项目 | 护理内容 |
|---|---|---|
| | | 3.调节饮食,控制体重 |
| | | 4.保持良好的生活习惯和心理状态 |
| | | 5.定时专科门诊复诊 |
| 出院后 | 出院随访 | 出院1周内电话随访第1次,3个月内随访第2次,6个月内随访第3次,以后1年随访1次 |

## 二、酒精性肝病

酒精性肝病是由于长期大量饮酒导致的肝脏疾病。初期通常表现为脂肪肝,进而可发展成酒精性肝炎、肝纤维化和肝硬化。其主要临床特征是恶心、呕吐、黄疸,可有肝脏肿大和压痛,并可并发肝衰竭和上消化道出血等。严重酗酒时可诱发广泛肝细胞坏死,甚至肝衰竭。酒精性肝病是我国常见的肝脏疾病之一,严重危害人民健康。

**(一)临床表现**

临床症状为非特异性,可无症状,或有右上腹胀痛、食欲缺乏、乏力、体质减轻、黄疸等;随着病情加重,可有神经精神症状和蜘蛛痣、肝掌等表现。

**(二)并发症**

肝性脑病、肝衰竭、上消化道出血。

**(三)治疗**

治疗酒精性肝病的原则是:戒酒和营养支持,减轻酒精性肝病的严重程度,改善已存在的继发性营养不良和对症治疗酒精性肝硬化及其并发症。

1.戒酒

戒酒是治疗酒精性肝病的最重要的措施,戒酒过程中应注意防治戒断综合征。

2.营养支持

酒精性肝病患者需良好的营养支持,应在戒酒的基础上提供高蛋白、低脂饮食,并注意补充B族维生素、维生素C、维生素K及叶酸。

3.药物治疗

糖皮质激素、保肝药等。

4.手术治疗

肝移植。

**(四)健康教育与管理**

(1)树立信心,坚持长期合理用药并严格控制生活习惯。

(2)了解酒精性肝病的发病因素及危险因素。

(3)掌握酒精性肝病的治疗要点。

(4)矫正不良饮食习惯,戒烟酒,合理饮食。

(5)遵医嘱服药,学会观察用药效果及注意事项。

(6)定期随访,与医师一起制订合理的健康计划。

**(五)预后**

一般预后良好,戒酒后可完全恢复。酒精性肝炎如能及时戒酒和治疗,大多可以恢复,主要死亡原因为肝衰竭。若不戒酒,酒精性脂肪肝可直接或经酒精性肝炎阶段发展为酒精性肝硬化。

**(六)护理**

具体护理操作见表 6-3。

表 6-3　酒精性脂肪性肝病的护理

| 日期 | 项目 | 护理内容 |
|---|---|---|
| 入院当天 | 评估 | 1.一般评估:神志、生命体征等 |
| | | 2.专科评估:饮酒的量、有无胃肠道反应、出血点等 |
| | 治疗 | 根据医嘱使用保肝药 |
| | 检查 | 按医嘱行相关检查,如血常规、肝功能、B超、CT、肝穿刺等 |
| | 药物 | 按医嘱正确使用保肝药物,注意用药后的观察 |
| | 活动 | 嘱患者卧床休息为主,避免过度劳累 |
| | 饮食 | 1.低脂、高纤维、高维生素、少盐饮食 |
| | | 2.禁食高脂肪、高胆固醇、高热量食物,如动物内脏、油炸食物 |
| | | 3.戒烟酒,嘱多饮水 |
| | 护理 | 1.做好入院介绍,主管护士自我介绍 |
| | | 2.制定相关的护理措施,如饮食护理、药物护理、皮肤护理、心理护理 |
| | | 3.视病情做好各项监测记录 |
| | | 4.密切观察病情,防止并发症的发生 |
| | | 5.做好健康宣教 |
| | | 6.根据病情留陪员,上床挡,确保安全 |
| | 健康宣教 | 向患者讲解疾病相关知识、安全知识、服药知识等,教会患者观察用药效果,指导各种检查的注意事项 |
| 第2 d | 评估 | 神志、生命体征及患者的心理状态,对疾病相关知识的了解等情况 |
| | 治疗 | 按医嘱执行治疗 |
| | 检查 | 继续完善检查 |
| | 药物 | 密切观察各种药物作用和不良反应 |
| | 活动 | 卧床休息,可进行散步等活动 |
| | 饮食 | 同前 |
| | 护理 | 1.做好基础护理,如皮肤护理、导管护理等 |
| | | 2.按照医嘱正确给药,并观察药物疗效及不良反应 |
| | | 3.视病情做好各项监测记录 |
| | | 4.密切观察病情,防止并发症的发生 |
| | | 5.做好健康宣教 |
| | 健康宣教 | 讲解药物的使用方法及注意事项、各项检查前后注意事项 |
| 第3～10 d | 活动 | 同前 |

续表

| 日期 | 项目 | 护理内容 |
| --- | --- | --- |
| | 健康宣教 | 讲解有氧运动的作用、运动的时间及如何根据自身情况调整运动量,派发健康教育宣传单 |
| | 其他 | 同前 |
| 出院前 1 d | 健康宣教 | 出院宣教: |
| | | 1.服药指导 |
| | | 2.疾病相关知识指导 |
| | | 3.戒酒,调整饮食 |
| | | 4.保持良好的生活习惯和心理状态 |
| | | 5.定时专科门诊复诊 |
| 出院随访 | | 出院 1 周内电话随访第 1 次,3 个月内随访第 2 次,6 个月内随访第 3 次,以后 1 年随访 1 次。 |

（邱爱燕）

# 第五节　肝 性 脑 病

肝性脑病(又称肝昏迷)是严重肝病引起的、以代谢紊乱为基础的中枢神经系统功能失调的综合征,其主要表现是意识障碍、行为异常和昏迷。无明显临床表现和生化异常、仅能用精细的智力试验和/或电生理检测才可做出诊断的肝性脑病,称为亚临床或隐性肝性脑病。

## 一、病因和诱因

大部分肝性脑病是由各型肝硬化引起的,其中肝炎后肝硬化最多见;还可因其他严重肝损害引起,如原发性肝癌、急性重症肝炎、妊娠急性脂肪肝、严重中毒性肝炎等;也可见于门体分流手术后。

由肝硬化引起的肝性脑病的发生多有明显诱因,常见的有上消化道出血、摄入过高的蛋白质饮食、大量排钾利尿和放腹水、感染、镇静催眠和麻醉药、便秘、低血糖。

## 二、发病机制

肝性脑病的发病机制尚未完全明了,目前关于其发病机制的学说主要如下。

### (一)氨中毒学说

这是目前公认的并有较确实的依据的学说。

1.氨的形成和代谢

氨主要在肠道内产生。大部分是由血循环弥散至肠道的尿素经肠菌的尿素酶分解产生,小部分是食物中的蛋白质被肠菌的氨基酸氧化酶分解产生。游离的 $NH_3$ 有毒性,且能透过血-脑屏障;$NH_4^+$ 呈盐类形式存在,相对无毒,不能透过血-脑屏障。

机体清除血氨的主要途径:肝脏合成尿素;脑、肝、肾等组织利用和消耗氨,以合成谷氨酸和谷氨酰胺（$\alpha$-酮戊二酸＋$NH_3$→谷氨酸，谷氨酸＋$NH_3$→谷氨酰胺）；肾脏排出大量尿素和 $NH_4^+$；从肺部呼出少量。

2.血氨增高的原因

血氨的增高主要是由于生成过多和/或代谢清除减少。

（1）产生多：肠道产氨增多，如摄入过多的含氮食物（高蛋白饮食）或药物、上消化道出血、便秘；低钾性碱中毒时，游离的 $NH_3$ 增多，通过血-脑屏障进入脑细胞产生毒性。

（2）清除少：肝衰竭时，合成为尿素的能力减退；低血容量如上消化道出血、大量利尿和放腹水、休克等，可致肾前性氮质血症，使排出减少。

3.氨干扰脑的能量代谢

氨使大脑细胞的能量供应不足，消耗大脑兴奋性神经递质谷氨酸，使大脑兴奋性下降。

**（二）氨、硫醇及短链脂肪酸的协同毒性作用学说**

甲基硫醇是蛋氨酸在胃肠道内被细菌代谢的产物、甲基硫醇及其衍变的二甲基亚砜和氨这3 种物质对中枢神经系统产生协同毒性作用。

**（三）GABA/BZ 复合受体学说**

$\gamma$-氨基丁酸（GABA）是哺乳动物大脑的主要抑制性神经递质，由肠道细菌产生。肝衰竭时，GABA 血浓度增高，大脑突触后神经元的 GABA 受体显著增多，这种受体不仅能与 GABA 结合，也能与巴比妥类和弱安定类（benzodiazepines，BZs）药物结合，故称为 GABA/BZ 复合受体，产生抑制作用。

**（四）假性神经介质学说**

肝衰竭时，食物中的芳香族氨基酸分解减少，经肠道内细菌作用可转变为与正常神经递质去甲肾上腺素相似的神经递质，但却不具有神经递质的生理功能，因此被称为假性神经介质。当假性神经介质被脑细胞摄取并取代了突触中的正常递质时，则出现神经冲动传导障碍，兴奋冲动不能正常地传入大脑而产生抑制，出现意识障碍及昏迷。

**（五）氨基酸代谢失衡学说**

肝衰竭时，芳香族氨基酸分解减少，血浆中芳香族氨基酸（如苯丙氨酸、酪氨酸、色氨酸）增多，而支链氨基酸（如亮氨酸、异亮氨酸）减少。当进入脑中的芳香族氨基酸增多时，它们或可进一步形成假性神经介质，导致意识障碍和昏迷。

## 三、临床表现

急性而严重的肝性脑病的发病常可无明显诱因，患者在起病数周内即在无任何前驱症状的情况下进入昏迷状态直至死亡。慢性肝脏疾病如肝硬化患者发生的肝性脑病常有明显的诱因，起病时多有前驱症状，其发作可根据患者的神经系统表现、意识障碍和脑电图改变分为四期。

Ⅰ期（前驱期）：有轻度的性格改变和行为异常。表现为欣快激动或淡漠寡言、衣冠不整、随地便溺；对答尚准确，但吐词不清且较缓慢；患者可有扑翼（击）样震颤。此期病理反射多阴性，脑电图多正常。

Ⅱ期（昏迷前期）：原有Ⅰ期症状加重，睡眠障碍、意识错乱、行为失常是突出表现。定向力和理解力减退，对人、地、时的概念混乱，不能完成简单的计算和构图。言语不清，书写障碍，举止反常。多有睡眠时间倒错，昼睡夜醒。部分患者可能出现幻觉、狂躁等较严重的精神症状。患者有扑翼样震颤，同时伴有明显的肌张力增高，腱反射亢进，巴宾斯基征阳性。脑电图有特异性改变。

Ⅲ期(昏睡期):以昏睡和精神错乱为主,患者大部分时间呈昏睡状,但可被唤醒,醒时尚能对答,神志不清,常有幻觉。扑翼样震颤仍可引出,肌张力增加,腱反射亢进,锥体束征呈阳性。脑电图有异常波形。

Ⅳ期(昏迷期):神志完全丧失,不能唤醒。浅昏迷时对疼痛刺激尚有反应,患者扑翼样震颤无法引出;深昏迷时,各种反射消失,肌张力降低,瞳孔常散大,可有抽搐和换气过度。部分患者有肝臭。脑电图明显异常。

## 四、实验室和其他检查

### (一)血氨检测

慢性肝性脑病尤其是门体分流性脑病血氨多增高,急性肝性脑病血氨多正常。

### (二)脑电图检查

脑电图检查典型改变为脑电波节律变慢,出现每秒 4～7 次的 θ 波和每秒 1～3 次的 δ 波,昏迷期双侧同时出现对称的高波幅的 δ 波。

### (三)心理智能测验

心理智能测验对诊断早期肝性脑病包括亚临床脑病最简便而有效。最常用的有数字连接试验,其他如搭积木、构词、书写、画图等。

## 五、诊断要点

肝性脑病的主要诊断依据为:严重肝病和/或广泛门体侧支循环,精神错乱、昏睡或昏迷,有肝性脑病的诱因,明显肝功能损害或血氨增高。扑翼样震颤和典型脑电图改变有重要参考价值。对肝硬化患者进行常规的简易智力测试(如数字连接试验),可发现轻微肝性脑病。

## 六、治疗要点

目前尚无特效治疗,多采取综合措施。

(1)消除诱因,避免诱发和加重肝性脑病。

(2)减少肠内毒物的生成和吸收,包括禁食蛋白食物,每天保证足够的以葡萄糖为主的热量摄入;灌肠或导泻,清洁肠道;抑制肠道细菌的生长。

1)饮食:开始数天内禁食蛋白质,以碳水化合物为主和补充足量维生素,热量 5.0～6.7 kJ/d。神志清楚后,可逐渐增加蛋白质。

2)灌肠和导泻:清除肠内积食、积血或其他含氮物。①灌肠。使用生理盐水或弱酸性溶液(如稀醋酸液),弱酸溶液可使肠内 pH 保持在 5.0～6.0,有利于 $NH_3$ 在肠内与 $H^+$ 合成 $NH_4^+$ 随粪便排出,禁用肥皂水灌肠。对急性门体分流性脑病昏迷患者,应首选 66.7% 乳果糖 500 mL 灌肠。②导泻。口服或鼻饲 25% 硫酸镁 30～60 mL 导泻。也可口服乳果糖 30～60 g/d,分 3 次服,从小剂量开始,以调整到每天排便 2～3 次,粪便 pH 5～6 为宜。乳梨醇疗效与乳果糖相同,30～45 g/d,分 3 次服用。

3)抑制肠道细菌生长:口服新霉素或甲硝唑。

(3)促进体内有毒物质的代谢清除,纠正氨基酸失衡。①应用降氨药物:常用的有谷氨酸钠、谷氨酸钾、精氨酸,可促进尿素合成,降低血氨。②纠正氨基酸代谢紊乱:口服或静脉输注以支链氨基酸为主的氨基酸混合液。③服用 GABA/BZ 复合受体拮抗药,如氟马西尼。④人工肝:用活性炭、树脂等进行血液灌注可清除血氨。

(4)对症治疗:纠正水、电解质和酸碱平衡失调,对肝硬化腹水患者的入液量应加以控制,一般为尿量加1 000 mL,防止稀释性低钠,及时纠正缺钾和碱中毒;保护脑细胞功能;保持呼吸道通畅;防治脑水肿、出血与休克;进行腹膜透析或血液透析等。

(5)肝移植是各种终末期肝病的有效治疗手段。

## 七、护理诊断

### (一)急性意识障碍
急性意识障碍与未经肝脏解毒的有毒代谢产物引起大脑功能紊乱有关。

### (二)营养失调:低于机体需要量
营养失调:低于机体需要量与代谢紊乱、进食少等有关。

### (三)潜在并发症
脑水肿。

## 八、护理措施

### (一)一般护理
1.合理饮食

以碳水化合物为主要食物,每天保证充足的热量和维生素。对昏迷患者,可采用经鼻导管鼻饲或静脉滴注葡萄糖供给热量,以减少蛋白质的分解;对需长期静脉内补充者,可做锁骨下静脉和颈静脉穿刺插管供给营养。食物配制中应含有丰富的维生素,尤其是维生素 C、B 族维生素、维生素 K、维生素 E 等,但不宜用维生素 $B_6$,因其可使多巴在周围神经处转为多巴胺,影响多巴进入脑组织,减少中枢神经的正常传导递质。昏迷患者应暂禁蛋白质,以减少氨的生成。保证足够热量,以碳水化合物为主,对不能进食者鼻饲或静脉补充葡萄糖,以减少蛋白质的分解。清醒后可逐渐恢复,从小量开始,每天 20 g,每隔2 d增加 10 g,逐渐达到 50 g 左右,但需密切观察患者对蛋白质的耐受力,反复尝试,掌握较适当的蛋白质量。如有复发现象,则再度禁用蛋白质。患者恢复蛋白质饮食,主要以植物蛋白为好,因为植物蛋白含蛋氨酸、芳香氨基酸较少,含非吸收性纤维素较多,有利于氨的排除,也可少量选用酸牛奶等含必需氨基酸的蛋白质。

注意事项:脂肪可延缓胃的排空,尽量少用。显著腹水者钠量应限制在 250 mg/d,入水量一般为前日尿量加1 000 mL/L。

2.加强护理,提供感情支持

(1)训练患者定向力:安排专人护理,利用媒体提供环境刺激。

(2)注意患者安全:对烦躁患者注意保护,可加床栏,必要时使用约束带,以免患者坠床。

(3)尊重患者:切忌嘲笑患者的异常行为,安慰患者,尊重患者的人格。

### (二)病情观察
注意早期征象,如欣快或冷漠、行为异常、有无扑翼样震颤等。加强对患者血压、脉搏、呼吸、体温、瞳孔等生命体征的监测并作记录。定期抽血复查肝肾功能和电解质的变化。对出现意识障碍者应加强巡视,注意其安全;对昏迷患者按昏迷患者护理。

**(三)消除和避免诱因**

1.保持大便通畅

发生便秘时,应给予灌肠或导泻,对导泻患者应注意观察血压、脉搏,记录尿量、排便量和粪便颜色,加强肛周皮肤护理。对血容量不足、血压不稳定者不能导泻,以免因大量脱水而影响循环血量。

2.慎用药物

避免使用含氮药物及对肝脏有毒的药物,如有烦躁不安或抽搐,可注射地西泮5~10 mg。忌用水合氯醛、吗啡、硫苯妥钠等药物。

3.注意保持水和电解质的平衡

对有肝性脑病倾向的患者,应避免使用快速、大量排钾利尿剂和大量放腹水。

4.预防感染

机体感染一方面加重肝脏吞噬、免疫和解毒的负荷,另一方面使组织的分解代谢加速而增加产氨和机体的耗氧量。所以,感染时应按医嘱及时应用有效的抗生素。

5.积极控制上消化道出血

及时清除肠道内积存血液、食物或其他含氮物质。因肝性脑病易并发于上消化道出血后,故应及时灌肠和导泻。

6.避免发生低血糖

禁食和限食者应避免发生低血糖。因葡萄糖是大脑的重要供能物质,低血糖时,脑内去氨活动停滞,氨的毒性增加。

**(四)维持体液平衡**

正确记录出入液量,肝性脑病多有水、钠潴留倾向,水不宜摄入过多,一般为尿量加1 000 mL/d,对疑有脑水肿的患者尤应限制;显著腹水者钠盐应限制在250 mg/d。除肾功能有障碍者,钾应补足。按需要测定血钠、钾、氯化物、血氨、尿素等。有肝性脑病倾向的患者应避免快速和大量利尿及放腹水。

**(五)用药护理**

(1)降氨药物:常用的有谷氨酸钠、谷氨酸钾、精氨酸。①谷氨酸钠:严重水肿、腹水、心力衰竭、脑水肿时慎用谷氨酸钠。使用这些药物时,滴速不宜过快,否则可出现流涎、呕吐、面色潮红等反应。②谷氨酸钾:一般根据患者血钠、血钾情况混合使用。患者有肝肾综合征、尿少、尿闭时慎用谷氨酸钾,以防血钾过高。③精氨酸:常用于血 pH 偏高患者的降氨治疗,精氨酸系酸性溶液,含氯离子,不宜与碱性溶液配伍。

(2)乳果糖可降低肠腔 pH,减少氨的形成和吸收。①适应证:对有肾功能损害或耳聋、忌用新霉素的患者,或需长期治疗者,乳果糖常为首选药物。②不良反应:乳果糖有轻泻作用,多从小剂量开始服用,需观察服药后的排便次数,以每天排便2~3次、粪 pH 5.0~6.0 为宜。该药在肠内产气较多,易出现腹胀、腹痛、恶心、呕吐,也可引起电解质紊乱。

(3)必需氨基酸:静脉注射支链氨基酸可以补充能量,降低血氨。静脉注射精氨酸时速度不宜过快,以免引起流涎、面色潮红与呕吐等。

(4)新霉素:少数可出现听力和肾脏损害,故服用新霉素不宜超过 6 个月,做好听力和肾功能监测。

(5)大量输注葡萄糖的过程中,必须警惕低血钾、心力衰竭和脑水肿。

### 九、健康指导

本病的发生有明显诱因且易去除,肝功能恢复较好,门体分流性肝性脑病者预后较好;腹水、黄疸明显,有出血倾向者预后较差。

(1)告诫患者及家属保持合理的饮食,保持大便通畅,不滥用损伤肝脏的药物,积极防治各种感染,戒烟戒酒等,是减少和防止肝性脑病发生的重要措施。

(2)既要使患者认识本病的严重性,以引起患者重视,又要让患者对通过自我保健可使疾病不致恶化树立起信心,自觉地进行自我保健。

(3)要求患者必须严格遵医嘱用药,不可擅自停用和改换其他药物,也不能随意增减药物用量;患者应定期门诊复查。

(邱爱燕)

# 第六节　重症病毒性肝炎

大多数病毒性肝炎预后良好,少部分人出现肝衰竭,我国定名为重型肝炎,预后较差。起病10 d内出现急性肝衰竭现象称急性重症型;起病10 d以上出现肝衰竭现象称亚急性重症型;在有慢性肝炎、肝硬化或慢性病毒携带状态病史的患者,出现肝衰竭表现称慢性重型肝炎。

### 一、诊断

#### (一)病因

本病病原体为各型肝炎病毒。肝炎病毒与机体的免疫反应都与本病的发病有关。发病多有诱因,如急性肝炎起病后,未适当休息、治疗,嗜酒或服用损害肝脏药物、妊娠或合并感染等。

#### (二)诊断要点

1.病史

急、慢性肝炎患者有明显的恶心、呕吐、腹胀等消化道症状。肝功能严重损害,特别是黄疸急骤加深,血清总胆红素>171 $\mu$mol/L或每天上升幅度>17 $\mu$mol/L。在胆红素增高的同时,血清转氨酶活性反而相对较低,呈"胆-酶分离"现象。凝血酶原活动≤40%,有肝性脑病、出血、腹水等表现。要注意区别急性、亚急性、慢性重型肝炎的不同点,发病10 d以内出现的重型肝炎是急性重型肝炎,其特点为肝性脑病出现早、肝浊音界缩小较明显。发病10 d~8周出现的重型肝炎为亚急性重型肝炎,临床表现主要为严重消化道症状、重度黄疸、浮肿及腹水,可有肝性脑病。慢性重型肝炎是在原有慢性肝炎或肝炎后肝硬化基础上出现的亚急性重型肝炎的临床表现,肝浊音界缩小不明显,病程一般较长。

2.危重指标

(1)突然出现精神、神志改变,即肝性脑病变化,从轻微的情绪与言行改变至严重的肝昏迷。

(2)短期内黄疸急剧加重,胆固醇或胆碱酯酶明显降低。

(3)腹胀明显加重,出现"胃型";腹水大量增加、尿量急剧减少等表现。

(4)凝血酶原活动度极度减低,出血现象明显,或有DIC表现。

(5)出现严重并发症如感染、肝肾综合征等。

**3.辅助检查**

(1)血常规:急性重型肝炎可有白细胞升高及核左移。慢性重型肝炎由于脾功能亢进,故白细胞总数升高不明显,血小板多有减少。

(2)肝功能明显异常:尤以胆红素升高明显,胆固醇(酯)与胆碱酯酶明显降低。慢性重型肝炎多有清蛋白明显减少,球蛋白升高,A/G 比值倒置。

(3)凝血酶原时间延长:凝血酶原活动度降低至 40% 以下。可有血小板减少、纤维蛋白原减少、纤维蛋白降解产物(FDP)增加等 DIC 的表现。

(4)血氨升高:正常血氨静脉血中应<58 $\mu$mol/L(100 $\mu$g/dL),动脉血氨更能反映肝性脑病的轻重。

(5)氨基酸谱的测定:支链氨基酸正常或轻度减少,而芳香氨基酸增多,故支/芳比值下降。

(6)脑电图:可有高电压及阵发性慢波。脑电图检查有助于肝性脑病的早期诊断及判断预后。

(7)肾功能检查:有肝肾综合征时常有尿素及血清肌酐升高。

(8)各种肝炎病毒标志物检查:可确定病原及发现多型病毒重叠感染患者。

(9)肝活检:对不易确诊的患者应考虑做肝穿刺活检。但术前、术后应做好纠正出血倾向的治疗。如注射维生素 $K_1$、凝血酶原复合物、新鲜血浆,以改善凝血酶原活动度。术前、术后还可注射止血药。加强监护以防意外。

**(三)鉴别诊断**

**1.药物及肝毒性毒物引起的急性中毒性重型肝炎**

本病有服药史及毒物史,如抗结核药、磺胺类药、抗真菌药(酮康唑)等。

**2.妊娠急性脂肪肝**

本病多发生于第 1 胎,妊娠后期,急性上腹痛,频繁呕吐,黄疸深重,出血,很快出现昏迷、抽搐、B 超检查可见肝脏回声衰减。

## 二、治疗

**(一)治疗原则**

治疗原则主要是综合治疗,包括支持疗法,防止肝坏死,改善肝功能,促进肝细胞再生,防止出血、肝性脑病、肝肾综合征、合并感染等并发症。

**(二)常规治疗**

**1.一般支持疗法**

(1)绝对卧床休息,记 24 h 出入量,密切观察病情变化。

(2)保证必要的热量供应,尽可能减少饮食中的蛋白质,以控制肠内氨的来源。补充足量维生素 C、$K_1$ 及 B 族维生素。

(3)静脉输液,以 10% 葡萄糖液 1 500～2 000 mL/d,内加水飞蓟素、促肝细胞生长素、维生素 C 2.0～5.0 g,静脉滴注。大量维生素 E 静脉滴注,有助于消除氧自由基的中毒性损害。

(4)输新鲜血浆或全血,每次 2～3 d,人血清蛋白 5～10 g,每天 1 次。

(5)支链氨基酸 250 mL,每天 1～2 次。

(6)根据尿量及血中钠、钾、氯化物检测结果,调整补充电解质,以维持电解质平衡,防止低血钾。

2.防止肝细胞坏死,促进肝细胞再生

(1)肝细胞再生因子(HGF)80～120 mg溶于10%葡萄糖液250 mL,静脉滴注,每天1次。

(2)胸腺素15～20 mg/d,溶于10%葡萄糖液内静脉滴注。

(3)10%葡萄糖液500 mL加甘草酸二铵150 mg或加强力宁注射液80～120 mL,静脉滴注,1次/天。10%门冬氨酸钾镁30～40 mL,溶于10%葡萄糖液中静脉滴注,每天1次。长期大量应用注意观察血钾。复方丹参注射液8～16 mL加入500 mL右旋糖酐-40内静脉滴注,每天1次。改善微循环,防止DIC形成。

(4)前列腺素E₁(PGE₁),开始为100 μg/d,以后可逐渐增加至200 μg/d,加于10%葡萄糖液500 mL中缓慢静脉滴注,半个月为1个疗程。

(5)胰高血糖素-胰岛素(G-I)疗法,方法为胰高血糖素1 mg,普通胰岛素10 U共同加入10%葡萄糖液500 mL内,缓慢静脉滴注,每天1～2次。

3.防治肝性脑病

(1)严格低蛋白饮食,病情严重时可进无蛋白饮食,待病情好转后再逐渐增加。

(2)口服乳果糖糖浆10～30 mL,每天3次以使粪便pH降到5为宜,从而达到抑制肠道细菌繁殖、减轻内毒素血症。选用大黄煎剂、小量硫酸镁、20%甘露醇20～50 mL口服、口服新霉素、食醋保留灌肠等。

(3)防止低血钾与碱血症,用支链氨基酸或六合氨基酸250 mL静脉滴注,每天1～2次。

(4)消除脑水肿,有脑水肿倾向者用20%甘露醇250 mL.加压快速静脉滴注。

4.防治出血

(1)观测血小板计数、凝血酶原时间、纤维蛋白原等,以便及早发现DIC征兆,尽早采取相应措施。早期应给改善微循环、防止血小板聚集的药物,如川芎嗪160～240 mg,复方丹参注射液8～18 mL,双嘧达莫400～600 mg等,加入葡萄糖液内静脉滴注。500 mL右旋糖酐-40加山莨菪碱注射液10～20 mg,静脉滴注,如确已发生DIC,应按DIC治疗。

(2)凝血因子的应用,纤维蛋白原1.5 g溶于100 mL注射用水中,缓慢静脉滴注,每天1次。输新鲜血浆或新鲜全血。

(3)大剂量维生素K₁应早应用,有人认为大剂量维生素K₁、维生素C、维生素E合用,可使垂死的肝细胞复苏。

(4)酚磺乙胺500 mg,静脉注射,每天1～2次。

(5)对有消化道大出血者,除输血及全身用止血药外,应进行局部相应处理。消化道出血,可口服凝血酶,每次2 000 U;奥美拉唑40 mg静脉注射,每次6 h;西咪替丁,每晚0.4～0.8 g,可防治胃黏膜糜烂出血。对门静脉高压引起的上消化道出血,在血压许可的条件下,持续静脉滴注酚妥拉明以降低门脉压,可起到理想的止血效果。酚妥拉明20～30 mg加入10%葡萄糖液1 000～1 500 mL缓慢静脉滴注8～12 h,注意观察血压。

5.防治肾衰竭

(1)尽量避免用有肾毒性的药物。

(2)选用川芎嗪、复方丹参、山莨菪碱、右旋糖酐-40等。如已有肾功能不全、尿少者,应按急性肾衰竭处理。注意水、电解质平衡,防止高血钾。

(3)适当用利尿药,可用呋塞米20～100 mg稀释后静脉注射。

（4）经用药不能缓解高血钾与氮质血症,应行腹膜透析。

6.防感染

（1）注意口腔护理,保持病室空气清新,防止交叉感染。及早发现感染征兆,要特别注意腹腔、消化道、呼吸道、口腔、泌尿系统感染。可用乳酸菌制剂,以低于 50 ℃的低温水冲服,以预防肠道感染。

（2）及早用抗生素,在没有找到致病菌前,一般首先考虑革兰阴性菌感染,全面考虑选用抗生素。要特别注意避免使用肾毒性与肝毒性抗生素。

## 三、急救护理

### (一)护理目标

（1）患者及家属了解重症肝炎的诱发因素。

（2）患者症状改善,无护理并发症。

（3）为患者提供优质的护理服务,提高危重患者的生存质量,降低病死率。

（4）护士熟练掌握重症肝炎护理及预防保健知识。

### (二)护理措施

1.休息与活动

卧床休息,病情允许时尽量采取平卧位。症状好转,黄疸消退,肝功能改善后,可逐渐增加活动量,以不感到疲劳为宜。肝功能正常 1～3 个月后可恢复日常活动及工作。

2.饮食

（1）饮食原则:高热量、高维生素、低脂、优质蛋白、易消化饮食。

（2）肝性脑病神志不清时禁止摄入蛋白质饮食,清醒后可逐渐增加蛋白质含量,每天约20 g,以后每隔 3～5 d 增加 10 g,逐渐增至 40～60 g/d。最好以植物蛋白为宜。

（3）肝肾综合征时低盐或无盐饮食,钠限制每天 250～500 mg,进水量限制在 1 000 mL/d。

（4）为患者提供清洁、舒适的就餐环境,促进食欲。

3.预防感染

（1）保持病房空气清新,减少探视。加强病房环境消毒,每天常规进行地面、物表、空气消毒。

（2）注意饮食卫生及餐具的清洁消毒,避免交叉感染。

（3）加强无菌操作,防止医源性感染。

（4）严格终末消毒。

4.心理护理

重症肝炎患者病情危重,病死率高,患者及家属易形成恐惧的心理状态,对治疗失去信心。护士应详细了解患者及家属对疾病的态度,耐心倾听患者诉说,安慰患者,建立良好的护患关系。讲解好转的典型病例,使患者树立战胜疾病的信心。

5.症状护理

（1）观察患者生命体征、神志、瞳孔、尿量的变化,并做好记录。

（2）每周测量腹围和体重。利尿速度不宜过快,腹水伴水肿者,每天体重下降不超过1 000 g。单纯腹水患者,每天体重下降不超过 400 g。

（3）避免肝性脑病的各种诱发因素:注意保持大便通畅,防治感染,禁用止痛、麻醉、安眠和镇静药物,维持水电解质和酸碱平衡。

(4)观察有无肝性脑病、出血、肝肾综合征等并发症的发生,如有病情变化及时汇报医师并配合抢救。

6.三腔二囊管护理

(1)胃气囊充气 200～300 mL,食道囊充气 150～200 mL。

(2)置管期间可因提拉过猛或患者用力咳嗽出现恶心,频繁期前收缩甚至窒息症状,应立即将气囊口放开,放出三腔管内气体,并行进一步处理。

(3)经常抽吸胃内容物,观察有无再出血。

(4)置管期间应保持口、鼻清洁,忌咽唾液、痰液,以免误入气管。

(5)置管 24 h 应放气 15～30 min,以免食管、胃底黏膜受压过久坏死。

(6)出血停止后放出气囊的气体,保留管道,继续观察 12～24 h,无出血现象可考虑拔管,拔管前应吞服液状石蜡 20～30 mL。

7.健康教育

(1)向患者及家属讲解重症肝炎的诱因。

(2)按照医嘱合理用药,了解常用药物的作用、正确用量、用法、不良反应。勿自行使用镇静、安眠药物。

(3)合理饮食:高热量、高维生素、低脂、优质蛋白、易消化饮食。

(4)预防交叉感染:实施适当的家庭隔离,如患者的餐具、用具和洗漱用品应专用,定时消毒。

(5)避免劳累、饮酒及应用肝损害药物。

(6)定期复查肝功能。

(邱爱燕)

# 第七节　慢性胰腺炎

慢性胰腺炎是一种伴有胰实质进行性毁损的慢性炎症,我国以胆石症为常见原因,国外则以慢性酒精中毒为主要病因。慢性胰腺炎可伴急性发作,称为慢性复发性胰腺炎。由于本病临床表现缺乏特异性,可为腹痛、腹泻、消瘦、黄疸、腹部肿块、糖尿病等,易被误诊为消化性溃疡、慢性胃炎、胆管疾病、肠炎、消化不良、胃肠神经官能症等。本病虽发病率不高,但近年来有逐步增高的趋势。

## 一、疾病概述

### (一)病因

慢性胰腺炎的发病因素与急性胰腺炎相似,主要有胆管系统疾病、乙醇、腹部外伤、代谢和内分泌障碍、营养不良、高钙血症、高脂血症、血管病变、血色病、先天性遗传性疾病、肝脏疾病及免疫功能异常等。

### (二)临床表现

慢性胰腺炎的症状繁多且无特异性。典型病例可出现五联症,即上腹疼痛、胰腺钙化、胰腺假性囊肿、糖尿病及脂肪泻。但是同时具备上述五联症的患者较少,临床上常以某一或某些症状为主要特征。

**1.腹痛**

腹痛为最常见症状,见于 60%～100% 的病例,疼痛常剧烈,并持续较长时间。一般呈钻痛或钝痛,绞痛少见。多局限于上腹部,放射至季肋下,半数以上病例放射至背部。疼痛发作的频度和持续时间不一,一般随着病变的进展,疼痛期逐渐延长,间歇期逐渐变短,最后整天腹痛。在无痛期,常有轻度上腹部持续隐痛或不适。

痛时患者取坐位,膝屈曲,压迫腹部可使疼痛部分缓解,躺下或进食则加重(这种体位称为胰体位)。

**2.体重减轻**

体重减轻是慢性胰腺炎常见的表现,约见于 3/4 以上病例。主要由于患者担心进食后疼痛而减少进食所致。少数患者因胰功能不全、消化吸收不良或糖尿病而有严重消瘦,经过补充营养及助消化剂后,体重减轻往往可暂时好转。

**3.食欲减退**

常有食欲欠佳,特别是厌油类或肉食。有时食后腹胀、恶心和呕吐。

**4.吸收不良**

吸收不良表现疾病后期,胰脏丧失 90% 以上的分泌能力,可引起脂肪泻。患者有腹泻,大便量多、带油滴、恶臭。由于脂肪吸收不良,临床上也可出现脂溶性维生素缺乏症状。碳水化合物的消化吸收一般不受影响。

**5.黄疸**

少数病例可出现明显黄疸(血清胆红素高达 20 mg/dL),由胰腺纤维化压迫胆总管所致,但更常见假性囊肿或肿瘤的压迫所致。

**6.糖尿病症状**

约 2/3 的慢性胰腺炎病例有葡萄糖耐量减低,半数有显性糖尿病,常出现于反复发作腹痛持续几年以后。当糖尿病出现时,一般均有某种程度的吸收不良存在。糖尿病症状一般较轻,易用胰岛素控制。偶可发生低血糖、糖尿病酸中毒、微血管病变和肾病变。

**7.其他**

少数病例腹部可扪及包块,易误诊为胰腺肿瘤。个别患者呈抑郁状态或有幻觉、定向力障碍等。

## 二、护理评估

### (一)健康史

评估患者饮食状况,是否喜油腻饮食,是否嗜酒;评估患者有无胆管病史;患者有无急性胰腺炎病史。

### (二)身体状况

慢性胰腺炎急性发作时,临床表现与急性胰腺炎相似。有的慢性胰腺炎无临床表现。

**1.腹痛**

腹痛为最常见的症状,位于上腹部中间或稍偏左,多伴有脊背痛。疼痛一般呈钝痛,且持续时间较长,常因劳累、饮食不节、情绪激动而诱发。上腹部深部可有触痛,一般无腹肌紧张和反跳痛。

**2.消化不良**

一般表现为食欲缺乏、腹部饱胀感、吸气等。与胰腺外分泌不足、胰液排出不畅有关。

**3.腹泻**

表现为脂肪泻,大便不成形,有油滴浮于表面,为胰腺外分泌功能减退所致。

**4.黄疸**

为胰头部纤维化引起胆总管梗阻所致,逐渐加深。

**5.腹部包块**

如发生胰腺假性囊肿,左上腹部常可触及肿块。

**6.糖尿病表现**

因 β 细胞分泌不足,出现类似糖尿病的症状。

**(三)辅助检查**

如下所述。

**1.实验室检查**

(1)血清和尿淀粉酶测定:慢性胰腺炎急性发作时血尿淀粉酶浓度和 Cam/Ccr 比值可一过性地增高。随着病变的进展和较多的胰实质毁损,在急性炎症发作时可不合并淀粉酶升高。测定血清胰型淀粉酶同工酶(Pam)可作为反映慢性胰腺炎时胰功能不全的试验。

(2)葡萄糖耐量试验:可出现糖尿病曲线。有报告慢性胰腺炎患者中 78.7% 试验阳性。

(3)胰腺外分泌功能试验:在慢性胰腺炎时有 80%～90% 病例胰外分泌功能异常。

(4)吸收功能试验:最简便的是做粪便脂肪和肌纤维检查。

(5)血清转铁蛋白放射免疫测定:慢性胰腺炎血清转铁蛋白明显增高,特别对酒精性钙化性胰腺炎有特异价值。

**2.B 超检查**

可显示结节、胰管扩张、假性囊肿、结石等。

**3.X 线检查**

胰腺可有钙化和结石;钡餐造影可见胰腺囊肿引起胃肠移位。

**4.CT 检查**

胰腺肿大或缩小,边缘不清。密度降低,有钙化、结石和囊肿。

**5.内镜逆行胰胆管造影**

可见胰管扩张、狭窄或阻塞、胰石、胆石、胆总管改变等。

**6.其他检查**

还可行活检和选择性血管造影等。

**(四)心理-社会评估**

心理-社会评估如下所述。

(1)评估患者是否了解疾病发生的原因以及治疗方法。

(2)评估患者是否已经改变以前不良的饮食习惯。

(3)评估患者家庭的饮食习惯。

(4)评估患者对疾病治疗的信心。

(5)评估患者的社会支持状况等。

## 三、护理诊断

### (一)营养不良
营养不良与食欲差、惧食、脂肪和蛋白质长期的吸收不良有关。

### (二)腹痛
腹痛与胰腺神经受炎性介质刺激胆管阻塞有关。

### (三)活动无耐力
活动无耐力与进食少,营养不良有关。

### (四)血糖升高
血糖升高与胰岛细胞被破坏,功能受损有关。

### (五)知识缺乏
缺乏疾病预防及治疗知识。

### (六)潜在并发症
血糖水平异常,与 β 细胞功能受损有关。

## 四、护理目标

(1)患者能配合完成控制疼痛的方法,自述疼痛缓解或可以耐受。

(2)患者营养得到改善,症状缓解。

(3)患者掌握与疾病有关的知识。

(4)患者情绪稳定,自述焦虑减轻或消失,能积极配合治疗、护理。

## 五、护理措施

### (一)体位
协助患者卧床休息,选择舒适的卧位。有腹膜炎者宜取半卧位,利于引流和使炎症局限。

### (二)饮食
脂肪对胰腺分泌具有强烈的刺激作用并可使腹痛加剧。因此,一般以适量的优质蛋白、丰富的维生素、低脂无刺激性半流质或软饭为宜,如米粥、藕粉、脱脂奶粉、新鲜蔬菜及水果等。每天脂肪供给量应控制在 20～30 g,避免粗糙、干硬、胀气及刺激性食物或调味品。少食多餐、禁止饮酒。对伴糖尿病患者,应按糖尿病饮食进餐。

### (三)疼痛护理
绝对禁酒、避免进食大量肉类饮食、服用大剂量胰酶制剂等均可使胰液与胰酶的分泌减少,缓解疼痛。护理中应注意观察疼痛的性质、部位、程度及持续时间,有无腹膜刺激征。协助取舒适卧位以减轻疼痛。适当应用非麻醉性镇痛剂,如阿司匹林、吲哚美辛、布洛芬、对乙酰氨基酚等非甾体抗炎药。对腹痛严重,确实影响生活质量者,可酌情使用麻醉性镇痛剂,但应避免长期使用,以免导致患者对药物产生依赖性。给药 20～30 min 后须评估并记录镇痛药物的效果及不良反应。

### (四)维持营养需要量
蛋白-热量营养不良在慢性胰腺炎患者是非常普遍的。进餐前 30 min 为患者镇痛,以防止餐后腹痛加剧,使患者惧怕进食。进餐时胰酶制剂同食物一起服用,可以保证酶和食物适当混合,取得满意效果。同时,根据医嘱及时给予静脉补液,保证热量供给,维持水、电解质、酸碱平衡。严重的慢性胰腺炎患者和中至重度营养不良者,在准备手术阶段应考虑提供肠外或肠内营养支持。护理上需加强肠内、外营养液的输注护理,防止并发症。

**(五)心理护理**

因病程迁延,反复疼痛、腹泻等症状,患者常有消极悲观的情绪反应,对手术及预后的担心常引起焦虑和恐惧。护理上应关心患者,采用同情、安慰、鼓励法与患者沟通,稳定患者情绪,讲解疾病知识,帮助患者树立战胜疾病的信心。

## 六、健康教育

**(一)疾病知识指导**

向患者及家属介绍本病的有关因素和疾病发展过程,解释各项检查前后的注意事项。

**(二)生活指导**

指导患者按时服药,养成规律进食习惯。戒除烟、酒,清淡、易消化饮食,避免进食刺激强高脂肪和高蛋白食物。教会患者识别高血糖食物及如何计算食物的热量,并能根据热量合理饮食。

**(三)复查**

定期复查,疾病变化随诊。

## 七、护理效果评价

(1)患者对疼痛的处理满意,主诉疼痛减轻。

(2)患者营养得到适当补充,体重增加。

(3)患者掌握与疾病有关的知识,能复述健康教育内容。

(4)患者情绪稳定,能配合治疗和护理。

(邱爱燕)

# 第七章　内分泌科护理

## 第一节　糖　尿　病

糖尿病(diabetes mellitus,DM)是一组由多病因引起的以慢性高血糖为特征的代谢性疾病,是由胰岛素分泌和/或作用缺陷所引起。糖尿病是常见病、多发病。

### 一、分型

#### (一)1型糖尿病
1型糖尿病:胰岛 β 细胞破坏,常导致胰岛素绝对缺乏。

#### (二)2型糖尿病
2型糖尿病:从以胰岛素抵抗为主伴胰岛素分泌不足到以胰岛素分泌不足为主伴胰岛素抵抗。

#### (三)其他特殊类型糖尿病
其他特殊类型糖尿病指病因相对比较明确,如胰腺炎、库欣综合征等引起的一些高血糖状态。

#### (四)妊娠期糖尿病
妊娠期糖尿病指妊娠期间发生的不同程度的糖代谢异常。

### 二、病因与发病机制

糖尿病的病因和发病机制至今未完全阐明。总的来说,遗传因素及环境因素共同参与其发病过程。胰岛素由胰岛 β 细胞合成和分泌,经血液循环到达体内各组织器官的靶细胞,与特异受体结合并引发细胞内物质代谢效应。该过程中任何一个环节发生异常,均可导致糖尿病。

#### (一)1型糖尿病
1.遗传因素
遗传因素在 1 型糖尿病发病中起重要作用。

2.环境因素

糖尿病可能与病毒感染、化学毒物和饮食因素有关。

3.自身免疫

有证据支持1型糖尿病为自身免疫性疾病。

4.1型糖尿病的自然史

1型糖尿病的发生发展经历以下6个阶段。

(1)个体具有遗传易感性,临床无任何异常。

(2)某些触发事件,如病毒感染引起少量β细胞破坏并启动自身免疫过程。

(3)出现免疫异常,可检测出各种胰岛细胞抗体。

(4)β细胞数目开始减少,仍能维持糖耐量正常。

(5)β细胞持续损伤达到一定程度时(通常只残存10%～20%的β细胞),胰岛素分泌不足,出现糖耐量降低或临床糖尿病,需用外源胰岛素治疗。

(6)β细胞几乎完全消失,需依赖外源胰岛素维持生命。

### (二)2型糖尿病

1.遗传因素与环境因素

有资料显示遗传因素主要影响β细胞功能。环境因素包括年龄增加、现代生活方式改变、营养过剩、体力活动不足、子宫内环境以及应激、化学毒物等。

2.胰岛素抵抗和β细胞功能缺陷

胰岛素抵抗是指胰岛素作用的靶器官对胰岛素作用的敏感性降低。β细胞功能缺陷主要表现为胰岛素分泌异常。

3.糖耐量减低和空腹血糖调节受损

糖耐量减低是葡萄糖不耐受的一种类型。空腹血糖调节受损是指一类非糖尿病性空腹血糖异常,其血糖浓度高于正常,但低于糖尿病的诊断值。目前认为两者均为糖尿病的危险因素,是发生心血管病的危险标志。

4.临床糖尿病

达到糖尿病的诊断标准(表7-1)。

表 7-1　糖尿病诊断标准

| 诊断标准 | 静脉血浆葡萄糖水平 |
|---|---|
| (1)糖尿病症状＋随机血糖或 | ≥11.1 mmol/L |
| (2)空腹血浆血糖(FPG)或 | ≥7.0 mmol/L |
| (3)葡萄糖负荷后2 h血糖(2hPG) | ≥11.1 mmol/L |
| 无糖尿病症状者,需改天重复检查,但不做第3次OGTT | |

注:空腹的定义是至少8 h没有热量的摄入;随机是指一天当中的任意时间而不管上次进餐的时间及食物摄入量。

## 三、临床表现

### (一)代谢紊乱综合征

1."三多一少"

多饮、多食、多尿和体重减轻。

2.皮肤瘙痒

患者常有皮肤瘙痒,女性患者可出现外阴瘙痒。

3.其他症状

四肢酸痛、麻木、腰痛、性欲减退、月经失调、便秘和视物模糊等。

### (二)并发症

1.糖尿病急性并发症

(1)糖尿病酮症酸中毒(diabetic ketoacidosis,DKA):为最常见的糖尿病急症,以高血糖、酮症和酸中毒为主要表现。DKA最常见的诱因是感染,其他诱因:胰岛素治疗中断或不适当减量、饮食不当、各种应激及酗酒等。临床表现为早期"三多一少",症状加重;随后出现食欲缺乏、恶心、呕吐,多尿、口干、头痛、嗜睡,呼吸深快,呼气中有烂苹果味(丙酮);后期严重失水、尿量减少、眼球下陷、皮肤黏膜干燥,血压下降、心率加快,四肢厥冷;晚期出现不同程度意识障碍。

(2)高渗高血糖综合征:糖尿病急性代谢紊乱的另一临床类型,以严重高血糖、高血浆渗透压、脱水为特点,无明显酮症酸中毒,患者常有不同程度的意识障碍或昏迷。本病起病缓慢,最初表现为多尿、多饮,但多食不明显或反而食欲缺乏;随病情进展出现严重脱水和神经精神症状,患者反应迟钝、烦躁或淡漠、嗜睡,逐渐陷入昏迷、出现抽搐,晚期尿少甚至尿闭,但无酸中毒样深大呼吸。与DKA相比,失水更为严重、神经精神症状更为突出。

(3)感染性疾病:糖尿病容易并发各种感染,血糖控制差者更易发生,病情也更严重。

(4)低血糖:一般将血糖≤2.8 mmol/L作为低血糖的诊断标准,而糖尿病患者血糖值≤3.9 mmol/L就属于低血糖范畴。低血糖有两种临床类型,即空腹低血糖和餐后(反应性)低血糖。低血糖的临床表现呈发作性,具体分为两类:①自主(交感)神经过度兴奋表现为多有出汗、颤抖、心悸、紧张、焦虑、饥饿、流涎、软弱无力、面色苍白、心率加快、四肢冰凉和收缩压轻度升高等。②脑功能障碍表现为初期表现为精神不集中、思维和语言迟钝、头晕、嗜睡、视物不清、步态不稳,后可有幻觉、躁动、易怒、性格改变、认知障碍,严重时发生抽搐和昏迷。

2.糖尿病慢性并发症

(1)微血管病变:这是糖尿病的特异性并发症。微血管病变主要发生在视网膜、肾、神经和心肌组织,尤其以肾脏和视网膜病变最为显著。

(2)大血管病变:这是糖尿病最严重、突出的并发症,主要表现为动脉粥样硬化。动脉粥样硬化主要侵犯主动脉、冠状动脉、脑动脉、肾动脉和肢体外周动脉等。

(3)神经系统并发症:以周围神经病变最常见,通常为对称性,下肢较上肢严重,病情进展缓慢。患者常先出现肢端感觉异常,如呈袜子或手套状分布,伴麻木、烧灼、针刺感或如踏棉垫感,可伴痛觉过敏、疼痛;后期可有运动神经受累,出现肌力减弱甚至肌萎缩和瘫痪。

(4)糖尿病足:指与下肢远端神经异常和不同程度周围血管病变相关的足部溃疡、感染和/或深层组织破坏,主要表现为足部溃疡、坏疽。糖尿病足是糖尿病最严重且需治疗费用最多的慢性并发症之一,是糖尿病非外伤性截肢的最主要原因。

(5)其他:糖尿病还可引起黄斑病、白内障、青光眼、屈光改变和虹膜睫状体病变等。牙周病是最常见的糖尿病口腔并发症。

在我国,糖尿病是导致成人失明、非创伤性截肢的主要原因;心血管疾病是使糖尿病患者致残、致死的主要原因。

### 四、辅助检查

#### (一)尿糖测定

尿糖受肾糖阈的影响。尿糖呈阳性只提示血糖值超过肾糖阈(大约 10 mmol/L),尿糖呈阴性不能排除糖尿病可能。

#### (二)血糖测定

血糖测定的方法有静脉血葡萄糖测定、毛细血管血葡萄糖测定和 24 h 动态血糖测定 3 种。前者用于诊断糖尿病,后两种仅用于糖尿病的监测。

#### (三)口服葡萄糖耐量试验

当血糖高于正常范围而又未达到诊断糖尿病标准时,须进行口服葡萄糖耐量试验(OGTT)。OGTT 应在无摄入任何热量 8 h 后,清晨空腹进行,75 g 无水葡萄糖,溶于 250~300 mL 水中,5~10 min 饮完,空腹及开始饮葡萄糖水后 2 h 测静脉血浆葡萄糖。儿童服糖量按 1.75 g/kg 计算,总量不超过 75 g。

#### (四)糖化血红蛋白 A₁ 测定

糖化血红蛋白 $A_1$ 测定:其测定值者取血前 8~12 周血糖的总水平,是糖尿病病情控制的监测指标之一,正常值是 3%~6%。

#### (五)血浆胰岛素和 C 肽测定

主要用于胰岛 β 细胞功能的评价。

#### (六)其他

根据病情需要选用血脂、肝肾功能等常规检查,急性严重代谢紊乱时的酮体、电解质、酸碱平衡检查,心、肝、肾、脑、眼科以及神经系统的各项辅助检查等。

### 五、治疗要点

糖尿病管理须遵循早期和长期、积极而理性、综合治疗和全面达标、治疗措施个体化等原则。国际糖尿病联盟(IDF)提出糖尿病综合管理 5 个要点(有"五驾马车"之称):糖尿病健康教育、医学营养治疗、运动治疗、血糖监测和药物治疗。

#### (一)健康教育

健康教育是重要的基础管理措施,是决定糖尿病管理成败的关键。每位糖尿病患者均应接受全面的糖尿病教育,充分认识糖尿病并掌握自我管理技能。

#### (二)医学营养治疗

医学营养治疗是糖尿病基础管理措施,是综合管理的重要组成部分。详见饮食护理。

#### (三)运动疗法

在糖尿病的管理中占重要地位,尤其对肥胖的 2 型糖尿病患者,运动可增加胰岛素敏感性,有助于控制血糖和体重。运动的原则是适量、经常性和个体化。

#### (四)药物治疗

1.口服药物治疗

(1)促胰岛素分泌剂。①磺脲类药物:其作用不依赖于血糖浓度。常用的有格列苯脲、格列吡嗪、格列齐特、格列喹酮和格列苯脲等。②非磺脲类药物:降血糖作用快而短,主要用于控制餐后高血糖。如瑞格列奈和那格列奈。

(2)增加胰岛素敏感性药物。①双胍类:常用的药物有二甲双胍。二甲双胍通常每天剂量500～1 500 mg,分 2～3 次口服,最大剂量不超过每天2 g。②噻唑烷二酮类:也称格列酮类,有罗格列酮和吡格列酮两种制剂。

(3)α-葡萄糖苷酶抑制剂:作为 2 型糖尿病第一线药物,尤其适用于空腹血糖正常(或偏高)而餐后血糖明显升高者。常用药物有阿卡波糖和伏格列波糖。

**2.胰岛素治疗**

胰岛素治疗是控制高血糖的重要和有效手段。

(1)适应证:①1 型糖尿病;②合并各种严重的糖尿病急性或慢性并发症;③处于应激状态,如手术、妊娠和分娩等;④2 型糖尿病血糖控制不满意,β 细胞功能明显减退者;⑤某些特殊类型糖尿病。

(2)制剂类型:按作用快慢和维持作用时间长短,可分为速效、短效、中效、长效和预混胰岛素5 类。根据胰岛素的来源不同,可分为动物胰岛素、人胰岛素和胰岛素类似物。

(3)使用原则:①胰岛素治疗应在综合治疗基础上进行;②胰岛素治疗方案应力求模拟生理性胰岛素分泌模式;③从小剂量开始,根据血糖水平逐渐调整。

**(五)人工胰**

人工胰由血糖感受器、微型电子计算机和胰岛素泵组成。目前尚未广泛应用。

**(六)胰腺和胰岛细胞移植**

治疗对象主要为 1 型糖尿病患者,目前尚局限于伴终末期肾病的患者。

**(七)手术治疗**

部分国家已将减重手术(代谢手术)推荐为肥胖 2 型糖尿病患者的可选择的治疗方法之一,我国也已开展这方面的治疗。

**(八)糖尿病急性并发症的治疗**

**1.糖尿病酮症酸中毒**

对于早期酮症患者,仅需给予足量短效胰岛素和口服液体,严密观察病情,严密监测血糖、血酮变化,调节胰岛素剂量。对于出现昏迷的患者应立即抢救,具体方法如下。

(1)补液:是治疗的关键环节。基本原则是"先快后慢,先盐后糖"。在 1～2 h 输入0.9％氯化钠溶液 1 000～2 000 mL,前 4 h 输入所计算失水量的1/3。24 h 输液量应包括已失水量和部分继续失水量,一般为 4 000～6 000 mL,严重失水者可达 6 000～8 000 mL。

(2)小剂量胰岛素治疗:每小时 0.1 U/kg 的短效胰岛素加入生理盐水中持续静脉滴注或静脉泵入。根据血糖值调节胰岛素的泵入速度,血糖下降速度一般以每小时 3.9～6.1 mmol/L(70～110 mg/dL)为宜,每 1～2 h 复查血糖;病情稳定后过渡到胰岛素常规皮下注射。

(3)纠正电解质及酸碱平衡失调:①轻度酸中毒一般不必补碱。补碱指征为血 pH<7.1,$HCO_3^-$<5 mmol/L。应采用等渗碳酸氢钠(1.25％～1.4％)溶液。补碱不宜过多、过快,以避免诱发或加重脑水肿。②根据血钾和尿量补钾。

(4)防治诱因和处理并发症:如休克、严重感染、心力衰竭、心律失常、肾衰竭、脑水肿和急性胃扩张等。

**2.高渗高血糖综合征**

治疗原则同 DKA。严重失水时,24 h 补液量可达 6 000～10 000 mL。

**3.低血糖**

对轻至中度的低血糖，口服糖水或含糖饮料，进食面包、饼干、水果等即可缓解。重者和疑似低血糖昏迷的患者，应及时测定毛细血管血糖，甚至无须血糖结果，及时给予50%葡萄糖60～100 mL静脉注射，继以5%～10%葡萄糖液静脉滴注。另外，应积极寻找病因，对因治疗。

**(九)糖尿病慢性并发症的治疗**

**1.糖尿病足**

控制高血糖、血脂异常和高血压，改善全身营养状况和纠正水肿等；神经性足溃疡给予规范的伤口处理；给予扩血管和改善循环治疗；有感染出现时给予抗感染治疗；必要时行手术治疗。

**2.糖尿病高血压**

血脂紊乱和大血管病变，要控制糖尿病患者血压<17.3/10.7 kPa(130/80 mmHg)；如尿蛋白排泄量达到1 g/24 h，血压应控制低于16.7/10.0 kPa(125/75 mmHg)。低密度脂蛋白胆固醇(LDL-C)的目标值为<2.6 mmol/L。

**3.糖尿病肾病**

早期筛查微量蛋白尿及评估GFR。早期应用血管紧张素转化酶抑制剂或血管紧张素Ⅱ受体拮抗剂，除可降低血压外，还可减轻微量清蛋白尿和使GFR下降缓慢。

**4.糖尿病视网膜病变**

定期检查眼底，必要时尽早使用激光进行光凝治疗。

**5.糖尿病周围神经病变**

早期严格控制血糖并保持血糖稳定是糖尿病神经病变最重要和有效的防治方法。在综合治疗的基础上，采用多种维生素及对症治疗可改善症状。

# 六、护理措施

**(一)一般护理**

**1.饮食护理**

应帮助患者制订合理、个性化的饮食计划，并鼓励和督促患者坚持执行。

(1)制订总热量。①计算理想体重(简易公式法)：理想体重(kg)=身高(cm)-105。②计算总热量：成年人休息状态下每天每千克理想体重给予热量105～126 kJ，轻体力劳动126～147 kJ，中度体力劳动147～167 kJ，重体力劳动>167 kJ。儿童、孕妇、乳母、营养不良和消瘦以及伴有消耗性疾病者应酌情增加，肥胖者酌减，使体重逐渐恢复至理想体重的±5%左右。

(2)食物的组成和分配：①食物组成总的原则是高碳水化合物、低脂肪、适量蛋白质和高纤维的膳食。碳水化合物所提供的热量占饮食总热量的50%～60%，蛋白质的摄入量占供能比的10%～15%，脂肪所提供的热量不超过总热量的30%，饱和脂肪酸不应超过总热量的7%，每天胆固醇摄入量宜<300 mg。②确定每天饮食总热量和碳水化合物、脂肪、蛋白质的组成后，按每克碳水化合物、蛋白质产热16.7 kJ，每克脂肪产热37.7 kJ，将热量换算为食品后制订食谱，可按每天三餐分配为1/5、2/5、2/5或1/3、1/3、1/3。

(3)注意事项：①超重者，禁食油炸、油煎食物，炒菜宜用植物油，少食动物内脏、蟹黄、蛋黄、鱼子、虾子等含胆固醇高的食物。②每天食盐摄入量应少于6 g，限制摄入含盐高的食物，如加工食品、调味酱等。③严格限制各种甜食，包括各种糖果、饼干、含糖饮料、水果等。为满足患者口味，可使用甜味剂。对于血糖控制较好者，可在两餐之间或睡前加水果，如苹果、梨、橙子等。

④限制饮酒量,尽量不饮白酒,不宜空腹饮酒。每天饮酒量≤1份标准量(1份标准量为:啤酒350 mL或红酒150 mL或低度白酒45 mL,各约含乙醇15 g)。

2.运动护理

(1)糖尿病患者运动锻炼的原则:有氧运动、持之以恒和量力而行。

(2)运动方式的选择:有氧运动为主,如散步、慢跑、快走、骑自行车、做广播体操、打太极拳和球类活动等。

(3)运动量的选择:合适的运动强度为活动时患者的心率达到个体60%的最大氧耗量,简易计算方法为:心率=170-年龄。

(4)运动时间的选择:最佳运动时间是餐后1 h(以进食开始计时)。每天安排一定量的运动,至少每周3次。每次运动时间30~40 min,包括运动前作准备活动和运动结束时的整理运动时间。

(5)运动的注意事项:①不宜空腹时进行,运动过程应补充水分,携带糖果,出现低血糖症状时,立即食用;②运动过程中出现胸闷、胸痛、视物模糊等应立即停止运动,并及时处理;③血糖＞14 mmol/L,应减少活动,增加休息;④随身携带糖尿病卡以备急需;⑤运动时,穿宽松的衣服,棉质的袜子和舒适的鞋子,可以有效排汗和保护双脚。

**(二)用药护理**

1.口服用药的护理

指导患者正确服用口服降糖药,了解各类降糖药的作用、剂量、用法、不良反应和注意事项。

(1)口服磺胺类药物的护理:①协助患者于早餐前30 min服用,每天多次服用的磺胺类药物应在餐前30 min服用。②严密观察药物的不良反应。最主要的不良反应是低血糖,护士应教会患者正确识别低血糖的症状及如何及时应对和选择医疗支持。③注意药物之间的协同与拮抗。水杨酸类、磺胺类、保泰松、利血平、β受体阻滞剂等药物与磺胺类药物合用时会产生协同作用,增强后者的降糖作用;噻嗪类利尿剂、呋塞米、依他尼酸、糖皮质激素等药物与磺胺类药物合用时会产生拮抗作用,降低后者的降糖作用。

(2)口服双胍类药物的护理:①指导患者餐中或餐后服药;②如出现轻微胃肠道反应,给予患者讲解和指导,以减轻患者的紧张或恐惧心理;③用药期间限制饮酒。

(3)口服α-葡萄糖苷酶抑制剂类药物的护理:①应与第一口饭同时服用;②本药的不良反应有腹部胀气、排气增多或腹泻等症状,在继续使用或减量后消失;③服用该药时,如果饮食中淀粉类比例太低,而单糖或啤酒过多则疗效不佳;④出现低血糖时,应直接给予葡萄糖口服或静脉注射,进食淀粉类食物无效。

(4)口服噻唑烷二酮类药物的护理:①每天服用1次,可在餐前、餐中、餐后任何时间服用,但服药时间应尽可能固定;②密切观察有无水肿、体重增加等不良反应,缺血性心血管疾病的风险增加,一旦出现应立即停药;③如果发现食欲缺乏等情况,警惕肝功能损害。

2.使用胰岛素的护理

(1)胰岛素的保存:①未开封的胰岛素放于冰箱4~8 ℃冷藏保存,勿放在冰箱门上,以免震荡受损;②正在使用的胰岛素在常温下(≤28 ℃)可使用28 d,无须放入冰箱;③运输过程尽量保持低温,避免过热、光照和剧烈晃动等,否则可因蛋白质凝固变性而失效。

(2)胰岛素的注射途径:包括静脉注射和皮下注射。注射工具有胰岛素专用注射器、胰岛素笔和胰岛素泵。

（3）胰岛素的注射部位：皮下注射胰岛素时，宜选择皮肤疏松部位，如上臂三角肌、臀大肌、大腿前侧、腹部等。进行运动锻炼时，不要选择大腿、臂部等要活动的部位注射。注射部位要经常更换，如在同一区域注射，必须与上次注射部位相距 1 cm 以上，选择无硬结的部位。

（4）胰岛素不良反应的观察与处理：①低血糖反应；②变态反应表现为注射部位瘙痒，继而出现荨麻疹样皮疹，全身性荨麻疹少见，处理措施包括更换高纯胰岛素，使用抗组胺药及脱敏疗法，严重反应者中断胰岛素治疗；③注射部位皮下脂肪萎缩或增生时，采用多点、多部位皮下注射和及时更换针头可预防其发生，若发生则停止注射该部位后可缓慢自然恢复；④胰岛素治疗初期可发生轻度水肿，以颜面和四肢多见，可自行缓解；⑤部分患者出现视物模糊，多为晶状体屈光改变，常于数周内自然恢复；⑥体重增加以老年 2 型糖尿病患者多见，多引起腹部肥胖。护士应指导患者配合饮食、运动治疗控制体重。

（5）使用胰岛素的注意事项：①准确执行医嘱，按时注射。对 40 U/mL 和 100 U/mL 两种规格的胰岛素，使用时应注意注射器与胰岛素浓度的匹配；②长、短效或中、短效胰岛素混合使用时，应先抽吸短效胰岛素，再抽吸长效胰岛素，然后混匀，禁忌反向操作；③注射胰岛素时应严格无菌操作，防止发生感染；④胰岛素治疗的患者，应每天监测血糖 2～4 次，出现血糖波动过大或过高，及时通知医师；⑤使用胰岛素笔时要注意笔与笔芯是否匹配，每次注射前确认笔内是否有足够的剂量，药液是否变质。每次注射前安置新针头，使用后丢弃；⑥用药期间定期检查血糖、尿常规、肝肾功能、视力、眼底视网膜血管、血压及心电图等，了解病情及糖尿病并发症的情况；⑦指导患者配合糖尿病饮食和运动治疗。

**（三）并发症的护理**

1.低血糖的护理

（1）加强预防：①指导患者应用胰岛素和胰岛素促分泌剂，从小剂量开始，逐渐增加剂量，谨慎调整剂量；②指导患者定时定量进餐，如果进餐量较少，应相应减少药物剂量；③指导患者运动量增加时，运动前应增加额外的碳水化合物的摄入；④乙醇能直接导致低血糖，应指导患者避免酗酒和空腹饮酒；⑤容易在后半夜及清晨发生低血糖的患者，晚餐适当增加主食或含蛋白质较高的食物。

（2）症状观察和血糖监测：观察患者有无低血糖的临床表现，尤其是服用胰岛素促分泌剂和注射胰岛素的患者。对老年患者的血糖不宜控制过严，一般空腹血糖≤7.8 mmol/L，餐后血糖≤11.1 mmol/L 即可。

（3）急救护理：一旦确定患者发生低血糖，应尽快给予糖分补充，解除脑细胞缺糖状态，并帮助患者寻找诱因，给予健康指导，避免再次发生。

2.高渗高血糖综合征的护理

（1）预防措施：定期监测血糖，应激状况时每天监测血糖。合理用药，不要随意减量或停药。保证充足的水分摄入。

（2）病情监测：严密观察患者的生命体征、意识和瞳孔的变化，记录 24 h 出入液量等。遵医嘱定时监测血糖、血钠和渗透压的变化。

（3）急救配合与护理：①立即开放两条静脉通路，准确执行医嘱，输入胰岛素，按照正确的顺序和速度输入液体；②绝对卧床休息，注意保暖，给予患者持续低流量吸氧；③加强生活护理，尤其是口腔护理、皮肤护理；④昏迷者按昏迷常规护理。

3.糖尿病足的预防与护理

(1)足部观察与检查:①每天检查双足1次,视力不佳者,亲友可代为检查;②了解足部有无感觉减退、麻木、刺痛感;观察足部的皮肤温度、颜色及足背动脉搏动情况;③注意检查趾甲、趾间、足底皮肤有无红肿、破溃、坏死等损伤;④定期做足部保护性感觉的测试,常用尼龙单丝测试。

(2)日常保护措施:保持足部清洁,避免感染,每天清洗足部1次,10 min左右;水温适宜,不能烫脚;洗完后用柔软的浅色毛巾擦干,尤其是脚趾间;皮肤干燥者可涂护肤软膏,但不要太油,不能常用。

(3)预防外伤:①指导患者不能赤足走路,外出时不能穿拖鞋和凉鞋,不能光脚穿鞋,禁忌穿高跟鞋和尖头鞋,防止脚受伤;②应帮助视力不好的患者修剪趾甲,趾甲修剪与脚趾平齐,并锉圆边缘尖锐部分;③冬天不要使用热水袋、电热毯或烤灯保暖,防止烫伤,同时应注意预防冻伤。夏天注意避免蚊虫叮咬;④避免足部针灸、修脚等,防止意外感染。

(4)选择合适的鞋袜:①指导患者选择厚底、圆头、宽松、系鞋带的鞋子;鞋子的面料以软皮、帆布或布面等透气性好的面料为佳;购鞋时间最好是下午,需穿袜子试穿,新鞋第1次穿20~30 min,之后再延长穿鞋时间;②袜子选择以浅色、弹性好、吸汗、透气及散热好的棉质袜子为佳,大小适中、无破洞和不粗糙。

(5)促进肢体血液循环:①指导患者步行和进行腿部运动(如提脚尖,即脚尖提起、放下,重复20次,试着以单脚承受全身力量来做);②避免盘腿坐或跷二郎腿。

(6)积极控制血糖,说服患者戒烟;足溃疡的教育应从早期指导患者控制和监测血糖开始。同时告知患者戒烟,因吸烟会导致局部血管收缩而促进足溃疡的发生。

(7)及时就诊:如果伤口出现感染或久治不愈,应及时就医,进行专业处理。

**(四)心理护理**

糖尿病患者常见的心理特征有:否定、怀疑、恐惧紧张、焦虑烦躁、悲观抑郁、轻视麻痹、愤怒拒绝和内疚混乱等。针对以上特征,护理人员应对患者进行有针对性的心理护理。糖尿病患者的心理护理因人而异,但对每一个患者,护士都要做到以和蔼可亲的态度进行耐心细致、科学专业的讲解。

(1)当患者拒绝承认患病事实时,护士应耐心主动地向患者讲解糖尿病相关的知识,使患者消除否定、怀疑、拒绝的心理,并积极主动地配合治疗。

(2)有轻视、麻痹心理的患者,应耐心地向患者讲解不重视治疗的后果及各种并发症的严重危害,使患者积极地配合治疗。

(3)指导患者学习糖尿病自我管理的知识,帮助患者树立战胜疾病的信心,使患者逐渐消除上述心理。

(4)寻求社会支持,动员糖尿病患者的亲友学习糖尿病相关知识,理解糖尿病患者的困境,全面支持患者。

（郭　宏）

# 第二节 痛 风

痛风是由于单钠尿酸盐沉积在骨关节、肾脏和皮下等部位,引发的急、慢性炎症与组织损伤,与嘌呤代谢紊乱和/或尿酸排泄减少所导致的高尿酸血症直接相关。其临床特点为高尿酸血症、反复发作的痛风性急性关节炎、间质性肾炎和痛风石形成,严重者可导致关节畸形及功能障碍,常伴有尿酸性尿路结石。根据病因可分为原发性及继发性两大类,其中原发性痛风占绝大多数。

## 一、病因与发病机制

由于地域、民族、饮食习惯的不同,高尿酸血症的发病率也明显不同。其中原发性痛风属遗传性疾病,由先天性嘌呤代谢障碍所致,多数有阳性家族史。继发性痛风可由肾病、血液病、药物及高嘌呤食物等多种原因引起。

### (一)高尿酸血症的形成

痛风的生化标志是高尿酸血症。尿酸是嘌呤代谢的终产物,血尿酸的平衡取决于嘌呤的生成和排泄。高尿酸血症的形成原因:①尿酸生成过多:当嘌呤核苷酸代谢酶缺陷和/或功能异常时,引起嘌呤合成增加,尿酸升高,这类患者在原发性痛风中不足20%;②肾对尿酸排泄减少:这是引起高尿酸血症的重要因素,在原发性痛风中80%~90%的个体有尿酸排泄障碍。事实上尿酸的排泄减少和生成增加常是伴发的。

### (二)痛风的发生

高尿酸血症只有5%~15%发生痛风,部分患者的高尿酸血症可持续终生但却无痛风性关节炎发作。当血尿酸浓度过高或在酸性环境下,尿酸可析出结晶,沉积在骨关节、肾脏及皮下组织等,引起痛风性关节炎、痛风肾及痛风石等。

## 二、临床表现

痛风多见于40岁以上的男性,女性多在绝经期后发病,近年发病有年轻化趋势,常有家族遗传史。

### (一)无症状期

本期突出的特点为仅有血尿酸持续性或波动性升高,无任何临床表现。一般从无症状的高尿酸血症发展至临床痛风需要数年,有些甚至可以终生不出现症状。

### (二)急性关节炎期

急性关节炎期常于夜间突然起病,并可因疼痛而惊醒。初次发病往往为单一关节受累,继而累及多个关节。以第一跖趾关节为好发部位,其次为足、踝、跟、膝、腕、指和肘。症状一般在数小时内进展至高峰,受累关节及周围软组织呈暗红色,明显肿胀,局部发热,疼痛剧烈,常有关节活动受限,大关节受累时伴有关节腔积液。可伴有体温升高、头痛等症状。

### (三)痛风石及慢性关节炎期

痛风石是痛风的特征性临床表现,典型部位在耳郭,也可见于反复发作的关节周围。外观为大小不一、隆起的黄白色赘生物,表面菲薄,破溃后排出白色豆渣样尿酸盐结晶,很少引起继发感染。关节内大量沉积的痛风石可导致骨质破坏、关节周围组织纤维化及继发退行性改变等,临床表现为持续的关节肿痛、畸形、关节功能障碍等。

**(四)肾脏改变**

肾脏改变主要表现在下列两个方面。

1.痛风性肾病

早期表现为尿浓缩功能下降,可出现夜尿增多、低分子蛋白尿和镜下血尿等。晚期发展为慢性肾功能不全、高血压、水肿、贫血等。少数患者表现为急性肾衰竭,出现少尿甚至无尿,尿中可见大量尿酸晶体。

2.尿酸性肾石病

有 10%～25% 的痛风患者出现肾尿酸结石。较小者呈细小泥沙样结石并可随尿液排出,较大的结石常引起肾绞痛、血尿、排尿困难及肾盂肾炎等。

## 三、辅助检查

**(一)尿尿酸测定**

经过 5 d 限制嘌呤饮食后,24 h 尿尿酸排泄量超过 3.57 mmol(600 mg),即可认为尿酸生成增多。

**(二)血尿酸测定**

男性血尿酸正常值为 208～416 $\mu$mol/L;女性为 149～358 $\mu$mol/L,绝经后接近男性。男性及绝经期后女性血尿酸＞420 $\mu$mol/L,绝经前女性＞350 $\mu$mol/L,可诊断为高尿酸血症。

**(三)滑囊液或痛风石内容物检查**

偏振光显微镜下可见双折光的针形尿酸盐结晶。

**(四)X 线检查**

急性关节炎期可见非特异性软组织肿胀;慢性关节炎期可见软骨缘破坏,关节面不规则,特征性变化为穿凿样、虫蚀样圆形或弧形的骨质透亮缺损。

**(五)CT 与 MRI**

CT 扫描受损部位可见不均匀的斑点状高密度痛风石影像;MRI 的 $T_1$ 和 $T_2$ 加权图像呈斑点状低信号。

## 四、治疗要点

痛风防治原则:控制高尿酸血症,预防尿酸盐沉积;控制急性关节炎发作;预防尿酸结石形成和肾功能损害。

**(一)无症状期的处理**

一般无须药物治疗,积极寻找病因及相关因素。如一些利尿药、体重增加、饮酒、高血压、血脂异常等。适当调整生活方式,以减低血尿酸水平。此期的患者需定期监测血尿酸水平。

**(二)急性关节炎期的治疗**

此期治疗目的是迅速终止关节炎发作。①非甾体抗炎药:为急性痛风关节炎的一线药物,代表药物有吲哚美辛、双氯芬酸、依托考昔;②秋水仙碱:为痛风急性关节炎期治疗的传统药物,其机制是抑制致炎因子释放,对控制痛风急性发作具有非常显著的疗效,但不良反应较大;③糖皮质激素:上述两类药无效或禁忌时用,一般尽量不用。

### (三)间歇期及慢性关节炎期的治疗

主要治疗目的是降低血尿酸水平。抑制尿酸合成的药物有别嘌醇;促进尿酸排泄的药物有丙磺舒、磺吡酮、苯溴马隆等;碱性药物有碳酸氢钠,目的是碱化尿液。

### (四)继发性痛风的治疗

除治疗原发病外,对于痛风的治疗原则同前面阐述。

## 五、护理措施

### (一)一般护理

改变生活方式,饮食应以低嘌呤食物为主,鼓励多饮水,每天饮水量至少在 1 500 mL,最好>2 000 mL。限制烟酒,坚持运动和控制体重等。

### (二)病情观察

观察关节疼痛的部位、性质、间隔时间等。观察受累关节红肿热痛的变化和功能障碍。观察有无过度疲劳、受凉、潮湿、饮酒、饱餐、精神紧张、关节扭伤等诱发因素。有无痛风石体征,结石的部位,有无溃破,有无症状。观察药物疗效及不良反应,及时反馈给医师,调整用药。卧床患者做好口腔、皮肤护理,预防压疮发生。观察患者体温的变化,有无发热。监测血尿酸、尿尿酸、肾功能的变化。

### (三)关节疼痛的护理

急性发作时应卧床休息,抬高患肢,避免受累关节负重。也可在病床上安放支架支托盖被,减少患部受压。也可给予 25%硫酸镁于受累关节处湿敷,消除关节的肿胀和疼痛。如痛风石溃破,则要注意保持受损部位的清洁,避免发生感染。

### (四)用药护理

指导患者正确用药,观察药物的疗效,及时发现不良反应并反馈给医师,给予处理。

1.秋水仙碱

口服给药常有胃肠道反应,若患者一开始口服即出现恶心、呕吐、水样腹泻等严重的消化道反应,可静脉给药。但是静脉给药可能发生严重的不良反应,如肝损害、骨髓抑制、弥散性血管内凝血(DIC)、脱发、肾衰竭、癫痫样发作甚至死亡。应用时要密切观察患者状态,一旦出现不良反应立即停药。此外静脉给药时要特别注意切勿外漏,以免引起组织坏死。

2.非甾体抗炎药

要注意有无活动性消化道溃疡或消化道出血的发生。

3.别嘌醇

除有可能出现皮疹、发热、胃肠道反应外,还可能出现肝损害、骨髓抑制等,要密切关注。对于肾功能不全者,使用别嘌醇宜减量。

4.丙磺舒、磺吡酮、苯溴马隆

可能出现皮疹、发热、胃肠道反应等。

5.糖皮质激素

要观察其疗效,是否出现“反跳”现象。

### (五)健康指导

给予患者健康指导及心理指导,讲解疾病相关知识,提高患者防病治病的意识,提高治疗依从性。

(1)培养良好的生活习惯,肥胖的患者要减轻体重,避免劳累、受凉、感染、外伤等诱发因素。

(2)限制进食高嘌呤食物,多饮水,尤其是碱性水,多食碱性食物,有助于尿酸的排出。

(3)适度活动与保护关节:急性期避免运动。运动后疼痛超过 1 h,则暂时停止此项运动。不要长时间持续进行重体力劳动或工作,可选择交替完成轻、重不同的工作。不时改变姿势,使受累关节保持舒适,若局部红肿,应尽可能避免活动。

(4)促进局部血液循环,可通过局部按摩、泡热水澡等促进局部血液循环,避免尿酸盐结晶形成。

(5)自我观察病情,如经常用手触摸耳郭及手足关节,检查是否有痛风石形成。

(6)定期复查血尿酸及门诊随访。

（关　键）

# 第八章　血液内科护理

## 第一节　缺铁性贫血

### 一、定义

缺铁性贫血(iron deficient anemia,IDA)是指体内可用来制造血红蛋白的贮存铁缺乏,血红蛋白合成减少而引起的一种小细胞、低色素性贫血,是最常见的一种贫血,以生育年龄的妇女(特别是孕妇)和婴幼儿发病率较高。

### 二、临床表现

#### (一)贫血表现

常见乏力、易倦、头昏、头痛、耳鸣、心悸、气促、纳差等,伴苍白、心率增快。

#### (二)组织缺铁表现

精神行为异常,如烦躁、易怒、注意力不集中、异食癖;体力、耐力下降;易感染;儿童生长发育迟缓、智力低下;口腔炎、舌炎、舌乳头萎缩、口角炎、缺铁性吞咽困难(称 Plummer-Vinson 征);毛发干枯、脱落;皮肤干燥、皱缩;指(趾)甲缺乏光泽、脆薄易裂,重者指(趾)甲变平,甚至凹下呈勺状(匙状甲)。

#### (三)缺铁原发病表现

如消化性溃疡、肿瘤或痔疮导致的黑便、血便、腹部不适,肠道寄生虫感染导致的腹痛或大便性状改变,妇女月经过多,肿瘤性疾病的消瘦,血管内溶血的血红蛋白尿等。

### 三、诊断

(1)患者具有缺铁性贫血的症状及体征:乏力、易倦、气促、纳差等,注意患者是否存在精神行为异常和缺铁原发病表现。

(2)根据国内的诊断标准,缺铁性贫血的诊断标准符合以下 3 条:①贫血为小细胞低色素性。男性血红蛋白含量<120 g/L,女性血红蛋白含量<110 g/L,孕妇血红蛋白含量<100 g/L;平均

红细胞体积<80 fl,平均血红蛋白含量<27 pg,平均血红蛋白浓度<32%。②有缺铁的依据:符合贮铁耗尽(ID)或缺铁性红细胞生成(IDE)的诊断。

ID符合下列任一条即可诊断。①血清铁蛋白<12 μg/L。②骨髓铁染色显示骨髓小粒可染铁消失,铁粒幼红细胞少于15%。

IDE:①符合ID诊断标准。②血清铁低于8.95 μmol/L,总铁结合力升高>64.44 μmol/L,转铁蛋白饱和度<15%。③红细胞原始卟啉/血红蛋白含量>4.5 μg/gHb。

(3)存在铁缺乏的病因,铁剂治疗有效。

## 四、治疗

### (一)病因治疗

IDA的病因诊断是治疗IDA的前提,只有明确诊断后方有可能去除病因。如婴幼儿、青少年和妊娠妇女营养不足引起的IDA,应改善饮食;胃、十二指肠溃疡伴慢性失血或胃癌术后残胃癌所致的IDA,应多次检查大便潜血,做胃肠道X线或内镜检查,必要时手术根治。月经过多引起的IDA,应调理月经;寄生虫感染者应驱虫治疗等。

### (二)补铁治疗

首选口服铁剂,如琥珀酸亚铁0.1 g,每天3次。餐后服用胃肠道反应小且易耐受。应注意,进食谷类、乳类和茶等会抑制铁剂的吸收,鱼、肉类、维生素C可加强铁剂的吸收。口服铁剂后,先是外周血网织红细胞增多,高峰在开始服药5~10 d,2周后血红蛋白浓度上升,一般2个月左右恢复正常。铁剂治疗在血红蛋白恢复正常持续4~6个月,待铁蛋白正常后停药。若口服铁剂不能耐受或吸收障碍,可用右旋糖酐铁肌内注射,每次50 mg,每天或隔天1次,缓慢注射,注意变态反应。注射用铁的总需量(mg)=(需达到的血红蛋白浓度-患者的血红蛋白浓度)×0.33×患者体重(kg)。

## 五、护理措施

### (一)一般护理措施

1.休息活动

轻度的缺铁性贫血症可适当活动,一般生活基本能自理,但不宜进行剧烈运动和重体力劳动;严重的缺铁性贫血多存在慢性出血性疾病,体质虚弱,活动无耐力,应卧床休息,给予生活协助。患者调整变换体位时要缓慢并给予扶持,防止因体位突变发生晕厥、摔伤。

2.皮肤毛发

保持皮肤、毛发的清洁,除日常洗漱,如洗脸、洗手、泡足、洗外阴、刷牙漱口之外,定时周身洗浴、洗头、更衣,夏日每天1~2次洗澡,春秋每周1~2次,冬日每周1次,每月理发一次。重度卧床患者可在床上洗头、擦浴、更衣、换被单。长期卧床者要有预防压疮的措施,如定时翻身、变换卧位,同时对受压部位给予温水擦拭及压疮贴贴敷,保持床位平整、清洁、干燥、舒适。

3.营养

给予高蛋白、富含铁的饮食,纠正偏食不良习惯。除谷物主食外,多选用动物肝、肾、瘦肉、蛋类、鱼类、菌藻类,增加维生素C含量,食用新鲜蔬菜和水果,以利于铁的吸收。

4.心理

主动关心、体贴患者,做好有关疾病及其自我护理知识的宣传教育。多与患者沟通交谈,了解和掌握其心理状态,特别是久病的重症者,要及时发现其情绪上的波动,并给予有针对性的帮助,疏导解除其不良心态使之安心疗养。

**(二)重点护理措施**

1.疲乏、无力、心悸、气短者

应卧床休息以减少耗氧量,必要时给予吸氧疗法。

2.皮肤干皱,指(趾)甲脆薄者

注意保护,应用维生素 A 软膏或润肤霜涂擦,滋润皮肤防止干裂出血、疼痛;不留长指(趾)甲,定时修剪,防止折断损伤;选用中性无刺激性洗涤剂,不用碱性皂类。

3.口腔炎、舌炎疼痛者

给予漱口液漱口,餐后定时进行特殊口腔护理,有溃疡时可用 1‰龙胆紫涂抹创面或贴敷溃疡药膜。

4.出现与缺铁有关的异常行为者

及时与医师联系给予合理的处理。

5.药物护理

按医嘱给患者服用铁剂,并向患者说明服用铁剂时的注意事项:①为避免胃肠道反应,铁剂应进餐后服用,并从小剂量开始;②服用铁剂时忌饮茶,避免与牛奶同服,以免影响铁的吸收;③可同服维生素 C 以增加铁的吸收;④口服液体铁剂时,患者必须使用吸管,避免牙齿染黑;⑤要告诉患者对口服铁剂疗效的观察及坚持用药的重要性。治疗后网织红细胞数开始上升,1 周左右达高峰,血红蛋白于 2 周后逐渐上升,1～2 个月后可恢复正常。在血红蛋白完全正常后,仍需继续补铁 3～6 个月,待血清铁蛋白＞50 $\mu$g/L 后才能停药。

**(三)治疗过程中可能出现的情况及应急措施**

1.贫血性心脏病

心率增加,心前区可闻及收缩期杂音,心脏扩大,心功能不全。向家属讲解引起贫血性心脏病的原因及如何预防其发生。保持病室安静、舒适,尽量减少不必要的刺激。卧床休息,减轻心脏负担。密切观察心率、呼吸、血压及贫血的改善状况。必要时吸氧。控制输液速度及输液的总量,必要时记录 24 h 出入水量。

2.活动无耐力

活动后乏力、虚弱、气喘、出汗,头晕,眼前发黑,耳鸣。注意休息,适量活动,贫血程度轻的可参加日常活动,无须卧床休息。对严重贫血者,应根据其活动耐力下降程度制定休息方式、活动强度及每次活动持续时间。增加患者的营养,提供高蛋白、高维生素、易消化饮食,必要时静脉输血、血浆、白蛋白。

3.有感染的危险

体温高于正常范围。病室每天通风换气,限制探视人员,白细胞计数过低者给予单独隔离房间。医务人员严格执行无菌操作规程。保持床单清洁、整齐,衣被平整、柔软。保持口腔卫生,指导年长、儿童晨起、饭后、睡前漱口,避免用硬毛牙刷。气候变化,要及时添减衣服,预防呼吸道感染。向患者及家属讲解导致感染发生的危险因素,指导家属掌握预防感染的方法与措施。

4.胃肠道反应

服用铁剂的护理,铁剂对胃肠道的刺激可引起胃肠不适、疼痛、恶心、呕吐及便秘或腹泻。

口服铁剂从小剂量开始,在两餐之间服药,可与维生素 C 同服,以利吸收;服铁剂后,牙往往黑染,大便呈黑色,停药后恢复正常,应向家属说明其原因,消除顾虑。铁剂治疗有效者,于服药3～4 d网织红细胞计数上升,1周后可见血红蛋白含量逐渐上升。如服药3～4周无效,应查找原因。注射铁剂时应精确计算剂量,分次深部肌内注射,更换注射部位,以免引起组织坏死。

5.营养失调的护理

及时添加含铁丰富的食物,帮助纠正不良饮食习惯。合理搭配患者的膳食,让患者了解动物血、黄豆、肉类含铁较丰富,是防治缺铁的理想食品;维生素C、肉类、氨基酸、果糖、脂肪酸可促进铁吸收,茶、咖啡、牛奶等抑制铁吸收,应避免与含铁多的食物同时食用。

6.局部疼痛及静脉炎

肌内注射铁剂时,因其吸收缓慢且疼痛,应在不同部位轮流深部注射。治疗中应密切观察可能出现注射铁剂部位的疼痛、发热、头痛、头昏、皮疹,甚至过敏性休克等不良反应,应及时到医院进行对症处理。在注射铁剂时,应常规备好肾上腺素。有肝肾功能严重受损者禁用。静脉滴注铁剂反应多而严重者一般不用。一旦静脉注射铁剂时,应避免外渗,以免引起局部疼痛及静脉炎。注射时不可与其他药物混合配伍,以免发生沉淀而影响疗效。

**(四)健康教育**

1.介绍疾病知识

缺铁性贫血是指由于各种原因使机体内贮存铁缺乏,导致血红蛋白合成不足,红细胞的成熟受到影响而发生的贫血。红细胞的主要功能是借助所含的血红蛋白把氧运输到各组织器官,所以缺铁性贫血主要表现是与组织缺氧有关的系列症状和体征。血红蛋白又是血液红色来源,故贫血患者可有不同程度的外观皮肤黏膜苍白、毛发干枯无华,同时可有疲乏、无力、心慌、气短等症状,个别的有异食癖。如果患者存在原发疾病,还应介绍相关的疾病知识,令其了解缺铁性贫血是继发引起,应积极配合诊治原发疾病。一般的缺铁性贫血通过合理的治疗是可以缓解和治愈的。

2.心理指导

缺铁性贫血病程长,患者多有焦虑情绪,应鼓励患者安心疗养。对于可能继发某种疾病引起的缺铁性贫血患者,在原发性疾病未查清之前患者疑虑重的,给予安慰和必要的解释,使之减少顾虑,指导其积极配合检查以明确诊断,有利于更合理的治疗。

3.检查治疗指导

常用检查项目有血液化验和骨髓穿刺检查,以确定是否为缺铁引起的贫血。检查操作前向患者做解释,如检查目的、方法、采血或采骨髓的部位、体位及所需的时间等。在接受治疗的过程中,有些检查要重复做,以观察疗效或确诊,这一点需向患者做详细说明,减少患者顾虑,使之愿意配合。对于缺铁原因不明的还须进行其他检查,如胃肠内窥镜、X线、粪潜血检验等,也要向患者说明查前、查中如何配合医护技人员及检查后的注意事项。治疗过程中,尤其铁剂治疗,要向患者说明用药方法和可能的不良反应,让患者有心理准备,一旦出现不良反应能主动及时地向医护反映,尽早得到处置。

4.饮食指导

(1)选用高蛋白含铁丰富的食物:谷类,如小米、糯米、高粱、面粉等;肉禽蛋类,如羊肝、羊肾、牛肾、猪肝、鸡肝、鸡肫、鸭蛋、鸡蛋等;水产类,如黑鱼、咸带鱼、蛤蜊、海蜇、虾米、虾子、虾皮、鲫鱼等;蔬菜,如豌豆苗、芹菜、小白菜、芥菜、香菜、金花菜、太古菜、苋菜、辣椒、丝瓜等;豆类及其制品,如黄豆、黑豆、芝麻、豇豆、蚕豆、毛豆、红腐乳、豆腐、腐竹、豆腐干、豆浆;菌藻类(含铁非常丰富),如黑木耳、海带、紫菜、蘑菇等;水果,如红果(大山楂)、橄榄、海棠、桃、草莓、葡萄、樱桃等;硬果类,如西瓜子、南瓜子、松子仁、葵花子、核桃仁、花生仁等;调味品,如芝麻酱、豆瓣酱、酱油等。其中动物性食物铁的吸收率较高,故当首选动物性食物。

(2)多食含维生素C的食物有利于铁的吸收:新鲜蔬菜和水果含维生素C丰富,应多选用。茶叶含鞣酸能使铁沉淀而影响铁的吸收,故纠正贫血阶段忌用浓茶。

(3)克服偏食:从多种食物中获取全面的营养,制订食谱,有计划地将饮食多样化;改进烹调技巧,促进食欲。

(4)用铁锅烹调。

5.休息、活动指导

病情危重者绝对卧床休息,避免活动时突然变换体位而致直立性低血压头晕而摔倒损伤。生活规律、睡眠充足、休养环境安静、舒适,病情许可的可适当娱乐,如看电视,听广播,读书,看报。根据病情设定活动强度,病情好转过程中逐渐加大活动量。

(吴美灵)

# 第二节　再生障碍性贫血

再生障碍性贫血(aplastic anemia,AA)简称再障,又称骨髓造血功能衰竭症,是由多种原因导致造血干细胞的数量减少、功能障碍所引起的一类贫血。其临床主要表现为骨髓造血功能低下、进行性贫血、感染、出血和全血细胞减少。

## 一、临床表现

### (一)重型再生障碍性贫血

起病急,进展快,病情重(国内以往称为急性再障);少数可由非重型进展而来。

1.贫血

多呈进行性加重,苍白、乏力、头昏、心悸和气短等症状明显。

2.感染

多数患者有发热,体温>39 ℃,个别患者自发病到死亡均处于难以控制的高热之中。以呼吸道感染最常见,其次有消化道、泌尿生殖道及皮肤、黏膜感染等。感染菌种以革兰阴性杆菌、金黄色葡萄球菌和真菌为主,常合并败血症。

3.出血

均有不同程度的皮肤、黏膜及内脏出血。皮肤表现为出血点或大片瘀斑,口腔黏膜有血疱,有鼻出血、牙龈出血、眼结膜出血等。深部脏器出血时可见呕血、咯血、便血、血尿、阴道出血、眼底出血和颅内出血,后者常危及患者的生命。

### (二)非重型再生障碍性贫血

起病和进展较缓慢,病情较重型轻(国内以往称为慢性再障),也较易控制。

1.贫血

慢性过程,常见苍白、乏力、头晕、心悸、活动后气短等。输血后症状改善,但不持久。

2.感染

高热比重型少见,感染相对易控制,很少持续1周以上。上呼吸道感染常见,其次为牙龈炎、支气管炎、扁桃腺炎,而肺炎、败血症等重症感染少见。常见感染菌种为革兰阴性杆菌和各类球菌。

3.出血

出血倾向较轻,以皮肤、黏膜出血为主,内脏出血少见。多表现为皮肤出血点、牙龈出血,女性患者有阴道出血。出血较易控制。久治无效者可发生颅内出血。

## 二、辅助检查

### (一)血常规

其特点是全血细胞减少,多数患者就诊时呈三系细胞减少。少数患者表现为二系细胞减少,但无血小板减少时再障的诊断宜慎重。网织红细胞计数降低。贫血一般为正细胞正色素性,但大细胞性者并非少见。淋巴细胞计数无明显变化,但因髓系细胞减少,其比例相对升高。血涂片人工镜检对诊断和鉴别诊断均有所帮助。

### (二)骨髓细胞学检查

骨髓细胞学检查为确诊再障的主要依据。骨髓涂片肉眼观察有较多脂肪滴。重型再生障碍性贫血多部位骨髓增生重度减低,粒、红系及巨核细胞比例明显减少且形态大致正常,淋巴细胞及非造血细胞比例明显增高,骨髓小粒皆空虚。非重型再生障碍性贫血多部位骨髓增生减低,可见较多脂肪滴,粒、红系及巨核细胞减少,淋巴细胞及网状细胞、浆细胞比例增高,多数骨髓小粒空虚。骨髓活检显示造血组织均匀减少,脂肪组织增加。

### (三)其他检查

对疑难病例,为明确诊断和鉴别诊断,有时还需要以下内容。

1.细胞遗传学检查

包括染色体分析和荧光原位杂交,有助于发现异常克隆。

2.骨髓核素扫描

选用不同放射性核素,可直接或间接判断骨髓的整体造血功能。

3.流式细胞术分析

计数 $CD34^+$ 造血干/祖细胞,检测膜锚连蛋白。有助于区别 MDS 和发现血细胞膜锚连蛋白阴性细胞群体。

4.体外造血干/祖细胞培养

细胞集落明显减少或缺如。

## 三、治疗

### (一)支持治疗

适用于所有再障患者。应加强保护措施,注意饮食及个人环境卫生,减少感染机会。对有发热(>38.5 ℃)和感染征象者,应及时经验性应用广谱抗生素治疗,然后再根据微生物学证据加以调整,同时应注意系统性真菌感染的预防和治疗。粒细胞缺乏患者的感染危险度明显增加,对粒细胞计数 $<0.5×10^9/L$ 者可预防性采用广谱抗生素和抗真菌药物。输血或成分输血是支持治疗的重要内容,严重贫血者给予红细胞输注。提倡采用去白细胞成分血,长期输血依赖者应注

意铁过载,必要时进行去铁治疗。血小板计数$<20\times10^9$/L 或有明显出血倾向者应预防性输注血小板浓缩制剂,以减少致命性出血(颅内出血)的危险。排卵型月经过多可试用雄激素或炔诺酮控制,如拟行干细胞移植,则应尽可能减少术前输血,以提高植入成功率。

### (二)非重型再生障碍性贫血的治疗

#### 1.雄激素

适用于全部 AA。为目前治疗非重型再障的常用药。其作用机制是刺激肾脏产生促红细胞生成素,并直接作用于骨髓,促进红细胞生成。长期应用还可促进粒细胞系统和巨核细胞系统细胞的增生。常用 4 种药物:司坦唑醇(康力龙)2 mg,每天 3 次;十一酸睾酮(安雄)40~80 mg,每天 3 次;达那唑 0.2 g,每天3次;丙酸睾酮 100 mg/d 肌内注射。疗程及剂量应视药物的作用效果和不良反应(如男性化、肝功能损害等)调整。

#### 2.造血生长因子

适用于全部 AA,特别是重型再生障碍性贫血。单用无效,多作为辅助性药物,在免疫抑制治疗时或之后应用,有促进骨髓恢复的作用。常用粒-单系集落刺激因子或粒系集落刺激因子,剂量为5 $\mu$g/(kg·d);红细胞生成素,常用 50~100 U/(kg·d)。一般在免疫抑制治疗重型再生障碍性贫血后使用,剂量可酌减,维持 3 个月以上为宜。

### (三)重型再生障碍性贫血的治疗

#### 1.造血干细胞移植

对 40 岁以下、无感染及其他并发症、有合适供体的重型再生障碍性贫血患者,可考虑造血干细胞移植。

#### 2.免疫抑制治疗

抗淋巴/胸腺细胞球蛋白(ALG/ATG)主要用于重型再生障碍性贫血。马 ALG 10~15 mg/(kg·d)连用 5 d,兔 ATC 3~5 mg/(kg·d)连用 5 d;用药前需做过敏试验;用药过程中用糖皮质激素防治变态反应;静脉滴注 ATG 不宜过快,每天剂量应维持滴注 12~16 h;可与环孢素组成强化免疫抑制方案。

环孢素适用于全部 AA 3~5 mg/(kg·d),疗程一般长于 1 年。使用时应个体化,应参照患者造血功能和 T 细胞免疫恢复情况、药物不良反应(如肝肾功能损害、牙龈增生及消化道反应)、血药浓度等调整用药剂量和疗程。

#### 3.其他

有学者使用 CD3 单克隆抗体、麦考酚吗乙酯、环磷酰胺、甲泼尼龙等治疗重型再生障碍性贫血。

## 四、护理措施

### (一)病情监测

(1)密切观察患者的体温变化,若出现发热,应及时报告医师,准确、及时地给予抗生素治疗,并配合医师做好血液、痰液、尿液及大便等标本的采集工作。

(2)密切观察患者生命体征及病情,皮肤、黏膜、消化道及内脏器官有无出血倾向。

### (二)一般护理

(1)轻度贫血和血小板$(20\sim50)\times10^9$/L 时减少活动,卧床休息。重度贫血血红蛋白含量$<50$ g/L及血小板$<20\times10^9$/L 时应绝对卧床休息。

（2）病房保持空气流通，限制陪伴探视，避免交叉感染。医护人员严格无菌操作，避免医源性感染。

（3）由于高热状态下唾液分泌较少及长期使用抗生素等，易造成细菌在口腔内滋长，因此必须注意口腔清洁，饭前、饭后、睡前、晨起时漱口。

（4）保持皮肤的清洁干燥，勤换衣裤，勤剪指甲，避免造成皮肤黏膜的损伤，睡前用 1∶5 000 的高锰酸钾溶液坐浴，每次 15～20 min，保持大便的通畅，避免用力排便，咳嗽，女性患者同时要注意会阴部的清洁。

**（三）饮食护理**

嘱患者进食高热量、高维生素、高蛋白、易消化的饮食，避免食物过烫、过硬、刺激性强，以免引起口腔及消化道的出血。对于发热的患者应鼓励多饮水。

**（四）输血的护理**

重度贫血血红蛋白含量＜50 g/L 伴头晕、乏力、心悸时，遵医嘱输注红细胞悬液。输血前，向患者讲解输血的目的、注意事项及不良反应，经两人三查八对无误后方可输注。输血中密切观察患者有无输血反应。输血前 30 min，输血后 15 min 及输血完成后分别记录患者生命体征。输血时记录脉搏和呼吸，并记录血型和输血量。

**（五）发热的护理**

定时测量体温，保持皮肤清洁干燥，及时更换汗湿的衣物、床单、被套。给予物理降温如温热水擦浴，冰袋放置大动脉处；一般不用乙醇溶液擦浴，以免引起皮肤出血。协助患者多饮水，遵医嘱使用降温药和抗生素。

**（六）出血的预防及护理**

嘱患者避免外伤及碰撞，预防皮肤损伤。使用软毛牙刷刷牙，勿剔牙，避免损伤牙龈，引起牙龈出血，勿挖鼻孔，使用清鱼肝油滴鼻，避免鼻腔干燥出血。保持排便通畅，勿用力排便，预防颅内出血的发生。护理操作时，动作轻柔，避免反复多次穿刺造成皮肤损伤，拔针后延长按压时间。血小板数＜5×10⁹/L 时尽量避免肌内注射。颅内出血的患者应平卧位休息，头部制动，有呕吐时及时清理呕吐物，保持呼吸道通畅。密切观察患者的生命体征、意识状态、瞳孔大小变化，准确记录 24 h 出入量。遵医嘱静脉输入止血药、脱水剂及血小板。

**（七）药物指导及护理**

向患者讲解应用雄激素、环孢素的治疗作用及不良反应（向心性肥胖、水肿、毛发增多、女性男性化等）。长期肌内注射丙酸睾酮可引起局部硬结，注射部位要交替进行，可进行局部热敷，避免硬结产生。使用 ATG/ALG 时首次要做皮试，输注速度不宜过快，输注过程中密切观察有无不良反应。

**（八）心理护理**

向患者及家属讲解疾病的病因，临床表现及预后，取得患者及家属的信任。增加与患者的沟通与交流，了解患者的真实想法。介绍一些治疗效果及心态良好的患者与其交谈，使患者正确面对疾病，树立战胜疾病的信心，积极配合治疗护理。

## 五、健康教育

**（一）疾病预防指导**

尽可能避免或减少接触与再障发病相关的药物和理化物质。针对危险品的职业性接触者，如油漆工/喷漆工、从事橡胶与制鞋、传统印刷与彩印、室内装修的工人等,除了要加强生产车间或工厂的室内通风之外,必须严格遵守操作规程,做好个人防护,定期体检,检查血常规。使用绿色环保装修材料,新近进行室内装修的家居,要监测室内的甲醛水平,不宜即时入住或使用。使用农药或杀虫剂时,做好个人防护。加强锻炼,增强体质,预防病毒感染。

**(二)疾病知识指导**

简介疾病的可能原因、临床表现及目前的主要诊疗方法,增强患者及其家属的信心,以积极配合治疗和护理。饮食方面注意加强营养,增进食欲,避免对消化道黏膜有刺激性的食物,避免病从口入。避免服用对造血系统有害的药物,如氯霉素、磺胺药、保泰松、阿司匹林等。避免感染和加重出血。

**(三)休息与活动指导**

充足的睡眠与休息可减少机体的耗氧量;适当的活动可调节身心状况,提高患者的活动耐力,但过度运动会增加机体耗氧量,甚至诱发心力衰竭。睡眠不足、情绪激动则易于诱发颅内出血。因此,必须指导患者根据病情做好休息与活动的自我调节。

**(四)用药指导**

主要包括免疫抑制剂、雄激素类药物与抗生素的使用。为保证药物疗效的正常发挥,减少药物不良反应,需向患者及家属详细介绍药物的名称、用量、用法、疗程及其不良反应,应叮嘱其必须在医师指导下按时、按量、按疗程用药,不可自行更改或停用药物,定期复查血常规。

**(五)心理指导**

再障患者常可出现焦虑、抑郁甚至绝望等负性情绪,这些负性情绪可影响患者康复的信心以及配合诊疗与护理的态度和行为,从而影响疾病康复、治疗效果和预后。因此,必须使患者及家属认识负性情绪的危害,指导患者学会自我调整,学会倾诉;家属要善于理解和支持患者,学会倾听;必要时应寻求专业人士的帮助,避免发生意外。

**(六)病情监测指导**

主要是贫血、出血、感染的症状体征和药物不良反应的自我监测。具体包括头晕、头痛、心悸、气促等症状,生命体征(特别是体温与脉搏)、皮肤黏膜(苍白与出血)、常见感染灶的症状(咽痛、咳嗽、咳痰、尿路刺激征、肛周疼痛等)、内脏出血的表现(黑便与便血、血尿、阴道出血等)。若有上述症状或体征出现或加重,提示有病情恶化的可能,应及时向医护人员汇报或及时就医。

(吴美灵)

# 第三节　巨幼细胞贫血

## 一、定义

叶酸、维生素 $B_{12}$ 缺乏或某些药物影响核苷酸代谢导致细胞核脱氧核糖核酸(DNA)合成障碍所致的贫血称巨幼细胞贫血(megaloblastic anemia,MA)。

## 二、临床表现

### (一)血液系统表现

起病缓慢,常有面色苍白、乏力、耐力下降、头昏、心悸等贫血症状。重者全血细胞数减少,反复感染和出血。少数患者可出现轻度黄疸。

### (二)消化系统表现

口腔黏膜、舌乳头萎缩,舌面呈"牛肉样舌",可伴舌痛。胃肠道黏膜萎缩可引起食欲缺乏、恶心、腹胀、腹泻或便秘。

### (三)神经系统表现和精神症状

因脊髓侧束和后束有亚急性联合变性,可出现对称性远端肢体麻木,深感觉障碍如震动感和运动感消失;共济失调或步态不稳;锥体束征阳性、肌张力增加、腱反射亢进。患者味觉、嗅觉降低,视力下降,黑蒙征;重者可有大、小便失禁。叶酸缺乏者有易怒、妄想等精神症状。维生素 $B_{12}$ 缺乏者有抑郁、失眠、记忆力下降、谵妄、幻觉、妄想甚至精神错乱、人格变态等。

## 三、诊断

### (一)症状及体征

(1)消化道症状最早为舌炎,舌质鲜红伴剧痛,乳头呈粗颗粒状,晚期舌乳头萎缩,舌面光滑如镜。同时存在消化不良、腹泻。

(2)患者贫血貌,皮肤轻度黄染、水肿。

(3)神经系统症状以手足麻木、肢端刺痛多见。

(4)维生素 $B_{12}$ 缺乏者还表现为震动感和位置觉的消失,行走异常步态,共济失调,视力障碍等。

(5)叶酸缺乏者多有狂躁、抑郁、定向力和记忆力减退等精神症状,称为"巨幼细胞性痴呆"。黏膜和皮肤可有出血点。免疫力低下,易感染。

### (二)实验室检查

1.血常规

呈大细胞性贫血,平均红细胞体积、平均血红蛋白含量均增高,平均血红蛋白浓度正常。网织红细胞计数可正常。重者全血细胞减少。血片中可见红细胞大小不等、中央淡染区消失,有大椭圆形红细胞、点彩红细胞等;中性粒细胞核分叶过多(5 叶核占 5% 以上或出现 6 叶以上的细胞核),亦可见巨杆状核粒细胞。

2.骨髓细胞学检查

增生活跃或明显活跃,骨髓铁染色常增多。造血细胞出现巨幼变:红系增生显著,胞体大,核大,核染色质疏松细致,胞浆较胞核成熟,呈"核幼浆老"状;粒系可见巨中、晚幼粒细胞,巨杆状核粒细胞,成熟粒细胞分叶过多;巨核细胞体积增大,分叶过多。

3.血清维生素 $B_{12}$、叶酸及红细胞叶酸含量测定

血清维生素 $B_{12}$ 缺乏,低于 74 pmol/L(100 ng/mL)。血清叶酸缺乏,低于 6.8 nmol/L(3 ng/mL),红细胞叶酸低于 227 nmol/L(100 ng/mL),若无条件测血清维生素 $B_{12}$ 和叶酸水平,可给予诊断性治疗,叶酸或维生素 $B_{12}$ 治疗 1 周左右网织红细胞上升者,应考虑叶酸或维生素 $B_{12}$ 缺乏。

4.其他

(1)胃酸降低、恶性贫血时内因子抗体及 Schilling 试验(测定放射性核素标记的维生素 $B_{12}$ 吸收情况)阳性。

(2)维生素 $B_{12}$ 缺乏时伴尿高半胱氨酸 24 h 排泄量增加。

(3)血清间接胆红素可稍增高。

## 四、治疗

### (一)原发病的治疗

有原发病(如胃肠道疾病、自身免疫病等)的 MA,应积极治疗原发病;用药后继发的 MA,应酌情停药。

### (二)补充缺乏的营养物质

1.叶酸缺乏

口服叶酸,每次 5～10 mg,每天 2～3 次,用至贫血表现完全消失。若无原发病,不需维持治疗;如同时有维生素 $B_{12}$ 缺乏,则需同时注射维生素 $B_{12}$,否则可加重神经系统损伤。

2.维生素 $B_{12}$ 缺乏

肌内注射维生素 $B_{12}$,每次 500 $\mu g$,每周 2 次;无维生素 $B_{12}$ 吸收障碍者可口服维生素 $B_{12}$ 片剂 500 $\mu g$,每天 1 次;若有神经系统表现,治疗维持半年到 1 年;恶性贫血患者,治疗维持终身。

## 五、护理措施

### (一)一般护理措施

1.休息活动

根据病情适当休息,重度营养不良或有明显神经系统受影响者绝对卧床休息,给予生活照顾。经治疗症状缓解后可做轻度活动,但注意安全防摔倒、损伤。

2.皮肤毛发

保持皮肤、毛发清洁。除日常漱洗外,定时洗澡、洗头、理发、更衣。重症卧床者要在床上洗头、擦浴、更衣及换被单,长期卧床者要有预防压疮的措施,特别是有神经系统症状者,可有肢体麻木、感觉异常的情况,应定时翻身、变换体位,同时对受压部位及肢体给予温水擦拭及按摩,保持床位平整、清洁、干燥、舒适。

3.营养

摄取富含维生素 $B_{12}$ 及叶酸的食品,如肝、肾、瘦肉及新鲜绿叶蔬菜等,纠正不正确的烹调习惯,烧煮时间不宜过长,否则蔬菜中叶酸损失过大。鼓励患者多吃水果以增加维生素 C 的摄入量,因为维生素 C 参与叶酸还原合成 DNA,维生素 C 缺乏亦能导致叶酸缺乏。婴儿期合理增加辅食。克服偏食,鼓励多种营养摄入。

4.心理

主动关心、体贴患者,做好有关疾病及其自我护理知识的宣传教育。特别对于有精神、神经症状的患者,更应给予关照,关注其情绪变化,及时疏导其不良心理状态,使之安心疗养。

### (二)重点护理措施

(1)舌炎患者给予特殊口腔护理,可加用 0.1％红霉素液或 0.1％新霉素液漱口,局部溃疡可用锡类散或 1％龙胆紫涂抹,局部疼痛影响进食者可在饭前用 1％普鲁卡因漱口,待止痛后再进食,饭后用漱口水漱口或行口腔护理。

（2）胃肠道症状明显,如食欲差、腹胀、腹泻等,酌情改用半流食,每天 5～6 餐,少食多餐,忌油腻。根据情况给予助消化药物缓解胃肠消化不良症状。

（3）神经系统症状者减少活动,必要时卧床休息。需用拐杖的患者,要耐心指导其使用拐杖的方法,防止跌伤。

（4）观察用药反应,服用叶酸期间观察疗效的同时,注意观察不良反应,如变态反应,表现为红斑、皮疹、瘙痒、全身不适、呼吸困难、支气管痉挛。大剂量(15 mg/d 连用 1 个月或更长时间)可引起胃肠不适,食欲缺乏、恶心、腹胀、胃肠胀气、口内不良气味等;还可出现睡眠不佳、注意力分散、易激动、兴奋或精神抑郁、精神错乱、判断力减弱等征象,一旦发生不良反应征象及时与医师联系给予处理。应用维生素 $B_{12}$ 治疗时,大量新生红细胞生成,细胞外钾迅速移到细胞内,血钾下降,应按医嘱口服钾盐。治疗过程中还应注意观察肾功能变化,因为维生素 $B_{12}$ 治疗可引起血清和尿中的尿酸水平升高以致肾脏损害,所以随时了解患者有无肾功能不全的征象。此外,由于维生素 $B_{12}$ 治疗后血小板骤增,还须注意观察患者有无发生血栓栓塞,特别在治疗第一周时更要随时警惕。

**(三)治疗过程中可能出现的情况及应急措施**

**1.心力衰竭**

应排除其他原因引起的心力衰竭,因为本病严重的贫血可使心肌缺氧而发生心力衰竭,所以使患者采取端坐位或倚靠坐位,双下肢下垂,以减少回心血量,并给予持续高流量氧气吸入,氧流量 5～6 L/min,同时联系输注红细胞,并给予利尿、强心剂等药物,以防心力衰竭加重。

**2.出血**

由于血小板计数减少及其他凝血因子的缺乏,本病出血也不少见。出血严重者,可输注血小板,并选用止血剂,如卡巴克洛 5 mg,每天 3 次,口服。

**3.痛风**

严重的巨幼细胞贫血可见骨髓内无效造血引起的血细胞破坏亢进,致使血清内尿酸增高,引起痛风的发作,但极为罕见。发生痛风,应卧床休息,抬高患肢,直至缓解后 72 h 开始恢复活动,并多饮水,可给予别嘌呤醇口服。

**4.精神抑郁症**

严重的巨幼细胞贫血不仅可发生外周神经炎,亦有发生精神异常者,这可能与维生素 $B_{12}$ 缺乏有关。需加大维生素 $B_{12}$ 的剂量,每周 500～1 000 $\mu$g。精神抑郁明显者,给予多塞平每次 25 mg,每天3 次,口服。

**5.溶血**

本病并发溶血,应考虑巨幼样变的红细胞遭破坏发生了溶血,所并发的急性溶血,以适量输血治疗为及时有效的方法。

**6.低血钾症**

严重巨幼细胞贫血患者在补充治疗后,血钾可突然降低,要及时补钾盐,尤其对老年患者及原有心血管病患者、纳差者要特别注意。

**(四)健康教育**

**1.简介疾病的知识**

巨幼细胞贫血是由于维生素 $B_{12}$、叶酸缺乏所引起的一组贫血病,我国的营养不良引起的营养性巨幼细胞贫血多见,且多见于儿童和孕妇。另一类是恶性贫血以北欧、北美等地老人多见,有遗传倾向和种族差异,我国罕见。一般营养性巨幼细胞贫血经过适当治疗可迅速治愈。恶性贫血需要终身治疗,疗效甚佳。

2.心理指导

鼓励安慰患者安心疗养,消除不良情绪,积极配合诊疗和护理。有神经症状者,活动受限制而沮丧,焦虑,应给予精神安慰和支持,多与之交谈,掌握心理状态、消除消极心理。

3.检查治疗指导

除常规一般检查外,血液化验和骨髓穿刺检查、24 h留尿化验等也必不可少。检查前向患者解释检查目的、方法、所需时间及注意事项。接受治疗过程中有些检查需重复做以观察疗效或出于诊断目的,均要耐心说明,减少患者顾虑,使其能积极配合。治疗过程中,特别是补充维生素 $B_{12}$ 或叶酸制剂之前应向患者说明用药的目的、方法和可能的不良反应,使其有心理准备,一旦发生不良反应可主动向医、护说明,以得到及时处理。

4.饮食指导

(1)进食叶酸和维生素 $B_{12}$ 含量丰富的食物:叶酸在新鲜绿叶蔬菜或水果中含量最多,如胡萝卜、菠菜、土豆及苹果、西红柿等,而大豆、牛肝、鸡肉、猪肉、鸡蛋中含量亦不少。维生素 $B_{12}$ 在动物食品中含量较多,如牛肝、羊肝、鸡蛋、牛肉、羊乳、干酪、牛奶、鸡肉等,臭豆腐、大豆和腐乳中含量亦很丰富。

(2)母乳、羊乳中维生素 $B_{12}$ 含量不高,所以婴儿喂养要及时添加辅助食品。

(3)食物烹调后叶酸含量的损失在 $50\%$ 以上,尤其加水煮沸后更甚,因此,烧煮食物不要时间过长。

(4)克服偏食,从多种食物中获取营养。制订食谱,有计划地将饮食品种多样化。改进烹调技巧,促进食欲,以利于纠正贫血。

(5)维生素 C 参与叶酸代谢,多食维生素 C 含量丰富的食物有助于纠正叶酸缺乏。

5.休息、活动指导

病情重的、有神经、精神症状者限制活动,卧床休息。病情允许的可在床上听广播,看电视或读书报等,但要适度,要保证充足的睡眠。病情转好的过程中逐渐加大活动量,制定活动计划,保证活动量的渐进性。休养环境安静、舒适。有周围神经炎症状的要注意肢体的保暖。如果用热水袋须注意水温不超过 60 ℃,且热水袋外加套,以防烫伤。

6.出院指导

营养性巨幼细胞贫血大多数可以预防,注意进食含叶酸及维生素 $B_{12}$ 的食物,纠正偏食及不正确的烹调方法。胃全切或次全切者按医嘱补充维生素 $B_{12}$。恶性贫血患者终生维持治疗,不可随意停药。患者出院后半年复查一次。

**(吴美灵)**

# 第四节　原发免疫性血小板减少症

原发免疫性血小板减少症(primary immunologic thrombocytopenic purpura,ITP)既往称特发性血小板减少性紫癜,是一种常见的获得性血小板减少性疾病。

## 一、病因

ITP 的病因迄今未明。

## 二、临床表现

### (一)出血

全身皮肤黏膜散在瘀斑、瘀点,严重者表现为血尿、消化道出血、颅内出血等。

### (二)贫血

一般无贫血,但反复出血量较多者可发生缺铁性贫血。

## 三、辅助检查

### (一)血常规

急性型发作期血小板数$<20\times10^9$/L,慢性型多为$(30\sim80)\times10^9$/L。

### (二)骨髓细胞学检查

巨核细胞增加或正常。

## 四、处理原则及治疗要点

(1)血小板计数$<20\times10^9$/L 者,应严格卧床休息,避免外伤。

(2)血小板计数$>30\times10^9$/L、无出血表现,可观察或随访。

(3)无论血小板减少程度如何,对有出血症状者均应积极治疗。

(4)药物治疗:①抗 CD20 单克隆抗体;②血小板生成药物;③长春新碱;④环孢素 A:主要用于难治性 ITP 的治疗;⑤其他。

(5)急重症的处理原则:①输注血小板;②输注丙种球蛋白(IVIg);③输注大剂量甲泼尼龙:1 g/d;④血浆置换。

(6)脾切除适用于对糖皮质激素禁忌或依赖,有颅内出血倾向经药物治疗无效者。

## 五、护理评估

### (一)病史

评估出血部位与范围,伴随症状与体征;有无内脏出血及颅内出血;女性患者评估有无月经量过多或淋漓不尽等;有无病毒感染史。

### (二)身体状况

评估患者有无发热,有无血压升高,有无头痛、呕吐,伴意识改变等颅内出血的表现;有无皮肤黏膜瘀点、瘀斑,齿龈及鼻腔出血;有无呕血、咯血、便血、血尿、阴道出血。

### (三)心理-社会状况

评估患者的心理状态,以及对本病的认知程度;患者的家庭经济状况,有无医疗保障。

## 六、护理措施

### (一)病情观察

密切观察患者有无皮肤、黏膜、消化道等部位的出血倾向,定时测量并记录生命体征、瞳孔及神志变化,观察患者大、小便的颜色及次数。随时监测血常规变化,当血小板计数$<20\times10^9/L$时注意有无颅内出血症状,如出现剧烈头痛、呕吐、视物模糊、颈项强直、意识障碍等,应立即对症处理,并通知医师做好抢救。

**(二)出血的预防与护理**

(1)皮肤黏膜出血时,应密切观察出血点有无增减,避免搔抓及拍打;鼻出血时指导患者用指压鼻翼两侧止血,或用肾上腺素棉球填塞止血,若出血量较大时,应用油纱做后鼻腔填塞术。

(2)穿刺时应动作迅速,避免反复多次穿刺,拔针后应加压止血。

(3)出血明显者,遵医嘱输注浓缩血小板悬液、新鲜血浆和冷沉淀等。

**(三)用药护理**

(1)糖皮质激素是治疗首选药,告知患者勿擅自停药或减量,以免影响治疗效果;糖皮质激素还可诱发或加重感染,指导患者加强个人卫生,适当增减衣物,避免着凉。并减少探视,防止交叉感染。

(2)输注丙种球蛋白时较常见的不良反应有发热、寒战、皮疹、荨麻疹、呼吸困难等,护士应加强巡视,发现问题及时通知医生处理。

**(四)饮食及生活护理**

(1)给予高维生素、高蛋白、易消化、高热量软食,禁食有刺激、粗糙、坚硬及油炸食物。有消化道出血时应遵医嘱禁食水,待出血情况控制后,可逐步改为少渣半流质、软食、普食。同时食物及饮水的温度不宜过高。

(2)地面避免湿滑,防止跌倒。血小板数$<20\times10^9/L$时应严格卧床休息,避免碰撞及外伤,并注意保护头部,避免引发颅内出血。

(3)注意床单清洁,平整、无皱褶及碎屑,保持皮肤清洁干燥,穿棉质宽松衣裤。

(4)排便时不可过度用力,以免腹内压增高引起出血,便秘时可遵医嘱使用开塞露或肥皂水灌肠。

**(五)心理护理**

医护人员及家属应关心、理解患者,建立相互信任的关系,倾听患者心声,帮助其认识不良的心理状态,鼓励、支持患者增强自我护理的能力,多与亲人、病友沟通,减少孤独感,增强康复信心。

## 七、健康指导

**(一)疾病认知指导**

本病在春、夏季易发病,应避免受凉或感冒而诱发;应防止跌倒、碰撞及外伤;避免服用可能引起血小板减少或抑制其功能的药物,如阿司匹林、吲哚美辛等;保持大便通畅,对高血压患者应有效控制高血压,防止发生颅内出血。定期复查血常规,监测血小板计数。

**(二)休息与活动指导**

血小板数$<50\times10^9/L$时勿做较强的体力活动,可适当短时间散步,并保证睡眠充足,避免劳累及精神持续紧张。

(吴美灵)

# 第五节 急性白血病

急性白血病(AL)是造血干祖细胞的恶性克隆性疾病,发病时骨髓中异常的原始细胞及幼稚细胞(白血病细胞)大量增殖并抑制正常造血,可广泛浸润肝、脾、淋巴结等各种脏器。表现为贫血、出血、感染和浸润等征象。可分为急性淋巴细胞白血病(ALL)和急性髓细胞白血病(AML)。

## 一、临床表现

### (一)正常骨髓造血功能受抑制

1.贫血

常为首发症状,呈进行性加重,部分患者因病程短,可无贫血。半数患者就诊时已有重度贫血,尤其是继发于 MDS 者。

2.发热

持续发热是急性白血病最常见的症状和就诊的主要原因之一,半数患者以发热为早期表现。可低热,亦可高达 39 ℃以上,伴有畏寒、出汗等。虽然白血病本身可以发热,但高热往往提示有继发感染。感染可发生在各个部位,以口腔炎、牙龈炎、咽峡炎最常见,可发生溃疡或坏死;肺部感染、肛周炎、肛旁脓肿亦常见,严重时可有血液感染。最常见的致病菌为革兰阴性杆菌,如肺炎克雷伯杆菌、铜绿假单胞菌、大肠杆菌、硝酸盐不动杆菌等;革兰阳性球菌的发病率有所上升,如金黄色葡萄球菌、表皮葡萄球菌、肠球菌等。长期应用抗生素及粒细胞缺乏者,可出现真菌感染,如念珠菌、曲霉、隐球菌等。因患者伴有免疫功能缺陷,可发生病毒感染,如单纯疱疹病毒、带状疱疹病毒、巨细胞病毒感染等。偶见卡氏肺孢子菌病。

3.出血

几乎所有的患者在整个病程中都有不同程度的出血,以出血为早期表现者近40%。出血可发生在全身各部位,以皮肤瘀点、瘀斑、鼻出血、牙龈出血、月经过多为多见。眼底出血可致视力障碍。急性早幼粒细胞白血病易并发凝血异常而出现全身广泛性出血。颅内出血时会发生头痛、呕吐、瞳孔大小不对称,甚至昏迷、死亡。有资料表明 AL 死于出血者占 62.24%,其中 87%为颅内出血。大量白血病细胞在血管中淤滞及浸润、血小板减少、凝血异常以及感染是出血的主要原因。

### (二)白血病细胞增殖浸润

1.淋巴结肿大和肝、脾大

淋巴结肿大以 ALL 较多见。纵隔淋巴结肿大常见于 T 细胞白血病。肝、脾大多为轻至中度,除慢性髓细胞白血病急性变外,巨脾罕见。

2.骨骼和关节

骨骼、关节疼痛是白血病常见的症状,常有胸骨下段局部压痛。尤以儿童多见。发生骨髓坏死时,可引起骨骼剧痛。

3.眼部

部分 AML 可伴粒细胞肉瘤,或称绿色瘤,常累及骨膜,以眼眶部位最常见,可引起眼球突出、复视或失明。

**4.口腔和皮肤**

AL 尤其是 $M_4$（急性粒-单核细胞白血病）和 $M_5$（急性单核细胞白血病），由于白血病细胞浸润可使牙龈增生、肿胀；皮肤可出现蓝灰色斑丘疹（局部皮肤隆起、变硬，呈紫蓝色结节状）、皮下结节、多形红斑、结节性红斑等。

**5.中枢神经系统**

中枢神经系统是白血病最常见的髓外浸润部位，多数化学治疗药物难以通过血-脑屏障，不能有效杀灭隐藏在中枢神经系统的白血病细胞，因而引起中枢神经系统白血病（CNSL）。轻者表现为头痛、头晕，重者有呕吐、颈项强直，甚至抽搐、昏迷。CNSL 可发生在疾病各个时期，尤其是治疗后缓解期，以 ALL 最常见，儿童尤甚，其次为 $M_4$（急性粒-单核细胞白血病）、$M_5$（急性单核细胞白血病）和 $M_2$（急性粒细胞白血病部分分化型）。

**6.睾丸**

多为一侧睾丸无痛性肿大，另一侧虽无肿大，但在活检时往往也发现有白血病细胞浸润。睾丸白血病多见于 ALL 化学治疗缓解后的幼儿和青年，是仅次于 CNSL 的白血病髓外复发的部位。

## 二、辅助检查

### (一)血常规

大多数患者白细胞计数增多，超过 $10×10^9/L$ 者称为白细胞增多性白血病。也有白细胞计数正常或减少，低者可低于 $1.0×10^9/L$，称为白细胞不增多性白血病。血涂片分类检查可见数量不等的原始和幼稚细胞，但白细胞不增多型病例血片上很难找到原始细胞。患者常有不同程度的正常细胞性贫血，少数患者血片上红细胞大小不等，可找到幼红细胞。约 $50\%$ 的患者血小板低于 $60×10^9/L$，晚期血小板往往极度减少。

### (二)骨髓细胞学检查

骨髓细胞学检查是诊断 AL 的主要依据和必做检查。FAB 分型将原始细胞大于等于骨髓有核细胞（ANC）的 $30\%$ 定义为 AL 的诊断标准，WHO 分型则将这一比例下降至大于等于 $20\%$，并提出原始细胞比例低于 $20\%$ 但伴有 t(15;17)、t(8;21) 或 inv(16)/t(16;16)者亦应诊断为 AML。多数 AL 骨髓有核细胞显著增生，以原始细胞为主；少数 AL 骨髓象增生低下，称为低增生性 AL。Auer 小体仅见于急性非淋巴细胞白血病，有独立诊断的意义。

### (三)细胞化学

主要用于急淋、急粒及急单白血病的诊断与鉴别诊断。常用方法有过氧化物酶染色、糖原染色、非特异性酯酶及中性粒细胞碱性磷酸酶测定等。

### (四)免疫学

根据白血病细胞表达的系列相关抗原，确定其来源。造血干/祖细胞表达 CD34，APL 细胞通常表达 CD13、CD33 和 CD117，不表达 HLA-DR 和 CD34，还可表达 CD9。急性混合细胞白血病包括急性双表型（白血病细胞同时表达髓系和淋系抗原）和双克隆（两群来源于各自干细胞的白血病细胞分别表达髓系和淋系抗原）白血病，其髓系和一个淋系积分均超过 2 分。

### (五)染色体和分子生物学

白血病常伴有特异的染色体和基因改变。例如，$99\%$ 的 $M_3$（急性早幼粒细胞白血病）有

t(15;17)(q22;q12),该易位使 15 号染色体上的 *PML*(早幼粒白血病基因)与 17 号染色体上 *RARA*(维 A 酸受体基因)形成 *PML-RARA* 融合基因。这是 $M_3$ 发病及用全反式维 A 酸及砷剂治疗有效的分子基础。

**(六)血液生化改变**

血清尿酸浓度增高,特别在化学治疗期间。尿酸排泄量增加,甚至出现尿酸结晶。患者发生 DIC 时可出现凝血常规异常。血清乳酸脱氢酶(LDH)可增高。

## 三、治疗

**(一)一般治疗**

**1.紧急处理高白细胞血症**

当循环血液中白细胞计数>$200×10^9$/L,患者可产生白细胞淤滞,表现为呼吸困难、低氧血症、反应迟钝、言语不清、颅内出血等。病理学显示白血病血栓栓塞与出血并存。高白细胞不仅会增加患者早期病死率,也增加髓外白血病的发病率和复发率。因此当血中白细胞计数>$100×10^9$/L 时,就应紧急使用血细胞分离机,单采清除过高的白细胞($M_3$ 型一般不推荐),同时给以水化和化学治疗。可根据白血病类型给予相应的化学治疗方案,也可先用所谓化学治疗前短期预处理:ALL 用地塞米松 10 mg/m² 静脉注射;AML 每 6 h 用羟基脲 1.5~2.5 g,总共约 36 h,总量 6~10 g/d,然后进行联合化学治疗。需预防白血病细胞溶解诱发的高尿酸血症、酸中毒、电解质紊乱、凝血异常等并发症。

**2.防治感染**

防治感染是保证急性白血病患者争取有效化学治疗或骨髓移植,降低病死率的关键措施之一。白血病患者常伴有粒细胞减少或缺乏,特别在化学治疗、放射治疗后粒细胞缺乏将持续相当长时间,此时患者宜住层流病房或消毒隔离病房。重组人粒细胞集落刺激因子(G-CSF)可缩短粒细胞缺乏期,用于 ALL,老年、强化学治疗或伴感染的 AML。发热应做细菌培养和药敏试验,并迅速进行经验性抗生素治疗。

**3.成分输血支持**

严重贫血可吸氧、输浓缩红细胞,维持 Hb>80 g/L,但白细胞淤滞时不宜马上输红细胞以免进一步增加血黏度。血小板计数过低会引起出血,需输注单采血小板悬液。为防止异体免疫反应所致无效输注和发热反应,输血时可采用白细胞滤器去除成分血中的白细胞。为预防输血相关移植物抗宿主病,输血前应将含细胞成分的血液辐照 25~30 Gy,以灭活其中的淋巴细胞。

**4.防治高尿酸血症肾病**

由于白血病细胞大量破坏,特别在化学治疗时更甚,血清和尿中尿酸浓度增高,积聚在肾小管,引起阻塞而发生高尿酸血症肾病。因此应鼓励患者多饮水。最好 24 h 持续静脉补液,使每小时尿量>150 mL/m² 并保持碱性尿。在化学治疗同时给予别嘌醇每次 100 mg,每天 3 次,以抑制尿酸合成。少数患者对别嘌醇会出现严重皮肤过敏,应予注意。当患者出现少尿、无尿、肾功能不全时,应按急性肾衰竭处理。

**5.维持营养**

白血病是严重消耗性疾病,特别是化学治疗、放射治疗引起患者消化道黏膜炎及功能紊乱时。应注意补充营养,维持水、电解质平衡,给患者高蛋白、高热量、易消化食物,必要时经静脉补充营养。

### (二)抗白血病治疗

**1.第一阶段**

诱导缓解治疗,主要方法是联合化学治疗,其目标是使患者迅速获得完全缓解(CR)。所谓 CR,即白血病的症状和体征消失,外周血中性粒细胞计数$\geq 1.5 \times 10^9$/L,血小板计数$\geq 100 \times 10^9$/L,白细胞分类中没有白血病细胞;骨髓中的原始粒 I 型＋II 型(原单＋幼单或原淋＋幼淋)$\leq 5\%$,$M_3$型原粒＋早幼粒$\leq 5\%$,无 Auer 小体,红细胞及巨核细胞系正常;无髓外白血病。理想的 CR 为初诊时免疫学、细胞遗传学和分子生物学异常标志均消失。

**2.第二阶段**

达到 CR 后进入抗白血病治疗的第二阶段,即缓解后治疗,主要方法为化学治疗和造血干细胞移植。诱导缓解获 CR 后,体内的白血病细胞由发病时的 $10^{10} \sim 10^{12}$ 降至 $10^8 \sim 10^9$,这些残留的白血病细胞称为微小残留病灶(MRD)。必须进一步降低 MRD,以防止复发、争取长期无病生存(DFS)甚至治愈(DFS 持续 10 年以上)。

## 四、护理措施

### (一)病情观察

(1)观察体温及血压变化,发热时,注意有无伴随症状如畏寒、寒战、咽痛、肛周不适等,体温达 38.5 ℃以上时可予以温水擦浴或冰块物理降温,观察降温效果,及时通知医师,及时更换汗湿的衣服及床单;血压降低时,要密切观察患者神志变化,保证输液通畅,观察尿量变化,防治休克。

(2)观察患者营养状况、活动情况、排便情况等。

(3)定期检测血常规变化,以便了解病情的发展及药物治疗的效果,随时调整药物剂量。

(4)观察化学治疗的不良反应。

### (二)贫血的护理

(1)保证充足的休息及睡眠,减少活动。贫血严重的患者改变体位,如坐起或起立时动作应缓慢,由人扶持协助,防止突然体位改变发生晕厥而摔伤。

(2)严重贫血、血红蛋白含量<60 g/L 时应尽量卧床休息,必要时予氧气吸入,并做好生活护理,遵医嘱输注红细胞悬液。

(3)老年患者、耐受力较差的患者或贫血较重需要长期输血治疗的患者,有时患者的血红蛋白含量>60 g/L,但已出现明显的气促、头晕、耳鸣、面色苍白等贫血症状,也应积极采取输血治疗,以提高患者的生活质量。

### (三)出血的护理

(1)密切观察患者有无出血倾向,如皮肤出血点、瘀斑、鼻出血、牙龈及眼底出血等。指导患者避免外伤。少量的鼻出血可用干棉球或蘸 1:1 000 肾上腺素棉球填塞压迫止血并局部冷敷;大量鼻出血时应配合医师实施止血术。眼底出血者注意不能揉擦眼球,防止出血加重。牙龈出血者应用冷去甲肾上腺素盐水漱口,出血不止者可用吸收性明胶海绵贴敷。

(2)监测生命体征及血常规:当血小板计数<50×10⁹/L 时,要采取预防出血的措施;血小板计数<20×10⁹/L 时,患者应卧床休息。并观察有无头晕、头痛、视物模糊、心慌等症状。警惕内出血相关征象,如呕血、便血、咯血、血尿或头痛、恶心、呕吐、视物模糊、颈项强直、意识障碍等,及时报告医师做好抢救准备。

(3)护理动作轻柔,避免不必要的穿刺。

(4)关节腔出血给予冷敷,抬高患肢,减少活动。

(5)对服用类固醇的患者,给予抗酸治疗。

(6)必要时输注血小板、凝血因子、新鲜冷冻血浆。

(7)指导患者预防出血:用软毛牙刷刷牙,勿用牙签剔牙,以防牙龈损伤。禁用手挖鼻孔。勿用手搔抓皮肤,保持排便通畅,勿用力排便。每天饮水 3 000 mL 以上。

(8)避免使用含阿司匹林的制品。

**(四)感染的护理**

(1)保持病室整洁,定时通风,保持空气流通,温度在 18～22 ℃,湿度在 60%。定时空气和地面消毒,维持环境清洁。避免或减少探视。工作人员及探视者在接触患者之前要认真洗手。定期进行室内空气及患者常用器具的细菌培养,监测环境的洁净度。定时洗澡更衣及更换床上罩单,重患者行床上擦浴,保持皮肤清洁,必须外出检查时,戴口罩预防呼吸道感染。根据气温变化,随时增减衣物,防止受凉感冒。对于接受超大剂量化学治疗、免疫抑制剂治疗、干细胞移植治疗期间患者,必要时采用保护性隔离护理,移居单间或空气层流洁净病房,实施全环境保护。

(2)保持口腔及皮肤清洁卫生,预防感染。于进餐前后,睡前晨起用生理盐水漱口,睡前晨起应用软毛刷刷牙;粒细胞缺乏时予口泰含漱液、制霉菌素液漱口。定期洗澡更衣,勤剪指甲;女性患者应注意会阴部清洁,经期应增加清洗次数;保持大便通畅,便秘者可给轻泻剂,如蜂蜜、番泻叶等,防止发生肛裂。便后用温水、盐水、艾力克稀释液或 1∶5 000 高锰酸钾溶液坐浴,预防肛周感染。

(3)除体温观察外,注意咽、鼻腔、腋下、外阴、肛门等部位隐匿感染发现.

(4)实施各种注射、穿刺检查治疗技术应严格遵守无菌技术操作原则,皮肤消毒要彻底,操作后局部以无菌敷料保护不少于 24 h。

**(五)药物护理**

(1)向患者讲解药物的作用、不良反应及有关的注意事项。

(2)化学治疗药物一般需新鲜配制,根据不同药物药理特点在相应时间内用完,以免影响疗效。确保剂量准确。如蒽环类化疗药物、长春碱类宜较快输注;而阿糖胞苷、高三尖杉酯碱宜缓慢滴注。

(3)化学治疗药物输注时应选择血流丰富的静脉,避开关节、反复穿刺及有瘢痕静脉,先用生理盐水建立输液通道,确保无误后再进行化学治疗药物的输注。注意保护血管。由于化学治疗药物刺激性强,疗程长,所以要由远端至近端有次序的选择和保留静脉,每次更换注射部位。静脉穿刺应一针见血,不拍打静脉,不挤压皮肤,以避免皮下出血。防止药物外渗,减轻局部刺激。化学治疗过程中加强巡视,并做好患者的相关教育,如发现化学治疗药物有外渗、外漏,应立即停止滴注,并回抽 2～3 mL 血液,以吸除部分药液,然后拔出针头更换注射部位。外渗局部冷敷后再用 25% 硫酸镁溶液湿敷,亦可用 2% 利多卡因溶液＋地塞米松局部做环形封闭,观察局部的变化。必要时选用中心静脉或深静脉留置导管。

(4)对症处理化学治疗不良反应。如使用甲氧氯普胺、恩丹西酮等药,最大限度地减少恶心、呕吐的发生。预防尿酸性肾病。根据心脏功能等因素,化学治疗过程适当补液,保证每天尿量在 3 000 mL 以上,对入量够而尿仍少者,给予利尿剂。

(5)鞘内注射药物后应去枕平卧位 4～6 h,以免头痛。

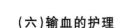

**（六）输血的护理**

严格输血制度。一般先慢速滴注观察 15 min，若无不良反应，再按患者年龄、心肺功能、急慢性贫血及贫血程度调整滴速。输血过程中应密切观察输血引起的不良反应。

**（七）饮食护理**

（1）给予高蛋白、高维生素、高热量、营养丰富、易消化的饮食。注意饮食卫生，忌生冷及刺激性食物，防止发生肠道感染。口腔溃疡疼痛明显时可予利多卡因漱口液含漱（0.9％生理盐水 250 mL＋2％利多卡因溶液 10～20 mL），以减轻疼痛。

（2）化学治疗期间鼓励患者多饮水，每天 2 000～3 000 mL，并遵医嘱给予别嘌呤醇及碳酸氢钠口服，以碱化、水化尿液，防止化学治疗期间细胞破坏引起的尿酸性肾病。

（3）化学治疗期间由于药物影响，患者进食少，应给予清淡合乎口味的饮食，注意食物的色、香、味，鼓励患者进食。

（4）血小板减少时，应指导患者进食少渣的软食，禁辛辣、生硬、刺激性食物，以防口腔黏膜损伤引起出血。

**（八）安全护理**

病区地面应防滑，走廊、厕所墙壁应安装扶手，带轮子的病床应有固定装置，使用期间固定牢靠。床边、桌上不要放置暖水瓶，防止被打翻而烫伤。

**（九）心理护理**

（1）急性白血病是一种恶性程度很高的疾病，病死率高，治愈率低，治疗成本高。因此患者容易产生紧张、恐惧和忧虑，甚至产生悲观绝望的情绪，这样常常会影响疾病的治疗和恢复。部分患者甚至出现自杀、自伤行为。

（2）了解患者的性格，对疾病的了解程度，注意患者的情绪变化，随时予以有针对性的心理疏导，克服消极情绪。理解、关心患者，向患者及家属介绍本病的相关知识、国内外治疗此病的最新进展及成功病例，鼓励患者正视疾病使其安心配合治疗与护理。

（3）治疗前向患者解释放、化学治疗中可能出现的不良反应，消除顾虑，取得配合。

（4）了解患者的社会支持情况，嘱家属、亲友给予支持和鼓励，建立社会支持网。

## 五、健康教育

**（一）疾病预防指导**

避免接触对造血系统有损害的理化因素如电离辐射，亚硝胺类物质，染发剂、油漆等含苯物质，保泰松及其衍生物、氯霉素等药物。如应用某些细胞毒药物如氮芥、环磷酰胺、丙卡巴肼、依托泊苷等，应定期查血常规及骨髓象。

**（二）疾病知识指导**

指导患者饮食宜富含高蛋白、高热量、高维生素，清淡、易消化少渣软食，避免辛辣刺激，防止口腔黏膜损伤。多饮水，多食蔬菜、水果，以保持大便通畅。保证充足的休息和睡眠，适当加强健身活动，如散步、打太极拳、练剑等，以提高机体的抵抗力。避免损伤皮肤，沐浴时水温以 37～40 ℃为宜，以防水温过高促进血管扩张，加重皮肤出血。

**（三）用药指导**

向患者说明急性白血病缓解后仍应坚持定期巩固强化治疗，以延长疾病缓解期和生存期。

**（四）预防感染和出血指导**

注意保暖，避免受凉；讲究个人卫生，少去人群拥挤的地方；经常检查口腔、咽部有无感染，学会自测体温。勿用牙签剔牙，刷牙用软毛刷；勿用手挖鼻孔，天气干燥可涂金霉素眼膏或用薄荷油滴鼻；避免创伤。定期门诊复查血常规，发现出血、发热及骨、关节疼痛应及时就医。

**（五）心理指导**

向患者及其家属说明白血病是造血系统肿瘤性疾病，虽然难治，但目前治疗进展快、效果好，应树立信心。家属应为患者创造一个安全、安静、舒适和愉悦宽松的环境，使患者保持良好的情绪状态，有利于疾病的康复。化学治疗间歇期，患者可做力所能及的家务，以增强自信心。

（吴美灵）

# 第六节　慢性白血病

## 一、慢性髓系白血病

慢性髓系白血病（chronic myelogenous leukemia，CML），简称慢粒，是一种起源于骨髓多能造血干细胞的体细胞突变而导致的，以髓系显著增生为主要表现的恶性骨髓增生性疾病。

**（一）病因**

病因目前不明，但某些诱因可能与白血病的发生有关：病毒、化学物质、放射线、遗传和先天性的易患因素。

**（二）临床表现**

1.慢性期

脾大为最显著的体征。部分患者有胸骨中下段压痛。

2.加速期

原因不明的高热、虚弱、体重下降，脾迅速肿大。逐渐出现贫血和出血。

3.急变期

表现与急性白血病类似。

**（三）辅助检查**

1.血常规

白细胞数异常增高，当白细胞计数＞100×10⁹/L 时，有白细胞淤滞综合征发生的可能。晚期血小板逐渐减少，并出现贫血。

2.骨髓细胞学检查

骨髓增生极度活跃，红细胞相对减少。

3.染色体和基因

90%以上 Ph 染色体和/或 BCR-ABL 融合基因阳性。

4.血液生化

血清及尿中尿酸浓度增高，血清乳酸脱氢酶增高。

**(四)处理原则及治疗要点**

(1)传统治疗。①化学治疗:白消安和羟基脲口服为 CML 初始治疗的基础药物;阿糖胞苷＋高三尖杉酯碱在加速期和急变期可选用;②干扰素治疗:可使部分患者达到细胞遗传学反应,适用于无条件使用伊马替尼者。

(2)分子靶向治疗首选药物伊马替尼(格列卫)。

(3)异基因造血干细胞移植应在 CML 慢性期待血常规及体征控制后尽早进行。

(4)联合用药可采用干扰素、小剂量阿糖胞苷、高三尖杉酯碱、伊马替尼等联合治疗。

(5)放射治疗和脾切除。

**(五)护理评估**

**1.病史**

评估患者的起病急缓、首发表现、特点及目前的主要症状和体征;评估患者有关既往的相关辅助检查、用药和其他治疗情况,特别是血常规及骨髓象的检查结果、治疗用药和化学治疗方案等;评估患者的职业、生活工作环境、家族史等。

**2.身体状况**

观察生命体征、意识状态及营养状况;皮肤、黏膜:口唇、甲床是否苍白,有无出血点、瘀点、紫癜或瘀斑;肝、脾、淋巴结及其他:应注意肝脾大小、质地、表面是否光滑、有无压痛,浅表淋巴结大小、部位、数量、有无压痛等,胸骨、肋骨、躯干骨及四肢关节有无压痛,胸骨中下段有无压痛。

**3.心理-社会状况**

评估患者目前的心理状态,注意有无悲观、绝望心理,以及心理承受能力;家属对本病的认识,对患者的态度;家庭经济状况,有无医疗保障等。

**(六)护理措施**

**1.病情观察**

(1)监测生命体征及血压变化并记录,听取患者主诉,发热时注意有无畏寒、咽痛、咳嗽等伴随症状;高热时行物理降温,降温后及时更换汗湿的衣物及床单,防止受凉;血压降低时应注意患者神志变化,保证输液畅通,并注意尿量,防治休克。

(2)定期检测血常规,以便了解病情的发展及治疗效果,及时处理危急值。

**2.脾大的护理**

(1)腹胀、腹痛时遵医嘱使用镇痛药物,指导患者调整至舒适体位,可坐位或左侧卧位,改变体位时应动作缓慢,避免剧烈回头、弯腰等以免脾破裂。

(2)避免食用干硬、辛辣食物,可少量多餐,防止饮食、饮水过多加重饱胀感。

**3.白细胞淤滞症的护理**

(1)注意观察神志变化,发现语言、行为异常,视物模糊、排尿困难等立即通知医生并处理。

(2)指导患者化学治疗期间每天饮水量＞3 000 mL,并注意休息,遵医嘱输注阿糖胞苷、高三尖杉酯碱或口服羟基脲等药物降低白细胞,并配合血液成分治疗,分离多余白细胞。

(3)大量输液及利尿可能导致电解质紊乱,应关注生化指标,防止低钾或高钾血症的发生。

**4.心理护理**

向患者及家属介绍本病的相关知识、疾病治疗的最新进展及成功病例,以增强信心;并注意观察患者的情绪变化,及时给予有针对性的心理疏导,使其安心配合治疗。

**（七）健康指导**

1.疾病认知指导

对慢性白血病患者,让其和家属都了解疾病的过程,使患者主动做好自我护理。

2.用药指导

对长期应用干扰素和伊马替尼治疗的患者,应注意观察不良反应。指导患者定期复查血常规。

3.休息与活动指导

指导患者保持积极的心态,可适当参加社交活动及身体锻炼,但应注意劳逸结合,避免熬夜。

## 二、慢性淋巴细胞白血病

慢性淋巴细胞白血病(chronic lymphocytic leukemia,CLL),简称慢淋,是一种慢性单克隆性 B 淋巴细胞增殖性疾病。

**（一）病因**

CLL 的确切病因和发病机制尚未明确。

**（二）临床表现**

约 25% 的患者无症状,早期仅表现为周围血淋巴细胞增高,80% 的患者就诊时有无痛性淋巴结肿大,50% 患者有轻到中度脾大,可伴有贫血、乏力、多汗、食欲缺乏、体重减轻等非特异性症状。后期出现淋巴结肿大、肝脾大、血小板减少是 CLL 患者就诊的主要原因。病程中易有反复发热及感染。半数患者可有瘙痒、荨麻疹、丘疹、皮肤结节、红皮病等改变。

**（三）辅助检查**

血常规示淋巴细胞持续性增多,骨髓象骨髓增生活跃;此外可进行免疫学检查和细胞遗传学检查。

**（四）处理原则及治疗要点**

1.传统治疗

(1)烷化剂,口服苯丁酸氮芥最常见,也常与环磷酰胺、长春新碱等联合使用,增强效果。

(2)嘌呤类似物,临床常用 FC 方案(氟达拉滨＋环磷酰胺)联合化学治疗。

(3)利妥昔单抗与氟达拉滨和环磷酰胺联合使用,能延长 CLL 患者中位生存期。

2.并发症治疗

积极抗感染治疗,疗效不佳且脾大明显时,可行脾切除。

3.造血干细胞移植

主要用于年轻患者。

**（五）护理评估**

1.病史

(1)评估患者的起病急缓、首发表现、特点及目前的主要症状和体征。

(2)评估患者有关既往的相关辅助检查、用药和其他治疗情况,特别是血常规及骨髓象的检查结果、治疗用药和化学治疗方案等;③评估患者的职业、生活工作环境、家族史等。

2.身体状况

(1)观察生命体征,注意有无发热;意识状态及有无头痛、呕吐;营养状况。

(2)皮肤、黏膜:皮肤有无出血点、瘀点、紫癜或瘀斑;有无瘙痒、荨麻疹、丘疹、皮肤结节;颜面、甲床是否苍白;有无口腔溃疡、牙龈增生肿胀、咽部充血、扁桃体肿大、肛周脓肿等。

(3)肝、脾、淋巴结及其他:肝、脾触诊应注意肝脾大小、质地、表面是否光滑、有无压痛;有无无痛性淋巴结肿大。

3.心理-社会状况

(1)评估患者目前的心理状态,注意有无悲观、绝望心理,以及心理承受能力。

(2)家属对本病的认识,对患者的态度。

(3)家庭经济状况,有无医疗保障等。

**(六)护理措施**

1.病情观察

(1)监测生命体征及血压变化并记录,发热时注意有无畏寒、咽痛、咳嗽等伴随症状;高热时应给予物理降温,有出血倾向者禁用乙醇或温水擦浴,降温后及时更换汗湿的衣物及床单,防止受凉;血压降低时应注意患者神志变化,保证输液畅通,并注意尿量,防治休克。

(2)定期检测血常规,以便了解病情的发展及治疗效果,及时处理危急值。

2.预防出血及感染

注意观察出血部位、量、颜色和范围,严重出血时需绝对卧床休息,遵医嘱输注浓缩血小板悬液、新鲜血浆和冷沉淀等;指导患者注意饮食卫生,预防呼吸道感染、口腔感染、肛周及皮肤黏膜感染。医护人员应注意无菌操作。

3.用药护理

注意观察不良反应。如干扰素的不良反应有发热、恶心、食欲缺乏及肝功能异常,注射前半小时监测体温和口服药物预防发热;环磷酰胺可引起出血性膀胱炎和脱发,应指导患者多饮水,密切观察尿液颜色,监测尿常规;氟达拉滨要求 30 min 内输完,严防药物渗漏;输注利妥昔单抗可能出现过敏,输注前半小时应使用抗过敏药物,输注速度要慢。

4.饮食护理

指导患者多食高蛋白、高热量、富含维生素的清淡食物,并根据贫血程度合理休息与活动,必要时遵医嘱输血或浓缩红细胞以缓解机体的缺氧症状。注意饮食卫生,忌食生冷、刺激性食物,防止肠道感染。血小板计数减少时,应进少渣软食。

5.心理护理

因慢性白血病病程长短不一,不易根治。患者容易产生焦虑、恐惧、悲观、失望的情绪,故应及时给予有针对性的心理疏导,使患者安心配合治疗和护理,达到最佳治疗效果。

**(七)健康指导**

1.疾病认知指导

对慢性白血病患者,让其和家属都了解疾病的过程,使患者主动做好自我护理。

2.休息与活动指导

可适当参加社交活动及身体锻炼,但应注意劳逸结合,避免劳累及熬夜。

3.就诊指导

遵医嘱按时按量用药,定期复查血常规。如出现发热、出血、肿块、脾大等不适应及时就诊。

**(王真真)**

# 第七节　血　友　病

血友病是一组因遗传性凝血活酶生成障碍引起的出血性疾病,包括血友病 A(遗传性抗血友病球蛋白缺乏症或 FⅧ缺乏症)、血友病 B(遗传性 FⅨ缺乏症)及遗传性 FⅪ缺乏症(Rosenthal 综合征),其中以血友病 A 最为常见。血友病以阳性家族史、幼年发病、自发或轻度外伤后出血不止、血肿形成及关节出血为特征。

## 一、病因与发病机制

血友病 A、B 均属性染色体(X 染色体)连锁隐性遗传性疾病。遗传性 FⅪ缺乏症为常染色体隐性遗传性疾病,双亲都可遗传,子女均能发病。

## 二、临床表现

### (一)出血

出血的轻重与血友病类型及相关因子缺乏程度有关。血友病 A 出血较重,血友病 B 次之,遗传性 FⅪ缺乏症最轻。血友病的出血多为自发性或轻度外伤、小手术(如拔牙、扁桃体切除)后出血不止。

### (二)血肿压迫的表现

血肿压迫周围神经可致局部疼痛、麻木及肌肉萎缩;压迫血管可致相应供血部位缺血性坏死或淤血、水肿;口腔底部、咽后壁、喉及颈部出血可致呼吸困难甚至窒息;压迫输尿管可致排尿障碍。

## 三、辅助检查

### (一)筛选试验

出血时间、凝血酶原时间、血小板计数、血小板聚集功能正常,活化部分凝血活酶时间(APTT)延长。

### (二)临床确诊试验

FⅧ活性测定辅以 FⅧ:Ag 测定和 FⅨ活性测定辅以 FⅨ:Ag 测定可以确诊血友病 A 和血友病 B。

### (三)基因诊断试验

主要用于携带者检测和产前诊断,目前用于基因分析的方法主要有 DNA 印迹法、限制性内切酶片段长度多态性等。

## 四、治疗要点

治疗原则是以替代治疗为主的综合治疗。

### (一)一般治疗

可用凝血酶、巴曲酶(立血止)、吸收性明胶海绵等药物加压止血;可使用夹板、模具等使患者出血的肌肉和关节处于休息位；肌肉出血常为自限性，不主张进行血肿穿刺，以防感染。

### (二)替代治疗

补充缺失的凝血因子是防治血友病出血最重要的措施。主要制剂有新鲜冰冻血浆、冷沉淀物以及凝血酶原复合物等。

### (三)药物治疗

去氨加压素(DDAVP)；糖皮质激素；抗纤溶药物，如氨基己酸、氨甲苯酸等。

### (四)外科治疗

对于关节强直、畸形的患者，可在补充足量相应凝血因子的基础上行关节成形术或置换术。

## 五、护理措施

### (一)一般护理

1.饮食

给予易消化饮食，防止食物过硬，避免暴食，少吃刺激性食物。

2.运动与休息

防止外伤，尽量避免如拳击、足球、篮球等过度负重或进行剧烈的接触性运动，对活动性出血的患者，应限制其活动范围和活动强度，较严重时要卧床休息。

### (二)病情观察

监测患者自觉症状、不同部位的出血情况；经常评估关节外形、局部有无压痛、关节活动能力有无异常等。注意观察和警惕隐匿性的大出血或重要脏器出血。

### (三)对症护理

1.局部出血

按医嘱给予患者止血处理，紧急情况配合抢救，颈部或喉部软组织出血时，应协助患者取侧卧位或头偏向一侧，必要时用吸引器将血吸出，避免积血压迫呼吸道引起窒息，做好气管插管或切开的准备。

2.关节出血及康复

关节腔或关节周围组织出血时，急性期应给予局部制动并保持功能位，血肿消退前避免过早行走使患肢负重，出血控制后可鼓励患者循序渐进地活动受累关节及理疗。

### (四)正确输注各种凝血因子制品

避免异型血，制品取回后应立即输注，如是冷沉淀物或者冷冻血浆，输血前应将其置于37 ℃温水(水浴箱)中解冻、融化，以患者可耐受的速度快速输注。输入后随时观察有无变态反应发生及止血效果。

### (五)用药护理

DDAVP 的不良反应有心率加快、颜面潮红、血压升高、少尿及头痛等，要密切观察，反复使用可发生水潴留和低钠血症，需限制体液摄入；对有心脑血管疾病的老年患者慎用。

### (六)心理护理

本病为遗传病，终身有出血倾向。患者易产生焦虑和恐惧，应关心、理解、安慰患者；为患者提供有关血友病社会团体的信息，鼓励患者及家属参与相关的社团及咨询活动，通过与医护人员或患者间的信息交流，相互支持，共同应对这一慢性病给患者带来的困难和烦恼，提高生活质量。

**（七）健康指导**

（1）向患者及家属介绍疾病相关知识，教会患者预防出血的方法，避免剧烈的接触运动，不要穿硬底鞋或赤脚走路，使用锋利工具时小心，尽量避免手术治疗。

（2）注意口腔卫生，防龋齿。

（3）避免使用阿司匹林等有抑制凝血机制作用的药物，出血严重者及时就医。

（4）告诉患者若外出或远行，应携带写明血友病的病历卡，以备发生意外时可得到及时救助。

（5）控制体重，减轻关节负荷。

（6）学会自我监测出血症状和体征和止血方法。

（7）重视遗传咨询、婚前检查和产前检查，血友病患者和女性携带者最好不要婚配，携带者妊娠早期，应检查胎儿是否患血友病，以决定是否终止妊娠。

（王真真）

# 第八节 紫癜性疾病

紫癜性疾病约占出血性疾病总数的1/3，包括血管性紫癜和血小板性紫癜。前者由血管壁结构或功能异常所致，后者由血小板疾病所致。临床上以皮肤、黏膜出血为主要表现。

## 一、过敏性紫癜

过敏性紫癜又称Schonlein-Henoch综合征，为一种常见的血管变态反应性出血性疾病，因机体对某些致敏物质产生变态反应，导致毛细血管脆性及通透性增加，血液外渗，产生紫癜、黏膜及某些器官出血。可同时伴发血管神经性水肿、荨麻疹等其他过敏表现。本病多见于儿童及青少年，男性发病略多于女性，春、秋季节发病较多。

**（一）病因与发病机制**

1.病因

与感染、食物（如虾、蛋、牛奶等）、药物（抗生素类、解热镇痛类、磺胺类等）、花粉、尘埃、菌苗或疫苗接种、虫咬、受凉及寒冷刺激等有关。

2.发病机制

蛋白质及其他大分子变应原作为抗原，小分子致敏原作为半抗原。

**（二）临床表现**

多数患者发病前1~3周有全身不适、低热、乏力及上呼吸道感染等前驱症状，随之出现典型临床表现。

1.单纯型（紫癜型）

最常见的临床类型，主要表现为皮肤紫癜，局限于四肢，尤其下肢及臀部。紫癜常成批反复发生、对称分布。

2.腹型（Henoch型）

最具潜在危险和最易误诊的类型。除皮肤紫癜外，产生一系列消化道症状及体征，如恶心、便血等。其中腹痛最为常见，常为阵发性绞痛，多位于脐周、下腹或全腹。

**3.关节型**

除皮肤紫癜外,出现关节肿胀、疼痛、压痛及功能障碍等表现。

**4.肾型**

肾型是病情最为严重且预后相对较差的临床类型。在皮肤紫癜的基础上,出现血尿、蛋白尿及管型尿,偶见水肿、高血压及肾衰竭等表现。

**5.混合型**

皮肤紫癜合并上述两种以上临床表现。

**6.其他**

少数患者还可出现视神经萎缩、虹膜炎及中枢神经系统相关症状、体征。

**(三)辅助检查**

**1.尿常规检查**

肾型或混合型可有血尿、蛋白尿、管型尿。

**2.血小板计数、功能及凝血相关检查**

除出血时间可能延长外,其他均正常。

**3.肾功能检查**

肾型及合并肾型表现的混合型,可有不同程度的肾功能损害,如血尿素氮升高、内生肌酐清除率下降等。

**(四)治疗要点**

**1.病因防治**

如防治感染,清除局部病灶(扁桃体炎等),驱除肠道寄生虫,避免可能致敏的食物及药物等。

**2.一般治疗**

(1)抗组胺药:盐酸异丙嗪,氯苯那敏(扑尔敏)、阿司咪唑(息斯敏)等。

(2)改善血管通透性药物:维生素 C、曲克芦丁等。

**3.糖皮质激素**

具有抑制抗原抗体反应、减轻炎性渗出、改善血管通透性等作用。一般用泼尼松,重者可用氢化可的松或地塞米松,静脉滴注。

**4.对症治疗**

腹痛较重者可皮下注射解痉剂,如阿托品或山莨菪碱(654-2);关节痛可酌情用镇痛药;呕吐严重者可用止吐药;上消化道出血者可禁食、制酸、止血。

**5.其他**

如上述治疗效果不佳或近期内反复发作者,可酌情使用:①免疫抑制剂,如环磷酰胺等;②抗凝疗法,适用于肾型患者。

**(五)护理措施**

**1.一般护理**

(1)饮食:避免过敏性食物的摄取。发作期可选择清淡、少刺激、易消化的软食,不宜过热、过硬、过量,有消化道出血时禁食。

(2)运动与休息:增加卧床休息时间,保持环境安静,避免过早或过多的行走活动。

**2.病情观察**

密切观察患者的出血进展与变化,了解有无缓解,患者的自觉症状,皮肤淤点或紫癜的分布等;对于腹痛的患者,注意评估疼痛的部位、性质、严重程度及其持续时间、有无伴随症状,如恶心、呕吐等;注意腹部的体格检查,包括腹壁紧张度、有无压痛等;对于关节痛的患者,应评估受累关节的部位、数目、局部有无水肿等。对于肾型紫癜应注意观察尿色、尿量及尿液检查结果,有无水肿等。

3.对症护理

腹痛者宜取屈膝平卧位;关节肿痛者应注意局部关节的制动和保暖。腹泻患者应注意肛周护理,保持肛周清洁干燥。

4.用药护理

若使用糖皮质激素,应加强护理,预防感染;若使用环磷酰胺时,嘱患者多饮水,注意观察尿量及尿色的变化;若使用抗组胺药物容易引起发困,应告知患者注意休息。

5.健康指导

向患者及家属讲解疾病相关知识,积极寻找变应原,避免再次接触与发病有关的食物及药物等。养成良好的卫生习惯,饭前便后洗手,避免食用不洁食物。加强锻炼,增强体质,保持心情愉悦。有花粉的季节,过敏体质者尽量减少外出,必要时戴口罩。教会患者对出血情况及伴随症状或体征的自我监测,病情复发或加重时,应及时就医。

## 二、特发性血小板减少性紫癜

特发性血小板减少性紫癜(ITP)是一种复杂的多种机制共同参与的获得性自身免疫性疾病。该病的发生是由于患者对自身血小板抗原的免疫失耐受,导致体液免疫和细胞免疫介导的血小板过度破坏和血小板生成受抑,出现血小板减少,伴或不伴皮肤黏膜出血的临床表现。

**(一)病因与发病机制**

ITP的病因迄今未明。发病机制如下。

(1)体液免疫和细胞免疫介导的血小板过度破坏。

(2)体液免疫和细胞免疫介导的巨核细胞数量和质量异常,血小板生成不足。

**(二)临床表现**

1.急性型

多见于儿童。病程多为自限性,常在数周内恢复,少数病程超过半年可转为慢性。

(1)起病形式:多数患者起病前1~2周有呼吸道感染史,特别是病毒感染史。起病急,常有畏寒、寒战、发热。

(2)出血表现:全身皮肤淤点、紫癜及大小不等的瘀斑,常先出现于四肢,尤以下肢为多;鼻腔、牙龈及口腔黏膜出血也较常见。当血小板低于 $20×10^9/L$ 时可发生内脏出血。颅内出血可致剧烈头痛、意识障碍、抽搐,是本病致死的主要原因。

(3)其他:出血量过大,可出现程度不等的贫血、血压降低甚至失血性休克。

2.慢性型

常见于40岁以下的成年女性。常可反复发作,少有自行缓解。

(1)起病形式:起病隐匿或缓慢。

(2)出血表现:相对较轻,主要表现为反复出现四肢皮肤散在的瘀点、瘀斑,牙龈出血或鼻出血,女性患者月经过多较常见,甚至是唯一症状。部分患者出现广泛且严重的内脏出血甚至颅内出血。

(3)其他：长期月经过多可出现与出血严重程度相一致的贫血。反复发作者常有轻度脾大。

### (三)辅助检查

**1.血常规**

急性型发作期血小板计数<$20×10^9$/L，慢性型多为($30～80$)×$10^9$/L，白细胞多正常，反复出血或短期内失血过多者，红细胞数和血红蛋白含量可出现不同程度的下降。

**2.骨髓细胞学检查**

巨核细胞增加或正常。急性型幼稚巨核细胞比例升高，胞体大小不一，以小型多见；慢性型颗粒型巨核细胞增多，胞体大小基本正常。有血小板形成的巨核细胞显著减少(<30%)，巨核细胞呈现成熟障碍。

**3.其他**

束臂试验阳性、出血时间延长、血块收缩不良，90%以上患者血小板生存时间明显缩短。

### (四)治疗要点

**1.一般治疗**

注意休息，避免外伤，给予足量液体和易消化饮食。

**2.病情观察**

ITP患者如无明显出血倾向，血小板计数>$30×10^9$/L，无手术、创伤，且不从事增加患者出血危险性的工作或活动，发生出血的风险较小，可临床观察暂不进行药物治疗。

**3.首次诊断ITP的一线治疗**

(1)糖皮质激素：首选治疗。常用泼尼松口服，病情严重者用等效量地塞米松或甲泼尼龙静脉滴注，好转后改口服。待血小板升至正常或接近正常后，逐步减量，持续3～6个月。

(2)静脉输注丙种球蛋白(IVIG)。主要用于：①ITP的急症处理；②不能耐受糖皮质激素或者脾切除术前准备；③合并妊娠或分娩前。

**4.ITP的二线治疗**

(1)脾切除：可减少血小板抗体的产生及减轻血小板的破坏。

(2)药物治疗。①抗CD20单克隆抗体：可有效清除体内B淋巴细胞，减少自身抗体产生；②促血小板生成药物：主要包括重组人血小板生成素(rhTPO)等；③免疫抑制剂：不宜作为首选。主要药物有长春新碱(VCR)、环磷酰胺(CTX)、硫唑嘌呤(AZT)、环孢素、霉酚酸酯(MMF)。

**5.急症的处理**

适用于：①血小板计数<$20×10^9$/L者；②出血严重而广泛者；③疑有或已发生颅内出血者；④近期将实施手术或分娩者。

(1)血小板输注：成人用量为每次10～20 U，反复输注血小板可产生血小板抗体，因此不宜多次输注血小板。

(2)大剂量甲泼尼龙：1 g/d，静脉注射，3～5 d为1个疗程。

(3)大剂量免疫球蛋白：400 mg/(kg·d)，静脉注射，5 d为1个疗程。

(4)血浆置换：可有效清除血浆中的血小板抗体，每天置换3 L，连续3～5 d。

### (五)护理措施

**1.一般护理**

(1)饮食：高热量、高蛋白、高维生素，清淡、易消化的饮食，禁食过硬、刺激性食物，消化道出血者禁食,情况好转后逐步改为少渣半流质、软饭、普食。

(2)运动与休息:保证充足的睡眠,注意休息。根据血小板计数适当活动,避免跌倒、碰撞等外伤发生。

2.病情观察

观察患者出血的发生、发展或消退情况,特别是出血部位、范围和出血量。注意患者自觉症状、情绪反应、生命体征、神志等。

3.用药护理

(1)长期使用糖皮质激素可引起身体外形的变化、胃肠道反应、诱发感染、骨质疏松等,应向患者进行必要的解释和指导,说明在减药、停药后可以逐渐消失,宜饭后服药,必要时可加用胃黏膜保护剂或制酸剂,预防感染,监测骨密度,用药期间定期监测血压、血糖、电解质等,发现异常及时通知医师。

(2)静脉注射免疫抑制剂、大剂量免疫球蛋白时,要注意保护血管,一旦发生静脉炎要及时处理。

4.健康指导

向家属及患者介绍疾病相关知识。保持情绪稳定,大便通畅,睡眠充足。避免服用可能引起血小板减少或抑制血小板功能的药物,特别是非甾体抗炎药,如阿司匹林等。遵医嘱按时、按剂量、按疗程用药,不可自行减量或停药。定期复查血常规,学会自我监测皮肤出血情况如瘀点、瘀斑等;内脏出血表现如呕血、便血等,一旦出现及时就医。

(王真真)

# 第九节　弥散性血管内凝血

弥散性血管内凝血(DIC)是在许多疾病基础上,凝血及纤溶系统被激活,导致全身微血栓形成,凝血因子大量消耗并继发纤溶亢进,引起全身出血及微循环衰竭的临床综合征。

## 一、病因与发病机制

### (一)病因

与感染性疾病、淋巴瘤等恶性肿瘤、羊水栓塞等病理产科、手术及创伤、严重中毒或免疫反应、急性胰腺炎、重型肝炎等全身各系统疾病有关。

### (二)发病机制

DIC是一种病理过程,本身并不是一个独立的疾病,只是众多疾病复杂的病理过程中的中间环节。凝血酶与纤溶酶的形成,是导致血管内微血栓形成、凝血因子减少及纤溶亢进等病理生理改变的关键机制。

## 二、临床表现

### (一)出血

特点为自发性、多发性出血,部位可遍及全身,多见于皮肤、黏膜、伤口及穿刺部位;其次为某些内脏出血,严重者可发生颅内出血。

### (二)休克或微循环障碍

一过性或持续性血压下降,早期即出现肾、肺、脑等器官功能不全,表现为肢体湿冷、少尿或无尿、呼吸困难、发绀及不同程度的意识障碍等。

### (三)微血管栓塞

与弥漫性微血栓的形成有关。皮肤黏膜栓塞可使浅表组织缺血、坏死及局部溃疡形成;内脏栓塞常见于肾、肺、脑等,可引起急性肾衰竭、呼吸衰竭、颅内高压等,从而出现相应的症状和体征。

### (四)微血管病性溶血

可表现为进行性贫血,贫血程度与出血量不成比例,偶见皮肤、巩膜黄染,大量溶血时还可以出现黄疸、血红蛋白尿。

## 三、辅助检查

### (一)消耗性凝血障碍方面的检测

指血小板及凝血因子消耗性减少的相关检查,DIC 时,血小板计数减少,凝血酶原时间(PT)延长,部分凝血活酶时间(APTT)延长等。

### (二)继发性纤溶亢进方面的检测

指纤溶亢进及纤维蛋白降解产物生成增多的检测,DIC 时,纤维蛋白的降解产物(FDP)明显增多,纤溶酶及纤溶酶原激活物的活性升高等,D-二聚体定量升高或定性阳性等。

### (三)其他

DIC 时,外周血涂片红细胞形态常呈盔形、多角形等改变;血栓弹力图(TEG)可反映止血功能,但对于 DIC 特异性与敏感性均不清楚。

## 四、治疗要点

治疗原则是以治疗原发病,去除诱因为根本,抗凝治疗与凝血因子补充同步进行。

### (一)去除诱因、治疗原发病

如控制感染,治疗肿瘤,病理产科及外伤;纠正缺氧、缺血及酸中毒等。

### (二)抗凝治疗

抗凝治疗是终止 DIC 病理过程、减轻器官损伤,重建凝血-抗凝平衡的重要措施。

1.肝素治疗

(1)肝素:常用于急性或暴发型 DIC。

(2)低分子量肝素:预防、治疗慢性或代偿性 DIC 时优于肝素。

2.其他抗凝及抗血小板聚集药物

复方丹参注射液、右旋糖酐-40、噻氯匹定、双嘧达莫、重组人活化蛋白 C(APC)。

### (三)替代治疗

适用于有明显血小板或凝血因子减少证据和已进行病因及抗凝治疗,DIC 未能得到良好控制者。对于 APTT 时间显著延长者可输新鲜全血、新鲜血浆或冷沉淀物,以补充凝血因子。对于纤维蛋白原显著降低或血小板数显著减少者可分别输纤维蛋白原浓缩剂或血小板悬液。

**（四）抗纤溶治疗**

适用于继发性纤溶亢进为主的 DIC 晚期。常用药物有氨甲苯酸、氨基己酸等。

**（五）溶栓疗法**

由于 DIC 主要形成微血管血栓，并多伴有纤溶亢进，因此原则上不使用溶栓剂。

**（六）其他**

糖皮质激素治疗，但不作为常规应用。

## 五、护理措施

**（一）一般护理**

1.饮食

进高热量、高蛋白、高维生素饮食，有消化道出血者应进食冷流质或半流质饮食，必要时可禁食。昏迷者给予鼻饲，并做好护理。

2.运动与休息

卧床休息，根据病情采取合适体位，如休克患者采取中凹卧位，呼吸困难者可采取半坐卧位，意识障碍者采取保护性措施。注意保暖，防压疮，协助排便，必要时保留尿管。

**（二）病情观察**

严密监测患者的生命体征、神志和尿量变化，记录 24 h 液体出入量；观察表情，皮肤的颜色与温湿度；有无皮肤黏膜和重要器官栓塞的症状和体征，如皮肤栓塞出现四肢末端发绀，肾栓塞出现腰痛、血尿等；注意出血部位、范围及其严重度的观察。

**（三）用药护理**

肝素的主要不良反应是出血，还会引起发热、变态反应、脱发、血小板减少等，在治疗过程中注意观察患者出血情况，监测各项实验室指标，APTT 为最常用的监护指标，正常值为（40±5）s，使其延长 60%～100% 为最佳剂量，若过量可采用鱼精蛋白中和，鱼精蛋白 1 mg 可中和肝素 1 mg。右旋糖酐-40 可引起变态反应，重者可致过敏性休克，使用时应谨慎。

**（四）心理护理**

由于病情危重，症状较多，患者常有濒死感，可表现多种心理活动，如悲观绝望，烦躁不安、恐惧紧张等心理异常。因此，应针对患者心理进行耐心讲解，列举成功案例，增强患者信心，使其积极配合治疗。

**（五）健康指导**

向患者及其家属讲解疾病相关知识，强调反复进行实验室检查的必要性和重要性，特殊药物治疗的不良反应，保证充足的睡眠；提供易消化吸收富含营养的食物，适当运动，循序渐进。

（王真真）

# 第十节　淋　巴　瘤

淋巴瘤起源于淋巴结和淋巴组织，其发生大多与免疫应答过程中淋巴细胞增殖分化产生的某种免疫细胞恶变有关，是免疫系统的恶性肿瘤。按组织病理学改变，淋巴瘤可分为非霍奇金淋巴瘤(NHL)和霍奇金淋巴瘤(HL)两类。

## 一、病因与发病机制

病毒感染(如 EB 病毒等),宿主的免疫功能,幽门螺杆菌抗原的存在可能与淋巴瘤的发病有关。

## 二、临床表现

(1)无痛性进行性的淋巴结肿大或局部肿块是淋巴瘤共同的临床表现。

(2)霍奇金淋巴瘤:多见于青年,儿童少见。首发症状常是无痛性颈部或锁骨上淋巴结进行性肿大(占 60%~80%),其次为腋下淋巴结肿大。5%~16% 的 HL 患者发生带状疱疹。饮酒后引起的淋巴结疼痛是 HL 所特有,但并非每一个 HL 患者都是如此。发热、盗汗、瘙痒及消瘦等全身症状较多见。30%~40% 的 HL 患者以原因不明的持续发热为起病症状。周期性发热(Pel-Ebstein 热)约见于 1/6 的患者。皮肤瘙痒是 HL 较特异的表现,可为 HL 的唯一全身症状。

(3)非霍奇金淋巴瘤具有以下特点:①全身性。可发生在身体的任何部位,其中淋巴结、扁桃体、脾及骨髓是最易受到累及的部位。②多样性。组织器官不同,受压迫或浸润的范围和程度不同,引起的症状也不同。③随着年龄增长而发病者增多,男性多于女性;除惰性淋巴瘤外,一般发展迅速。④NHL 对各器官的压迫和浸润较 HL 多见,常以高热或各器官、系统症状为主要临床表现。

## 三、辅助检查

### (一)血常规

HL 常有轻或中度贫血,部分患者嗜酸性粒细胞增多;NHL 白细胞数多正常,伴有淋巴细胞绝对或相对增多。

### (二)骨髓象检查

骨髓涂片找到 Reed-Sternberg 细胞(R-S 细胞)是 HL 骨髓浸润的依据。一部分 NHL 患者的骨髓涂片中可找到淋巴瘤细胞。

### (三)影像学检查

浅表淋巴结 B 超、胸(腹)部 CT 等有助于确定病变的部位及其范围。目前 PET/CT 是评价淋巴瘤疗效的重要手段。

### (四)化验检查

疾病活动期有血沉增快、血清乳酸脱氢酶升高提示预后不良。骨骼受累血清碱性磷酸酶活力增强或血钙增加。B 细胞 NHL 可并发溶血性贫血。

### (五)病理学检查

淋巴结活检是淋巴瘤确诊和分型主要依据。

## 四、治疗

治疗原则以化疗为主,化疗与放射治疗(以下简称放疗)相结合,联合应用相关生物制剂的综合治疗。

**(一)霍奇金淋巴瘤**

1.化疗

ABVD 为 HL 的首选方案。

2.放疗

扩大照射范围,除被累及的淋巴结及肿瘤组织外,还包括附近可能侵及的淋巴结,如病变在膈以上采用"斗篷",如病变在膈以下采用倒"Y"字式。

**(二)非霍奇金淋巴瘤**

1.以化疗为主的化、放疗相结合的综合治疗

(1)惰性淋巴瘤:联合化疗可用 COP 或 CHOP 方案。

(2)侵袭性淋巴瘤:侵袭性 NHL 的标准治疗方案是 CHOP 方案,化疗不应少于 6 个疗程。RCHOP 方案是弥漫性大 B 细胞淋巴瘤(DLBCL)治疗的经典方案。

难治性复发者的解救方案:可选择 ICE(异环磷酰胺、卡铂、依托泊苷)、DHAP(地塞米松、卡铂、高剂量阿糖胞苷)、MINE(异环磷酰胺、米托蒽醌、依托泊苷)、HyperCVAD/MTX-Ara-C 等方案进行解救治疗。

2.生物治疗

(1)单克隆抗体:凡细胞免疫表型为 CD20$^+$ 的 B 细胞淋巴瘤患者,主要是 NHL 患者,均可用 CD20 单抗(利妥昔单抗)治疗。

(2)干扰素:是一种能抑制多种血液肿瘤增殖的生物制剂。

(3)抗幽门螺杆菌治疗:胃黏膜相关淋巴样增殖淋巴瘤可用其治疗。

3.骨髓移植

对 55 岁以下患者,能耐受大剂量化疗的中高危患者,可考虑进行自体造血干细胞移植。部分复发或骨髓侵犯的年轻患者还可考虑异基因造血干细胞移植。

4.手术治疗

合并脾功能亢进,有切脾指征者可以切脾,以提高血象,为以后化疗创造有利条件。

# 五、护理措施

**(一)一般护理**

1.饮食

鼓励患者进食高热量、高维生素、营养丰富的半流质饮食或软食,多食新鲜水果、蔬菜,禁食过硬、带刺、刺激性强的食物,指导患者摄取足够的水分。

2.运动与休息

活动应循序渐进,遵循适度原则。疾病早期可进行社交活动及身体锻炼,晚期应增加卧床休息,进行室内、床旁活动。

**(二)病情观察**

(1)观察生命体征变化,定期监测体温,观察降温后的反应,避免发生虚脱。

(2)观察患者放疗后的局部皮肤变化,有无发红、瘙痒、灼热感以及渗液、水疱形成等。

(3)观察患者情绪变化,有无焦虑,烦躁等。

(4)观察患者睡眠、饮食状况,有无恶心、呕吐、失眠等。

(5)观察患者淋巴结肿大部位、程度及相应器官压迫情况。

### （三）对症护理

**1.高热护理**

可先采用物理降温,冰敷前额及大血管经过的部位,如颈部、腋窝和腹股沟;有出血倾向者禁用乙醇或温水拭浴。及时更换被汗浸湿的衣服及床单位,保持干燥清洁。鼓励患者多饮水,必要时遵医嘱应用退热药物。

**2.皮肤护理**

放疗患者照射区皮肤应避免受到强冷或热的刺激,外出时避免阳光直射,不要使用有刺激性的化学物品。局部皮肤有发红、痒感时,应及早涂油膏以保护皮肤,如皮肤为干反应,表现为局部皮肤灼痛;如为湿反应,表现为局部皮肤刺痒、渗液、水疱,可用氢化可的松软膏外涂,2%甲紫外涂,冰片蛋清外敷,硼酸软膏外敷后加压包扎;如局部皮肤有溃疡坏死,应全身抗感染治疗,局部外科清创、植皮。

### （四）用药护理

利妥昔单抗不良反应首先表现为发热和寒战,主要发生在第一次静脉注射时,通常在两个小时内,其他随后的症状包括恶心、荨麻疹、疲劳、头痛、瘙痒、呼吸困难、暂时性低血压、潮红、心律失常等。因此每次静脉注射美罗华前应预先使用镇痛药(如对乙酰氨基酚)和抗过敏药(如开瑞坦),并且应严密监护患者生命体征,对出现轻微症状的患者可减慢滴速,对出现严重反应的患者,特别是有严重呼吸困难、支气管痉挛和低氧血症的患者应立即停止静脉注射,及时通知医师对症处理。

### （五）心理护理

恶性淋巴瘤治疗时间长,治疗费用高,病情发展快,造成患者情绪悲观、低落,护士应耐心与患者交谈,了解其想法,给予适当的解释,鼓励积极接受治疗;家属要充分理解患者的痛苦和心情,注意言行,不要推诿、埋怨,要营造轻松的环境,保持患者心情舒畅,共同面对、互相支持。

### （六）健康指导

向患者及家属讲解疾病的相关知识,宣传近年来由于治疗方法的改进,淋巴瘤缓解率已大幅提高,不少患者已完全治愈,应坚持定期巩固强化治疗,若发现身体不适,如疲乏无力、发热、盗汗、皮肤瘙痒、咳嗽、消瘦等,或发现肿块,应及早就医。嘱患者缓解期或全部疗程结束后应保证充足睡眠,适当锻炼,食谱多样化,加强营养,避免进食油腻、生冷和容易产气的食物。注意个人卫生,皮肤瘙痒者避免搔抓,沐浴时避免水温过高,宜选用温和的沐浴液。

（王真真）

# 第九章　中医科护理

## 第一节　咳　嗽

### 一、概述

咳嗽是指肺失宣降,肺气上逆,发出咳声,或咳吐痰液的一种肺系病证。有声无痰称为咳,有痰无声称为嗽,有痰有声称为咳嗽。咳嗽的病因有外感、内伤两大类。外感咳嗽为六淫外邪犯肺,内伤咳嗽为脏腑功能失调,内邪干肺,而致肺失宣降、肺气上逆发为咳嗽。上呼吸道感染,急、慢性支气管炎,肺炎,支气管扩张症等可参照本病护理。

### 二、辨证论治

#### (一)外感咳嗽

1.风寒袭肺

咳嗽声重,痰清稀色白,气急咽痒,鼻塞流清涕,恶寒,发热,无汗,全身酸软。舌苔薄白,脉浮紧。治以疏风散寒,宣肺止咳。

2.风热犯肺

咳嗽频剧,咳痰不爽,痰黄黏稠,鼻塞流黄涕,头痛身热,恶风汗出。舌苔薄黄,脉浮数。治以疏风清热,宣肺止咳。

3.风燥伤肺

干咳无痰,或痰少黏稠,或痰中带有血丝,咳引胸痛,恶风发热,鼻干咽燥。舌红少津,苔薄黄,脉细数。治以疏风清肺,润燥止咳。

#### (二)内伤咳嗽

1.痰湿蕴肺

咳嗽痰多,尤以晨起咳甚,咳声重浊,痰白而黏,胸闷气憋,痰出则咳缓、憋闷减轻,纳差、腹胀。舌苔白腻,脉濡滑。治以燥湿化痰,理气止咳。

2.痰热郁肺

咳嗽,痰多质稠色黄,咳吐不爽,甚或痰中带血,胸闷,口干,口苦,咽痛。舌苔黄腻,脉滑数。治以清热肃肺,化痰止咳。

3.肝火犯肺

气逆作咳,阵作,咳时面赤,咳引胸痛,可随情绪波动增减,咽干口苦,常感痰滞咽喉,量少质黏或如絮条。舌苔薄黄少津,脉弦数。治以清肺泻肝,化痰止咳。

4.肺阴亏耗

干咳,咳声短促,痰少黏白,或痰中夹血,或午后潮热,盗汗,日渐消瘦,口干咽燥。舌红少苔,脉细数。治以养阴清热,润肺止咳。

## 三、病情观察要点

### (一)咳嗽的性质

1.干咳或刺激性咳嗽

急性或慢性咽喉炎、喉癌、急性支气管炎初期、胸膜病变等。

2.咳嗽伴咳痰

慢性支气管炎、支气管扩张症等。

### (二)咳嗽的时间与规律

1.突发性咳嗽

吸入刺激性气体、淋巴结或肿瘤压迫气管或支气管分叉。

2.发作性咳嗽

支气管内膜结核。

3.慢性咳嗽

咳嗽变异型哮喘、嗜酸性粒细胞支气管炎。

4.夜间咳嗽

左心衰竭和肺结核患者。

### (三)咳嗽的声音

1.声音嘶哑

声带炎症或肿瘤压迫喉返神经。

2.金属音

纵隔肿瘤、主动脉瘤或癌肿直接压迫气管所致。

3.声音低微或无力

严重肺气肿、声带麻痹或极度衰弱者。

### (四)痰的性质

1.黏液性痰

急性支气管炎、支气管哮喘等。

2.浆液性痰

肺水肿。

3.脓性痰

化脓性细菌性下呼吸道感染。

**(五)伴随症状**

是否伴有发热、胸痛、呼吸困难、咯血。

**(六)脱证表现**

年老久病,痰不易咳出,出现体温骤降、汗出、尿少、头晕、心悸、嗜睡、四肢不温等脱证表现时,立即报告医师,配合处理。

## 四、症状护理要点

**(一)剧烈咳嗽**

剧烈咳嗽时,协助患者取坐位或半坐位,告知患者有效咳嗽及咳痰的方法及注意事项。

**(二)胸痛**

频繁咳嗽引起胸痛时,可以手按住胸部痛处,减轻胸廓活动度,减轻胸痛。

**(三)黏液痰**

痰液黏稠难咳时,可遵医嘱给予药物雾化吸入,雾化后用空心掌自下向上轻叩患者背部协助排痰。

**(四)呼吸有浊气**

咳痰多、呼吸有浊气时,加强口腔护理,保持口腔清洁。

**(五)耳穴埋籽**

主穴:肺、气管、平喘等;配穴:交感、神门、大肠等。

**(六)拔罐治疗**

主穴:大椎、膻中等。痰多者加丰隆;咽痒咳嗽甚者加天突穴温和灸 10～15 min;食欲不振者加足三里。

**(七)穴位按揉**

重按风门、肺俞、中府、膻中等穴位 3～5 min。外感风热加按风池、大椎、合谷等;燥热咳嗽者加按脾俞、肾俞等;痰多者加按脾俞、胃俞、天突、足三里、丰隆等。

**(八)艾灸法**

取穴:大椎、肺俞、风门穴。风寒咳嗽加天突、谷穴;痰湿咳嗽加天突、至阳;脾虚者加脾俞;喘甚者加定喘;每天灸 1 次,每次灸 20 min。

## 五、饮食护理要点

饮食以清淡为主,多饮水。忌辛辣、油腻厚味、荤腥、刺激性食物。

**(一)外感咳嗽**

1.风寒袭肺

宜食葱白、生姜、蒜等辛温、清淡、宣肺止咳之品。

食疗方:姜汁冲白蜜。

2.风热犯肺

宜食梨、枇杷、萝卜、海蜇、荸荠等清凉润肺之品,如咳嗽不止,用金银花、枇杷叶泡水代茶饮。

食疗方:丝瓜汤冰糖炖川贝母。

3.风燥伤肺

宜食梨、荸荠等清凉润肺之品,也可用川贝母桑叶、冰糖研末开水冲服;如干咳无痰或痰中带血,可用白蜜炖梨。

食疗方:冰糖梨粥、玉竹粥、藕粥。

**(二)内伤咳嗽**

1.痰湿蕴肺

宜食山药、赤小豆等健脾化痰之品。

食疗方:薏米粥、橘红粥。

2.痰热郁肺

宜食梨、白萝卜、柚子、马蹄、冬瓜、丝瓜、苦瓜、川贝母等清热化痰之品。

食疗方:枇杷粥。

3.肝火犯肺

宜食菊花茶、梨、柑橘、萝卜、海蜇、芹菜等清凉疏利之品。

食疗方:麦冬芍药粥。

4.肺阴亏耗

宜食桑椹、黑芝麻、甲鱼、海蛤、银耳、罗汉果、蜂蜜等滋补肺阴、富有营养之品。如干咳无痰或痰中带血,可用梨炖白蜜。

食疗方:沙参山药粥、糯米阿胶粥等。

## 六、中药使用护理要点

**(一)口服中药**

口服中药时,应与西药间隔 30 min 左右。

1.中药汤剂

风寒袭肺宜热服,服药后加盖衣被;风热犯肺宜轻煎温服;风燥伤肺宜轻煎,少量频服;痰湿蕴肺宜饭后服用;痰热郁肺宜饭后稍凉服用;肺阴亏虚宜饭前稍凉服用。

2.急支糖浆

不宜在服药期间同时服用滋补性中药,服药期间忌烟、酒及辛辣、生冷、油腻食物。

3.复方鲜竹沥液

风寒咳嗽者不适用;服药期间,若发热(体温超过 38.5 ℃),或出现喘促气急、咳嗽加重、痰量明显增多者及时就医。

4.复方甘草片

不宜长时间服用,胃炎及胃溃疡患者慎用。

**(二)中药注射剂**

中药注射剂应单独使用,与西药注射剂合用时须前后用生理盐水做间隔液。

痰热清注射液:静脉滴注时浓度不宜过高,10~20 mL 注射液用 250~500 mL 溶媒稀释为宜;滴速不宜过快,以每分钟 40~60 滴为宜。忌与维生素 C、甘草酸二钠、丹参、加替沙星、甲磺酸帕珠沙星、阿米卡星、奈替米星、乳酸环丙沙星、依替米星、泮托拉唑、葡萄糖依诺沙星、头孢吡肟、盐酸莫西沙星、阿奇霉素、西咪替丁、吉他霉素、果糖二磷酸钠、头孢匹胺等配伍使用。

**(三)外用中药**

观察局部皮肤有无不良反应。

1.中药贴敷

选用冬病夏治消喘膏。取穴:肺俞(双侧)、心俞(双侧)、膈俞(双侧),于夏季初伏、中伏、末伏每隔 10 d 贴 1 次,每次 4～6 h,连贴 3～5 年。使用时应告知患者敷贴处皮肤可能出现灼热、发痒的情况,观察用药后反应。有明显热证、合并支气管扩张症、咯血的患者不宜贴敷。

2.药枕

一般选用透气性良好的棉布或纱布做成枕芯,药物不可潮湿,否则失效,每天侧卧枕之,使用6 h 以上。

## 七、健康宣教

### (一)用药
祛痰、止咳药饭后服,服药后勿立即进食水。

### (二)饮食
饮食宜清淡,食用易消化、富有营养的食物,鼓励多饮水,忌辛辣刺激、过咸、过甜、油腻食物。

### (三)运动
缓解期鼓励患者坚持锻炼,如散步、慢跑、打太极拳等,以增强体质,改善卫外功能。

### (四)生活起居
保持空气新鲜,戒烟,消除烟尘及有害气体的污染,慎起居、避风寒,防止外感时邪。

### (五)情志
指导患者选择聊天听音乐、散步等方法自我调理。特别是久病体虚的患者要帮助其树立治疗信心。

### (六)定期复诊
遵医嘱复诊,对于持续时间长于 2 周的咳嗽,干咳无痰、痰中带血的患者,宜尽早就诊,明确诊断。

（王永芹）

# 第二节　感　冒

## 一、概述

感冒是指感受风邪,出现鼻塞、流涕、打喷嚏、头痛、恶寒、发热、全身不适等症状的一种病证,多由于六淫之邪、时行病毒侵袭人体所致。上呼吸道感染流行性感冒等可参考本病护理。

## 二、辨证论治

### (一)风寒感冒
倦怠乏力、恶寒发热、无汗、头痛身疼、喷嚏、鼻塞流清涕、咳嗽痰稀白。舌苔薄白,脉浮紧。治以辛温解表。

## (二)风热感冒

恶风发热、头胀痛、鼻塞流黄涕、咽痛咽肿、声音嘶哑、咳嗽痰黄。舌红,苔薄黄,脉浮数。治以辛凉解表。

## (三)暑湿感冒

见于夏秋季节,周身酸困乏力、身热、无汗或少汗、头晕胀重、鼻塞流涕、胸闷泛恶。舌红,苔黄腻,脉濡数。治以清暑祛湿解表。

## (四)气虚感冒

恶寒发热、自汗、头痛鼻塞、咳嗽痰白、倦怠乏力。舌淡苔白,脉浮无力。治以益气解表。

## (五)阴虚感冒

发热、微恶风寒、无汗或微汗、头痛咽痛、干咳少痰、手足心热、心烦。舌红,少苔或无苔,脉细数。治以滋阴解表。

## 三、病情观察要点

### (一)外感症状

发热恶寒、鼻塞流涕、打喷嚏、周身不适等。

(1)风寒感冒:恶寒重、发热轻,头痛身疼、鼻塞流清涕。

(2)风热感冒:发热重、恶寒轻,口渴,鼻塞流涕黄稠,咽痛或红肿。

(3)咽部肿痛与否常为风寒、风热的鉴别要点。

### (二)汗出

(1)发热、汗出、恶风者属表虚证。

(2)发热、无汗、恶寒、身痛者属表实证。

### (三)咳嗽、咳痰

咳嗽的程度、时间与规律;痰液的颜色、性质、量,是否易咳出。

### (四)胃肠道反应

有无纳呆、恶心呕吐、腹泻。

### (五)用药后反应

若服药后出现大汗淋漓、体温骤降、面色苍白、出冷汗为虚脱,立即通知医师。

## 四、症状护理要点

### (一)病室环境

风寒、气虚者室温可偏高;风热阴虚者室温宜偏凉爽;暑湿感冒者室内避免潮湿。

### (二)咳嗽咽痒

应远离厨房、公路、工地等烟尘较多的场所,病室内禁止吸烟。

### (三)耳穴埋籽

主穴:肺、气管、肾上腺等。配穴:内鼻、耳尖、咽喉等。

### (四)穴位按摩和灸法

主穴:大椎、曲池、足三里等。配穴:风寒型加外关、风池。风热型加印堂、合谷、少商。

### (五)刮痧疗法

主穴:风池、合谷、百会、曲池、列缺。配穴:鼻塞不通者配迎香;咽痛配尺泽;热甚配十宣;头痛甚配百会、太阳(双)、印堂。

### (六)拔罐法

取穴:肺俞、心俞、膈俞、天突、膻中、神阙,每穴留罐5～10 min,每天1次。

## 五、饮食护理要点

饮食以清淡稀软易于消化为主,多饮水,少食多餐。忌辛辣、油腻厚味、荤腥食物。

### (一)风寒感冒

宜食发汗解表之品,如葱、姜、蒜等调味的食物,或予生姜红糖水热饮。

食疗方:姜葱粥、紫苏粥。

### (二)风热感冒

宜食清淡凉润助清热之品,如秋梨、枇杷、藕、甘蔗等,可用鲜芦根煎水代茶饮等。

食疗方:黄豆香菜汤、银翘粥(金银花、连翘、芦根水煎去渣取汁与粳米同煮)等。

### (三)暑湿感冒

宜食清热解表、祛暑利湿之品,如冬瓜、萝卜、鲜藿香或佩兰代茶饮等。

食疗方:荷叶粥、绿豆粥等。

### (四)气虚感冒

宜食红枣、牛奶等温补易消化之品。

食疗方山药粥、黄芪粥。

### (五)阴虚感冒

宜食甲鱼、银耳、海参等滋阴之品。

食疗方:百合粥、银耳粥等。

## 六、中药使用护理要点

### (一)口服中药

口服中药时,应与西药间隔30 min左右。

(1)中药汤剂:汤药不宜久煎、风寒感冒宜热服,服药后盖被安卧;风热感冒、暑湿感冒宜凉服。

(2)感冒清热冲剂:不宜在服药期间同时服用滋补性中药。

(3)清热解毒口服液:风寒感冒者不适用。

(4)感冒软胶囊:服药期间如出现胸闷、心悸等严重症状,立即停药。

(5)蓝芩口服液:不宜在服药期间同时服用温补性中药;脾虚大便溏者慎用。

(6)藿香正气水(软胶囊):过敏体质者慎用,服药期间忌烟、酒及辛辣生冷食物。

### (二)中药注射剂

中药注射剂应单独使用,与西药注射剂合用时须前后用生理盐水做间隔液。

1.双黄连注射液

首次静脉滴注过程中的前30 min应缓慢,不宜与氨基糖苷类(庆大霉素、卡那霉素、链霉素、硫酸妥布霉素、硫酸奈替米星、硫酸依替米星)、大环内酯类(红霉素、吉他霉素)、诺氟沙星葡萄糖、氯化钙、维生素C、氨茶碱、穿琥宁、刺五加、丹参、川芎嗪等配伍。过敏体质者慎用。

**2.柴胡注射剂**

只用肌内注射方式给药,严禁静脉滴注或混合其他药物一起肌内注射;月经期、体虚者慎用,无发热者不宜使用。

**(三)外用中药**

观察局部皮肤有无不良反应。

**1.贴敷药**

取穴:大椎、神阙等。风热感冒加涌泉(双);风寒感冒加合谷(双),早、晚各 1 次。

**2.药浴法**

药浴的水位宜在胸部以下,药浴温度 38～40 ℃,药浴时间 10 min 为宜。饥饿或过饱时不宜全身药浴;心脑血管疾病患者不建议药浴;60 岁以上患者药浴时须有家属陪伴。药浴时注意观察患者生命体征的变化,如出现任何不适,立即停止浸浴并报告医师。泡洗中、后要适量饮水。

**3.药枕**

一般选用透气性良好的棉布或纱布做成枕芯,药物不可潮湿,否则失效。每天使用 6 h 以上,连续使用 2～3 周。

# 七、健康宣教

**(一)用药**

服药期间不宜同时服用滋补性中药;服用发汗药后,注意观察出汗量,防止大汗虚脱,避免汗出当风。

**(二)饮食**

多饮温开水,饮食有节,忌烟酒及生冷、辛辣、油腻的食物。

**(三)运动**

感冒期间宜避免过劳,痊愈后加强锻炼以增强体质。

**(四)生活起居**

慎起居,避风寒,天暑地热之时,切忌坐卧湿地;坚持每天凉水洗脸,冷敷鼻部,增强耐寒能力;流行季节,避免去人口密集的公共场所,防止交叉感染,外出戴好口罩。

**(五)情志**

保持心情舒畅,多与人聊天,选择性听音乐:头痛者可听贝多芬的《A 大调抒情小乐曲》;消除疲劳者可听《矫健的步伐》《水上音乐》;增进食欲可听《餐桌音乐》等。

**(六)定期复诊**

遵医嘱定时复诊,若出现服解热药后体温骤降、面色苍白、出冷汗或服药后无汗、体温继续升高、咳嗽、胸痛、咯血,或热盛动风抽搐时及时就医。

(王永芹)

# 第三节 哮 病

## 一、概述

哮病是以发作性喉中哮鸣有声,呼吸困难,甚则喘息不得平卧为主要表现的顽固发作性肺系疾病。哮病的病因为脏气虚弱,宿痰伏肺,复因外邪侵袭、饮食不当、情志失调、劳累过度等因素诱发。支气管哮喘和喘息型支气管炎以及其他原因引起的哮喘均可参考本病护理。

## 二、辨证论治

### (一)寒哮

呼吸急促,喉中哮鸣有声,胸膈满闷如塞,咳不甚,痰少、咳吐不爽,口不渴或口渴喜热饮,面色晦滞带青,形寒畏冷。舌淡苔白滑,脉浮紧或弦紧。治以温肺散寒、化痰平喘。

### (二)热哮

气粗息涌,喉中痰鸣如吼,胸高胁胀,咳呛阵作,咳痰色白或黄,黏稠厚浊,咳吐不利,烦闷不安,面赤汗出,口苦,口渴喜饮。舌红苔黄腻,脉滑数或弦滑。治以清热肃肺、化痰定喘。

### (三)肺虚

气短声低,咳痰清稀色白,喉中常有轻度哮鸣音,每因气候变化而诱发,面色㿠白。舌淡苔薄白,脉细弱或虚大。治以补肺固卫。

### (四)脾虚

气短不足以息,少气懒言,每因饮食不当而引发。舌淡苔薄腻或白滑,脉细弱。治以健脾化痰。

### (五)肾虚

平素气息短促,动则为甚,腰酸腿软,脑转耳鸣,不耐劳累,下肢欠温,小便清长。舌淡,脉沉细。治以补肾纳气。

## 三、病情观察要点

### (一)发作前症状
如打喷嚏、流鼻涕、干咳,鼻咽、咽部发痒等黏膜过敏表现。

### (二)诱发因素
如受寒、过热、饮食不当、疲劳过度、烟酒和异味刺激等。

### (三)呼吸道症状
观察患者呼吸频率、节律、深浅及呼气与吸气时间比,观察患者痰的色、质、量,咳痰时的伴随症状,咳痰的难易程度,呼吸道是否通畅。

### (四)伴随症状
观察病情变化,哮病发作及持续时间,患者的神志、面色、汗出体温、脉搏、血压等情况,口唇及四肢末梢的发绀程度。

**（五）并发症**

有无电解质酸碱平衡失调、呼吸衰竭、自发性气胸等。

**（六）危重症的观察**

（1）发作持续 24 h 以上，出现呼吸困难、发绀、大汗、面色苍白提示病情危重。

（2）患者出现头痛、呕吐、意识障碍时，应观察是否有二氧化碳潴留，配合医师实施治疗、抢救。

## 四、症状护理要点

**（一）病室环境**

（1）病室应避免各种变应原，如烟雾、油漆、花草等异味刺激性气体。

（2）寒哮患者病室温度宜偏暖，避风寒。

（3）热哮患者病室应凉爽通风，防止闷热，但应避免对流风。

**（二）避免诱发因素**

哮病患者应避免寒冷、饮食不节、疲劳、烟酒等诱发因素。

**（三）及时处理发作前症状**

当哮病患者出现打喷嚏、流鼻涕、干咳、咽痒等发作前症状时，立即通知医师，及时用药，减轻或预防哮病的发生。

**（四）体位**

（1）哮病发作时给予端坐位或半坐卧位，也可让患者伏于一小桌上，以减轻疲劳。

（2）出现烦躁时应给予床档保护，防止跌伤。

**（五）痰多，痰黏**

哮鸣咳痰多，痰黏难咳者，用叩背、雾化吸入等法，助痰排出。

**（六）喘息哮鸣，心中悸动**

喘息哮鸣，心中悸动者，应限制活动，防止喘脱。

**（七）吸氧**

遵医嘱给予用氧治疗。

**（八）艾灸法**

哮病发作时可艾灸肺俞、膈俞 20 min，寒哮发作时艾灸天突、膻中、气海等穴。

**（九）中药吸入剂**

寒哮发作时，用洋金花叶放在纸卷中点火燃烧，作吸入剂用。

**（十）拔火罐治疗**

热哮取肺俞（双）、大椎、双风门、伏兔、丰隆等穴。

**（十一）穴位按揉**

足三里、合谷、后溪、昆仑等穴，或指压舒喘穴。

**（十二）哮病持续发作**

哮病持续发作者，且伴有意识障碍、呼吸困难、大汗、肢冷等症，应立即通知医师，配合抢救。

## 五、饮食护理要点

饮食宜清淡，富营养，少食多餐，不宜过饱。忌生冷、辛辣、鱼腥发物、烟酒等食物。

**（一）寒哮**

宜进食温热宣通之品，以葱、姜、胡椒等辛温调味以助散寒宣肺，忌生冷、海腥、油腻等食物。

食疗方：麻黄干姜粥（麻黄、干姜、甘草、粳米煮粥服用）。

**（二）热哮**

宜食清淡、易消化的半流饮食，多饮果汁，如梨汁。

食疗方：加味贝母梨膏（川贝母、杏仁、前胡、生石膏、甘草、橘红、雪梨熬成糊状服用）。

**（三）肺虚**

宜食动物肺、蜂蜜、银耳、百合、黄芪膏等补肺气之品。

食疗方：黄芪炖乳鸽、黄芪炖燕窝等。

**（四）脾虚**

宜食如莲子、山药、糯米、南瓜、芡实等清淡，易消化、补脾之品，注意少食多餐。

食疗方：参芪粥、山药半夏粥。

**（五）肾虚**

宜食木耳、核桃、胡桃、杏仁等补肾纳气之品。

食疗方：白果核桃粥、五味子蛋（五味子煮汁腌鸡蛋）。

## 六、中药使用护理要点

**（一）口服中药**

口服中药时，应与西药间隔 30 min 左右。

（1）哮病发作时暂勿服药，一般在间歇时服用。如有定时发作者，可在发作前 1～2 h 服药，有利于控制发作或减轻症状。

（2）寒哮汤药宜热服；热哮汤药宜温服。

（3）固肾定喘丸：过敏体质者慎用。

（4）哮病因痰而起，故哮病合并咳嗽者慎用止咳药，以免痰液瘀积，加重病情。

**（二）中药注射剂**

中药注射剂应单独使用，与西药注射剂合用时须前后用生理盐水做间隔液。

止喘灵注射液：孕妇及高血压病、心脏病、前列腺肥大、尿潴留患者慎用；出现多尿时应立即通知医师，并观察是否发生血容量降低，电解质紊乱。不宜与氨茶碱配伍。

**（三）外用中药**

观察局部皮肤有无不良反应。

中药敷贴：使用时应告知患者敷贴处皮肤可能出现灼热、发痒的情况，观察用药后反应。有明显热证、合并支气管扩张症、咯血的患者不宜贴敷。

## 七、情志护理要点

（1）病室环境宜安静，减少探视，避免不良情绪刺激。

（2）哮病发作时来势凶猛，患者多表现为惊恐万分，因此发作期首先应稳定患者的情绪，使其积极配合治疗。

（3）慢性反复发作的哮病迁延不愈，患者易悲观、焦虑，护士应关心安慰患者，让患者了解哮病是可以控制和缓解的，稳定患者情绪，以利康复。

（4）与哮病患者共同分析、寻找变应原和诱发因素并设法避免,树立战胜疾病的信心。

## 八、健康宣教

### (一)用药

掌握常用吸入制剂的用法、用量,急性发作时能正确地使用,以快速缓解支气管痉挛。

### (二)饮食

宜清淡,忌油腻;宜温和,忌过冷、过热;宜少食多餐,不宜过饱;忌过甜过咸;不吃冷饮及人工配制的含气饮料;避免吃刺激性食物和产气食物。

### (三)运动

加强体质训练,根据个人情况,选择太极拳、内养功、八段锦、慢跑、呼吸操等方法长期锻炼,避免剧烈运动。

### (四)生活起居

注意气候变化,做好防寒保暖,防止外邪诱发;避免接触刺激性气体及灰尘;忌吸烟、饮酒。随身携带吸入制剂。

### (五)情志

保持情绪稳定,勿急躁、焦虑;避免情绪刺激诱发哮喘。

### (六)定期复查

遵医嘱定期复诊。

### (七)预防

做好哮喘日记,记录发病的症状、发作规律、先兆症状、用药情况及用药后反应;积极寻找变应原,预防哮病复发。

（王永芹）

# 第四节　喘　　证

## 一、概述

喘证是因久患肺系疾病或受他脏病变影响,致肺气上逆,肃降无权,以气短喘促,呼吸困难,甚则张口抬肩,不能平卧,唇甲青紫为特征的病证。多因外感六淫侵袭肺系,或饮食不当、情志失调、劳欲久病所致。肺炎、喘息性支气管炎、肺气肿、肺源性心脏病、心源性哮喘、硅肺及癥症等发生呼吸困难时,可参照本病护理。

## 二、辨证论治

### (一)风寒闭肺

喘咳气急,胸部胀闷,痰多稀薄色白,伴有头痛,恶寒,或伴发热,口不渴无汗。舌苔薄白,脉浮紧。治以宣肺散寒。

## (二)表寒里热

喘逆上气,胸胀或痛,鼻煽,咳而不爽、痰吐黏稠,伴有形寒,身热,烦闷,身痛,有汗或无汗,口渴。舌红苔薄白或黄,脉浮数。治以宣肺泄热。

## (三)痰热遏肺

喘咳气涌,胸部胀痛,痰多黏稠色黄,或痰中带血,或目睛胀突,胸中烦热,面红,身热有汗、尿赤。舌红苔黄或黄腻,脉滑数。治以清泄痰热。

## (四)痰浊阻肺

喘而胸满闷窒,甚则胸盈仰息,咳嗽痰多黏腻色白,咳吐不利,兼有呕恶,纳呆,口黏不渴。苔厚腻,脉滑。治以化痰降逆。

## (五)肺气虚

喘促气短,气怯声低,喉有鼾声,咳声低弱,痰吐稀薄,自汗畏风。舌淡苔薄,脉细弱。治以补肺益气。

## 三、病情观察要点

### (一)呼吸形态

(1)是否有呼吸急促,张口抬肩,胸部满闷,不能平卧等。

(2)喘证发作的时间、程度等特点。

### (二)咳嗽、咳痰

(1)咳嗽的时间、频次、诱发因素。

(2)咳痰的色、量、性质及咳吐的难易度。

### (三)发作时的伴随症状

(1)发热、汗出的情况。

(2)水肿患者观察尿量和皮肤等情况。

### (四)生命体征

密切观察患者生命体征及喘息,咳嗽,面色,神志。如出现呼吸困难、神志不清、四肢厥冷、面青唇紫时应立即报告医师,配合处理。

## 四、症状护理要点

### (一)喘憋、气促

(1)空气清新,避免刺激性气味或粉尘,定时开窗通风。

(2)急性发作时绝对卧床休息,取半坐位,鼓励适当活动下肢,防止动脉血栓形成;缓解期注意休息,体位以患者舒适为宜;出现神志恍惚或躁动不安时,加床档保护,防止跌伤。

(3)遵医嘱吸氧。

(4)拔火罐:主穴取定喘、风门、肺俞,配穴取中脘、肾俞,走罐2～3遍。

(5)穴位按揉:重按肺俞、脾俞、膏肓俞。实证加按风池、风府、迎香、足三里;虚证加按中脘、风池、风府。

(6)刮痧疗法:主穴取大椎、定喘、肺俞、天突,配穴取太渊、天突、内关。先刮主穴,再刮配穴,由轻到重,出现痧痕为度。

**（二）咳嗽、咳痰**

（1）遵医嘱予清肺化痰的中药雾化吸入，稀释痰液，协助患者漱口、叩背。

（2）如喉中痰鸣，咳痰不畅，应翻身拍背，以助咳痰，必要时给予吸痰。

**（三）伴随症状的护理**

（1）喘证高热的患者，慎用冰袋和乙醇擦浴进行物理降温，以防邪气郁闭不得宣达，喘作更甚。

（2）因外感诱发的喘证，要注意观察使用解表药后的汗出情况，如出汗较多，应勤换衣被。

（3）长期卧床水肿的患者，准确记录出入量，注意保持皮肤清洁干燥，做好受压部位的皮肤护理。

## 五、饮食护理要点

饮食宜高热量、高蛋白、多维生素、易消化饮食，少食多餐为宜，忌辛辣、油腻、刺激、生冷和产气的食物，禁吸烟、饮烈性酒，水肿者限制钠盐摄入。

**（一）风寒闭肺**

宜食海带、大豆、莲子、萝卜等清肺散寒之品。

食疗方：杏仁粥。

**（二）表寒里热**

宜食梨肉、罗汉果、莲子、薏苡仁、银耳等祛火化痰之品。

食疗方：百合糯米粥。

**（三）痰热遏肺**

宜食梨肉、大豆、银耳等清肺热，和气平喘之品。

食疗方：银耳莲子粥。

**（四）痰浊阻肺**

宜食蔬菜、栗子、木耳、大枣等生津化痰之品。

食疗方：薏苡仁粥。

**（五）肺气虚**

宜食梨肉、杏肉、百合、大枣、花生等清淡甘润，益肺健脾之品。

食疗方：山药茯苓粥。

## 六、中药使用护理要点

**（一）口服中药**

口服中药时，应与西药间隔 30 min 左右。

1.麻黄汤或定喘汤

服用麻黄汤或定喘汤时，不宜同时服用滋补性中药。

2.小青龙颗粒（合剂、胶囊）

高血压、心脏病患者慎服。

3.苦甘颗粒

高血压、心脏病患者慎服。

**4.痰饮丸**

可导致便秘,应注意观察患者的大便情况。

**(二)中药注射剂**

中药注射剂应单独使用,与西药注射剂合用时须前后用生理盐水做间隔液。

**1.清开灵注射液**

注射液稀释后必须在 4 h 以内使用。忌与硫酸庆大霉素、青霉素 G 钾、肾上腺素、重酒石酸间羟胺、乳糖酸红霉素、多巴胺、洛贝林、肝素钠、硫酸美芬丁胺、葡萄糖酸钙、B 族维生素、维生素 C、硫酸妥布霉素、硫酸庆大霉素、西咪替丁、精氨酸、氨茶碱等药物配伍使用。

**2.双黄连注射液**

首次静脉滴注过程中的前 30 min 应缓慢,不宜与氨基糖苷类(庆大霉素、卡那霉素、链霉素、硫酸妥布霉素、硫酸奈替米星、硫酸依替米星)、大环内酯类(红霉素、吉他霉素)、诺氟沙星葡萄糖、氯化钙、维生素 C、氨茶碱、穿琥宁、刺五加、丹参、川芎嗪等配伍,以免产生浑浊或沉淀,过敏体质者慎用。

**3.痰热清注射液**

静脉滴注时浓度不宜过高,10～20 mL 注射液用 250～500 mL 溶媒稀释为宜;滴速不宜过快,以每分钟 40～60 滴为宜。忌与维生素 C、甘草酸二钠、丹参、加替沙星、甲磺酸帕珠沙星、阿米卡星、奈替米星乳酸环丙沙星、依替米星、泮托拉唑、葡萄糖依诺沙星、头孢吡肟、盐酸莫西沙星、阿奇霉素、西咪替丁、吉他霉素、果糖二磷酸钠、头孢匹胺等配伍。

**(三)外用中药**

观察局部皮肤有无不良反应。

中药敷贴:使用时应告知患者敷贴处皮肤可能出现灼热、发痒的情况,观察用药后反应。有明显热证、合并支气管扩张症、咯血的患者不宜贴敷。

## 七、健康宣教

**(一)用药**

遵医嘱按时服药,不可随意增减药量或停药,正确掌握吸入制剂的方法。

**(二)饮食**

合理膳食,增加营养,增加机体抵抗力,少量多餐,忌烟、酒。

**(三)运动**

可进行散步打太极拳等有氧运动,增强体质。

**(四)生活起居**

戒烟,避免接触刺激性气体及灰尘;注意四时气候变化,随时增减衣被,以防外邪从皮毛口鼻侵入;注意休息,防止过劳。

**(五)情志**

保持良好情绪,防止七情内伤。

**(六)氧疗**

如患者有严重慢性缺氧状况,应坚持长期氧疗,提高生活质量。

**(七)定期复诊**

遵医嘱按时服药,定时来医院复查,出现喘憋气短、乏力等症状及时就诊。　　　**(王永芹)**

# 第五节 真 心 痛

## 一、概述

真心痛是胸痹进一步发展的严重病症,其特点为剧烈而持久的胸骨后疼痛,伴心悸、水肿肢冷、喘促、汗出、面色苍白等症状,甚至危及生命。真心痛多与年老体衰、七情内伤、气滞血瘀、过食肥甘或劳倦伤脾、痰浊化生、寒邪侵袭、血脉凝滞等因素有关。急性冠状动脉综合征可参照此病护理。

## 二、辨证论治

### (一)寒凝心脉

胸痛彻背,胸闷气短,心悸不宁,神疲乏力,形寒肢冷。舌淡黯,苔白腻,脉沉无力,迟缓或结代。治以温补心阳,宣痹通阳。

### (二)气虚血瘀

心胸刺痛,胸部闷窒,动则加重,伴气短乏力,汗出心悸。舌体胖大,边有齿痕,舌黯淡或有瘀点、瘀斑,苔薄白,脉弦细无力。治以益气活血,通脉止痛。

### (三)正虚阳脱

心胸绞痛,胸中憋闷或有窒息感,喘促不宁,心慌,面色苍白,大汗淋漓、烦躁不安或表情淡漠,重则神识昏迷,四肢厥冷,口开目合,手撒尿遗,脉疾数无力或脉微欲绝。治以回阳救逆,益气固脱。

## 三、病情观察要点

(1)疼痛的部位、性质、程度、持续时间。

(2)伴随症状,有无牙痛、咽喉紧缩感、胃痛、呼吸困难等症状。

(3)心电监护,密切观察心电图、呼吸、血压的变化,必要时行血流动力学监测。

(4)尽早发现病情变化,通知医师进行处理。①心律失常:观察心电图有无频发室性期前收缩,成对出现或短暂室性心动过速。②休克:疼痛缓解而收缩压≤10.7 kPa(80 mmHg),患者表现面色苍白、皮肤湿冷、脉细速、大汗、烦躁不安、尿量减少,甚至晕厥。③心力衰竭:患者表现呼吸困难、咳嗽烦躁、发绀等,重者出现肺水肿。

## 四、症状护理要点

(1)疼痛发作时,可行穴位按压,取穴内关、合谷、心俞等穴;也可耳穴埋籽,取心、肾上腺、皮质下等穴。

(2)发病后1~3 d绝对卧床休息,以减少心肌耗氧。限制探视,避免干扰,保持患者情绪稳定。保证睡眠。

(3)用药后严密观察病情变化、生命体征,及时通知医师,根据医嘱调整给药速度、剂量。

（4）持续吸氧,以增加心肌氧的供应,控制梗死面积扩大,减轻胸痛、呼吸困难和发绀的程度,减少并发症。

（5）危重患者安置在监护室内,严密观察生命体征、心电图等参数的变化,做好护理记录。

（6）保持大便通畅,多食水果、蔬菜等富含纤维素的食物,也可采取顺时针环形按摩腹部的方法,刺激肠蠕动,利于大便排出。

（7）便秘时给予耳穴埋籽,主穴:大肠、直肠下端、皮质下、便秘点;配穴:肺、结肠、腹、脾。

（8）对于卧床患者可用紫草油按摩骶尾部及骨隆突出部,以免发生压疮。

## 五、饮食护理要点

饮食宜少食多餐,进低盐、低脂、低热量、高纤维、清淡易消化的饮食,忌暴饮暴食,肥甘厚味、辛辣等刺激性食物,戒烟酒,浓咖啡或浓茶。控制摄入总量,减轻心脏负担,尤其发病初期,应给予少量清淡流质或半流质饮食;限制钠盐的摄入量,每天不超过 6 g。

**（一）寒凝心脉**

宜食生姜、大葱、核桃、山药等温补心阳之品,可饮少量米酒,忌食生冷瓜果。

食疗方:薤白粥。

**（二）气虚血瘀**

宜食山楂、木耳、山药、海参、黄芪等益气活血之品,也可饮桃仁参茶(桃仁、明党参、茶叶)。

食疗方:归参鳝鱼汤、黄芪川芎兔肉汤。

**（三）正虚阳脱**

宜食龙眼肉、田鸡、鸡肉,可用调味品生姜、大葱、大蒜等;食物宜热服,忌寒凉性食品。

食疗方:虫草炖鸡、桂圆莲子粥。

## 六、中药使用护理要点

**（一）口服中药**

口服中药时,应与西药间隔 30 min 左右。

（1）中药汤剂宜温热服,正虚阳脱证者遵医嘱频频喂服独参汤或鼻饲。

（2）滴丸剂开瓶后易风化、潮解,夏季常温保存 1 个月有效;药品性状发生改变时不宜使用。

（3）速效救心丸:可扩张眼内血管而引起眼压增高,故青光眼患者慎用。

（4）麝香保心丸:孕妇禁用。不宜与维生素 C、烟酸谷氨酸胃酶合剂、降糖药、可待因、吗啡、哌替啶等同服。

（5）冠心苏合滴丸:消化道溃疡活动期,大出血的患者或月经过多者应慎用。

**（二）中药注射剂**

中药注射剂应单独使用,与西药注射剂合用时须前后用生理盐水做间隔液。严格控制输液速度,一般控制在每分钟 20～40 滴,控制输液量。

1.参麦注射液

新生儿、婴幼儿禁用;溶媒宜用 50％葡萄糖或 5％～10％葡萄糖注射液;不能与抗生素类药物混合应用;忌与维生素 C、枸橼酸舒芬太尼配伍。

2.参附注射液

忌与辅酶 A、维生素 $K_1$、氨茶碱、维生素 C、碳酸氢钠、氯霉素、硫酸阿托品、甲磺酸酚妥拉明、盐酸普萘洛尔、洋地黄毒苷、枸橼酸舒芬太尼配伍;不宜与中药半夏、瓜蒌、贝母、白蔹、白及和藜芦等同时使用。

### (三)外用中药

观察局部皮肤有无不良反应。

1.宽胸气雾剂

将瓶倒置,每次喷 2～3 下;使用后用清水漱口。

2.冠心膏

于膻中、心俞各贴 1 片,12～24 h 更换;注意观察局部皮肤反应。

## 七、健康宣教

### (一)用药

严格遵医嘱服药,服用抗凝药及活血的中药,应按时监测凝血时间。

### (二)饮食

宜清淡易消化,低盐低脂;注意钠、钾的平衡,适当增加镁的摄入。

### (三)运动

进行轻松的体育锻炼,如散步、气功、太极拳,避免剧烈运动。

### (四)生活起居

保持室内温湿度适宜;生活起居有规律,注意劳逸结合,保证充足睡眠;避免各种诱发因素,如紧张、劳累、饱食、情绪激动、便秘、感染等;戒烟酒。

### (五)情志

避免过于激动或喜怒忧思过度,保持心情平静愉快、积极乐观。

### (六)自救

随身携带保健盒及急救卡。

### (七)定期复诊

遵医嘱定期复诊,如心前区闷胀不适、钝痛时有向左肩、颈部放射,伴有恶心、呕吐、气促、出冷汗,应立即就诊。

### (八)预防相关疾病

积极防治高血压、糖尿病、高血脂等病症。

(王永芹)

# 第六节　心　悸

　　心悸是自觉心中悸动,惊惕不安,甚则不能自主的一种病症,临床一般多呈阵发性,每因情志波动或劳累而诱发。且常与胸闷、气短、失眠、健忘、眩晕、耳鸣等症状同时出现。病情轻者为惊悸,病情重者为怔忡,相当于现代医学的心律失常。心血管神经症,心肌病等以心悸为主症时,可属本症范畴。

## 一、心悸的常见证型

### (一)气阴两虚,心神失养

心慌气短,劳累后加重,体倦乏力,少寐多梦,心烦口干,五心烦热,白汗盗汗,舌质红、少苔,脉沉细或细数。

### (二)肝肾阴虚,心神失养

心慌气短,头晕耳鸣,失眠多梦,胸胁隐痛,手足心热,腰膝酸软,盗汗,舌质暗红,脉沉细。

### (三)心脾两虚,心神失养

心慌气短,倦怠乏力,腹胀便溏,食欲不振,舌质淡、苔薄白,脉沉细或结、代。

### (四)痰热内扰,心神不宁

心慌烦躁,呕恶,口干口苦,大便干结,尿赤,痰多气短,舌质暗红、苔黄腻,脉弦滑。饮食以清热化痰,宁心安神为原则。

### (五)气滞血瘀,心神失养

心慌,发作每与情绪变化有关,胸闷不舒,善叹息,唇甲青紫,舌质紫暗、苔薄或薄腻,脉弦细。

### (六)心阳虚弱,心神失养

心悸不安,胸闷气短,动则尤甚,面色㿠白,形寒肢冷,舌质淡、苔白,脉虚弱或结、代。饮食以温补心阳,安神定悸为原则。

### (七)水饮凌心,心神不宁

心慌,胸闷痞满,渴不欲饮,尿少,下肢水肿,形寒肢冷,或伴头晕,恶心,舌质淡、苔白滑,脉弦滑或沉细。

## 二、常见症状、证候施护

(1)心悸频发且加重,伴有胸闷、心痛,尿量减少,下肢水肿,短时间内体重增加较快,呼吸气短或喘促,及时报告医师,给予吸氧,心电监护,做好抢救准备。

(2)心悸频发或长期不愈者,病情稳定时可给予射频消融术,做好围术期护理,严密观察有无出血、心包填塞、心房-食管瘘、气胸、血胸、新发心悸等并发症。发现异常,及时报告医师并配合处理。

(3)心房纤颤患者易并发中风,注意观察患者意识、言语及肢体活动,有无口眼㖞斜、流涎等中风表现,发现异常及时处理。

(4)心悸脉缓者,可给予永久起搏器植入术,做好围术期护理,防止发生手术部位感染、出血及电极脱落等并发症。并教育患者及其家属做好出院后起搏器功能的检测和维护,定期复查,避免接触强电磁场等,出现心慌、胸闷或起搏器感应下降时要及时就医。

(5)心悸发作伴脉促且持续不缓解者,经刺激迷走神经和药物治疗无效,可给予同步心脏电复律术,做好术前评估,备好急救药品及物品。静脉注射镇静剂并嘱患者查数,直至进入睡眠状态。除颤器选择同步状态及合适的能量水平,一般为 100 J,最高为 200 J,首次失败后增加 50～100 J。电复律后观察患者心率、心律、呼吸、血压、意识及肢体活动有无障碍、疼痛,以防心房血栓脱落引起中风及肺、周围血管栓塞等并发症。

(6)当患者出现心阳暴脱、抽搐、意识丧失等危候时,立即给予抢救,心室颤动者可立即给予非同步电复律术,能量水平为 200～360 J,心电示波为矮、细颤动波时,应先静脉注射盐酸肾上腺素使矮、细的颤动波变为粗大时再行电复律,注意电极板均匀涂抹导电糊,防止灼伤患者皮肤,放电时嘱他人勿接触患者及病床。复律后持续心电监测,严密观察病情变化。

(7)心悸伴发眩晕、黑蒙者,要卧床休息,活动时有人陪伴扶持,以防晕倒摔伤。

(8)气阴两虚,心神失养:心悸发作时绝对卧床休息,给予吸氧。严密观察面色、呼吸、血压和脉象的变化。遵医嘱给予耳穴贴压,取穴:心、小肠、神门、皮质下。

(9)肝肾阴虚,心神失养:注意休息,节房事,保持情绪稳定,避免精神刺激,积极配合治疗。

(10)心脾两虚,心神失养:心悸发作时卧床休息,平时可按摩或艾灸心俞、足三里、脾俞。

(11)痰热内扰,心神不宁:保持环境整洁安静,温湿度适宜,避免突然的高声、噪音的干扰。注意观察病情,避免精神刺激,保持大便通畅。

(12)气滞血瘀,心神失养:调畅情志,避免七情刺激。本证常伴胸闷、心痛,要密切观察病情变化,若出现剧烈胸痛,面色苍白,脉结代或细微欲绝者,应及时报告医师并配合抢救。

(13)心阳虚弱,心神失养:注意休息,保证充足睡眠,发作时绝对卧床休息,并给予吸氧,注意防寒保暖。

(14)水饮凌心,心神不宁:记录 24 h 出入水量,下肢水肿甚者,做好皮肤护理,预防压疮。

(15)体液失衡、药物中毒者,可及时给予纠正水、电解质失衡,并对症处理。

## 三、心悸的中医特色治疗与护理

### (一)药物治疗

1.内服中药

(1)安神定志药物宜早、晚服。睡眠困难者可加酸枣仁、红糖煎水服;心烦者可用竹茹、贝母煎水饮。给药一定按医嘱的剂量与时间,不可给患者自行服用。

(2)脉有结代者,可口服人参皂苷片,每次 3 片,每天 3 次。

(3)肝肾阴虚者,汤药宜温服;睡眠前可增服一次成药,以安神止悸。服用天王补心丹时,忌胡荽、大蒜、白萝卜、鱼腥草、烧酒。因朱砂有毒,无论汤剂或丸药含朱砂者,均要减小剂量,且不可久服。

(4)心阳虚弱者常用附子、四逆汤或洋地黄类药物,要密切观察药物的毒性反应,如出现恶心、呕吐、视物模糊、黄绿视、心悸、眩晕等,应立即报告医师,及时处理。附子应先煎、久煎,减少毒副反应。

(5)水饮凌心者汤药宜浓煎温服,少量多次频服。

(6)心血瘀阻者若见胸闷、心痛,或脉搏紊乱,乍疏乍疾时,可给予冠心苏合香丸、速效救心丸或硝酸甘油片等,舌下含服。避免直立体位。

(7)一般汤药宜温热服,心阳虚弱者宜趁热服用,以振奋心阳。

2.注射用药

(1)应用洋地黄类药物、铃兰毒苷、万年青总苷等药物时,应注意严格控制液体输入速度和剂量,观察毒副作用及用药后反应,若出现恶心、呕吐、腹痛、腹泻、视物异常、心悸等立即报告医师并配合处理。

(2)水饮凌心者严格控制输入液体量,以免加重心脏负担。

(3)静脉注射时注意配伍禁忌。

(4)静脉输液时不可擅自调节输液速度。

### (二)中医特色技术

(1)耳穴贴压:心悸、胸闷时耳穴贴压心、肾、神门、小肠、皮质下等。

(2)穴位贴敷:可取穴内关、膻中、心俞、膈俞、肾俞、胆俞等。

(3)艾灸:虚证者,可艾灸心俞、脾俞、肾俞、膈俞、膻中、足三里等穴位,并刺神门、内关等以温通心阳,调养气血,安神定悸。

(4)针灸:心悸发作时可针刺内关、神门、足三里等穴位。心血瘀阻者可取心俞、膈俞、膻中、内关等穴以活血行气,止痛定悸。痰多者可针刺廉泉、丰隆、内关等穴宣肺化痰。

(5)有脉搏加快而无结代脉,无器质性病变者,可用压迫颈动脉窦法或压迫眼球法止悸。压迫颈动脉窦法:事先需准备好阿托品、肾上腺素等急救药品,操作时,患者取卧位,头偏向一侧,于相当甲状软骨上缘水平,颈动脉搏动最明显处施行该法。指轻压一侧颈动脉窦10~20 s,两侧可交替进行,但不可两侧同时压迫,且时间要短。压迫眼球法:嘱患者轻闭双眼下视,以拇指压迫一侧眼球上部,逐渐增加压力,至患者感到轻微疼痛,心悸减轻为止,压迫一侧无效时可改换另一侧,每次时间不超过30 s。注意不可同时压迫双眼,不能用力太猛,以免发生意外或损伤眼球。患者感心悸减轻立即停止。

(6)每晚睡前按摩神门、郄门、内关、巨阙等穴位 3~5 min,以增强宁心安神、定惊止悸作用,若心悸甚者,可取双侧内关穴同时按压 1 min。

## 四、心悸的康复与锻炼

正常人的心脏按照一定的节律稳定而有规律地跳动,心跳频率为每分钟 60~100 次(成人)。当心跳的频率和节律发生改变时,即发生了心悸。

心悸的发病特点多为时发时止,常与诱因有关,如劳累、寒冷、精神刺激、感染、饱餐、紧张、体液失衡、突发疾病、药物中毒等。因此控制心悸发作,要避免各种诱发因素。进行力所能及的活动和锻炼,运动时以不发作心悸、胸闷、头晕、乏力症状等为宜。宜进行和缓的肢体动作或娱乐活动,如太极拳、玩扑克、球类、游戏、美术、演奏等,在娱乐活动中达到治疗疾病,促进康复的目的。不宜做快跑、登山等剧烈运动。

### (一)心律失常的康复锻炼

心律失常可见于各种器质性心脏病,其中以冠状动脉粥样硬化性心脏病(简称冠心病)、心肌病、心肌炎和风湿性心脏病(简称风心病)为多见,尤其在心力衰竭或急性心肌梗死时。发生在基本健康者或自主神经功能失调患者中的心律失常也不少见。老年人心律失常者极为多见,不少老年人常年坚持体育锻炼,对心律失常者来说,运动有正面作用,也有负面影响,因此有些类型心律失常者应避免运动。

1.窦性心搏缓慢、窦房性传导阻滞

如有眩晕、晕厥等症状,应禁止运动并应积极进行治疗。

2.房室传导阻滞

一度原则上仍可适当进行平时所能承受的运动;二、三度通过运动负荷试验如有改善可适当运动,如加重则禁止运动。

3.期前收缩

室上性期前收缩原则上可以适当运动;室性期前收缩如运动后减少或消失可以继续运动;如加重或患有器质性心脏病,则禁止运动。

**4.预激综合征**

有阵发性心房颤动或扑动者禁止运动。

**5.Q-T 间期综合征**

运动后出现室性心动过速者禁止运动。

**6.其他注意事项**

除上述列举的几种类型外,其他类型心律失常者可与主治医师研究能否运动及适宜的运动量;冬季老年人室外运动可因寒冷刺激而引起血压升高,因此要注意保温;有常年坚持体育运动习惯的老年人,如遇身体不适或心律失常,不要强行进行运动;过去人们习惯于清晨锻炼,目前认为意外猝死多发生在清晨或午前,因此清晨空腹时应避免运动,特别是有冠状动脉危险因素者更应注意。

**7.心律失常患者适合的运动**

心律失常患者是否可以参加运动及适合什么样的运动是由心脏代偿功能来决定的。适度的体育锻炼能改善神经和血液循环,对心脏有加快心率,加强传导的作用,并能促使心肌的侧支循环建立,改善心肌供血。一般来说,心律失常患者适合做的运动有散步、慢跑、太极拳、八段锦、保健操等。运动中应保证自我感觉良好,不伴有胸闷、胸痛、心慌、气短和咳嗽、疲劳等,若有上述不适出现,则应立即停止运动。

**8.安置心脏起搏器术后的功能锻炼**

术后一般应绝对卧床 24 h,24～48 h 可在床上翻身,48～72 h 可在床上坐起活动,3 d 后可下床逐渐增加活动量。如果是植入螺旋电极,术后不要求绝对卧床。安置心脏起搏器要穿刺锁骨下静脉,因此患者术后 2 d 内不能活动上肢。一般术后 7 d 伤口即愈合拆线,从这时起应进行功能锻炼。如用患肢做摸墙运动(尽可能摸得高些),或摸对侧耳朵等。刚开始活动时可能会感到疼痛,以后就会逐渐习惯。术后几周内应避免突然、快速的手臂移动或高举过头的动作,以防止起搏器的导线移位或折断。

**9.心肌炎的康复锻炼**

心肌炎是由多种原因引起心肌内局灶性或弥漫炎性病变,可呈急性或慢性的发病过程。除少数人外,大多数急性心肌炎,经适当治疗后都能完全恢复正常,无后遗症。患心肌炎后还能不能运动,要根据病情决定。急性发作期,一般应卧床休息 2～4 周,急性期后仍应休息 2～3 个月。严重心肌炎伴心界扩大者,应休息 6～12 个月,直到症状消失,心界恢复正常。心肌炎后遗症者,可与正常人一样地生活工作,但不宜长时间看书、工作甚至熬夜。适当的体育疗法有助于增强心脏功能,促进心肌炎康复。轻型心肌炎患者,在退热、心率和心律恢复正常及心脏功能改善后,可参加 10～30 min 的有氧运动,如步行。步行时应掌握适宜的强度,可根据身体情况规定一定的步行速度和距离。锻炼 3 个月后,如果步行时的心率能达到本人最大心率的 65% 时,则还可以参加一些其他感兴趣的缓和的有氧运动,如游泳、骑自行车和做体操等。但一定要注意循序渐进。运动前应做 5～10 min 的准备活动,以预防因突然用力活动对心脏的应激作用。活动后还应有 5～10 分钟的整理运动,以避免因突然停止运动可能引起的头晕、虚脱症状。此外,可在心脏康复医师指导下进行四肢肌肉力量的锻炼,做短时间和轮流交替的体操、哑铃、拉力器等运动,不过要避免做屏气动作。约半年后,还可在耐力、力量、速度逐渐增加的基础上,进行一些有氧运动专项训练,如距离不太长的长跑等。但不能做大强度的训练和比赛,也不宜进行力量性的举重、摔跤等,以防止病情复发。

**(二)心肌病的康复治疗**

心肌病的康复治疗参考心衰病。

## 五、心悸的健康指导

**(一)一般指导**

(1)正确对待、心胸开阔。不要因为患了心悸而忧心忡忡。只要早发现、早治疗,心律失常并非不能控制。

(2)合理安排休息与活动。心律失常患者应减少劳累,保证睡眠充足,并适当地进行锻炼;只有严重心律失常、心功能极差的患者,才应长期卧床休息。对运动诱发心律失常患者应控制运动,直至心律失常得到控制。

(3)保持情绪稳定。情绪急剧激动或情绪过度忧虑,都可引起心律失常。

(4)随季节、气候变化调节生活起居,采取预防感冒措施,以免加重病情。

(5)合理安排饮食。宜清淡,少辛辣;不暴饮暴食;少饮浓茶、咖啡、冷饮等;戒烟、酒是预防心律失常的重要一环。

(6)定期复查有关项目,合理调整药物。

(7)积极治疗原发病,避免劳累、情绪激动、饱餐、紧张、寒冷等诱发因素。

(8)保持大便通畅,切忌排便时过度用力。

(9)定期门诊随访,遵医嘱按时服药,自我监测药物的毒性反应。自备急救药品,易取、易用。呼叫器放在伸手可及之处。定期进行肝功能、血脂、心电图、彩超等相关检查。

(10)教会患者及其家属测脉搏和心率的方法,以利于自我监测病情。教会患者或其家属在心悸发作时的缓解方法。如出现心悸频发且重,并伴有胸闷、心痛,尿量减少,下肢水肿,短时间内体重增加较快;以及出现呼吸气短或喘促等症状时,及时就医。并教会家属在患者出现心阳暴脱、厥脱时的救护方法。

2.生活起居

(1)病室或卧室保持整洁舒适,经常通风换气,保证温湿度适宜,室内空气新鲜。

气阴两虚者,病室宜阳光充足,空气新鲜,环境安静,温度适宜,注意随气候变化增减衣服,以防伤及心气。

肝肾阴虚、阴虚火旺及痰热扰心者,室温宜偏低,通风,凉爽,睡眠时光线宜暗,薄衣薄被。心悸发作时阴虚者宜卧床休息,生活有节,慎房事,以防肾水亏耗,水不济火,加重心悸。痰火扰心者宜保持环境安静,避免噪声,限制探视,减轻患者烦躁情绪。病室空气湿度可稍高,以利化痰排痰。

心阳不振者,病室宜阳光充足,空气新鲜。若患者畏寒明显,应防寒保暖,预防感冒,但不宜加盖太厚、太重的被子,以免影响心肺功能。

水饮凌心者,病室宜温暖,空气新鲜,严防受凉,保持绝对卧床休息,若患者心悸,喘咳,胸闷,不得平卧,应采取半卧位。

气滞血瘀者,病室宜阳光充足,空气新鲜,室内可多放置花草、书报等怡情养性之品,且芳香可行气,减轻气滞血瘀之心悸。

(2)避免突然而来的噪声及恐怖、惊骇等刺激,在操作或巡视时要做到操作轻、说话轻、走路轻、关门轻。

(3)休息可减少耗伤气血,防止活动后诸症加剧。根据病情适当安排休息与活动。病情危重者绝对卧床休息,避免多探视;轻症患者可酌情练静养功,打太极拳、五禽戏等使气血流畅,经脉通利。

(4)危重患者要给予吸氧,氧气属于清气,增加清气可推动气血运行,减少气血瘀滞,达到活血化瘀的目的。

(5)无论做治疗或者给患者翻身、擦背等,都要注意防寒保暖,以防风寒之邪侵袭而发生上呼吸道感染。

(6)痰多者应做好排痰,以防窒息。可勤翻身拍背,或侧卧位以利排痰,或手法做背部推拿,疏通气血,加速肺的宣发肃降功能,防止肺部感染。昏迷患者可用吸痰器吸痰。

(7)昏迷或抽搐者,可加床栏或约束带,防止意外发生。

(8)按时作息,保证充足的睡眠。

**3.饮食指导**

饮食宜营养丰富,易消化,以低脂肪、高维生素及高蛋白质为主。进食速度不宜过快,可少量多餐,忌过饥过饱。忌烟、酒、浓茶、咖啡等刺激性物品及肥甘厚味之品。心悸辨证施膳如下。

(1)气阴两虚,心神失养:饮食以益气养阴,宁心安神为原则,如山药、大枣、阿胶、百合、荸荠、莲藕、甲鱼、桑葚、银耳等。食疗方:莲子羹、山药粥、百合粥等。

(2)肝肾阴虚,心神失养:饮食以滋补肝肾,养心安神为原则。宜进食补益心肝肾之阴的食物,既清淡养阴,又富于营养,如甲鱼、桑葚、银耳、大枣、鲜藕、莲子等。忌烟酒、浓茶、咖啡等辛辣刺激动火劫阴之品。食疗方:银耳羹、百合鸡蛋汤,西洋参煎水代茶饮等。

(3)心脾两虚,心神失养:饮食以益气健脾,补血养心为原则。宜进食补益心脾、益气生血之品,如山药、大枣、莲子、猪肝、瘦肉、蛋类、牛奶等。忌食寒凉、生冷之品。忌烟酒、浓茶、咖啡等辛辣刺激之品。食疗方:百合龙眼粥、参龙猪心粥等。

(4)痰热内扰,心神不宁:饮食以清热化痰,宁心安神为原则。宜食清热化痰生津之品,如白萝卜、梨、甘蔗、西瓜、荸荠、芹菜、香蕉、蜂蜜等。忌肥甘油腻刺激性食品。食疗方:芹菜汁、莲子糕等。

(5)气滞血瘀,心神失养:饮食以理气化瘀,宁心安神为原则。宜食疏肝理气之品,如金橘、萝卜、新鲜果蔬等。也可每天饮红花酒少许。食疗方:三七炖瘦肉等。

(6)心阳虚弱,心神失养:饮食以温补心阳,安神定悸为原则。宜食安神温补之品,如山药、大枣、羊肉、蛋类、牛奶、海参、胡桃肉等。鹿角胶烊化内服,或紫河车粉装胶囊吞服。给予低盐或无盐饮食,以防伤肾损阳,加重病情。食疗方:人参炖乌鸡。

(7)水饮凌心,心神不宁:饮食以振奋心阳,化气利水为原则。宜低盐饮食,少量多餐、易消化,适当限制入水量,记录24 h出入水量。宜食新鲜蔬菜、藕粉、蛋花汤、牛奶、酸奶、莲子、薏苡仁、赤小豆、牛羊肉等。

**4.情志护理**

心悸患者受七情变化影响较大,故情志护理颇为重要。

(1)避免一切不良刺激,医护人员及患者家属对患者态度要热情,关心体贴,语言和蔼,护理技术操作要轻,不在患者面前谈论病情,使患者的心情平稳,以防伤五脏之气。

(2)注意患者的思想情绪变化,解除其紧张恐惧心理,及时解决患者提出的问题,消除其烦恼和顾虑,调整心态,以护心神,避免病情加重。

（3）指导患者掌握自我排解不良情绪的方法,如转移法、放松法、音乐疗法等。

（4）患者心悸发作时常自觉六神无主、心慌不宁,有恐惧感,此时应有患者家属或医护人员在旁陪伴,使其感到放心,稳定情绪,并设法止悸。

（5）心肌病患者多较年轻,病程长,病情复杂,预后差,故常出现紧张、焦虑及恐惧心理,甚至对治疗悲观失望,导致心肌耗氧量增加,病情加重。鼓励和安慰可帮助其消除悲观情绪,增强其治疗疾病的信心。

（王永芹）

# 第七节　呕　　吐

## 一、概述

凡由于胃失和降,气逆于上,迫使胃中之物从口中吐出的一种病证,称为呕吐。多由于外感六淫,内伤饮食,情志不调,禀赋不足等影响于胃,使胃失和降,胃气上逆所致。急性胃炎、胃黏膜脱垂症、神经性呕吐、幽门痉挛、不完全性幽门梗阻、胆囊炎、胰腺炎等出现呕吐时可参照本病护理。

## 二、辨证论治

### （一）外邪犯胃
突然呕吐,胸脘满闷,发热恶寒,头身疼痛。舌苔白腻,脉濡缓。治以疏邪解表,化浊和中。

### （二）饮食停滞
呕吐酸腐,脘腹胀满,嗳气厌食,大便或溏或结。舌苔厚腻,脉滑实。治以消食化滞,和胃降逆。

### （三）痰饮内停
呕吐清水痰涎,脘闷不食,头眩心悸。舌苔白腻,脉滑。治以温中化饮,和胃降逆。

### （四）肝气犯胃
呕吐吞酸,嗳气频作,胸胁胀痛。舌红苔薄腻,脉弦。治以疏肝理气,和胃降逆。

### （五）脾胃虚寒
呕吐反复迁延不愈,劳累或饮食不慎即发,伴神疲倦怠,胃脘隐痛,喜暖喜按。舌淡或胖苔薄白,脉弱。治以温中散寒,和胃降逆。

### （六）胃阴不足
时时干呕恶心,呕吐少量食物黏液,饥不欲食,咽干口燥,大便干结。舌红少津,脉细数。治以滋阴养胃,降逆止呕。

## 三、病情观察要点

### （一）呕吐
观察呕吐的虚实,呕吐物的性状与气味,呕吐时间等。

1.呕吐的虚实

发病急骤,病程较短,呕吐量多,呕吐物酸腐臭秽,多为实证;起病缓慢,病程较长,呕而无力,呕吐量不多,呕吐物酸臭不甚,伴精神萎靡,倦怠乏力多为虚证。

2.呕吐物的性状

酸腐难闻,多为食积内腐;黄水味苦,多为胆热犯胃;酸水绿水,多为肝气犯胃;痰浊涎沫,多为痰饮中阻;泛吐清水,多为胃中虚寒。

3.呕吐的时间

大怒、紧张或忧郁后呕吐,多为肝气犯胃;暴饮暴食后发病,多为食滞内停;突然发生的呕吐伴有外感表证者,多为外邪犯胃;晨起呕吐在育龄女性,多为早孕;服药后呕吐,则要考虑药物反应。

**(二)伴随症状**

如出现下述症状,及时报告医师,配合抢救。

(1)呕吐剧烈,量多,伴见皮肤干燥,眼眶下陷,舌质光红。

(2)呕吐频繁,不断加重或呕吐物腥臭,伴腹胀痛、拒按、无大便及矢气。

(3)呕吐物中带有咖啡样物质或鲜血。

(4)呕吐频作,头昏头痛,烦躁不安,嗜睡、呼吸深大。

(5)呕吐呈喷射状,伴剧烈头痛、颈项强直、神志不清。

## 四、症状护理要点

**(一)呕吐**

(1)虚寒性呕吐:胃脘部要保暖,热敷或可遵医嘱隔姜灸中脘,或按摩胃脘部。

(2)寒邪犯胃呕吐时,可用鲜生姜煎汤加红糖适量热服。

(3)食滞欲吐者,可先饮温盐水,然后用压舌板探吐。

(4)呕吐后用温热水漱口,保持口腔清洁。

(5)呕吐频繁者可耳穴埋籽:取脾、胃、交感等穴;亦可指压内关、合谷、足三里等穴。

(6)穴位贴敷:取穴足三里、中脘、涌泉、内关、神阙等穴位。

(7)昏迷呕吐者,应予侧卧位,防止呕吐物进入呼吸道而引起窒息。

**(二)胸胁胀痛**

稳定患者情绪,可推拿按揉肝俞、脾俞、阳陵泉等穴。

**(三)不思饮食**

可自上而下按揉胃脘部,点按上脘、中脘、天枢、气海等穴。

**(四)咽干口燥**

可用麦冬、玉竹或西洋参代茶饮。

**(五)恶寒发热**

做好发热护理,根据医嘱采取退热之法,注意观察生命体征的变化。

## 五、饮食护理要点

饮食应清淡开胃易消化,禁食辛辣、煎炸、肥甘、生冷、油腻的食物。宜少食多餐。

### (一)肝气犯胃

宜食陈皮、萝卜、山药、柑橘等理气降气之品,禁食柿子南瓜、马铃薯等产气的食物。

食疗方:香橙汤(香橙、姜、炙甘草)。

### (二)饮食停滞

宜食山楂、米醋等消食化滞,和胃降逆之品。

食疗方:山楂麦芽饮,炒莱菔子粥,山楂粥等。

### (三)阴虚呕吐

宜食木耳、鸡蛋、鲜藕、乳制品等益胃生津之品。

食疗方:雪梨汁、荸荠汁、藕汁、西洋参泡水、银耳粥等。

### (四)脾胃虚寒

宜食鸡蛋、牛奶、姜、熟藕、山药、红糖等温中健脾之品。

食疗方:姜丝红糖水,紫菜鸡蛋汤。

### (五)痰饮内停

宜食温化痰饮,和胃降逆之品,如姜、薏苡仁、山药、红豆等。

食疗方:山药红豆粥。

## 六、中药使用护理要点

### (一)口服中药

口服中药时,应与西药间隔 30 min 左右。

1.中药汤剂

(1)取坐位服药,少量频服,每次 20～40 mL,忌大口多量服药。

(2)外邪犯胃、脾胃虚寒者宜饭后热服;饮食停滞、痰饮内停者宜饭后温服;肝气犯胃者宜饭前稍凉服。

2.中成药

(1)舒肝丸(片、颗粒):不应与西药甲氧氯普安合用。

(2)沉香化气丸:不宜与麦迪霉素合用。

(3)藿香正气散,保和丸,山楂丸:应在饭后服用。

### (二)外用中药

观察局部皮肤有无不良反应。

遵医嘱选穴,穴位贴敷时注意按时更换。

## 七、情志护理要点

(1)护士应多与患者交谈,了解患者的心理状态,建立友好平等的护患关系。关怀、同情患者,减轻其紧张、烦躁及怕他人嫌弃的心理压力。

(2)教会患者进行自我舒缓情绪的方法,如音乐疗法、宣泄法、转移法等。

(3)鼓励患者多参与娱乐活动,如下棋、读报、看电视、听广播等。

(4)对精神性呕吐患者应消除一切不良因素刺激,必要时可用暗示方法解除患者不良的心理因素。

### 八、健康宣教

**(一)用药**

遵医嘱服药,中药汤剂应少量频服。

**(二)饮食**

饮食应清淡开胃易消化,禁食辛辣、煎炸、肥甘、生冷、油腻的食物。注意饮食卫生,规律进食,少食多餐,逐渐增加食量,不暴饮暴食。

**(三)运动**

加强身体锻炼,提高身体素质。每天饭前、饭后可用手掌顺时针方向按摩胃脘部 10 min。

**(四)生活起居**

养成良好的生活习惯,注意冷暖,特别注意胃部保暖,以减少或避免六淫之邪或秽浊之邪的侵袭。平日可于饭前饭后按摩内关、足三里等穴,每次 5～10 min。

**(五)情志**

调摄精神,保持心情舒畅,避免精神刺激,防止因情志因素引起呕吐。

**(六)定期复查**

遵医嘱定时复诊,若出现呕吐频繁,或伴腹胀腹痛无排便,或呕吐带血时需及时就医。

(王永芹)

# 第八节　便　秘

### 一、概述

便秘是指粪便在肠内滞留过久,秘结不通,排便周期延长;或周期不长但粪质干结,排出艰难;或粪质不硬,虽有便意,但便而不畅的病证。多由于饮食不节、情志失调、外邪犯胃、禀赋不足所致。各种疾病引起的便秘均可参照本病护理。

### 二、辨证论治

便秘的证治分为实秘和虚秘两类,实秘辨证分为肠胃积热,气机郁滞 2 型。虚秘的辨证分为脾气虚弱、脾肾阳虚、阴虚肠燥 3 型。

**(一)肠胃积热**

大便干结,腹胀满,按之痛,口干口臭。舌红苔黄燥,脉滑实。治以清热润肠通便。

**(二)气机郁滞**

大便干结,欲便不出,或便而不爽,少腹作胀。苔白,脉弦细。治以理气导滞,降逆通便。

**(三)脾虚气弱**

便干如栗,临厕无力努挣,挣则汗出气短,面色无华。舌淡苔白,脉弱。治以补脾益气,润肠通便。

**（四）脾肾阳虚**

大便秘结,面色㿠白,时眩晕心悸,小便清长,畏寒肢冷。舌淡体胖大,苔白,脉沉迟。治以温补脾肾,润肠通便。

**（五）阴虚肠燥**

大便干结,努挣难下,口干少津,纳呆。舌红少苔,脉细数。治以滋阴生津,养血润燥。

## 三、病情观察要点

**（一）排便情况**

(1)排便间隔时间,大便性状,大便量,有无排便困难等情况。

(2)伴随症状:有无腹痛、腹胀、头晕、心悸、汗出,有无便后出血,腹部有无硬块,年老体弱伴有其他疾病的患者,要防止出现疝气、虚脱,甚至诱发中风、胸痹心痛等。

**（二）便秘的诱发因素**

(1)饮食中缺乏纤维素或饮水量不足。

(2)食欲下降或进食量少。

(3)长期卧床,腹部手术及妊娠。

(4)生活环境改变,精神紧张,滥用药物等。

(5)各种原因引起便秘的肠道疾病,如肠梗阻、肿瘤、痔疮等。

## 四、症状护理要点

**（一）大便秘结**

(1)实秘者,可推按中脘、天枢、大横、大肠俞等穴位;胃肠实热者可按揉足三里穴;气机郁滞者可按揉中府、云门、肝俞等穴。多日秘结不通,可遵医嘱给缓泻剂,如番泻叶沸水浸泡代茶饮,或用开塞露等通便,必要时遵医嘱给予药物灌肠。

(2)虚秘者,注意防寒保暖,可予热敷、热熨下腹部及腰骶部。或遵医嘱艾灸,取穴:大肠俞、天枢、支沟等。

(3)培养定时排便的习惯,即使无便意,也应坚持每天晨间或早餐后蹲厕。

(4)指导患者顺结肠方向按摩下腹部,每天 1～3 次,每次 10～20 min。根据病情增加运动量。

(5)采取最佳的排便姿势,气血虚弱或年老虚赢的患者,排便最好在床上或采用坐式为宜,勿临厕久蹲,用力努挣,防止虚脱。

(6)耳穴埋籽。主穴:脾、胃、大肠、直肠下段、便秘点;配穴:内分泌、交感、肺、肾等。

**（二）皮肤护理**

便后用软纸擦拭,温水清洗;肛肠疾病引起的便秘,便后可遵医嘱中药熏洗。

## 五、饮食护理要点

饮食宜清淡易消化,多食富含纤维的粗粮及绿色新鲜蔬菜、水果。禁食辛辣刺激,肥甘厚味,生冷煎炸之品,忌饮酒无度。可每天晨起用温开水冲服蜂蜜 1 杯。

**（一）肠胃积热**

宜食白菜、油菜、梨、藕、甘蔗、山楂、香蕉等清热通便之品。

食疗方：白萝卜蜂蜜汁。

**（二）气机郁滞**

宜食柑橘、萝卜、佛手、荔枝等调气之品，可饮蜂蜜柚子茶、玫瑰花茶。

食疗方：香槟粥（木香、槟榔、粳米、冰糖）。

**（三）脾气虚弱**

宜食山药、白薯、白扁豆粥等健脾益气之品。

食疗方：黄芪苏麻粥（黄芪、苏子、火麻仁、粳米）。

**（四）阴虚肠燥**

宜食黑芝麻、阿胶、核桃仁等滋阴润燥之品，可研粉以蜂蜜水调服。

食疗方：枸杞子粥、山药粥。

**（五）脾肾阳虚**

宜食牛肉、羊肉、狗肉、洋葱、韭菜等温性之品，忌生冷瓜果，烹调时加葱、姜等调味。

食疗方：杏仁当归炖猪肺。

## 六、中药使用护理要点

**（一）口服中药**

口服中药时，应与西药间隔 30 min 左右。

1.中药汤剂

（1）脾虚气弱，阴虚肠燥、脾肾阳虚者，汤药可温服，于清晨或睡前服用效果佳。

（2）肠道实热者，汤药宜偏凉服用，清晨空腹服用效果更佳。

2.中成药

（1）麻仁润肠丸：含鞣质，不宜与抗生素、生物碱、洋地黄类、亚铁盐、维生素 $B_1$ 等同用，孕妇忌服，月经期慎用。

（2）牛黄解毒片（丸、胶囊、软胶囊）：性质寒凉，不宜与强心苷类、磺胺类、氨基糖苷类、四环素类等多种药物合用。

（3）三黄片（胶囊）：不宜与治疗贫血的铁剂、含金属离子的制剂、维生素 $B_1$、多酶片等合用，孕妇忌服。

**（二）外用中药**

观察局部皮肤有无不良反应。

敷脐：外用中药装入布袋置于神阙穴，盖布后热熨，每天 1～2 次，每次 30 min。

## 七、健康宣教

**（一）用药**

遵医嘱服药，切忌滥用泻药。

**（二）饮食**

清淡易消化，多食富含纤维的粗粮，及绿色新鲜蔬菜、水果。多饮水，不饮浓茶。禁食辛辣刺激，肥甘厚味，生冷煎炸之品，禁忌饮酒无度。

**（三）运动**

适当运动，避免少动、久坐、久卧。可根据具体情况选用太极拳、五禽戏、气功、八段锦、慢跑、快走等方法。其中腰腹部的锻炼对便秘患者更适合。

（四）生活起居

每天按揉腹部，养成良好的排便习惯，定时如厕，即使无便意，也应定时蹲厕，但勿久蹲，不应超过 3 min；勿如厕时看书报；排便时勿过度屏气。

（五）情志

调畅情志，戒忧思恼怒，保持情绪舒畅，克服排便困难的心理压力。

（六）定期复诊

遵医嘱定时复查，若出现腹胀、腹痛，或大便带血、肛门有物脱出时及时就医。

（王永芹）

# 第十章　　手术室护理

## 第一节　麻醉前评估

麻醉前对患者的评估是完善术前准备和制订麻醉方案的基础,一般通过麻醉前访视来完成。对于即将接受麻醉和手术的患者来说,麻醉前评估还能够减轻其紧张和恐惧的心理,使患者以最佳状态来配合麻醉和手术。一个及时、准确和全面的麻醉前评估,是保障患者围术期护理安全的重要因素。

### 一、麻醉前评估的目的

(1)实现优质化护理,达到患者满意、舒适、便利。

(2)通过准确地评估影响麻醉风险的因素,可能改变原计划的麻醉方式,减少围术期的发病率和死亡率。

(3)减少手术延迟或预防当天手术取消的情况。

(4)为患者选择适当的术后处置,根据患者的状态,是送回病房还是送重症监护室。

(5)评估患者的整体健康状况,明确术前检查,必要时做专家咨询。

(6)制订一个最适合围麻醉期护理和患者术后护理的计划。

(7)与看护人员有效沟通患者的管理问题。

(8)针对麻醉、手术、术中和术后护理,以及术后疼痛的治疗,对患者进行宣教,以减少患者的焦虑和提高患者满意度。

(9)确保有时效、高效率的患者评估。

### 二、麻醉前访视

麻醉护士应与麻醉医师一起对患者进行访视,一般在麻醉前一日,对于复杂病例往往在麻醉前数天进行,以便有充足的时间完善麻醉前准备。

#### (一)麻醉前访视的重要性

麻醉前访视多数采用面对面访视的形式,但是对于那些由于某种原因不能来医院的患者,可以通过电话来完成访视,主要以患者方便和个人情况而定。不论什么地点、使用什么方法,访视都能够促进患者和麻醉访视者之间的信任关系。当访视者表现得从容不迫、富有同情心时,患者对其信任度增强。此外,当患者受到尊重时,更愿意遵守围麻醉期的相关制度。

麻醉前访视中,患者的评估以一份完整的病历回顾和与患者交谈开始,其次是身体检查。一个全面的病史和体格检查是患者后续准备的基石,从这一评估过程中收集的信息,可以指导进一步的评估(即获得诊断结果,然后咨询专家)。术前检查的范围取决于患者目前的身体状况、拟施手术方式和麻醉类型。来自最初评估中的一些重要资料,能够使麻醉护士在患者护理方面做出适当调整(即明确最初的治疗方法才能使者原拟定的手术和麻醉条件得到最优化)。

### (二)麻醉前访视的目的

(1)了解患者有关病史、体格检查、实验室检查的资料及精神状态。

(2)指导患者和家属了解有关麻醉过程,以更好地配合麻醉和手术工作。

(3)评估患者对麻醉和手术的耐受性,规避麻醉相关风险因素。

(4)鼓励患者遵守预防保健知识,如戒烟,促进心血管健康。

(5)与患者和家属有效沟通,减轻患者焦虑心理,建立良好的护患关系。

### (三)病史回顾

患者的病史在一定程度上取决于手术前病历中的可参考资料。如果外科医师已经记录了一份完整的病史和体格检查,访视时可以把重点放在确认检查结果上,并直接获取和患者麻醉管理相关的信息。如果在术前访视中,病例中的病史是不可用的,那么麻醉访视者必须亲自获取并记录一份详细的病史。

以一种有计划和系统的方法来获取患者的病史,以减少可能遗漏的重要数据。针对每一类别的检查,可以直接提出开放式的问题。通过这种方法,从患者身上得到更详细的、分类的病史报告。为避免使者产生困惑,要以患者能够理解的方式,进行分别和分类提问。

1.个人史

个人史包括患者的生活习惯,有无饮酒、吸烟史,以及睡眠、饮食习惯,是否进行体育锻炼;患者的职业与工作条件,有无有毒、放射性物质接触史;还包括患者的活动能力,能否胜任较重的体力劳动等。

2.现病史

现病史是记述患者病后的全过程,即发生、发展演变和诊治经过。浏览病历,查看各种化验结果、用药情况及治疗效果。

3.手术史

患者的手术史可以从病例或术前访视中获得。大多数患者只能隐约记起手术经历,甚至来自童年的手术。列出与先前手术有关的并发症,比如周围神经损伤或不受控制的失血,以确定进一步的探查。

4.麻醉史

患者过去的麻醉经历,往往不能和手术史一样明确。明确患者对先前注射的麻醉药物的反应是至关重要的。麻醉药物的不良反应(如长期呕吐,困难气道,恶性高热,术后躁动,变态反应和心力衰竭)对患者来说,或许只是一个小麻烦,但也可能威胁到患者的生命。麻醉前了解相关并发症,可以根据具体情况更改麻醉方式,从而避免并发症的再次发生。对于先前手术被停掉的住院患者,需要全面调查其引发因素。困难气道可以改变气管插管的方法,视患者病情而定。不明原因的发热和抽搐反应值得进一步调查,以排除恶性高热的可能。

5.家族性麻醉史

许多涉及代谢紊乱的遗传性疾病,可能会影响患者对压力和某些药物的反应,包括麻醉药物。明确询问患者,是否有家庭成员在手术期间经历过麻醉的不良反应。调查是否有家族性倾向的疾病,如非典型血浆胆碱酯酶、恶性高热等。在手术前要明确诊断,因为需要做患者麻醉管理方面的调整。

6.用药史

术前用药史为患者术前访视的方向和深度提供了一个很好的指南。评估药物治疗剂量、日程安排和治疗时间,向患者问及这些药物治疗的目的和效果。使用药物治疗的高血压或心绞痛的患者,需要做进一步的检查,如果没有近期检查报告,可以请专家会诊。

7.药物间的不良反应

在术前评估期间,现用药物必须仔细核查,以防和麻醉药物发生不良反应或潜在反应。药品管理的策略之一——术前停止特定药物的使用,为了减少潜在的不良反应。同时要权衡这些药物疗效突然中断所带来的风险。对于长期药物治疗的患者来说,突然停药可能引起不良的停药症状。大多数药物可以持续用药到手术前,只有少数例外。手术前应该保留一种特定的药物,允许足够的时间代谢。

8.药物过敏性

患者的用药史应该包括对某一食物或药物变态反应的信息。明确了先前的变态反应,这样就能够和药物不良反应区分开来。如果产生胃肠道不良反应,就应该避免使用某种抗生素和阿片类药物。然而这些不代表真正的变态反应。区分变态反应和不良反应是至关重要的,因为过敏药物是绝对禁止使用的。要避免同一类别药物的变态反应,在围术期更要高度重视潜在的变态反应。

**(四)体格检查**

麻醉护士应该在麻醉访视前先查阅患者的病历,因为病历中提供了最基本和最直接的患者各方面检查和身体评估信息。详细阅读病历,查看各种诊断学检查和化验结果。通常从入院信息中获得患者的基本资料,如患者的年龄,身高和体重等。在患者的病程记录和会诊报告中,概括了患者的身体状况和疾病史,还包括一些治疗措施,如药物剂量、给药时间等资料。

访视患者时,了解其全身状况,观察有无营养不良、贫血、脱水、发热、意识障碍等问题。评估患者有无心血管系统、呼吸系统疾病以及肥胖、凝血异常、糖尿病等。评估患者精神状况,对其担忧的问题进行相应的解释和心理护理,以取得患者的配合。另外,了解拟施行手术的部位、切口是否标记、手术难易程度、预计出血量以及手术时间长短等情况,评估麻醉和手术的风险性,是否需要特殊的麻醉和护理准备。评估过程中,如发现需要补充的问题,立即向麻醉医师汇报,必要时做进一步的检查。

欧洲麻醉学会(ESA)成人非心脏手术术前评估指南,主要评估:心血管疾病、呼吸疾病、吸烟和阻塞性睡眠呼吸暂停综合征(OSAS)、肾脏疾病、糖尿病、肥胖、凝血异常、贫血和术前血液保护策略、老年、酒精滥用与成瘾、过敏。

## 三、病情评估

根据麻醉前访视结果,将患者病史、体格检查和实验室检查结果,结合麻醉和手术风险进行整体评估。最终对麻醉和手术的耐受性做全面评估。目的是减少麻醉意外事件发生，提高围麻醉期安全性。

对患者病情和体格情况的评估，多采用美国麻醉医师协会（ASA）的标准，将患者分为如下五级。

1级：患者的重要器官、系统功能正常，对麻醉和手术耐受良好，正常情况下基本无风险。

2级：有轻微系统性疾病，重要器官有轻度病变，但代偿功能健全。对一般麻醉和手术可以耐受，风险较小。

3级：有严重系统性疾病，重要器官功能受损，但仍在代偿范围内，行动受限，单位丧失工作能力。施行麻醉和手术有一定顾虑和风险。

4级：有严重系统性疾病，重要器官病变严重，功能代偿不全，已丧失工作能力，经常面临对其生命安全的威胁。施行麻醉和手术均有危险，风险很大。

5级：病情严重、濒临死亡。麻醉和手术异常危险。

这种分类也适用于急症手术。在评定的级别旁加"E"或"急"。

## 四、术前宣教

**(一)患者宣教的目的**

(1)促进患者和麻醉护士之间的相互沟通。

(2)鼓励患者参与到围麻醉期护理的实践之中去。

(3)提高了患者处理自身健康状况的能力。

(4)提高了患者对围术期护理的依从性。

(5)提供了个性化的术前指导。

**(二)术前宣教的内容**

(1)向患者介绍手术室环境、手术时间、麻醉和手术相关程序，以减轻患者紧张、焦虑心理。

(2)完善各项实验室检查，体格检查和诊断程序，以做好充分的术前准备工作。

(3)告知患者术前要禁食、水，成人一般术前禁食6～8 h，禁水4 h，小儿术前应禁食4～8 h，禁水2～3 h。其目的是防止术中或术后胃内容物反流而发生误吸、肺部感染或窒息的危险。

(4)患者自身注意事项，如穿着病号服，不要化妆或佩戴首饰，取出活动性义齿，不要携带金属、贵重物品进入手术室。

(5)戒除一些不良习惯，如吸烟、喝酒。嘱患者进入手术室前要排空膀胱，以防止术中尿床和术后尿潴留。

(6)告知麻醉和手术体位，以取得患者的配合。

(7)指导术后注意事项，如预期的恢复过程，出院指导，如何处理并发症。

（姜洪玲）

# 第二节　麻醉前准备

在经过正确地麻醉前评估的基础上，必须要进行详细、全面的麻醉前准备工作。麻醉前准备一般包括麻醉前药物、器械、仪器以及患者的准备。其目的是使患者体格和精神两方面均达到最佳状态,以增强患者对手术和麻醉的耐受能力,减少麻醉后的并发症。麻醉前的充分准备,能够使患者平稳度过围麻醉期,提高麻醉安全性。

## 一、患者身体与心理方面的准备

### (一)身体方面的准备

麻醉前要改善患者的全身状况,为麻醉和手术做充分的准备。在术前宣教中已告知患者关于禁食、水问题及自身注意事项,除此之外,在麻醉前要及时纠正患者水、电解质和酸碱失衡的情况,术前应常规输液补充。对于营养不良及贫血的患者,必要时给予输血及注射水解蛋白和维生素等进行纠正。指导患者术后深呼吸、咳嗽、咳痰的正确方法,并向其解释重要性。对于吸烟患者应向其详细解释吸烟对麻醉的不良反应及可能导致术后肺部并发症的危险。要求患者麻醉前主动进行的四肢和各关节的活动,对于运动功能障碍者应加强关节的被动活动,以避免术后关节功能障碍。病情较复杂的患者,对于自带药物,确定是否继续使用,并注意药物之间的反应。麻醉前应详细了解患者原有的内科疾病及治疗情况,查看各项检查及化验结果,必要时请专家会诊。

手术前应对全部准备工作进行复查,如临时发现患者感冒、发热、妇女月经来潮等情况,除非急诊,否则应延迟手术。

### (二)心理方面的准备

手术和麻醉均存在一定的风险,患者必然会对其安全性以及可能出现的并发症产生担忧和焦虑心理。而这种情绪上的波动会进一步引起机体内环境的紊乱,可严重影响患者对麻醉和手术的耐受力。因此,麻醉前患者精神方面的准备尤为重要,主要表现为与患者有效的术前沟通与心理护理。

麻醉前,要结合患者病情,以通俗易懂的语言介绍疾病的相关知识,说明麻醉和手术的必要性,并举例说明成功案例,以增强患者信心。对于小儿患者,应向其家属做好解释和安慰工作。应尊重患者的人格权和知情权,向其讲解手术和麻醉的过程,以及需要患者配合的要点,说明术后放置各种引流管的意义。同时耐心听取患者提出的问题,并作出合理的解答,以取得患者的信任。针对患者对疼痛的恐惧,说明麻醉医师会提供良好的术后镇痛,减轻患者的忧虑。对于情绪过度紧张者,应予以药物治疗。与患者谈话时,要注意沟通技巧,言辞恰如其分,对麻醉的危险性及可能出现的并发症,既不过分强调,又让患者充分了解。鼓励患者以积极、乐观的态度面对麻醉和手术。

## 二、麻醉前药品准备

麻醉前充足的药物准备,是保障患者围麻醉期安全的重要因素。

麻醉准备室是麻醉前后进行各项准备、清洗和消毒工作的场所,包含有麻醉用具和药品的准备及使用后的处理。在麻醉准备室中,应有一定数量的麻醉护士和辅助人员。准备室人员根据手术通知单、麻醉方式和麻醉医师的具体要求来准备药品、用具和一次性耗材。

麻醉药品应分类放置,标识清楚,毒麻药品应按规定放置于保险柜中,双人管理。麻醉护士应根据手术通知单和麻醉医师具体要求准备次日手术的麻醉基本用药和特殊用药,手术完成后核对处方、空安瓿及退药数量,防止药品丢失。

不同麻醉方式,需要准备的药品不同,但是无论何种麻醉方式,均应准备各种抢救药品。在每个手术间设有专用柜,将麻醉科常用药品准备齐全,并定期检查补充,以备急救使用。

**(一)常用药品**

1.静脉麻醉药

经静脉注射进入体内,通过血液循环作用于中枢神经系统而产生全身麻醉作用的药物,称为静脉麻醉药。常用静脉麻醉药:巴比妥类如硫喷妥钠,非巴比妥类如丙泊酚、氯胺酮、依托咪酯等。

2.吸入麻醉药

吸入麻醉药是指经呼吸道吸入人体内并产生全身麻醉作用的药物,如氧化亚氮、七氟烷、异氟烷、地氟烷、氟烷等。

3.镇静药

镇静药主要用于焦虑和烦躁等的对症治疗。常用药物有苯二氮䓬类(地西泮、氟硝西泮、咪达唑仑等)、丁酰苯类(氟哌利多等)、吩噻嗪类(异丙嗪等)。

4.中枢性镇痛药

中枢性镇痛药通常指作用于中枢神经系统,能解除或减轻疼痛并改变患者对疼痛的情绪反应的药物。常用的镇痛药为阿片生物碱类药(吗啡、可待因)与人工合成品(芬太尼、哌替啶、舒芬太尼等)。

5.肌肉松弛药

肌肉松弛药(简称肌松药)是指能够阻断神经-肌肉传导功能而使骨骼肌松弛的药物,如琥珀胆碱、维库溴铵、罗库溴铵、阿曲库铵等。

**(二)辅助药品**

1.局部麻醉药

局部麻醉药简称局麻药,是一类可阻断神经冲动和传导,在意识清醒的条件下,使有关神经支配的部位出现暂时性、可逆性感觉丧失的药物。常用药物有利多卡因、丁卡因、普鲁卡因等。

2.心血管药物

(1)血管扩张药:乌拉地尔、酚妥拉明、尼卡地平、尼硝普钠等。

(2)抗心律失常药:利多卡因、美托洛尔、艾司洛尔等。

(3)强心药:毛花苷 C、多巴胺、多巴酚丁胺等。

3.利尿药

呋塞米、甘露醇等。

4.拟肾上腺药

肾上腺素、去甲肾上腺素、异丙肾上腺素、麻黄碱等。

5.拮抗药

(1)中枢神经兴奋药:尼可刹米、氨茶碱等。

(2)苯二氮䓬类拮抗药:氟马西尼等。

(3)阿片受体拮抗药:纳洛酮等。

(4)肌松拮抗药:新斯的明等。

6.抗胆碱能药

东莨菪碱、山莨菪碱、阿托品等。

7.钙通道阻滞剂

维拉帕米、尼莫地平等。

8.止血药

氨基己酸、凝血酶、鱼精蛋白、维生素 K 等。

9.抗凝药

肝素等。

10.激素类药

地塞米松、氢化可的松、甲泼尼龙等。

**(三)麻醉前药品准备注意事项**

进行麻醉诱导前,需将麻醉诱导和麻醉维持药品准备妥当。

(1)抽吸药品时必须做到"三查七对"和无菌操作原则。

(2)根据医嘱抽吸和稀释药液,在注射器外用标签笔注明药名和浓度。

(3)注射器应置于无菌盘中,所用注射器不得重复使用。

(4)安瓿内药液要抽吸干净,将安瓿置于利器盒中。

(5)给药前需经两人核对药品名称及用量。

## 三、麻醉器具、设备的检查与准备

为了使麻醉和手术安全顺利地进行,防止意外事件发生,麻醉前必须对麻醉设备、麻醉器具和药品进行全面准备和安全核查。麻醉过程中所需的器具包括一次性耗材和辅助性器械等。根据麻醉方式和患者自身情况的不同,所需准备的麻醉用物不同。

**(一)麻醉一次性耗材的准备**

呼吸道一次性耗材:一次性呼吸回路、麻醉面罩、储气囊、各种气管导管、喉罩、人工鼻、牙垫、气管固定器、吸痰管、一次性输氧面罩、通气道及气管插管导丝等。

动静脉通路一次性耗材:中心静脉穿刺套件、动脉留置针、压力监测传感器、镇痛泵、三通和连接管等。

区域神经阻滞一次性耗材:硬膜外麻醉穿刺套件、腰椎麻醉穿刺套件、腰硬联合麻醉套件等。

**(二)麻醉器械的准备**

常用麻醉辅助器械有气管插管钳、管钳、开口器、喉头喷雾器、麻醉喉镜、纤维支气管镜、听诊器、简易呼吸囊、环甲膜穿刺针、微量注射泵等。根据患者不同的麻醉方式,做充分的术前准备。

**(三)气源的检查**

无论施行何种麻醉方式,可靠的氧气供应是麻醉过程中患者的基本保障。手术室有两种形式的氧气来源:中心供氧和高压氧气瓶。采用中心供氧时,应注意检查管道是否通畅,管道连接处是否有破损、漏气现象。若采用高压氧气瓶供氧,应防止接错气源,按照国际惯例以不同颜色区分,氧气瓶为蓝色,氧化亚氮气瓶为灰色,压缩空气瓶为黄色。如气源无颜色标识,应注意查看有其他明确标志。采用高压氧气瓶供氧,还要确认高压氧气瓶内气体的存量。无论采取何种形式氧气供应,必须确认准确无误后,再将气源连接至麻醉机上的相应部位进行检查。

**(四)麻醉机的检查与准备**

麻醉机结构复杂,麻醉前应检查各部件性能是否完好,并处于备用状态,需特别注意。

1.检查气体流量

查看流量表及流量控制钮,如发现部件有损坏,应立即更换。

2.二氧化碳吸收剂(碱石灰)

麻醉前检查,发现二氧化碳吸收剂的颜色改变,颗粒变硬,应及时更换,废弃的二氧化碳吸收剂按医疗废物处理条例有关规定处理。

3.快速充气阀

麻醉前检查其功能是否正常。

4.麻醉机的密封性

仔细检查麻醉机各管道有无破损,接头部位有无漏气;然后检查麻醉机本身的密封性,保证正常运行。

5.呼气和吸气导向活瓣

若活瓣内有异物或水滴残留,应将其清除。

6.氧浓度探头

如氧电池耗竭或探头已损坏,应立即更换。

7.麻醉机、呼吸器及检测仪的电源

检查各线路、电压及接地装置。

通过对以上各部件的重点检查,按照患者资料设定各项参数,使麻醉机试运行数分钟,并观察麻醉机工作是否正常。

**(五)监测仪器的检查**

麻醉监测仪器是监测患者生命体征的重要设备,在麻醉实施前必须认真检查,保证其处于安全备用状态。麻醉监测仪器除能对患者基本生命体征进行监测,即血压、心率、呼吸、体温、心电图和血氧饱和度,还可根据病情和需要,选择适当的特殊监测项目,如中心静脉压、呼气末二氧化碳分压、心排血量等。

## 四、患者进入手术室后的复核

患者进入手术室后,进行麻醉前的复核至关重要。逐项核对患者姓名、性别、年龄、住院号、拟施手术名称,查看有无手术部位标识,并明确左右侧。询问患者最后一次进食时间,并查看胃管及导尿管是否通畅。再次核查患者是否随身携带金属及贵重物品,活动性义齿是否已取出。询问患者有无过敏史、是否做过药物过敏试验及其结果。了解患者最新化验结果、血型及备血情况。以上复核完成后,监测患者各项生命体征及建立静脉通道,再次核对麻醉器具和药品的准备是否完善,以保障麻醉工作的顺利进行。

（姜洪玲）

# 第三节　围麻醉期并发症

围麻醉期导致并发症的三个方面:患者的疾病情况;麻醉医师素质;麻醉药、麻醉器械及相关设备的影响和故障,其中这些麻醉期间常见的并发症包括呼吸道梗阻、呼吸抑制、低血压和高血压、心肌缺血、体温升高或降低、术中知晓和苏醒延迟、咳嗽、呃逆、术后呕吐、术后肺感染、恶性高热等,下面将与患者疾病情况、麻醉操作与不当、麻醉药影响及麻醉器械故障有关的并发症介绍如下。

## 一、围麻醉期环境

良好的麻醉不但可消除患者痛感、保持安静利于术者顺利操作,还可以降低术中应激反应,减轻或消除不良心理体验,提高围术期安全性。随着近代新麻醉药、新型麻醉机的临床应用及电子监护仪的不断更新和完善,临床麻醉进入了一个更安全的境地;但由于医师应用麻醉技术的熟练程度、应急状态判断和处理方法、患者对麻醉及手术耐受的个体差异,使既有的"手术风险"依然存在;同时随着手术适应证扩大、高龄、幼儿、复杂、危重和急诊手术的患者日趋增多等因素,新的"手术风险"不断产生。手术室护士与麻醉医师是一个工作整体,手术过程需要相互密切配合。因此,加强手术室护理技术、质量管理,尤其是提高对麻醉实施、病情监护、意外情况救治过程中的护理技术水平,落实麻醉安全、具体护理措施是麻醉安全不可或缺的重要环节。

### (一)护理技术管理

"质量就是生命"。手术室是外科治疗、抢救的重要场所,人员复杂、工作节奏快,各种意外情况多。其中,麻醉意外常突然发生、病情变化快,抢救不当或不及时将导致严重后果,要求医务人员应急能力强,医护配合好,因此,加强麻醉护理技术的质量管理必不可少。

1.规范护理工作行为

制度是工作的法规,是处理各项工作的准则,是评价工作的依据,是消灭事故、差错的重要措施。因此,要把建章立制作为确保安全的关键环节来抓。

(1)依法从事:临床工作是事关患者健康甚至生命的行为,为保障患者的切身利益和医护人员合法权益,需运用现有法律、法规对医疗过程加以规范。

(2)制度先行:确保安全的方法在于事前预防,而不是事后检讨。认真执行查对制度、交接班制度和各种操作规程,建立健全各项管理制度。

(3)有章可循:对各专科具体基础操作、难点环节、质量重点等,制订标准流程、质量标准和检查细则,做到各项管理有章可循,质量评价有量化指标。

2.强化理论技能培训

手术工作是一项科学性、实践性很强的工作,要高度重视麻醉手术的风险性,严防麻醉意外的发生,要不断进行理论和技能培训,以具备娴熟的技术和丰富的临床经验,治病救人。

(1)加强作风养成,确保手术麻醉的质量控制。

(2)拓宽知识结构,注重临床能力的培养。

3.提高患者手术麻醉耐受力

(1)实施手术前访视。

(2)完善手术内容。

### (二)麻醉安全的护理措施

1.麻醉前配合

麻醉前准备的目的在于消除或减轻患者对麻醉手术产生的恐惧与紧张心理,以减少麻醉的并发症,利于麻醉的诱导与维持,减少麻醉意外。

(1)核对记录手术资料。

(2)建立静脉通道。

(3)麻醉用药护理：①严格执行查对制度；②严格执行无菌操作技术；③掌握正确用药方法；④准备急救药品和器材。

2.麻醉配合护理要点

(1)气管插管全麻的护理配合：气管插管全麻成功的关键在于物品准备充分、体位摆放合适、选择用药合理及医护人员默契配合。

1)协助医师准备麻醉用品,如吸引器、心电监护仪、抢救药品及宽胶布等；去枕,协助患者头向后仰,肩部抬高。

2)全麻诱导时,由于患者最后丧失的知觉是听觉,所以当开始施行麻醉时,应关闭手术间的门,维持正压,停止谈话,室内保持安静；行气管插管时,患者可能会有咳嗽和"强烈反抗",护士应床旁看护,给予适当约束和精神支持,避免发生意外伤；外科麻醉期,护士应再次检查患者卧位,注意遮挡和保护患者身体暴露部位。

3)急诊手术患者可能在急性发病前或事故发生前刚进食、进饮,应仔细询问,以供麻醉方式的选择；若必须立即全麻手术,应先插胃管将胃内容物排空,此时巡回护士应备好插管用物,协助麻醉医师插管。

4)若只有一位医师实施全麻操作,巡回护士应协助医师工作,插管时协助显露声门、固定导管等。

5)插管过程中要注意：①保证喉镜片明亮；②固定气管插管；③正确判断气管插管位置；④注入气管导管套囊内空气 $5\sim8$ mL。

6)气管拔管时,麻醉变浅,气管导管机械性刺激,切口疼痛、吸痰操作等,使患者肾上腺素神经过度兴奋、血管紧张素失衡致血浆肾上腺素浓度明显升高。因此拔管过程中要注意检测氧饱和度、血压、心率变化,给予相应的抵抗药物；吸痰动作要轻柔,减少刺激；苏醒期患者烦躁不安,护士要守在床旁,上好约束带,将患者卧位固定稳妥,防止因烦躁而坠床、输液管道脱出、引流管拔出等意外情况发生。如有患者未能彻底清醒,应在苏醒室观察,待生命体征平稳后方可送回病房。

7)护送患者回病房时,仍应交代护士检测呼吸、血压情况,防止由于麻醉药和肌松药的残余作用,复醒后下颌松弛造成的上呼吸道梗阻或由于腹部手术后切口疼痛、腹部膨胀、腹带过紧造成的呼吸困难致呼吸停止。

8)若为浅全麻复合硬膜外阻滞麻醉时,体位变动多,应向患者做必要解释,以取得配合；同时,加强体位护理,防止摔伤。

(2)椎管内麻醉的护理配合：①协助麻醉医师摆放穿刺体位,即患者背部靠近手术床边缘,头下垫枕,尽量前屈,肩部与臀部水平内收,双手或单手抱屈膝,显露脊柱。②穿刺前应备好穿刺物品及药品,核查患者有无局麻药过敏史,协助麻醉医师抽药；穿刺操作时,护士站在患者腹侧,保持患者身体姿势平稳,不宜摇摆身体或旋转头部,防止躯体移动造成邻近椎体移位致穿透硬膜甚至损伤脊髓神经或导致穿刺针折断等意外发生。③穿刺过程中,护士应注意观察患者面部表情、呼吸、脉搏情况,发现异常及时报告麻醉医师；同时,不时与患者交谈,分散其注意力,减轻紧张心理。④实施腰麻的患者,宜在穿刺前建立静脉通路,以便及时扩容；根据麻醉需要,调节手术床的倾斜度。⑤固定硬膜外导管时,应先用胶布压住穿刺点,再顺势平推黏附两端,防止导管误拔；在翻身摆放体位和移动患者时,应用手托扶穿刺点进行移位,防止导管脱出。⑥护送患者返回病房时,向病房护士交代患者术中的情况及注意事项;鼓励患者消除术后切口疼痛心理,指导术后康复锻炼。

**3.合理摆放手术体位**

不同体位对椎管内麻醉效果有影响,根据需要调节体位有利于麻醉的扩散、增加麻醉平面。因此,正确摆放体位,可充分显露手术野,让患者舒适,防止意外伤,又可减少药物用量,避免麻药中毒。

**4.注意保暖**

手术创面越大、麻醉范围越广、手术时间越长及输液量越多,患者体温降低的可能性和降温幅度也就越大。环境温度在23℃时,冷感受器受到刺激,经体温调节中枢发生肌肉寒战产热,以维持体温;冷的消毒液直接刺激皮肤,引起患者寒战;冷的生理盐水冲洗体腔,吸收机体热量,额外增加机体能量消耗,使体温下降。对手术紧张、害怕引起情绪波动,使周围血管痉挛收缩。硬膜外阻滞麻醉阻断了交感神经,使阻滞区皮肤血管扩张,骨骼肌已丧失收缩产热能力,为保持体温恒定则通过非阻滞区的骨骼肌收缩,即发生寒战。同时,硬膜外阻滞麻药初量用足后,阻滞区血管扩张,有效循环减少,血压下降。此时,麻醉医师往往用加快输液速度来纠正,造成单位时间内大量冷液体进入血液,直接刺激体温调节中枢出现寒战。因此,加强术中保暖,对小儿、老人的术后恢复尤为重要(如预热输入的液体、切口冲洗液,体弱或手术历时长的手术患者使用变温毯等)。

(1)控制手术间温度:接患者前30 min,将手术间空调调至24～26 ℃,冬季适当调高至26～27 ℃;等待麻醉期间,应盖好小棉被,注意双肩、双足保暖;在对皮肤进行消毒时,患者穿衣少或不穿衣,注意覆盖非消毒区域躯体部位。

(2)加温输液:为防止体温下降过多,术中静脉输注的液体及血液应加温输注为宜。可将液体加温至37 ℃左右、库存血加温至34 ℃左右,必要时使用液体加温器控制。

(3)温水冲洗体腔:提醒医师尽量缩短皮肤消毒时间,减少体热丢失;术中使用温盐水纱布拭血;进行体腔冲洗时。应使用37 ℃左右热盐水冲洗,以免引起体热散失。

(4)严格麻醉药品及用量:低体温可引起麻醉加深,出现苏醒延迟,增加呼吸系统的并发症等,因此,必须科学、正确、合理地使用麻醉药。

**5.紧急抢救原则**

(1)迅速解除呼吸道梗阻,保持呼吸通畅,给氧、吸痰。

(2)迅速建立静脉输液通道,若穿刺困难,立即协助医师做深静脉穿刺或静脉切开,迅速备齐急救药品和器材,并置于手术间便于取用的中心位置上。

(3)严格按医嘱用药,严格执行"三查七对"制度,及时记录用药、治疗、苏醒的全过程;使用中的注射器、液体袋,必须贴有药名、浓度、剂量标志;使用后的药袋或瓶需全部保留至抢救结束止。

(4)固定患者,使用约束带,防止坠床,并注意保暖。

(5)保持良好照明,协助安装人工呼吸机、除颤器等。

(6)密切观察体温、脉搏、呼吸及血压变化,并详细记录。

(7)严格执行无菌技术操作规程,及时、准确留取各种标本,随时配合手术、麻醉医师工作。

(8)具有防受伤观念,一切操作应轻、稳,防止粗暴,避免在抢救中并发其他损伤。

(9)抢救完毕,及时清洁、整理、补充急救药品和器材,保持基数齐备,器材性能良好。

## 二、术后麻醉评估

由于麻醉药物的影响、手术的直接创伤、神经反射的亢进以及患者原有的病理生理的特殊性等,均可导致某些并发症的发生。手术结束后,麻醉作用并未结束。即使患者已经清醒,药效却未必完全消除,保护性反射也未必恢复正常,如意识不清醒,难免发生"意外"。麻醉时如果对发生并发症的可能不予考虑,或是缺乏经验或认识,如此则对并发症毫无防范措施,并发症不仅易于发生,甚至可以酿成事故。

### (一)全麻术后护理常规

(1)对于麻醉清醒的患者,去枕仰卧位 6 h,头偏向一侧,以防唾液或呕吐物吸入呼吸道,引起呼吸道感染或误吸。去枕平卧 6 h 后可改为半卧位。

(2)保持呼吸道通畅,及时清除呼吸道内分泌物,防止舌根下坠或呕吐物堵塞呼吸道。

(3)给予吸氧,一般用低流量吸氧(一般呼吸功能恢复良好的 30% 左右,呼吸差的需要面罩浓度就高了)。

(4)密切观察病情变化,每 30~60 min 监测血压、脉搏、呼吸 1 次并做好记录。

(5)妥善固定好各类引流管,防止扭曲、折叠和脱落。

(6)一般术后禁食 6 h,根据医嘱给予饮食。

### (二)椎管内麻醉后护理常规

(1)术后去枕平卧或头低位 6~8 h。麻醉后头痛者平卧 24 h,必要时取头高足低位。

(2)保持呼吸道通畅,及时清理呼吸道分泌物。术后有呼吸抑制或呼吸困难者,给予吸氧或使用人工呼吸器辅助呼吸。

(3)严密观察病情变化,每 60 min 监测呼吸、血压、脉搏 1 次至血压平稳,并做好记录。

(4)观察患者有无恶心、呕吐、头痛、尿潴留及神经系统症状,对症处理。避免突然改变体位,引起血压下降。

(5)评估患者下肢活动情况,注意有无局部麻木、刺痛、麻痹、瘫痪等,并及时报告医师处理。

(6)术后 6 h 遵医嘱给予饮食。

### (三)硬脊膜外腔阻滞麻醉后护理常规

(1)术后平卧 6 h,血压平稳后酌情取适当卧位。避免突然改变体位,引起血压下降。

(2)监测患者生命体征变化,做好记录。

(3)麻醉后出现恶心、呕吐、穿刺处疼痛及尿潴留等现象,及时报告医师,查明原因,对症处理。

(4)术后禁食 4~6 h 后,遵医嘱给予饮食。

## 三、气道完整性

### (一)支气管痉挛

在麻醉过程和手术后均可发生急性支气管痉挛,表现为支气管平滑肌痉挛性收缩,气道变窄,气道阻力骤然增加,呼气性呼吸困难,引起严重缺氧和 $CO_2$ 蓄积。若不及时予以解除,患者因不能进行有效通气,不仅发生血流动力学的变化,甚至发生心律失常和心搏骤停。

1.病因

(1)气道高反应性:患有呼吸道疾病的患者如支气管哮喘或慢性炎症,使气道对各种刺激反应较正常人更为敏感。此与兴奋性神经和受体活性增强,而抑制性神经和受体活性的减弱有关。还有炎症细胞致敏、气道上皮损伤以及气道表面液体分子渗透浓度改变等,也都是不容忽视的诱发因素。

(2)与麻醉手术有关的神经反射,如牵拉反射、疼痛反射,乃至咳嗽反射和肺牵张反射都可成为诱发气道收缩的因素。

(3)气管插管等局部刺激是麻醉诱导期间发生气道痉挛最常见的原因。由于气道上皮下富含迷走神经传入纤维,尤其是隆突部位。气管插管过深直接刺激隆突,或浅麻醉下行气管插管、吸痰也都可引起反射性支气管痉挛。一般认为,其反射途径除了经迷走神经中枢反射外,还有轴反射和释放的神经介质如 P 物质、神经激肽 A 和降钙素基因相关肽受体(CGRPR)、色胺受体的参与。

(4)应用了具有兴奋性迷走神经、增加气道分泌物促使组胺释放的麻醉药、肌松药或其他药物。如支气管哮喘患者应避免应用兴奋性迷走神经药物如硫喷妥钠、γ-羟丁酸钠,或促进组胺释放的肌松药(筒箭毒碱)。手术后早期的支气管痉挛,多非哮喘所致,常见的原因是由于气管内导管移位或受阻,以致气管发生部分梗阻或受到刺激而引起支气管痉挛。应该指出的是,支气管痉挛可能是急性肺水肿早期唯一的症状,远比啰音或泡沫痰出现得更早。

2.预防

(1)预防存在的诱发因素。术前应禁吸烟 2 周以上。若近期有炎症急性发作,则应延缓择期手术 2~3 周。术前患者应行呼吸功能的检查,可请呼吸专科医师会诊,必要时应用激素、支气管扩张症药、抗生素等作为手术前准备。

(2)避免应用可诱发支气管痉挛的药物如可用哌替啶或芬太尼来取代吗啡,因前几种药对支气管平滑肌张力影响较弱。若异喹啉类肌松药要比甾类肌松药易引起组胺释放,如泮库溴铵、维库溴铵、哌库溴铵在临床剂量下不至于引起明显的组胺释放。肌松药引起组胺释放是与药量、注药速度有关,减少用药量和注药速度可减少组胺释放量。琥珀胆碱仍可引起少量组胺释放,故文献上既有用来治疗支气管痉挛,也有数例患者引起支气管痉挛的报道。吸入性麻醉药则可选用氟烷、恩氟烷、异氟烷等,氯胺酮可明显减低支气管痉挛的气道阻力,这与拟交感效应,促进内源性儿茶酚胺释放有关。此外,还能抑制肥大细胞释放组胺,故对气道高反应患者,可选用氯胺酮麻醉诱导。

(3)阻断气道的反射,选用局麻药进行完善的咽喉部和气管表面的麻醉,可防止因刺激气道而诱发支气管痉挛。

3.处理

(1)明确诱因、消除刺激因素,若与药物有关应立即停用并更换。

(2)如因麻醉过浅所致,则应加深麻醉。

(3)面罩吸氧,必要时施行辅助或控制呼吸。

(4)静脉输注类固醇皮质激素(如氢化可的松和地塞米松)、氨茶碱等,两药同时应用可能吸收效果更好。若无心血管方面的禁忌,可用 β 受体激动药如异丙肾上腺素稀释后静脉点滴或雾化吸入。目前,还可采用选择性 $\beta_2$ 受体激动药如吸入特布他林,尤其适用于心脏病患者。

呼吸系统的并发症仍是全身麻醉后能威胁患者生命安危的主要原因之一,以及拖延术后的康复。除了误吸之外还包括气道阻塞、低氧血症和通气不足(高碳酸血症)等。据报告在接受全身麻醉后转入 PACU 的 24 057 例患者中,发生呼吸系统紧急问题的有 1.3%,其中低氧血症发生率为 0.9%，通气不足发生率为 0.2%，气道阻塞发生率为 0.2%。需要置入口咽或鼻咽气道的为59.7%，需手法处理气道者占47.6%。虽然只有 2 例患者（占 0.1%）需要行气管内插管，80 例需行人工通气。

**（二）气道阻塞**

全麻后气道阻塞最常见的原因是神志未完全恢复舌后坠而发生咽部的阻塞；喉阻塞则可因喉痉挛或气道直接损伤所致。对舌后坠采用最有效的手法是患者头后仰的同时，前提下颌骨，下门齿反咬于上门齿。根据患者不同的体位进行适当的调整，以达到气道完全畅通。如果上述手法处理未能解除阻塞，则应置入鼻咽或口咽气道。但在置入口咽气道时，有可能诱发患者恶心、呕吐甚至喉痉挛，故需密切观察。极少数患者才需重行气管内插管。

**（三）低氧血症**

低氧血症不仅是全身麻醉后常见的并发症，而且可导致严重的后果。据丹麦文献报道，术后发生一次或一次以上低氧血症（$SaO_2 < 90\%$）的患者占 55%，并指出其发生是与全麻时间、麻醉药应用及吸烟史有关。自采用脉搏血氧饱和度（$SpO_2$）的监测方法后，能及时地发现低氧血症，且有了较准确的评估标准。

1.易于引起麻醉后低氧血症的因素

（1）患者的年龄超过 65 岁。

（2）体重超重的患者，如超过 100 kg。

（3）施行全身麻醉的患者要比区域性麻醉更易于发生。

（4）麻醉时间超过 4 h。

（5）施行腹部手术者对呼吸的影响显著于胸部，以肢体手术的影响较为轻微。

（6）麻醉用药：如苯二氮䓬类与阿片类药物并用，用硫喷妥钠诱导麻醉对呼吸的影响要显著于异丙酚。术前应用芬太尼 $> 2.0 \mu g/(kg \cdot h)$ 或并用其他阿片类药物则影响更为显著。尤其非去极化肌松药的应用剂量、时效和肌松是否已完全反转都是极其重要的因素，如术中应用阿曲库铵 $> 0.25 mg/(kg \cdot h)$，则将增加发生低氧血症的危险。至于术前患者一般情况（ASA 分级）对此的影响无明显的差异。

2.发生低氧血症是主要原因

在全麻后发生低氧血症的原因是多因素的，也较为复杂。

（1）由于供氧浓度的低下或因设备的故障引起吸入氧浓度体积分数低于 0.21。尽管发生此意外并不多见，但发生误接电源或混合气体装置的失灵可能性仍然存在，是不能大意的。

（2）通气不足。

（3）术后肺内右至左的分流增加，如术后发生肺不张、急性气胸或急性肺梗死等，使经肺的静脉血得不到充分的氧合，提高了动脉内静脉血的掺杂，造成动脉低氧血症是必然的结果。

（4）肺通气/灌流（V/Q）的失衡，如因麻醉药的影响损害了低氧下肺血管收缩的补偿，V/Q的失衡加重。同时，术后患者的心排血量低下也促进了这种失衡。

（5）采用不正确的吸痰方法，易被忽视的原因。应用过高的吸引负压、过粗的吸痰管和超时限的吸引，可以引起患者 $SaO_2$ 的显著下降，尤其是危重和大手术后患者。

（6）其他：术后患者的寒战可使氧耗量增高 500%，对存在肺内分流患者，通过混合静脉血氧张力，使 $PaO_2$ 下降。

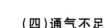

**（四）通气不足**

通气不足是指因肺泡通气的降低引起 $PaCO_2$ 的增高。手术后通气不足的原因如下。

（1）中枢性呼吸驱动的削弱。

（2）呼吸肌功能恢复的不足。

（3）体内产生 $CO_2$ 增多。

（4）由于呼吸系统急性或慢性疾病所影响。

**（五）处理方法**

1.削弱中枢性呼吸驱动

事实上，应用任何麻醉药对呼吸中枢都具有抑制的效应，尤其是麻醉性镇痛药。这种呼吸的抑制，可以通过对 $CO_2$ 曲线的向下、向右的移位来加以证实。又如芬太尼或芬太尼-氟哌利多混合剂的应用，可呈双相性呼吸抑制，在手术终末可用较小剂量的拮抗剂来消除其呼吸抑制。

2.呼吸肌功能的障碍

包括手术切口部位、疼痛均影响到深呼吸的进行。如上腹部手术后，患者是以胸式呼吸为主，呼吸浅快，肺活量（Vc）和功能余气量（FRC）均呈降低，直至术后第 $2\sim3$ d 才开始逐渐恢复。Vc 在手术当天可降至术前的 $40\%\sim50\%$，术后第 $5\sim7$ d 才恢复至术前 $60\%\sim70\%$。Vc 的下降使术后患者有效的咳嗽能力受限，为肺部并发症发生提供有利条件。FRC 的下降，使 FRC 与闭合容量（CC）的比率发生了改变，CC/FRC 相对升高具有重要的临床意义。小气道易于闭合，局部通气/血灌流比率失调，导致肺泡气体交换障碍，则发生低氧血症和通气不足是必然的结果。

目前认为膈肌功能障碍是造成术后肺功能异常的一个重要原因。用麻醉药、镇静药或疼痛等对膈肌功能虽有一定的影响。但对膈肌功能障碍的原因不能全面加以说明。如今较能为人们所接受的观点：由于手术创伤通过多渠道传入神经途径减弱了中枢神经系统的驱动，对膈神经传出冲动减少，而引起术后膈肌功能障碍。

应用非去极化肌松药的残留效应。长效肌松药应用、拮抗肌松药的效应不足和肾功能障碍等均可使肌松药的作用残留，而影响了术后呼吸肌功能的恢复，也是造成术后患者通气不足的常见原因。有报告指出，在术后发生呼吸系统问题的患者中，有 $25\%$ 是与肌松药的应用有关，其中 $8.3\%$ 的患者需要进一步反转肌松药的残留效应。

3.其他

肥胖患者、胃胀气、胸腹部的敷料包扎过紧也会影响到呼吸肌功能。

**（六）监护与预防**

这里要着重指出的是，临床上不能忽视肉眼的观察，如呼吸的深度、呼吸肌的协调和呼吸模式等，监测方面包括脉搏血氧饱和度的持续、$PETCO_2$ 和 $PaCO_2$ 的监测。

一般认为对如下患者应加强术后的呼吸功能监测和氧的支持：①胸腹部手术后；②显著超重的患者，如 $BMI>27\sim35\ kg/m^2$；③用过大剂量阿片类药物；④存在急性或慢性呼吸系统疾病。

以下患者即使其 $PaO_2$ 处于正常范围，但仍有发生组织低氧或缺氧的可能：①低血容量（低CVP、少尿）；②低血压；③贫血，血红蛋白 $<70\ g/L$；④心血管或脑血管缺血患者；⑤氧耗增高，如发热的患者。

一般要求这些患者可以增强氧的支持，至于呼吸空气时的 $SpO_2>90\%$ 或恢复至手术前的水平。对有气道慢性阻塞的患者，其呼吸功能有赖于 $CO_2$ 或低氧的驱动，所以谨慎调节供氧的浓度，经常进行动脉血气分析是必要的措施。

### 四、心血管系统稳定性

#### (一)高血压

全身麻醉中最常见的并发症。除原发性高血压外,多与麻醉浅、镇痛药用量不足、未能及时控制手术刺激引起的强烈应激反应有关。故术中应加强观察、记录,当患者血压>18.7/12.0 kPa(140/90 mmHg)时,即应处理;包括加深麻醉,应用降压药和其他心血管药物。

全身麻醉恢复期,随着麻醉药作用的消退、疼痛不适,以及吸痰、拔除气管内导管的刺激等原因极易引起高血压的发生。尤其先前有高血压病史的概率占一大半,且多始于手术结束后30 min内。如果在术前突然停用抗高血压药物,则发生高血压情况更加严重。高血压的发生率为4%～6%。

1.原因

(1)疼痛:除了手术切口刺激外,其他造成不适之感还来自胃肠减压管、手术引流和输液的静脉通路等,同时还伴有恐惧、焦虑等精神因素的影响。疼痛的刺激是与麻醉前后和麻醉维持过程处理有关。

(2)低氧血症与高碳酸血症:轻度低氧血症所引起循环系统反应是心率增快与血压升高,以高动力的血流动力学来补偿血氧含量的不足。血内$CO_2$分压的升高,可直接刺激颈动脉和主动脉化学感受器,以及交感-肾上腺系统反应,则呈现心动过速和血压的升高。

(3)术中补充液体超负荷和升压药用量不当。

(4)吸痰的刺激,吸痰管对口咽、气管隆嵴的刺激,尤其操作粗暴或超时限吸引更易引起患者的呛咳和躁动、挣扎,则使循环系统更趋显著。

(5)其他:如术后寒战,尿潴留膀胱高度膨胀也会引起血压的升高。

对术后持续重度高血压,若不能及时消除其发生原因和必要的处理,则可因心肌氧耗量的增高,而导致左心室心力衰竭、心肌梗死或心律失常,高血压危象则可发生急性肺水肿或脑卒中。

2.预防和处理

(1)首先要发现和了解引起高血压的原因,并给予相应的处理,如施行镇痛术,呼吸支持以纠正低氧血症以及计算液体的出入量以减缓输液的速率或输入量。

(2)减少不必要的刺激,使患者处于安静姿态。当患者呼吸功能恢复和血流动力学稳定时,应尽早拔除导管,为了减少拔管时的刺激和心血管不良反应,可在操作前3～5 min给予地西泮0.1 mg/kg或美达唑仑1～2 mg和1%利多卡因(1 mg/kg)。有报告在拔管前20 min用0.02%硝酸甘油4 μg/kg。经鼻孔给药,可防止拔管刺激引起高血压。

(3)药物治疗:由于多数患者并无高血压病史,且在术后4 h内高血压能缓解,故不必应用长效抗高血压药物。值得选用的药物:①硝普钠的优点在于发挥药效迅速,且停止用药即可反转。对动脉、静脉壁均有直接的扩张效应。一般多采用持续静脉点滴给药,开始可以0.5～1.0 μg/(kg·min)给药达到可以接受的血压水平。但应密切监测动脉的动态,适时调整给药速率。②乌拉地尔若在拔管时给予0.5 mg/kg,可有效预防当时高血压反应和维持循环功能的稳定。③β受体阻滞剂如拉贝洛尔和艾司洛尔,前者兼有α和β受体阻滞的作用,常用来治疗术后高血压。但对β受体阻滞更为突出,由于负性变力效应使血压降低。艾司洛尔为超短效β受体阻滞药,对处理术后高血压和心动过速有效。但因半衰期短应予持续静脉点滴给药,依据血压的反应调节给药速率,相当于25～300 mg/(kg·min)。④对高龄、体弱或心脏功能差的患者,则可采用硝酸甘油降压。它对心脏无抑制作用,可扩张冠脉血管,改善心肌供血和提高心排血量。停药后血压恢复较缓,且较少发生反跳性血压升高。

**(二)急性心肌梗死**

麻醉期间和手术后发生急性心肌梗死,多与术前有冠心病,或潜在有冠脉供血不足有关。同时又遭受疾病、疼痛和精神紧张的刺激,以及手术和麻醉等的应激反应,都将进一步累及心肌耗氧和供氧间的平衡,任何导致耗氧量增加或心肌缺氧都可使心肌功能受损,特别是心内膜下区。有资料表明,非心脏手术的手术患者围术期心肌缺血的发生率可高达 24%~39%,冠心病患者中可高达 40%。如果发生心肌梗死的范围较广,势必影响到心肌功能,排血量锐减,终因心泵衰竭而死亡。尤其是新近(6 个月以内)发生过心肌梗死的患者,更易于出现再次心肌梗死。

1.病因

(1)诱发心肌梗死的危险因素:①冠心病患者;②高龄;③有外周血管疾病,如存在外周血管狭窄或粥样硬化,则提示冠脉也有相同的病变;④高血压(收缩压≥21.3 kPa(160 mmHg),舒张压≥12.4 kPa(95 mmHg)患者,其心肌梗死发生率为正常人的 2 倍;⑤手术期间有较长时间的低血压;⑥据文献报道,手术时间 1 h 的发生率为 1.6%,6 h 以上则可达 16.7%;⑦手术的大小,心血管手术的发生率为 16%,胸部手术的发生率为 13%,上腹部手术的发生率为 8%;⑧手术后贫血。

(2)麻醉期间易于引起心肌氧耗量增加或缺氧的因素:①患者精神紧张、焦虑和疼痛、失眠,均可致体内儿茶酚胺释放和血内水平升高,周围血管阻力增加,从而提高心脏后负荷、心率增速和心肌氧。②血压过低或过高均可影响到心肌的供血、供氧。若在麻醉过程中发生低血压,比基础水平低 30%并持续 10 min 以上者,其心肌梗死发生率,特别是透壁性心肌梗死明显增加。另外,高血压动脉硬化的患者,多伴有心肌肥厚,其发生心内膜下(非 Q 波型)心肌梗死的机会较多,即使未出现过低血压,也可发生心肌缺血性损伤。③麻醉药物对心肌收缩力均有抑制的效应,如氟烷、甲氧氟烷、恩氟烷、异氟烷,且抑制程度随吸入浓度而递增。曾报告当恩氟烷的呼末体积分数为 1.4%时,使动脉压降低 50%,11 例中有 4 例呈心肌缺血。同时,还应该注意药物对整个心血管和机体代偿机制的影响。④麻醉期间供氧不足或缺氧,势必使原冠状动脉供血不全的心肌供氧进一步恶化。⑤因麻醉过浅或其他用药引起了心率增快或心律失常。

2.诊断

在全身麻醉药物作用下,掩盖了临床上急性心肌梗死的症状和体征。在全麻期间,如发生心律失常尤其是室性期外收缩,左心室功能衰竭(如急性肺水肿),或不能以低血容量或麻醉来解释的持续性低血压时,都应及时地追查原因。直至排除急性心肌梗死的可能。

心电图的记录仍然是诊断急性心肌梗死的主要依据,尤其是用 12 导联心电图检查,诊断心肌梗死的依据是 Q 波的出现(即所谓透壁性心肌梗死),以及 ST 段和 T 波的异常,非透壁性则可不伴有 Q 波的出现。同时应进行血清酶的检查,如谷草转氨酶(GOT)、乳酸脱氢酶(LDH)和磷酸肌酸激酶(CPK),尤其是 CPK-MM;但酶水平的升高多出现在前 24 h,对即时的诊断仍帮助不大。近年提出的测定血内心肌肌钙蛋白 T,肌钙蛋白(tyoponin,TN)包括 3 个亚单位,即肌钙蛋白 C(cTnC)肌钙蛋白 I(cTnI)和肌钙蛋白 T(cTnT)。当心肌细胞缺血时,细胞内 pH 下降,激活蛋白溶解酶使心肌肌钙蛋白,透过细胞膜进入循环。测定 cTnT 的优点在于:在心肌梗死 3 h 左右开始升高,12~24 h 呈峰值,可持续 5 d 以上;对诊断急性心肌梗死的敏感度高达 98%~100%。

3.预防

对手术患者,特别是有高血压或冠状动脉供血不足的患者,要力求心肌氧供求的平衡,在降低氧耗的同时,还要提高供氧,如减轻心脏做功(高血压的治疗),改善和保持满意的血流动力学效应(如麻醉方法选择,纠正心律失常,洋地黄等);提高供氧如纠正贫血以提高携氧能力,保持满意的冠状动脉灌注压和心舒间期。术前对患有心肌供血不足患者应给予必要药物治疗和镇静药。对心肌梗死患者的择期手术,尽量延迟到4~6个月以后再施行,如此可把再梗死的发生率降至15%,两者相距的时间越短,则再发率越高。再发心肌梗死患者的死亡率可在50%~70%。

4.处理

(1)麻醉期间或手术后心肌梗死的临床表现很不典型,主要依据心电图的提示和血流动力学的改变,宜及时请心血管专科医师会诊和协同处理。

(2)必不可少的血流动力学监测如平均动脉压、中心静脉压、体温、尿量,以及漂浮导管置入,以便进一步了解肺动脉压(PAP)、肺毛细血管楔压(PCWP)和左室舒张末压(LVEDP)等。

(3)充分供氧,必要时行机械性辅助呼吸。

(4)暂停手术,或尽快结束手术操作。

(5)应用变力性药物,如多巴胺、去甲肾上腺素以保持冠状动脉血液灌注。近年有推荐用多巴酚丁胺具有较强的变力性效应,对变时性和诱发心律失常要比异丙肾上腺素少见。变力性药物可使心肌氧耗量增加,如并用血管扩张药硝酸甘油或硝普钠,不仅可降低心肌氧供量,且将提高心脏指数和降低已升高的LVEDP。处于心源性休克或低血压状态的治疗,可参阅本书有关章节处理。

(6)应用辅助循环装置——主动脉内球囊辅助(IABP),即反搏系统,通过降低收缩压,减少左心室做功,使心肌氧耗量随之下降,同时还增加舒张压,有利于冠状动脉血流和心肌供氧。

(7)其他对症治疗,如应用镇静和镇痛药(罂粟碱或吗啡)。

## 五、胃肠反应

### (一)反流、误吸

1.原因

麻醉过程中,易于引起呕吐或胃内容物反流的几种情况。

(1)麻醉诱导时发生气道梗阻,在用力吸气时使胸膜腔内压明显下降;同时受头低位的重力影响。

(2)胃膨胀除了与术前进食有关外,麻醉前用药,麻醉和手术也将削弱胃肠道蠕动,胃内存积大量的空气和胃液或内容物,胃肠道张力下降。

(3)用肌松药后,在气管插管前用面罩正压吹氧,不适当的高压气流不仅使环咽括约肌开放,使胃迅速胀气而促其发生反流;同时喉镜对咽部组织的牵扯,又进一步使环咽括约肌功能丧失。

(4)患者咳嗽或用力挣扎,以及晚期妊娠的孕妇,由于血内高水平的黄体酮也影响到括约肌的功能。

(5)胃食管交界处解剖缺陷而影响正常的生理功能,如膈疝患者,置有胃管的患者也易于发生呕吐或反流;带有套囊的气管导管,在套囊的上部蓄积着大量的分泌物也易于引起误吸。

(6)药物对食管括约肌功能的影响,如抗胆碱能药物阿托品、东莨菪碱和格隆溴铵对括约肌的松弛作用,吗啡、哌替啶和地西泮则可降低括约肌的张力。琥珀胆碱因肌颤,使胃内压增高,引起胃内容物反流。易致反流与误吸的危险因素如下：①胃内容物增多，增加反流的倾向，喉功能不全；②胃排空延迟，食管下端括约肌，全身麻醉；③张力低下，急症手术；④无经验麻醉医师；⑤胃液分泌增多，胃食管反流，夜间手术；⑥头部创伤；⑦脑梗死/出血；⑧神经肌肉疾病；⑨过饱，食管狭窄/食管癌，多发性硬化；⑩没有禁食，食管内压性，帕金森病；⑪食管内压性失弛症；⑫肌肉营养不良；⑬大脑性麻痹；⑭高龄患者，颅脑神经病；⑮创伤、灼伤；⑯糖尿病性自主神经病。

口咽部或胃内大量出血，胃食管反流或衰竭的患者都易于发生误吸。临产的孕妇因麻醉发生误吸窒息而致死者，国外报告的较多。国内对孕妇施行剖宫产术或其他手术采用硬膜外阻滞麻醉，保持神志清醒和吞咽、咳嗽反射，是减少误吸发生的重要原因。当然，当孕妇具有施行全身麻醉的适应证，或手术过程中改行全麻，此时更应谨慎保护气道，严密防止误吸的发生。

孕妇易于发生反流、误吸的因素：①传统习惯上临产孕妇多不限制进食，甚至鼓励多进食才有力气分娩，以致决定手术时孕妇仍处于"满胃"；②精神焦虑、失眠和疼痛使胃排空时间显著延缓；③增大的子宫使腹内压和胃内压增高；④胎盘可能是产生促胃酸激素的场所，促使胃液容量增多（$>25$ mL）和 pH 的下降（$pH<2.5$）。

麻醉下发生呕吐或反流有可能导致严重的后果，胃内容物的误吸，以致造成急性呼吸道梗阻和肺部其他严重的并发症，仍然是目前全麻患者死亡的重要原因之一。据有关资料报告，麻醉反流的发生率为 $4\%\sim26.3\%$，其中有 $62\%\sim76\%$ 出现误吸，误吸大量胃内容物的死亡率达 $70\%$。Waner MA 等报告 56 138 例 18 岁以下儿童共施行 3 180 次全身麻醉，其中有 24 例发生肺部误吸，发生率为 $1:2 632$ 即 $0.04\%$。急症手术与择期手术的发生率为 $1:373$ 对 $1:4 544$。误吸主要是发生在麻醉诱导时，在置入喉镜和气管插管之前，或正在置入喉镜时。Olsson GL 等报告 $0\sim9$ 岁儿童围术期的肺误吸发生率为 $1:1 163$（$0.09\%$），要比成年人高 2.5 倍。但在法国文献中报告 $0\sim14$ 岁的发生率仅在 $0.01\%$。上述发生率的差异，可能与不同的研究方法和围术期肺误吸的诊断标准有关。

虽然喉罩的出现为临床麻醉提供了一种有效的器具，但仍不能完全防止胃内容物的肺误吸，尤其不要用于肥胖患者。

2.误吸胃内容物的性质

麻醉过程中发生误吸会使患者发生急性肺损伤，而急性肺损伤的严重程度与误吸入胃内容物的理化性质（如 pH、含脂碎块及其大小）、误吸量以及细菌污染程度直接相关。来自 Robert 和 Shirley 的动物实验结果显示，误吸引起急性肺损伤的胃内容物 PH 临界值为 2.5，而误吸量临界值约为 0.4 mL/kg（相当于 25 mL）。Schwartz 等进行的动物实验（实验对象为狗）结果显示，当误吸的内容物 pH 为 5.9、误吸量达到 2 mL/kg 时可引起严重肺内分流和低氧血症，若伴有食物残渣的吸入则可导致高二氧化碳血症、酸中毒以及肺炎的发生，但是在 42 h 内并未引起实验动物死亡。另有实验表明，当对猴子进行气管盐酸滴入时，盐酸容量达到 $0.4\sim0.6$ mL/kg 时，仅仅会产生轻度 X 线改变和轻微临床表现，其 $LD_{50}$ 为 1.0 mL/kg。若以此参数推算成人误吸量的临界值，结果约为 50 mL。

（1）高酸性（$pH<2.5$）胃液：误吸后，即时（$3\sim5$ min）出现斑状乃至广泛肺不张，肺泡毛细血管破裂，肺泡壁显著充血，还可见到间质水肿和肺泡内积水，但肺组织结构仍比较完整，未见坏死。患者迅速出现低氧血症，这可能与继发的反射机制，肺表面活性物质失活或缺失，以及肺泡水肿、肺不张有关。由于缺氧性血管收缩而出现肺高压症。

（2）低酸性（$pH\geqslant2.5$）胃液：肺损伤较轻，偶见广泛斑状炎症灶，为多型核白细胞和巨噬细胞所浸润。迅速出现 $PaO_2$ 下降和 $Qs/Qt$ 的增加;除非吸入量较多,此改变一般在 24 h 内可恢复,且对 $PaCO_2$ 和 pH 影响较小。

酸性胃内容物吸入肺内,低 pH 可被迅速中和,但却因导致促炎症细胞因子如 TNF、IL-8 的释放,并将激活中性粒细胞趋集于受损的肺内。隐匿于肺微循环内的中性粒细胞,则与广泛的肺毛细血管内皮和肺泡上皮细胞黏附和移行,引起肺毛细血管壁和上皮细胞通透性改变和损害,以致出现含蛋白质的肺间质水肿。在此过程中,将涉及一系列黏附分子(如选择素、整合素)以及细胞间黏附分子(如 IACM-1)的活化与参与。有理由认为,误吸引起的急性肺损伤过程中,中性粒细胞的趋化、激活和黏附是发挥着重要作用的环节。

(3)非酸性食物碎块:炎症主要反映在细支气管和肺泡管的周围,可呈斑状或融合成片,还可见到肺泡水肿和出血。炎症特点是对异物的反应,以淋巴细胞和巨噬细胞浸润为主,在食物碎屑周围可呈肉芽肿。实际上小气道梗阻,而低氧血症远比酸性胃液的误吸更为严重,且呈升高 $PaCO_2$ 和 pH 下降。多存在肺高压症。

(4)酸性实物碎块:此类食物的误吸,患者的死亡率不但高,且早期就可发生死亡。引起肺组织的严重损害,呈广泛的出血性肺水肿和肺泡隔坏死,肺组织结构完全被破坏。患者呈严重的低氧血症、高碳酸血症和酸中毒,多伴有低血压和肺高压症。晚期肺组织仍以异物反应为主,或有肉芽肿和纤维化。

总之,误吸胃内容物引起的肺生理学紊乱、病理生理学改变,早期除了与反射的机制有关外,细胞因子和介质的释放是引起肺急性损伤不可忽视的重要环节。晚期肺组织仍以异物反应为主,出现肉芽肿和纤维化。

3.误吸的临床表现

(1)急性呼吸道梗阻:无论固体或液体的胃内容物,均可引起气道机械性梗阻而造成缺氧和高碳酸血症。如果当时患者的肌肉没有麻痹,则可见到用力地呼吸,尤以呼气时更为明显,随之出现窒息。同时血压骤升、脉速;若仍未能解除梗阻,则两者均呈下降。由于缺氧使心肌收缩减弱、心室扩张,终致心室颤动。有的患者因吸入物对喉或气管的刺激而出现反射性心搏停止。

(2)哮喘样综合征:在误吸发生不久或 2~4 h 出现,患者呈发绀、心动过速、支气管痉挛和呼吸困难。在受累的肺野可听到哮鸣音或啰音。肺组织损害的程度与胃内容物的 pH 直接相关外,还与消化酶活性有关。胸部 X 线的特点是受累的肺野呈不规则、边缘模糊的斑状阴影,一般多在误吸发生后 24 h 才出现。

(3)吸入性肺不张:大量吸入物可使气道在瞬间出现堵塞,而完全无法进行通气,则后果严重。若只堵塞支气管,又由于支气管分泌物的增多,可使不完全性梗阻成为完全性梗阻,远侧肺泡气被吸收后发生肺不张。肺受累面积的大小和部位,取决于发生误吸时患者的体位和吸入物容量,平卧位时最易受累的部位是右下叶的尖段。

(4)吸入性肺炎:气道梗阻和肺不张导致肺内感染。有的气道内异物是可以排出的,但由于全身麻醉导致咳嗽反射的抑制和纤毛运动的障碍,使气道梗阻不能尽快地解除,随着致病菌的感染,势必引起肺炎,甚至发生肺脓肿。

4.预防

主要是针对构成误吸和肺损害的原因采取措施:①减少胃内容量和提高胃液 pH;②降低胃内压,使其低于食管下端括约肌阻力;③保护气道,尤其当气道保护性反射消失或减弱时,更具有重要意义。

（1）禁食和胃的排空：对刚进食不久的患者，若病情许可，理应推迟其手术时间。其所需延迟的时间，可依据食物性质、数量、病情、患者情绪和给药的情况等因素综合加以考虑。过去临床上多以手术前日晚餐后开始禁食禁饮。事实上如此长时间禁食，特别是禁饮会增加患者的水和电解质紊乱。有的患者由于饥饿或口渴难忍而佯装已禁食禁饮，反而增加医疗上困难。对饱胃患者尽可能采用局部麻醉或椎管内阻滞麻醉。若是全身麻醉适应证，又不允许推迟手术时间，则可采取如下措施。

置入硬质的粗胃管（直径为 7 mm），通过吸引以排空胃内容物，细而软的胃管难以吸出固体食物的碎块。要检查吸引的效果，切不可置而不顾。

采用机械性堵塞呕吐的通道，如带有套囊的 Macintoch 管或 Miller-Abbott 管等，但因食管壁有高度的可扩张性，故对其确切的效果尚有疑问。

过去在临床上曾用不同的药物以求达到如下的目的：抗恶心呕吐、抗酸和抑制胃液量和减少误吸的危险。事实上用药未必都能达到预期的效果，不同药物各有其适应证，而不作为常规的应用。依据 ASA 专家小组提出的建议，可作为参考。用药提高 pH 和减少胃液的分泌，如口服 0.3 M 枸橼酸钠 30 mL 于手术前 15～20 min，作用可持续 1～3 h。近年来主张用组胺 $H_2$ 受体拮抗药，如西咪替丁 300 mg 于术前 1 h 口服或肌内注射，儿童的剂量为 7.5 mg/kg，提高 pH＞2.5 的有效率可达 90％，但对胃液容量影响较差。西咪替丁的峰效应在给药后 60～90 min，持续 4 h。雷尼替丁在术前 1 h 静脉注射，不仅可提高 pH，且能降低胃液容量，作用可持续 8 h 左右。若为降低误吸的危险为目的，不推荐应用抗胆碱能药物如阿托品和东莨菪碱，因这两种药物可使下食管括约肌能力降低，有利于胃内容物反流至食管。

（2）麻醉的诱导：麻醉诱导过程更易于发生呕吐和反流，对饱胃患者可采用如下的方法。

1）清醒气管内插管，可用 1％～2％丁卡因或 2％～4％利多卡因溶液进行表面麻醉和经环甲膜气管内注射，一旦气管插管成功，即将气管导管的套囊充气，此法较为有效。

2）处平卧位的患者，在诱导时可把环状软骨向后施压于颈椎体上，为了闭合食管来防止误吸。

3）采用头高足低进行诱导，当足较平卧位低于 40°角时，此时咽的位置较食管贲门交界处高 19 cm。一般认为，即使在胃膨胀情况下，胃内压的增高也不超过 18 cmH_2O，因此可以防止反流。但在此体位下一旦发生胃内容物反流，则发生误吸是难以避免的，特别是心血管功能差的患者，不宜采用此体位。另一体位，是轻度头低足高位。虽然由于胃内压增高而易致反流，但头低位使反流的胃内容物大部滞留于咽部，迅速予以吸引可避免误吸入气管，故临床上可采用此体位。

4）恰当选用诱导药物，如应用氧化亚氮-氧-氟烷诱导，让患者保持自主呼吸和咽反射，直至麻醉深度足以插管，则发生呕吐和反流的机会较少。至于硫喷妥钠-琥珀胆碱快速诱导插管，因大剂量可迅速抑制呕吐中枢，同时琥珀胆碱对膈肌和腹肌麻痹作用，故在短暂时间内不至于发生呕吐，但要求具有很熟练的插管技巧。无论采用何种方法进行麻醉诱导，都应准备好有效的吸引器具。

5）应完全清醒时才能拔气管内导管。患者作呕、吞咽或咳嗽并非神志完全清醒的标志，所以拔管时患者不仅能睁眼，应具有定向能力、能作出相应表情的应答。否则仍有误吸之可能。

（3）采用附有低压、高容量套囊的气管导管，通过染料进行误吸实验表明，用普通高压低容量套囊的导管，其误吸率可达 56％；若改用前一种导管，则其发生率可降至 20％。

5.处理

关键在于及时发现和采取有效的措施,以免发生气道梗阻窒息和减轻急性肺损伤。

(1)重建通气道:①使患者处于头低足高位,并转为右侧卧位,因受累的多为右侧肺叶,如此则可保持左侧肺有效的通气和引流。②迅速用喉镜检查口腔,以便在明视下进行吸收清除胃内容物。如为固体物可用手法直接清除,咽部异物则宜用 Magil 钳夹取。若气道仅呈部分梗阻,当患者牙关紧闭时,可通过面罩给氧,经鼻腔反复进行吸引,清除反流物。亦可采用开口器打开口腔,或纤维光导支气管镜经鼻腔导入进行吸引。此时不宜应用肌松药,因喉反射的消失有进一步扩大误吸的危险。

(2)支气管冲洗:适用于气管内有黏稠性分泌物,或为特殊物质所堵塞。在气管内插管后用生理盐水 5～10 mL 注入气管内,边注边吸和反复冲洗,或用双腔导管分别冲洗两侧支气管。

(3)纠正低氧血症:大量酸性胃液吸入肺泡,不仅造成肺泡表面活性物质的破坏,而且导致肺泡Ⅱ型细胞的广泛损害和透明膜形成,使肺泡萎陷,并增加肺内分流和静脉血掺杂。用一般方式吸氧,不足以纠正低氧血症和肺泡-动脉血氧分压差的增大,需应用机械性通气以呼气末正压通气(PEEP)$0.49～0.98$ kPa($5～10$ cmH$_2$O),或 CPAP 以恢复 FRC 和肺内分流接近生理学水平,避免或减轻肺损害的严重性。

(4)激素:至今为止,对误吸后患者应用类固醇类药物的认识不一,仍有争议。早期应用有可能减轻炎症反应,改善毛细血管通透性和缓解支气管痉挛的作用;虽不能改变其病程,也难以确切的说明激素对预后的最终影响,但在临床上仍多有应用。一般要早期应用并早期停药,如静脉内给予氢化可的松或地塞米松。

(5)气管镜检查:可待病情许可后进行,其目的在于检查并清除支气管内残留的异物,以减少和预防肺不张和感染的发生。

(6)其他支持疗法:如保持水和电解质的平衡,纠正酸中毒。进行血流动力学、呼末 CO$_2$、SpO$_2$ 和动脉血气分析,及心电图的监测,必要时给予变力性药物和利尿药。

(7)抗生素的应用:以治疗肺部继发性感染。

**(二)术后恶心与呕吐**

术后的恶心与呕吐(postoperation nausea and vomiting,PONV)是全麻后很常见的问题,尽管不是严重的并发症,但仍造成患者的不安不适而影响休息;甚至延迟出院的时间,尤其是非住院患者的手术。PONV 发生率为 $20\%～30\%$。

1.易于发生 PONV 的危险因素

(1)倾向性因素:包括年轻患者,妇女,早期妊娠,月经周期的天数(与排卵和血内黄体酮的水平有关),以及糖尿病和焦虑的患者。

(2)胃容量增加:如肥胖、过度焦虑等。

(3)麻醉用药与方法:全麻远比区域性麻醉或局部麻醉多见;用药以氧化亚氮、乙醚酯和氯胺酮,以及新斯的明为多见。

(4)手术部位与方式:如手术时间、牵拉卵巢和宫颈扩张术,以及腹腔镜手术,斜视纠正术,中耳的手术等为多见。

(5)手术后的因素:如疼痛,应用阿片类药、运动、低血压和大量饮水等。胃肠减压导管刺激也常引起呕吐。

对术前有明显发生 PONV 倾向的患者,才考虑采用药物预防,一般不需预防性用药。

2.治疗

用来预防和治疗恶心、呕吐的药物主要有如下几类。

(1)丁酰苯类:常用的药物为氟哌利多是强效神经安定药。通过对中枢多巴胺受体的拮抗而发挥镇吐效应,又不影响非住院患者的出现时间。当超过 20 μg/kg 时将呈明显的镇静作用可延长出院时间。有报告指出,小剂量氟哌利多与甲氧氯普胺并用时,对腹腔镜胆囊切除术的镇吐作用要比恩丹西酮效果好。如剂量过大时则可出现不良反应,包括运动障碍、好动和烦躁不安的反应。

(2)吩噻嗪类:此类药物抗呕吐的作用,可能是通过阻断中枢化学触发带多巴胺受体所致。如多年来应用氯丙嗪和异丙嗪来拮抗阿片类药物引起的恶心、呕吐。但有可能发生低血压、强度镇静而影响出院时间,特别是可能发生椎体系统的症状如烦躁不安和眼球旋动等。

(3)胃动力性药:甲氧氯普胺和多潘立酮均为胃动力性药。以促进胃和小肠运动和提高食管下括约肌的张力。甲氧氯普胺(20 mg 静脉推注或 0.2 mg/kg 静脉推注)是以预防 PONV,由于半衰期短应在即将结束手术前给药,以保证术后早期的药效。

(4)抗胆碱能药:传统的抗胆碱能药物有阿托品、格隆溴铵和东莨菪碱,因它们具有止涎和解迷走神经效应。但由于这些药物不良反应较为突出,如口干、谵妄、瞳孔扩大和眩晕等而限制了应用。

(5)抗组胺药:茶苯醇胺和羟嗪主要作用于呕吐中枢和前庭通路可用于预防 PONV 的发生。尤其用于治疗运动病和中耳手术后的患者。

(6)5-羟色胺拮抗剂:由于发现 5-羟色胺(5-HT)在细胞毒药物引起呕吐中所发生的病理生理作用,因此启发人们用 5-HT 拮抗剂如恩丹西酮、granisetron、dolasetron 等对 5-HT 受体有高度选择性能有效预防和治疗 PONV,且无多巴胺受体拮抗剂、毒蕈碱或组胺拮抗剂的不良反应。但偶尔可出现镇静、焦虑、肌张力失常,视力紊乱和尿潴留等不良反应,对呼吸和血流动力学无明显的影响。静脉输注时,可发生无症状性 QRS、PR 间期的延长。预防性用量为 0.05～0.20 mg/kg静脉推注或口服。由于目前此类药物的耗费高昂,而影响其广泛常规的应用。

## 六、神经系统问题

近来,全身麻醉逐渐增加,老年患者手术也越来越多,全麻后并发症防治受到重视,以往认为全麻后中枢神经系统的并发症并不常见,但随着临床研究深入和监测技术的发展,麻醉医师知识面的扩展以及患者对医疗要求的提高,对全麻后中枢神经系统并发症更加关注。全麻后中枢神经系统损伤的范畴包括行为和认知功能的变化,也可有严重的甚至是致命的脑损伤,如脑出血和脑梗死。

### (一)脑梗死与脑出血

脑梗死与脑出血可由很多原因引起,包括:①患者本身存在的心脑血管疾病;②手术麻醉方法或药物引起的血栓或气栓造成的脑梗死;③围术期血压异常升高而导致脑出血;④长时间低血压引起脑血栓形成,导致脑梗死。在手术结束停止麻醉后,患者苏醒延迟或有异常神经系统表现,如偏瘫、截瘫、单瘫、偏身感觉障碍、偏盲、象限盲、皮质盲等时,应按神经系统体格检查纲要进行检查,同时应及时与神经专科医师联系会诊。

### (二)术后谵妄和认知功能障碍

术后谵妄指在术后数天内发生的一种可逆的,波动性的急性精神紊乱综合征,包括注意、定向、感知、精神运动行为以及睡眠等方面的紊乱。根据临床表现,术后精神障碍可分为:①躁狂型:表现为交感神经过度兴奋,对刺激的警觉性增高,以及精神运动极度增强;②抑郁型:表现为对刺激的反应下降和退却行为;③混合型,在躁狂和抑郁状态间摆动。

术后认知功能障碍按照北美精神障碍诊断和统计手册(DSM-Ⅳ-R)对认知障碍的分类,术后认知功能障碍属于轻度神经认知障碍,其特征是由一般的医疗处理引起而又不属于谵妄、痴呆、遗忘等临床类型,最重要的是其诊断需神经心理学测试。认知功能障碍在临床上较常见,表现为患者在麻醉、手术后出现记忆力、集中力等智力功能的损害,在老年患者易被误诊为痴呆恶化,它可能是某些严重基础疾病(如急性心肌梗死、肺梗死、肺炎、感染等)的最初或唯一表现。

## 七、体温调节

体温是监测患者状态的重要生命体征之一,麻醉可以打破机体产热散热的平衡,继而会引起体温上升或降低,这种体温变化常可以导致极为有害的后果。

**(一)低体温**

当中心体温低于 36 ℃时,即为低体温,低体温是麻醉和手术中常见的体温失调。

1.原因

(1)低室温:当室温低于 21 ℃时,皮肤和呼吸道散热明显增多,患者体温易下降,体温下降幅度和手术时间长短、患者体表面积大小与体重有关。经研究证实,手术室温度低于 21 ℃时,一般患者均有体温降低,室温在 21～24 ℃,70%的患者可保持体温正常,若室温在 24～26 ℃,患者均能维持体温稳定。故手术室温度应该控制在 24～26 ℃,相对湿度维持在 40%～50%。

(2)室内通风:对流散热是在空气流动情况下实现的,手术室内使用层流通气设备,可以使对流散热由正常的 12%上升到 61%,而使蒸发散热由正常的 25%下降到 19%。

(3)术中大量输注较冷液体,特别是输入 4 ℃的冷藏库血,可使体温下降 0.5～1 ℃,输血量越大,体温下降明显。为防止体温下降过多,宜将输入的液体或库血用 40 ℃温水加温或输血、输液加温器加温后再输入。

(4)术中内脏暴露时间长及用冷溶液冲洗腹腔或胸腔,可使体温明显降低。

(5)全身麻醉药有抑制体温调节中枢的作用,此种情况下如使用肌松剂,使体热产生减少(肌肉活动是体热产生的来源),致使体温降低。

2.低体温的影响

(1)使麻醉药及辅助麻醉药作用时间延长。

(2)出血时间延长。

(3)使血流黏稠性增高,影响组织灌流。

(4)如有寒战反应,可使组织耗氧量明显增多。

**(二)体温升高**

当中心体温高于 37.5 ℃即为体温升高,体温升高也称为发热。临床常按发热程度将发热分为低热、高热、超高热。

1.诱发原因

(1)室温超过 28 ℃,湿度过高。

(2)无菌单覆盖过于严密妨碍散热。

(3)开颅手术在下视丘附近操作。

(4)麻醉前用药给阿托品量大,抑制出汗。

(5)输血输液反应。

(6)采用循环紧闭法麻醉,钠石灰可以产热,通过呼吸道使体温升高。

(7)恶性高热。

2.体温升高的影响

(1)体温升高1℃,基础代谢增加10%,需氧量也随之增加。

(2)高热时常伴有代谢性酸中毒、高血钾及高血糖。

(3)体温升高到40℃以上时,常导致惊厥。

(姜洪玲)

# 第四节　麻醉术后监护病房工作常规和离室标准

麻醉术后患者在麻醉术后监护病房,虽然仅有短暂的停留,但因在此期间对其生命的支持等同于手术中的麻醉管理,所以PACU是保证麻醉手术后患者的生命安全重要的一个监护治疗环节;在PACU期间主要的管理工作是由护理人员完成的。当患者的病情出现变化时护士首先给予初步的处理;当发生严重并发症时,护士会迅速汇报医师进行急救,稍有贻误便可发生不可逆转的后果。患者从手术间至PACU及从PACU返回病房的二次转运,也都存在着很大的风险,所以必须严格按照统一可行的制度和流程去执行,才能确保PACU患者的生命安全。

## 一、PACU医护人员的基本素质和工作要求

(1)PACU是个相对封闭并与外界隔离的治疗环境,对医护人员基本素质要求更高,医护人员首先具备较高的业务素质,熟练的专业护理技能,同时还必须具备高尚的医德品质、优良的医德修养,更需具备能够处处严于律己、踏实工作、慎独工作的敬业精神;对患者实施人文护理关怀及优质的护理服务。

(2)PACU医务人员需具备熟练使用苏醒室内的呼吸机、监护仪、除颤器、简易呼吸器、负压吸引器等设备的能力,患者进入前需确保这些设备均处于良好的备用状态(图10-1、图10-2)。

(3)熟知常规必备物品,如喉镜、气管插管、氧气袋、手电、吸痰管、口咽通气管、鼻咽通气管、加压面罩、听诊器、血压计及抢救药品的放置位置,随手便可触及(图10-3、图10-4、图10-5)。

(4)保证吸痰管、注射器、吸氧管、电极片、消毒剂、洗手液、手消毒液、无菌手套等一次性用品充足供应。

(5)保证供给氧气的准确性,防止吸入混合气体而致意外低氧血症甚至是死亡的情况发生;保障用电不可间断,专人负责管理。

(6)感染控制制度:为预防医院患者间发生交叉感染,入室前需要穿着隔离服,除苏醒室工作人员及相关麻醉及手术医师外,减少其他人员出入;与患者接触的医护人员须佩戴口罩帽子;传染病及感染患者需要专用病室监护,并在其使用呼吸机时配用人工鼻;患者出PACU后做空气及用物消毒处理;苏醒室内严格执行无菌技术操作原则及操作前洗手制度,执行物体表面、地面、空气消毒制度,避免医源性感染的发生。

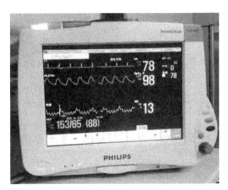

图 10-1 监护仪

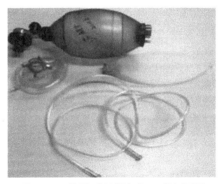

图 10-2 简易呼吸器与加压吸氧面罩

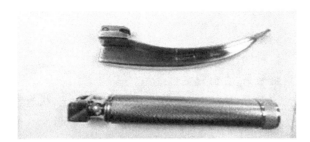

图 10-3 麻醉用喉镜

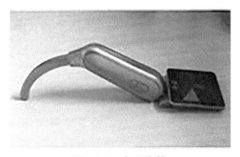

图 10-4 电子喉镜

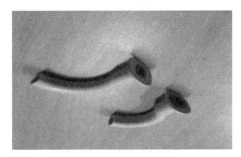

图 10-5 口咽通气道

## 二、PACU 入室的标准

麻醉术后的患者,都有一个恢复的过程,为确保患者术后安全,避免术后意外情况或并发症的发生,同时减少医疗工作不必要的重复性工作,术后进入 PACU 按如下标准执行。

（1）凡是全麻患者麻醉后清醒不完全，自主呼吸未完全恢复者、肌肉张力差或因某些原因气管导管未拔除者，均应送入恢复室。

（2）各种神经阻滞麻醉术后生命体征不稳定、术中发生意外情况、术中使用大量镇痛镇静药物、有迟发性呼吸抑制危险者。

（3）特殊病情手术后，需要在手术室环境短暂监测、治疗者。但乙肝等传染性患者在手术间内苏醒，不入恢复室。

## 三、进入PACU的交接流程和内容

### （一）交接流程

负责患者的麻醉医师、巡回护士与恢复室医师护士交接，护士还需在"手术患者签字单"三联单上签字备案。

### （二）交接内容

1.麻醉医师与PACU医师交接内容

（1）一般资料：手术名称、时间、麻醉方法。

（2）药物使用：镇痛药、肌松药、心血管活性药等。

（3）特殊情况：失血量、输血量、液体量、尿量、牙齿松动等情况；拔管特殊注意事件、病情特殊注意事项。

2.手术巡回护士与PACU护士交接内容

（1）核对资料：病历、患者身份（腕带）、物品、记录单、病号服、药品、X线等各种片子。

（2）输液管路通畅及固定情况、皮肤情况、各种引流管通畅情况、妥善安置固定情况。

（3）安全检查：输液用药性质、血液制品、腕带、病历核对。

## 四、患者入苏醒室的转运

麻醉术后患者，多数转运过程都是很常规的工作，但是有部分患者因手术间面临紧急的接台手术，或手术结束过快而麻醉药物还需要时间代谢，或是呼吸功能恢复不完全需要简易呼吸器辅助呼吸，或术后已苏醒出现躁动，甚至还有因血压低用升压药物持续维持等情况出现，所以术后转运过程要根据病情不同而有侧重，存在一定的风险，应该重视并要严格按工作流程执行。

（1）由麻醉医师负责把患者送入PACU，或由PACU护士从手术间接患者至PACU。

（2）将患者从手术台移至苏醒室平车上，给予患者头低脚高位或头低位。

（3）妥善固定好各种管路，维持各管路通畅，生命支持药物正常输入，防治各种管路被刮碰或被患者自行拔除。

（4）转运途中有气道阻塞或呕吐误吸发生的危险，注意让患者保持侧卧位。

（5）病情重者，途中应不间断给予吸氧或辅助呼吸，以防发生低氧血症；并适当加快转运速度。

（6）转运中负责麻醉医师或苏醒护士，应在患者头部位置严密观察患者面色、呼吸状态等，防止发生病情突变以急救。

## 五、PACU评估及监测处理

常规工作是对术后患者进行呼吸功能恢复的正确评估，选择有效的给氧方式，降低低氧血症发生概率;给予术后患者保温,以提高患者舒适度并加快复苏。病情发生变化时,护士首先要快速进行初步处理,有困难时需立即通知医师。

(1)常规监测血氧饱和度、心电及无创血压,评估气道通畅程度;少数患者因病情的需要给予监测 ETCO$_2$、有创动脉压力及体温,至少 15 min 一次并记录。

(2)实时对患者意识、疼痛、恶心呕吐、手术切口出血等进行评估和初步的处理,必要时按医嘱执行用药并记录。

(3)气管插管者等待呼吸完全恢复,血气分析正常,患者清醒,循环功能基本稳定及无特殊情况即可拔除插管。

(4)全麻后苏醒期间重点注意。

1)保持呼吸道通畅,插管患者注意保持插管固定的牢靠性,防止脱出。及时负压吸引清除气道内分泌物,保持插管气囊压力在 15~25 cmH$_2$O,检查插管深度并记录,拔管后清醒者去枕平卧,头偏向一侧,有效方式吸氧。加强对呼吸频率、呼吸幅度、皮肤颜色的观察,对缺氧及二氧化碳蓄积应做出确切诊断并汇报医师治疗处理。

2)保持循环稳定,密切观察血压、脉搏、中心静脉压,如有血压下降、高血压、心律失常,立刻汇报医师查明原因并及时处理。

3)监测心电,观察尿量、引流情况,若有继发出血立即报告医师,做好二次手术准备。

4)意识恢复评估:全麻后 2 h 意识未恢复即认为麻醉苏醒延迟,应考虑麻醉药物的影响,回顾手术麻醉中有无严重低血压与低氧血症;严重贫血、低温、糖代谢紊乱、水电解质失衡及中枢神经系统本身疾病影响,均应及早防治,除加强呼吸循环管理,查明原因对症处理外,必要时遵照医嘱给相应麻醉药拮抗如纳洛酮、毒扁豆碱、氨茶碱、贝美格、哌甲酯(利他林)等药物处理。

5)实时评估患者肢体活动情况,区域麻醉肢体活动及感觉运动功能情况,全麻后四肢能否自主活动及清醒后对握力的评估。

(5)拔管指征的评估及实施拔管。

(1)拔管指征:①呼吸空气情况下,血氧饱和度达 92% 以上;②呼吸方式正常,患者自主呼吸不费力,每分钟呼吸频率小于 30 次,潮气量大于 300 mL;③患者意识恢复,可以合作;④保护性吞咽、咳嗽反射恢复;⑤肌张力恢复,持续握拳有力,抬头试验阳性(无支撑抬头坚持10 s)。

(2)实施拔除插管:①患者已经符合拔管指征即拔管;或是病情需要可提前拔管,但拔管后要严密监测血氧情况;②拔管前要了解气道情况,充分吸氧,清理气道内、口腔内分泌物;③放出气囊气体;④加大吸氧流量,监测血氧饱和度达 95% 以上;⑤嘱患者张嘴,边吸引边将吸痰管连同插管一起拔出,头偏向一侧,继续用面罩给氧,现在也有主张拔管同时不做气道吸痰,气道吸痰负压下有可能导致肺泡塌陷,拔管瞬间导致误吸,可在拔管前先做膨肺吸痰后即刻拔管,气道里即使有分泌物也可被肺内气体吹出;⑥监测血氧饱和度,评估是否存在气道梗阻或通气不足的征象,若发生低氧血症应迅速处理,积极纠正处理诱发因素。

## 六、离室标准

### (一)PACU 离室标准

1.全麻患者需要达到如下几点

(1)全麻患者需完全清醒,恢复知觉、能正确辨别时间和地点。

(2)呼吸道通畅,呼吸交换满意,无呕吐及误吸危险。

（3）全麻后四肢能自主活动。

（4）循环功能稳定。

2.患者离室的其他标准

（1）中枢神经系统标准：术前神志正常者，神志恢复，有指定性动作；定向能力恢复，能辨认时间和地点；肌张力恢复，平卧抬头能持续 10 s 以上。

（2）呼吸系统标准：能自行保持呼吸道通畅，吞咽及咳嗽反射恢复，通气功能正常，呼吸频率为每分钟 12～30 次，能自行咳嗽排除呼吸道分泌物，$PaCO_2$ 在正常范围，或达到术前水平，呼吸空气条件下 5 min 后血氧饱和度仍能高于 95%。

（3）循环系统标准：心率血压不超过术前值的 20% 并稳定 30 min。

（4）椎管内麻醉后，呼吸循环稳定，麻醉平面在 $T_6$ 以下，最后一次椎管内给予局麻药 1 h 以后，感觉及运动神经功能已有恢复，交感神经功能已恢复，循环功能稳定不需要升压药。

（5）术后麻醉性镇痛药或镇静药用后观察 30 min 无异常反应。凡是术中术后使用了镇静镇痛药物，出室前均由麻醉医师根据 Steward 评分对患者进行评价。超过 4 分方可离开恢复室。

（6）没有麻醉或手术并发症，如气胸、活动性出血等。

（7）如果病情危重，需进一步加强监测和治疗患者则直接转入 ICU。

**（二）PACU 转出流程及交接内容**

患者达到转出标准，由 PACU 护士提出，麻醉医师确认签字转送原来病房。

1.转出流程

转出流程见图 10-6。

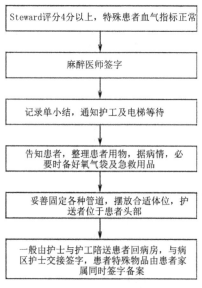

**图 10-6　转出流程**

2.与病房护士交接内容

（1）与病房护士交接病情，监护仪显示患者生命体征正常且平稳，在护理记录单上双方签字。

（2）交接内容包括简要病史、诊断、麻醉及手术经过，术中用药、生命体征变化、输血输液情况、麻醉药及拮抗剂使用情况，恢复苏醒经过，仍有可能发生的问题，下一步需要注意观察和处理事项，及皮肤完好情况等，并将患者随身携带的病服、活动义齿、药品、各种片子等一并交予护士及家属,签字备案。

(3)转运工作应由 PACU 护士及护工护送;重危患者应由麻醉医师或与手术医师共同护送,转运流程参见患者入苏醒室的转运;并向病房医师详细交接病情,移交病历与治疗记录。

3.术后患者转入 ICU 标准

(1)病情危重,循环不稳定,仍需血管活性药物维持者,应在不间断监测和治疗的条件下转入 ICU。

(2)呼吸衰竭,其他多脏器功能不全或衰竭者,休克纠正患者,尚未彻底或估计较长时间呼吸仍不能恢复到满意程度或出现呼吸系统并发症,复杂的口腔、咽部等特殊部位手术后患者仍需呼吸支持或监测的条件下转至 ICU。

(3)心肺复苏患者直接转至 ICU。

(4)术前既有昏迷,呕吐误吸等情形,直接送入 ICU。

(5)感染伤口大面积暴露患者。

(6)特殊感染患者:多重耐药菌感染、炭疽气性坏疽破伤风、艾滋病狂犬病患者。

(7)其他医院感染管理规定需要特殊隔离患者。

(8)其他器官系统功能异常或病情需要送入 ICU 进一步治疗情形的。

**(三)PACU 患者转入 ICU 的流程及交接**

凡是需要转入 ICU 的患者,均是因为在 PACU 短时间内其意识不能恢复、需要长时间带气管插管、需长时间循环支持、术中或术后发生过严重并发症等患者,这些患者的转运过程都存在着生命危险,有的需要辅助呼吸,有的需要升压药维持,必须重视转运过程中的安全。

(1)对较为复杂的大手术,评估生理功能在 1~2 d 难以稳定,随时可能出现严重并发症者,手术后直接转至 ICU。

(2)对已经进入恢复室的患者,术后 2~4 h 生理功能不稳定或出现比较严重并发症,由 PACU 室护士提出,麻醉医师下达医嘱,与患者家属沟通后转入 ICU 继续监测治疗。

(3)首先电话联系 ICU 做好准备;呼叫电梯等候,以缩短患者等待时间。

(4)苏醒室进行病情记录小结,对患者现在状态、下一步加强观察护理问题总结并记录。

(5)各种管路妥善放置,需要泵入药物要保证连续不间断;需要使用简易呼吸器辅助呼吸的患者途中不可间断,必要时携带氧气袋等急救物品。

(6)由麻醉医师、苏醒室护士和手术医师同时参加患者 ICU 的转运。外科医师和护士在转运车前方,麻醉医师在转运车后方(患者头部位置处)保证充分通气,必要时简易呼吸器辅助呼吸。

(7)途中密切观察患者的呼吸、血压、心率及面色等,以维持途中的治疗和应对病情突变。

(8)至 ICU 后,与护士交接内容同病房交接并签字。

(姜洪玲)

# 第五节 手术中的护理配合

## 一、洗手护士配合

### (一)洗手护士工作流程

洗手护士工作流程主要包括以下几个步骤：①准备术中所需物品；②外科手消毒；③准备无菌器械台；④清点物品；⑤协助铺手术巾；⑥传递器械物品配合手术；⑦清点物品；⑧关闭伤口；⑨清点物品；⑩手术结束器械送消毒供应中心处理。

### (二)洗手护士职责

1.手术前准备职责

洗手护士应工作严谨、责任心强，严格落实查对制度和无菌技术操作规程；术前了解手术步骤、配合要点和特殊准备，熟练配合手术；按不同手术准备术中所需的手术器械，力求齐全。

2.手术中配合职责

洗手护士应提前 15 min 洗手，进行准备。具体工作分器械准备、术中无菌管理和物品清点几个部分。

(1)器械准备包括：①整理器械台，物品定位放置；②检查器械零件是否齐全，关节性能是否良好；③正确、主动、迅速地传递所需器械和物品；④及时收回用过的器械，擦净血迹，保持器械干净。

(2)术中无菌管理包括：①协助医师铺无菌巾；②术中严格遵守无菌操作原则，保持无菌器械台及手术区整洁、干燥，无菌巾如有潮湿，应及时更换或重新加盖无菌巾。

(3)物品清点包括：①与巡回护士清点术中所需所有物品，术后确认并在物品清点单上签名；②术中病理标本要及时交予巡回护士管理，防止遗失；③关闭切口前与巡回护士共同核对术中所用的所有物品，正确无误后，告知主刀医师，才能缝合切口，关闭切口及缝合皮肤后再次清点所有物品。

3.手术后处置职责

术后擦净手术患者身上的血迹，协助包扎伤口；术后器械确认数量无误后，用多酶溶液浸泡15 min，初步处理后送消毒供应中心按器械处理原则集中处理，不能正常使用的器械做好标识并通知及时更换。

## 二、巡回护士配合

### (一)巡回护士工作流程

巡回护士工作流程主要包括以下几个步骤：①术前访视手术患者；②核对(患者身份、所带物品、手术部位)；③检查(设备仪器、器械物品)；④麻醉前实施安全核查(Time-Out)；⑤放置体位；⑥开启无菌包，清点物品；⑦协助术者上台；⑧配合使用设备仪器，供应术中物品，加强术中巡视观察；⑨手术结束前清点物品，保管标本；⑩手术结束后与病房交接。

**(二)巡回护士工作职责**

1.术前准备职责

(1)术前实施术前访视,了解患者病情、身体、心理状况以及静脉充盈情况,必要时简单介绍手术流程,给予心理支持;了解患者手术名称、手术部位、术中要求及特殊准备等。

(2)术前了解器械、物品的要求并准备齐全;检查所需设备及手术室环境,处于备用状态。

(3)认真核对患者姓名、床号、住院号、手术名称、手术部位、血型、皮试、皮肤准备情况;按物品交接单核对所带物品;用药时认真做到"三查七对"。

(4)根据不同手术和医师要求放置体位,手术野暴露良好,使患者安全舒适。

2.术中配合职责

(1)与洗手护士共同清点所有物品,及时准确地填写物品清点单,并签全名。

(2)协助手术者上台,术中严格执行无菌操作,督查手术人员的无菌操作。

(3)严密观察病情变化,重大手术做好应急准备。

(4)严格执行清点查对制度,包括各种手术物品、输血和标本等,及时增添所需各种用物。

(5)保持手术间安静、有序。

3.手术后处置职责

(1)手术结束,协助医师包扎伤口。

(2)注意保暖,保护患者隐私。

(3)患者需带回病房的物品应详细登记,并与工勤人员共同清点。

(4)整理手术室内一切物品,物归原处,并保证所有仪器设备完好,呈备用状态。

(5)若为特殊感染手术,按有关要求处理。

## 三、预防术中低体温

低体温是手术过程中最常见的一种并发症,60%～90%的手术患者可发生术中低体温,而术中低体温可导致诸多并发症,由此增加的住院天数和诊疗措施,会导致额外医疗经费的支出。因此手术室护士应采取有效的护理措施来维持手术患者的正常体温,预防低体温的发生。

**(一)低体温的定义和特点**

通常当手术患者的核心体温低于 36 ℃时,将其定义为低体温。在手术过程中发生的低体温呈现出三个与麻醉时间相关的变化阶段:即重新分布期、直线下降期和体温平台期。重新分布期,指发生在麻醉诱导后的 1 h 内,核心温度迅速向周围散布,可导致核心温度下降大约1.6 ℃;直线下降期,指发生在麻醉后的数个小时内,在这一时期,手术患者热量的流失超过新陈代谢所产热量。在这一时期给予患者升温能有效限制热量的流失;体温平台期,指在之后一段手术期间内,手术患者体温维持不变。

**(二)与低体温相关的不良后果和并发症**

手术过程中出现的低体温,除了给手术患者带来不适、寒冷的感觉外,在术中及术后可能导致一系列不良后果和并发症,包括术中出血增加,导致外源性输血、术后伤口感染率增加、术后复苏时间延长、麻醉复苏时颤抖、心肌缺血、心血管并发症、药物代谢功能受损、凝血功能障碍、创伤手术患者的死亡率增加、免疫功能受损、深静脉血栓发生率增加。

### (三)与低体温发生相关的风险因素

**1.新生儿和婴幼儿**

由于新生儿和婴幼儿体积较小,体表面积相对较大,从而导致热量快速地通过皮肤流失;同时新生儿和婴幼儿的体温中枢不完善且体温调节能力较弱,容易受环境温度的影响,当手术房间室温过低时,其体温会急剧下降。

**2.外伤性或创伤性手术患者**

由于失血、休克、快速低温补液、急救被脱去衣服等多因素导致外伤性或创伤性手术患者极易在手术过程中发生低体温,而且研究显示术中低体温会增加创伤性手术患者的死亡率。

**3.烧伤手术患者**

被烧伤的组织引起的热辐射、暴露的组织与空气进行对流传导以及皮肤保护功能的损伤,都使烧伤手术患者成为发生低体温的高危人群。

**4.麻醉**

全麻和半身麻醉(包括硬膜外麻醉和脊髓麻醉)过程中使用的麻醉药物尤其是抑制血管收缩类药物,使手术患者血管扩张,导致核心温度向患者体表散布。因此当麻醉过程长于 1 h,患者发生低体温的风险增加。

**5.年龄**

老年手术患者在生理上不可避免地出现生命器官功能减退,如脂肪肌肉组织的减少、新陈代谢率降低、对温度敏感性减弱等,以及对麻醉和手术的耐受性和代偿功能明显下降,因此更容易导致低体温。

**6.其他与低体温发生相关的因素**

其他与低体温发生相关的因素包括体重(消瘦患者)、代谢障碍(甲状腺功能减退、垂体功能减退)、抗精神病和抗抑郁症药物治疗的慢性疾病、使用电动空气止血仪、手术室室温过低、低温补液及血液制品输注、手术过程中开放的腔隙等。

### (四)围术期体温监测

**1.围术期体温监测的重要性**

围术期常规监测体温,能够为手术室护士制订护理计划提供建议;将体温监测结果与风险因素的评估结合,有助于采取有效措施,预防和处理低体温。

**2.体温监测方式**

能准确监测核心体温的四种体温监测方式是鼓膜监测法、食管末梢监测法、鼻咽监测法和肺动脉监测法,其中尤以前三种在围术期可行性较高。此外常用的体温监测部位还包括肛门、腋窝、膀胱、口腔和体表等。

### (五)围术期预防低体温的护理干预措施

**1.术前预热手术患者**

进行麻醉诱导前对手术患者进行至少 15 min 的预热,能有效缩小患者核心温度和体表温度的温度梯度,同时能减小麻醉药物引起的血管扩张作用,预防低体温的发生,尤其是低体温发生第一阶段时核心温度的下降。

**2.使用主动升温装置**

(1)热空气加温保暖装置:临床循证学已证明热空气动力加温保暖装置能安全有效预防术中低体温,对新生儿、婴幼儿、病态肥胖患者均有效果。

（2）循环水毯：将循环水毯铺于手术患者身下能有效将热量通过接触传导传递给患者，维持正常体温。

**3.加温术中输液或输血**

术中当手术患者需要大量输液或输血时，尤其当成年手术患者每小时的输液量大于 2 L 时，应该考虑使用加温器将补液或血液加温至 37 ℃，防止因过量低温补液输入引起的低体温。同时有研究表明热空气动力加温保暖装置与术中静脉补液加温联合使用，预防低体温的效果更佳。

**4.加温术中灌洗液**

在进行开放性手术的过程中，当需要进行腹腔、胸腔、盆腔灌洗时，手术室护士可加温灌洗液至 37 ℃左右或用事先放于恒温箱中的灌洗液进行术中灌洗。

**5.控制手术房间温度**

巡回护士应有效控制手术间温度，避免室温过低。在手术患者进手术间前 15 min 开启空调，使手术间的室温在手术患者到达时已达到 22～24 ℃。

**6.减少手术患者暴露**

将大小适宜的棉上衣盖在非手术部位，保证非手术区域的四肢与肩部不裸露，起到保暖的作用。在运送手术患者至复苏室或病房的过程中，选用相应厚薄盖被，避免手术患者肢体或肩部裸露在外。

**7.维持手术患者皮肤干燥**

术前进行皮肤消毒时，须严格控制消毒液剂量，避免过剩的消毒液流至手术患者身下；术中洗手护士应及时协助手术医师维持手术区域的干燥，及时将血液、体液和冲洗液用吸引装置吸尽；手术结束时，应及时擦净擦干皮肤，更换床单保持干燥。

**8.湿化加温麻醉气体**

对麻醉吸入气体进行湿化加温这种护理预防措施对预防新生儿和儿童发生低体温尤其有效。

## 四、外科冲洗和术中用血、用药

**（一）外科冲洗**

外科冲洗即在外科手术过程中采用无菌液体或药液冲洗手术切口、腔隙及相关手术区域，达到减少感染、辅助治疗的目的。常用于以下两种情况。

**1.肿瘤手术患者**

肿瘤手术患者常采用 42 ℃低渗灭菌水 1 000～1 500 mL 冲洗腹腔，或化疗药物稀释液冲洗手术区域，并保留 3～5 min，可以有效防止肿瘤脱落细胞的种植。

**2.感染手术患者**

感染手术患者常采用 0.9％生理盐水 2 000～3 000 mL 冲洗，或低浓度消毒液体冲洗感染区域，尤其对于消化道穿孔的手术患者可以有效降低术后感染率。

**（二）术中用血**

**1.术中用血的方式**

根据患者的病情，可采用以下几种方式。

（1）静脉输血：经外周静脉、颈内静脉、锁骨下静脉进行输血。

（2）动脉输血：经左手桡动脉穿刺或切开置入导管，是抢救严重出血性休克的有效措施之一，该法不常用,可迅速补充血容量,并使输入的血液首先注入心脏冠状动脉,保证大脑和心脏的供血。

(3)自体血回输:使用自体血回输装置,将术中患者流出的血进行回收,经抗凝、过滤、离心后,将分离沉淀所得的红细胞加晶体液即可回输给患者。

2.术中用血的注意事项

手术中用血具有一定的特殊性,应注意以下几个方面:①巡回护士应将领血单、领取血量、手术房间号等交接清楚;输血前巡回护士应与麻醉医师实施双人核对;核对无误,双方签名后方可使用,以防输错血。②避免快速、大量地输入温度过低的血液,以防患者体温过低而加重休克症状。③输血过程中应做好记录,及时计算出血量和输血量,结合生命体征,为手术医师提供信息以准确判断病情。④手术结束而输血没有结束,血制品必须与病房护士当面交班,以防出错。⑤谨防输血并发症及变态反应,特别是在全麻状态下,许多症状可能不典型,必须严密观察。

**(三)术中用药**

手术室的药品除了常规管理外,还必须注意以下几点:①手术室应严格区分静脉用药与外用药品,统一贴上醒目标签,以防紧急情况下拿错。②麻醉药必须专柜上锁管理,对人体有损害的药品应妥善保管;建立严格的领取制度,使用须凭专用处方领取。③生物制品、血制品及需要低温储存的药品应置于冰箱内保存,定期清点。

## 五、手术物品清点

手术过程中物品的清点和记录非常重要,应遵循以下原则:①清点遵循"二人四遍清点法"原则,即洗手护士和巡回护士两人,在手术开始前、关闭腔隙前、关闭腔隙后、缝合皮肤后分别进行清点;②在清点过程中,洗手护士必须说出物品的名称、数量和总数,清点后由巡回护士唱读并记录;③清点过程必须"清点一项、记录一项";④如果在清点手术用物时,发现清点有误,巡回护士必须立即通知手术医师,停止关闭腔隙或缝合皮肤,共同寻找物品去向,直至物品清点无误后再继续操作。物品清点单作为病史的组成部分具有法律效应,不可随意涂改。

## 六、手术室护理文书记录

护理文书是护理工作以书面记录保存的档案,是整个医疗文件的重要组成部分,护理文书与医疗记录均属于具有法律效力的证明文件。规范的手术室文书记录对提高手术室护理质量、确保手术安全、提高患者满意度起到了重要的辅助作用。

**(一)手术室护理文书记录意义**

手术护理文书指手术室护士记录手术患者接受专科护理治疗的情况,能客观反映事实。部分手术护理文书需保存在病历内,并且具有法律效力。特别是《医疗事故处理条例》引入了"举证责任倒置"这一处理原则,护理文书书写的规范及质量显得更为重要。手术室护士,应本着对手术患者负责、对自己负责的认真态度,根据卫计委2010年3月1日印发的《病历书写规范》要求及手术室护理相关规范制度,如实、准确地书写各类护理文书。

**(二)手术室护理文书记录的主要内容**

手术室护理文书一般包含四大部分:手术患者交接、手术安全核查、术中护理及手术患者情况和手术物品清点情况。

**1.手术患者交接记录**

记录的护理表单是"手术患者转运交接记录单"。手术患者入手术室后,巡回护士与病区护士进行交接,对手术患者的神志、皮肤情况、导管情况、带入手术室药物及其他物品等内容交接记录并签名;手术结束后,巡回护士对手术患者的神志、皮肤情况、导管情况、带回病区或监护室药物及其他物品等内容进行记录并签名。

**2.手术安全核查**

记录的护理表单是"手术安全核查表"。手术室巡回护士与手术医师、麻醉师应分别在麻醉实施前、手术划皮前和患者离开手术室前进行手术安全核查,核查步骤必须按照手术安全核查制度的内容和流程进行,每核对一项内容,并确保正确无误后,巡回护士依次在"手术安全核查表"相应核对内容前打钩表示核对通过。核对完毕无误后,三方在"手术安全核查表"上签名确认。巡回护士应负责督查手术团队成员正确执行手术安全核查制度和签名确认,不得提前填写"手术安全核查表"或提前签名。

**3.术中护理及患者情况**

记录的护理表单是"手术室护理记录单"。护理记录内容主要包括手术体位放置、消毒液使用、电外科设备及负压吸引使用、手术标本管理、术前及术中用药、术中止血带使用和植入物管理等内容。

**4.物品清点情况**

记录的护理表单是"器械、纱布、缝针等手术用品清点单"。手术室护士应记录手术中所使用的器械、纱布、缝针等手术用品名称和数目,确保所有物品不遗落在手术患者体腔或切口内。手术过程中如需增加用物,应及时清点并添加记录。手术结束,巡回护士与洗手护士应确认物品清点情况后,签名确认。

**(三)手术室护理文书的书写要求**

根据《病历书写基本规范》,填写手术护理记录单时,应符合以下的要求:①使用蓝黑墨水或碳素墨水填写各种记录单,要求各栏目齐全、卷面整洁,符合要求,并使用中文和医学术语,时间应具体到分钟,采用24 h制计时。②书写应当文字工整、字迹清晰、表述准确、语句通顺、标点正确;出现错字时用双划线在错字上,不得采用刮、粘、涂等方法掩盖或去除原来的字迹。③内容应客观、真实、准确、及时、完整,重点突出,简明扼要,并由注册护理人员签名;实习医务人员、试用期医务人员书写的病历应当经过本医疗机构合法执业的医务人员审阅、修改并签名。④护士长、高年资护士有审查修改下级护士书写的护理文件的责任。修改时,应当使用同色笔,必须注明修改日期、签名,并保持原记录清楚、可辨。⑤抢救患者必须在抢救结束后6 h内据实补记,并加以注明。

# 七、手术标本处理

**(一)标本处理流程**

**1.病理标本**

由手术医师在术中取下标本交给洗手护士,由洗手护士交予巡回护士;巡回护士将标本放入容器,并贴上标签,写明标本名称;术后与医师核对后,加入标本固定液,登记签名,交给专职人员送病理科,并由接受方核对签收。

2.术中冰冻标本

由手术医师在术中取下标本,交给洗手护士,由洗手护士交给巡回护士;巡回护士将标本放入容器,并贴上标签,写明标本名称,立即与手术医师核对,无误后登记签名,交给专职人员送病理科,并由接受方核对签收;病理科完成检查后电话通知手术室护士,同时传真书面报告;巡回护士接到检查结果后立即通知手术医师。

**(二)注意事项**

(1)术中取下的标本应及时交予巡回护士,装入标本容器,及时贴上标签,分类放置。

(2)术中标本应集中放置在既醒目又不易触及的地方妥善保管;传送的容器应密闭,以确保标本不易打翻。

(3)术后手术医师与巡回护士共同核对,确认无误后加入标本固定液,登记签名后将标本置于标本室的指定处。

(4)专职工勤人员清点标本总数,准确无误后送病理室,病理室核对无误后签收。

**（林绚丽）**

# 第十一章　消毒供应中心护理

## 第一节　微　波　消　毒

波长为 0.001～1 m，频率为 300～300 000 MHz 的电磁波称为微波。物质吸收微波所产生的热效应可用于加热。在加热、干燥和食品加工中，人们发现微波具有杀菌的效能，于是其又被逐渐用于消毒和灭菌领域。近年来，微波消毒技术发展很快，在医院和卫生防疫消毒中已有较广泛的应用。

### 一、微波的发生及特性

微波是一种波长短而频率较高的电磁波。磁控管产生微波的原理是使电子在相互垂直的电场和磁场中运动，激发高频振荡而产生微波。磁控管的功率可以做得很大，能量由谐振腔直接引出，而无须再经过放大。现代磁控管一般分为两类：一类是产生脉冲微波的磁控管，其最大输出功率峰值可达 10 000 kW；另一类是产生连续微波的磁控管，如微波干扰及医学上使用的磁控管，其最大输出功率峰值可达 10 kW。用于消毒的微波的频率为 2 450 MHz 及 915 MHz，由磁控管发生，能使物品发热而使微生物死亡。微波频率高、功率大，使物体发热时，内外同时发热且不需传导，故所需时间短。微波消毒的主要特点如下。

#### (一)作用快速

微波对生物体的作用过程就是电磁波能量转换的过程，速度极快，可在 $10^{-9}$ s 之内完成，加热快速、均匀，热力穿透只需几秒至数分钟，不需要空气与其他介质的传导。其用于快速杀菌时是其他因子无法比拟的。

#### (二)对微生物没有选择性

微波对生物体的作用快速而且不具选择性，所以其杀菌具有广谱性，可以杀灭各种微生物及原虫。

#### (三)节能

微波的穿透性强，瞬时即可穿透到物体内部，能量损失少，能量转换效率高，便于进行自动化流水线式生产杀菌。

### （四）对不同介质的穿透性不同

微波对有机物、水、陶瓷、玻璃、塑料等穿透性强,对绝大部分金属则穿透性差,反射较多。

### （五）环保、无毒害

微波消毒比较环保,无毒害、无残留物、不污染环境,也不会形成环境高温,还可对包装好的、较厚的或是导热差的物品进行处理。

## 二、微波消毒的研究与应用

### （一）医疗护理器材的消毒与灭菌

微波的消毒灭菌技术是在微波加热干燥的基础上发展而来的,这一技术首先在食品加工业得到推广应用,随着科技的发展,它的应用越来越广泛。现在微波除了用于医院和卫生防疫消毒,还广泛用于干燥、筛选及物理、化工等行业。但是微波消毒目前仍处于探索研究阶段,许多实验的目的主要是探索微波消毒的作用机制。目前使用较多的有以下几种。

1.微波牙钻消毒器

目前市场上,已有国家正式批准生产的牙钻涡轮机头专用微波消毒装置。WBY 型微波牙钻消毒器为产品之一,多年临床使用证明,该消毒器有消毒速度快、效果可靠、不损坏牙钻、操作简单等优点。

2.微波快速灭菌器

型号为 WXD-650A 的微波快速灭菌器是获得国家正式批准的医疗器械微波专用灭菌设备,该设备灭菌快速,5 min 内可杀灭包括细菌芽孢在内的各种微生物,效果可靠,可重复使用,小型灵活,适用范围广,特别适合用于需重复消毒、灭菌的小型手术用品。它可用于金属类、玻璃陶瓷类、塑料橡胶类材料的灭菌。

3.眼科器材的专用消毒器

眼科器械小而精细、要求高、消毒后要求不残留任何有刺激性的物质,目前眼科器械消毒手段不多,越来越多的眼科器械、仿人工替代品、角膜接触镜等物品的消毒开始使用微波。

4.口腔科根管消毒

王金鑫等将 WB-200 型电脑微波口腔治疗仪用于口腔急、慢性根尖周炎及牙髓坏死患者根管的治疗,微波消毒组治愈率 95.2%、好转率 3.1%、无效率 1.8%,常规组分别为 90.0%、5.0%、5.0%,统计学处理显示,两者差别显著。

5.微波消毒化验单

用载体定量法将菌片置于单层干布袋和保鲜袋内用 675 W 微波照射 5 min,杀菌效果与双层湿布袋基本一致;照射 8 min,前两种袋内的大肠埃希菌、金黄色葡萄球菌、枯草杆菌黑色变种芽孢平均杀灭率达到 99.73%～99.89%,而双层湿布包达到 100%。周惠联等报道,利用家用微波炉对人工染菌的化验单进行消毒,结果以 10 张为一本,800 W 照射 5 min,或以 50 张为一本,照射 7 min,均可完全杀灭大肠埃希菌、金黄色葡萄球菌和铜绿假单胞菌,但不能完全杀灭芽孢。此外,以 50 张为一本,800 W 作用 7 min 可以杀灭细菌繁殖体,但不能杀灭芽孢。

6.微波消毒医用矿物油

医用矿物油类物质及油纱条的灭菌因受其本身特性的影响,仍是医院消毒灭菌的一个难题。常用的干热灭菌和压力蒸汽灭菌都存在一些弊端,而且灭菌效果不理想。采用载体定性杀菌试验方法,观察微波灭菌器对液状石蜡和凡士林油膏及油纱布条的杀菌效果。结果显示,液状石蜡和凡士林油膏经 650 W 微波灭菌器照射 20 min 和 25 min,可全部杀灭嗜热脂肪杆菌芽孢;分别照射 25 min 和 30 min,可全部杀灭枯草杆菌黑色变种芽孢;但对凡士林油纱布条照射50 min,仍不能全部杀灭枯草杆菌黑色变种芽孢。试验证明,微波照射对液状石蜡和凡士林油膏可达到灭菌效果。

**(二)食品与餐具的消毒**

由于微波消毒快捷、方便、干净、效果可靠,现将微波应用于食品与餐具消毒的报道亦较多。将 250 mL 酱油置于玻璃烧杯中,经微波照射 10 min 即达到消毒要求。江连洲等将细菌总数为 $312×10^6$ cfu/g 的塑料袋装咖喱牛肉置于微波炉中照射 40 min,菌量减少至 $413×10^2$ cfu/g。市售豆腐皮细菌污染较严重,而用 650 W 功率微波照射 300 g 市售豆腐皮 5 min,可使之达到卫生标准。用微波对牛奶进行消毒处理,亦取得了较好的效果。用微波炉加热牛奶至煮沸,可将铜绿假单胞菌、分枝杆菌、脊髓灰质炎病毒等全部杀灭,但白色念珠菌仍有存活。用 700 W 功率微波对餐茶具,如奶瓶、陶瓷碗及竹筷等照射 3 min,可将污染的大肠埃希菌全部杀灭,将自然菌杀灭 99.17% 以上;照射 5 min,可将乙型肝炎表面抗原(HBsAg)的抗原性破坏。专用于餐具和饮具的 WX-1 微波消毒柜,所用微波频率为 2 450 MHz,柜室容积为 480 mm×520 mm×640 mm。用该微波消毒柜,将染有枯草杆菌黑色变种(ATCC9372)芽孢、金黄色葡萄球菌(ATCC6538)、嗜热脂肪杆菌芽孢及短小芽孢杆菌(E601 及 ATCC27142)的菌片置于成捆的冰糕棍及冰糕包装纸中,经照射20 min,可达到灭菌要求。

**(三)衣服的消毒**

用不同频率的微波对染有蜡状杆菌(4001 株)芽孢的较大的棉布包(16 cm×32 cm×40 cm)进行消毒,当微波功率为 3 kW 时,杀灭 99.99% 芽孢,2 450 MHz 频率微波需照射 8 min,而 915 MHz者则仅需5 min。微波的杀菌作用随需穿透物品厚度的增加而降低,如将蜡状杆菌芽孢菌片置于含水率为 30% 的棉布包的第 6、34 和 61 层,用 2 450 MHz 频率(3 kW)微波照射 2 min,其杀灭率依次为 99.06%、98.08% 和 91.57%。关于照射时间长短对杀菌效果的影响,试验证明,用 2 450 MHz 频率(3 kW)微波处理,当照射时间由 1 min 增加至 2、3、4 min 时,布包内菌片上的残存芽孢的对数值由 3.8 依次降为 1.4、0.7 和 0。在一定条件下,微波的杀菌效果可随输出功率的增加而提高,当输出功率由 116 kW 增至 216 kW 和316 kW时,布包内菌片上的残存蜡状杆菌芽孢的对数值依次为 3.0、1.5 和 0。将蜡状杆菌芽孢菌片置于含水率分别为 0、20%、30%、45% 的棉布包中,用 450 MHz(3 kW)微波照射 2 min,结果残存芽孢数的对数值依次为 3.31、2.39、1.51 和 2.62。该结果表明,当含水率在 30% 左右时最好,至 45% 其杀菌效果反而有所降低。吴少军报道,用家用微波炉,以 650 W 微波照射 8 min,可完全杀灭置于 20 cm×20 cm×20 cm的衣物包(带有少量水分)中的枯草杆菌黑色变种芽孢。丁兰英等报道,用915 MHz (10 kW)微波照射 3 min,可使马鬃上蜡状杆菌芽孢的杀灭率达 100%。

**(四)废弃物等的消毒**

霍夫曼(Hoffman)用传送带连续照射装置对医院内废物,包括动物尸体及组织、生物培养物、棉签,以及患者的血、尿、粪便标本和排泄物等进行微波处理。结果证明,该装置可有效地杀灭废弃物中的病原微生物。为此,他建议在医院内,可用这种装置代替焚烧炉。在德国,污泥的农业使用有专门法规,如培育牧草用的污泥,必须不含致病微生物。传送带式微波处理为杀灭其中病原微生物的方法之一。用微波-高温压力蒸汽处理医疗废物,效果理想,处理流程见图11-1。

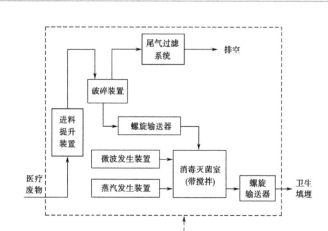

**图 11-1 微波高温高压处理医疗废物流程图**

### (五)固体培养基的灭菌

金龟子绿僵菌是一种昆虫病原真菌,在农林害虫生物防治中应用广泛。为了大批量培养绿僵菌,其培养基的灭菌工作十分重要。目前常用的灭菌方法是传统的压力蒸汽灭菌法,但其存在灭菌时间长、不能实现流水作业等缺点。微波灭菌具有灭菌时间短、操作简便及对营养破坏小等特点。

为探讨微波对金龟子绿僵菌固体培养基的灭菌效果及其影响因素,用家用微波炉、载体定量法对农业用绿僵菌固体培养基灭菌效果进行了实验室观察,结果表明,随着负载量的增大,杀菌速度降低。负载量为 200 g 以下时,微波处理 3 min,全部无菌生长;负载量为 250 g 时,微波照射 4 min,存活菌数仍达 100 cfu/g。试验证明,随着微波处理时间的延长,灭菌效果增强。以 100 g 固体培养基加 60 g 水的比例经微波处理效果比较好,灭菌处理 3 min 均能达到灭菌目的。微波对绿僵菌固体培养基灭菌最佳工艺为:100 g 的固体培养基加 60 g 水,浸润 3 h,用 800 W 的微波功率处理 3 min,可达到灭菌效果。

## 三、影响微波消毒的因素

### (一)输出功率与照射时间

在一定条件下,微波输出功率大、电场强、分子运动加剧、加热速度快,消毒效果就好。

### (二)负载量的影响

杨华明以不同重量敷料包为负载,分别在上、中、下层布放枯草杆菌芽孢菌片,经 2 450 MHz、3 kW 照射 13 min。结果表明:4.25～5.25 kg 者,杀灭率为 99.9%;5.5 kg 者,杀灭率为 99.5%;6.0 kg 者,杀灭率为 94.9%。

### (三)其他因素

包装方法、灭菌材料含湿量、协同剂等因素对微波杀菌效果的影响也是大家所认同的,这些因素在利用微波消毒时应根据现场情况酌情考虑。

## 四、微波的防护

微波过量照射对人体产生的影响,可以通过个体防护而减轻,因此在使用微波时需要采取的防护措施如下。

**（一）微波辐射的吸收和减少微波辐射的泄漏**

在调试微波机时，需要安装功率吸收天线，吸收微波能量，使其不向空间发射。设置微波屏障需采用吸收设施，如铺设吸收材料，阻挡微波扩散。做好微波消毒机的密封工作，减少辐射泄漏。

**（二）合理配置工作环境**

根据微波发射有方向性的特点，工作点应置于辐射强度最小的部位，尽量避免在辐射束的前方进行工作，并在工作地点采取屏蔽措施。工作环境的电磁强度和功率密度，不要超过国家规定的卫生标准，对防护设备应定期检查维修。

**（三）个人防护**

针对作业人员操作时的环境采取防护措施。可穿戴喷涂金属或金属丝织成的屏障防护服和防护眼镜。对作业人员每隔 1～2 年进行一次体格检查，重点观察眼晶状体的变化，其次为心血管系统、外周血常规及男性生殖功能，及早发现微波对人体健康危害的征象。只要及时采取有效的措施，作业人员的安全是可以得到保障的。

（张朝霞）

# 第二节　超声波消毒

近年来，人们一直在努力寻找一种更迅速、更便宜而又能克服高温(饱和蒸汽或干热)消毒灭菌方法和化学消毒法的弱点的消毒方法，超声波消毒就是其中一种。随着超声波的使用越来越广泛，人们对其安全性产生了担忧。事实上，临床实践证明，即使以超过临床使用数倍的剂量也难以观察到其对人体的损伤。现在普遍认为，强度小于 $20\ \mathrm{mW/cm^2}$ 的超声波对人体无害，但对大功率超声波照射还是应注意防护。

## 一、超声波的本质与特性

超声波和声波一样，也是由振动在弹性介质中的传播形成的，但超声波是一种特殊的声波，它的声振频率超过了正常人听觉的最大限度，达到 20 000 Hz 以上，所以人听不到超声波。

超声波具有声波的一切特性，它可以在固体、液体和气体中传播。超声波在介质中的传播速度除了与温度、压强以及媒介的密度等有关，还与声源的振动频率有关。在媒介中传播时，其强度随传播距离的增长而减弱。超声波也具有光的特性，可发生辐射和衍射等现象，波长越长，其衍射现象越明显。但由于超声波的波长仅有几毫米，所以超声波的衍射现象并不明显。高频超声波也可以聚焦和定向发射，经聚焦而定向发射的超声波的声压和声强可以很大，能贯穿液体或固体。

## 二、超声波消毒的研究与应用

**（一）超声波的单独杀菌效果**

用 2.6 kHz 的超声波进行微生物杀灭实验，发现某些细菌对超声波是敏感的，如大肠埃希菌、巨大芽孢杆菌、铜绿假单胞菌等可被超声波完全破坏。此外,超声波还可使烟草花叶病毒、脊髓灰质炎病毒、狂犬病毒、流行性乙型脑炎病毒和天花病毒等失去活性。但超声波对葡萄球菌、链球菌等效力较小,对白喉毒素则完全无作用。

**(二)超声波与其他消毒方法的协同作用**

虽然超声波对微生物的作用在理论上已获得较为满意的解释,但是在实际应用上还存在一些问题。例如,超声波对水、空气的消毒效果较差,很难达到消毒作用,而要获得具有消毒价值的超声波,必须首先具有高频率、高强度的超声波波源,这样不仅在经济上费用较大,而且与所得到的实际效果相比是不经济的。因此,人们用超声波与其他消毒方法协同作用的方式,来提高其对微生物的杀灭效果。例如,超声波与紫外线结合,对细菌的杀灭率增加;超声波与热协同,能明显提高对链球菌的杀灭率;超声波与化学消毒剂合用,即声化学消毒,对芽孢的杀灭效果明显增强。

**1.超声波与戊二醛的协同消毒作用**

据报道,单独使用戊二醛完全杀灭芽孢,要数小时,在一定温度下戊二醛与超声波协同可将杀灭时间缩短为原来的 $1/12 \sim 1/2$。如果事先将菌悬液经超声波处理,则它对戊二醛的抵抗力是一样的。只有将戊二醛与超声波协同作用,才能提高戊二醛对芽孢的杀灭能力(表 11-1)。

表 11-1　超声波与戊二醛协同杀菌效果

| 戊二醛含量/% | 温度/℃ | 超声波频率/kHz | 完全杀灭芽孢所需时间/min |
|---|---|---|---|
| 1 | 55 | 无超声波 | 60 |
| 1 | 55 | 20 | 5 |
| 2 | 25 | 无超声波 | 180 |
| 2 | 25 | 250 | 30 |

**2.超声波与环氧乙烷的协同消毒作用**

鲍彻等用频率为 30.4 kHz,强度为 2.3 W/cm² 的连续性超声波与浓度 125 mg/L 的环氧乙烷协同,在 50 ℃恒温,相对湿度 40%的条件下对枯草杆菌芽孢进行消毒,作用 40 min 可使芽孢的杀灭率超过 99.99%,如果单用超声波时只能使芽孢的菌落数大约减少 50%。因此他认为环氧乙烷与超声波协同作用的效果比单独使用环氧乙烷或超声波的效果好,而且还认为用上述频率与强度的超声波,在上述的温度与相对湿度的条件下,与环氧乙烷协同消毒是最理想的条件。环氧乙烷与超声波协同消毒在不同药物浓度、不同温度条件及不同作用时间等条件下的消毒效果有所不同。环氧乙烷与超声波协同消毒在相同药物浓度、相同温度时,超声波照射时间越长,杀菌率越高;在相同药物浓度、相同照射时间下,温度越高,杀菌率越高;而在相同照射时间、相同温度下,药物浓度越高,杀菌率也越高。

**3.超声波与环氧丙烷的协同消毒作用**

有报道,在 10 ℃,相对湿度为 40%的条件下,暴露时间为 120 min 时,不同强度的超声波与环氧丙烷协同消毒的结果不同。在环氧丙烷浓度为 500 mg/L,作用时间为 120 min 时,用强度为 1.6 W/cm² 的超声波与环氧丙烷协同作用,可完全杀灭细菌芽孢。在相同条件下,单独使用环氧丙烷后,不能完全杀灭。而且,在超声波与环氧丙烷协同消毒时,存活芽孢数随声强的增加而呈指数下降的趋势。

**4.超声波与强氧化高电位酸性水协同杀菌**

强氧化高电位酸性水是一种无毒无不良气味的杀菌水,技术指标:氧化还原电位值

≥1100 mV，pH≤2.7，有效氯≤60 mg/L。如单独使用超声波处理 10 min，对大肠埃希菌杀灭率为 89.9%；单独使用强氧化高电位酸性水作用 30 s，对大肠埃希菌杀灭率为 100%；超声波与氧化水协同作用 15 s，杀灭率亦达到 100%。单用超声波处理 10 min、单用强氧化高电位酸性水作用 1.5 min，可将悬液内 HBsAg 阳性血清的抗原性完全灭活，两者协同作用仅需 30 s 即可达到完全灭活。

5.超声波与其他消毒液的协同杀菌作用

闫傲霜等试验表明，超声波（10 W/cm²）与多种消毒液对芽孢的杀灭均有协同作用，特别是对一些原来没有杀芽孢作用的消毒剂，如氯己定、苯扎溴铵、醛醇合剂等，这种协同作用不仅对悬液中的芽孢有效，对浸于液体中的载体表面上的芽孢也有同样效果。艾哈迈德等报道，超声波可加强过氧化氢的杀菌作用，使其杀芽孢时间从 25 min 以上缩短到 10～15 min。

伯利森用超声波与臭氧协同消毒污水，有明显增效作用，这可能是因为超声波：①增加臭氧溶解量；②打碎细菌团块和外围有机物；③降低液体表面张力；④促进氧的分散，形成小气泡，增加接触面积；⑤加强氧化还原作用。声化学消毒的主要机制是由于超声波快速而连续性的压缩与松弛作用，化学消毒剂的分子打破细菌外层屏障，从而增强化学消毒剂对细菌的渗透作用，细菌则被进入体内的化学消毒剂的化学反应杀死。超声波本身对这种化学杀菌反应是没有作用的，但它能加速化学消毒剂在菌体内的扩散。在声化学消毒中，超声波的振幅与频率最为重要。

**（三）超声波的破碎作用**

利用高强度超声波照射菌液，由于液体的对流作用，整个容器中的细菌都能被破碎（图 11-2）。超声波的破碎作用应用于生物研究中，能提高从器官组织或其他生物学基质中分离病毒及其他生物活性物质（如维生素、细菌毒素等）的阳性率。

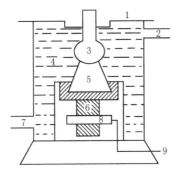

1.固定容器装置；2.冷却水出口；3.处理容器；4.冷却水；5.增幅杆；
6.换能器；7.冷却水进口；8.高频线圈；9.电源输入

**图 11-2　超声波细胞破碎器结构示意图**

## 三、影响超声波消毒效果的因素

超声波的消毒效果受到多种因素的影响，常见的有超声波的频率、强度、照射时间、媒质的性质、细菌的浓度等。

**（一）超声波频率**

在一定频率范围内，超声波频率高，能量大，则杀菌效果好；反之，低频率超声波效果较差。但超声波频率太高则不易产生空化作用，杀菌效果反而降低。

### (二)超声波的强度

利用高强度超声波处理菌液,由于液体的对流作用,整个容器中的细菌都能被破碎。据报道,当驱动功率为 50 W 时,容器底部的振幅为 10.5 $\mu$m,对 50 mL 含有大肠埃希菌的水作用 10~15 min 后,细菌可 100％破碎。驱动功率增加,作用时间减少。

### (三)作用时间和菌液浓度

超声波消毒的消毒效果与其作用时间成正比,作用时间越长,消毒效果越好。作用时间相同时,菌液浓度高比浓度低时消毒效果差,但差别不很大。有人用大肠埃希菌试验,发现 30 mL 浓度为 $3.0 \times 10^6$ cfu/mL 的菌液需作用 40 min,若浓度为 $2.0 \times 10^7$ cfu/mL 则需作用 80 min, 15 mL 浓度为 $4.5 \times 10^6$ cfu/mL 的菌液只需作用 20 min 即可杀死。另有人用大肠埃希菌、金黄色葡萄球菌、枯草杆菌、铜绿假单胞菌试验发现,随超声波作用时间的延长,其杀灭率皆明显提高,而且在较低强度的超声波作用下铜绿假单胞菌提高最快。经统计学处理发现,铜绿假单胞菌、枯草杆菌的杀灭率和超声波作用时间之间的相关系数有统计学意义。

### (四)盛装菌液容器

戴维斯(Davis)用不锈钢管做容器,管长从 25 cm 起不断缩短,内盛 50％酵母菌液 5 mL,用 26 kHz 的超声波作用一定时间,结果发现,细菌破碎的百分数与容器长度有关:在 10~25 cm, 出现两个波峰和两个波谷,两个波峰或两个波谷间相距约 8 cm。从理论上说,盛装容器长度以相当于波长的一半的倍数为最好。

### (五)菌液容量

由于超声波在透入媒质的过程中要不断将能量传给媒质,其自身会随着传播距离的增长而逐渐减弱。因此,随着被处理菌悬液的菌液容量的增大,细菌被破坏的百分数降低。戴维斯用 500 W/cm$^2$ 的超声波对43.5％的酵母菌液作用 2 min,结果发现,容量越大,细菌被破坏的百分数越低。此外,被处理菌悬液中出现驻波时,细菌常聚集在波节处,在该处的细菌承受的机械张力不大,破碎率也最低。因此,最好使被处理液中不出现驻波,即被处理菌悬液的深度最好小于超声波在该菌悬液中的波长的一半。

### (六)媒质

一般微生物被洗去附着的有机物后,对超声波更敏感。另外,钙离子的存在或 pH 的降低也能提高其敏感性。

**(张朝霞)**

# 第三节　紫外线消毒

紫外线属电磁波辐射,而非电离辐射(图 11-3)。其根据波长范围可分为 3 个波段,即 A 波段(波长为 315.0~400.0 nm)、B 波段(280.0~315.0 nm)、C 波段(100.0~280.0 nm),是一种不可见光。杀菌力较强的波段为 280.0~250.0 nm,通常紫外线杀菌灯采用的波长为 253.7 nm,广谱杀菌效果比较明显。

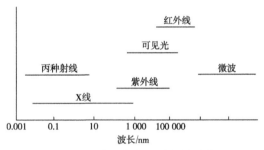

**图 11-3 各种辐射线波长的分布**

## 一、紫外线的发生与特性

### (一)紫外线的发生

目前用于消毒的紫外线杀菌灯多为低压汞灯,它所产生的紫外线波长 95% 为 253.7 nm。用于消毒的紫外线灯分为普通型紫外线灯和低臭氧紫外线灯,低臭氧紫外线灯能阻挡 184.9 nm 波长的紫外线向外辐射,减少臭氧的产生,目前医院多选择低臭氧紫外线灯。

### (二)紫外线灯消毒特性

紫外线灯的杀菌特性有以下几点。

(1)杀菌谱广:紫外线可以杀灭各种微生物,包括细菌繁殖体、细菌芽孢、结核杆菌、真菌、病毒和立克次体。

(2)不同微生物对紫外线的抵抗力差异较大,由强到弱依次为真菌孢子>细菌芽孢>抗酸杆菌>病毒>细菌繁殖体。

(3)穿透力弱:紫外线属于电磁辐射,穿透力极弱,绝大多数物质不能穿透,因此使用受到限制。在空气中可受尘粒与湿度的影响,当空气中含有尘粒 800~900 个/cm³ 时,杀菌效力可降低 20%~30%,相对湿度由 33% 增至 56% 时,杀菌效能可减少到 1/3。在液体中的穿透力随深度增加而降低,小、中杂质对穿透力的影响更大,溶解的糖类、盐类、有机物都可大大降低紫外线的穿透力。酒类、果汁、蛋清等溶液只需 0.1~0.5 mm 即可阻留 90% 以上的紫外线。

(4)杀菌效果与照射剂量有关:杀菌效果直接取决于照射剂量(照射强度和照射时间)。

(5)在不同介质中杀菌效果不同。

(6)杀灭效果受物体表面因素影响:紫外线大多是用来进行表面消毒的,粗糙的表面不宜用紫外线消毒,表面有血迹、痰迹等污染物质时,消毒效果亦不理想。

(7)协同消毒作用:有报道,某些化学物质可与紫外线起协同消毒作用,如紫外线与醇类化合物可产生协同杀菌作用,经乙醇湿润过的紫外线口镜消毒器可将杀芽孢时间由 60 min 缩短为 30 min,污染有 HBsAg 的玻璃片经 3% 过氧化氢溶液湿润后,再经紫外线照射 30 min 即可完全灭活,而紫外线或过氧化氢单独灭活上述芽孢菌都需要 60 min 左右。

## 二、紫外线消毒装置

### (一)紫外线杀菌灯分类

紫外线灯管根据外形可分为直管、H 型管、U 型管;根据使用目的不同被分别制成高强度紫外线灯消毒器、紫外线消毒风筒、移动式紫外线消毒车、循环风空气净化(洁净)器、高臭氧紫外线消毒柜等。

### (二)杀菌灯装置

**1.高强度紫外线灯消毒器**

高强度的紫外线灯是专门研制出的 H 型热阴极低压汞紫外线灯,它在距离照射表面很近时,照射强度可达 5 000 $\mu W/cm^2$ 以上,5 s 内可杀灭物体表面污染的各种细菌、真菌、病毒,对细菌芽孢的杀灭率可达 99.9%。目前国内生产的有 9 W、11 W 等小型 H 型紫外线灯,在 3 cm 的近距离照射,其辐射强度可达到 5 000～12 000 $\mu W/cm^2$。该灯具适用于光滑平面物体的快速消毒,如工作台面、桌面及一些大型设备的表面等。刘军等报道,多功能动态杀菌机在常温常湿和有人存在的情况下,对自然菌的消除率在 59%～83%,最高可达 86%。

**2.紫外线消毒风筒**

在有光滑金属内表面的圆桶内安装高强度紫外线灯具,在圆桶一端装上风扇,进入风量为 25～30 $m^3/min$,开启紫外线灯使室内空气不断经过紫外线照射,不间断地杀灭空气中的微生物,以达到净化空气的目的,适合为有人存在的环境消毒。

**3.移动式紫外线消毒车**

移动式紫外线消毒车有立式和卧式两种,该车装备有紫外线灯管 2 支、控制开关和移动轮,机动性强,适于不经常使用或临时需要消毒的表面或空气的消毒。

**4.循环风空气净化(洁净)器**

现在市场上有很多种类的空气净化器,这些净化器大多由几种消毒因素组合而成,紫外线在其中起着非常重要的杀菌作用,而且还具有能在各种动态场所进行空气消毒的显著特点。某公司生产的空气洁净器,就是由过滤器、静电场、紫外线、空气负离子等消毒因素和进、出风系统组成的。连续消毒 45 min,可使空气中喷染的金黄色葡萄球菌和大肠埃希菌的杀灭率达到99.90%以上,枯草杆菌黑色变种芽孢的杀灭率达到 99.00%以上。朱伯光等研制了动态空气消毒器(图 11-4),由循环箱体、风机、低臭氧紫外线灯、初效和中效过滤器、程控系统等组成。结果在 60 $m^3$ 房间,静态开启 30 min,可使自然菌下降 80%,60 min 下降 90%,动态环境下可保持空气在 Ⅱ 类环境水平。但循环风空气消毒器内可能存在未被破坏的细菌,重复使用的消毒器内可能存在定植菌,进而造成空气二次污染。

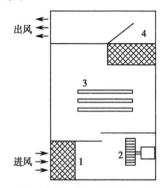

1、4.初、中效过滤器;2.轴流抽风机;3.紫外线灯管

**图 11-4　动态空气消毒器结构示意图**

**5.高臭氧紫外线消毒柜**

高臭氧紫外线消毒柜是一种以高臭氧、紫外线为杀菌因子的食具消毒柜。在实验室用载体定量灭活法进行检测,在环境温度 20～25 ℃、相对湿度 50%～70% 的条件下,开机 4 min,柜内

紫外线辐射强度为 1 400～1 600 $\mu W/cm^2$,臭氧浓度 40.0 $mg/m^3$,消毒作用 60 min 加上烘干 45 min,对玻片上脊髓灰质炎病毒的平均灭活对数值≥4.0。以臭氧和紫外线为杀菌因子的食具消毒柜,工作时臭氧浓度为 53.6 mg/L,紫外线辐射强度为 675～819 $\mu W/cm^2$,只消毒或只烘干均达不到消毒效果,只有两者协同作用 90 min,才可使杀灭对数值＞5.0。

### 三、影响紫外线消毒效果的因素

与紫外线消毒效果有关的因素很多,概括起来可分为两类,即影响紫外线辐射强度、照射剂量的因素和微生物方面的因素。

**(一)影响紫外线辐射强度、照射剂量的因素**

1.电压

紫外线光源的辐射强度明显受到电压的影响,同一个紫外线光源,当电压不足时,辐射强度明显下降。

2.距离

紫外线灯的辐射强度随灯管距离的增加而降低,辐射强度与距离成反比。

3.温度

消毒环境的温度对紫外线消毒效果的影响是通过影响紫外线光源的辐射强度而实现的。一般而言,紫外线光源在 40 ℃时的辐射强度最强,温度降低时,紫外线的输出减少,温度再高,辐射的紫外线因吸收增多,输出也减少。因此,过高或过低的温度对紫外线的消毒都不利。杀菌试验证明,5～37 ℃范围内,温度对紫外线的杀菌效果影响不大。

4.相对湿度

进行空气紫外线消毒时,空气的相对湿度对消毒效果有影响,相对湿度过高时,空气中的水分增多,可以阻挡紫外线,因此用紫外线消毒空气时,要求相对湿度最好在 60％以下。

5.照射时间

紫外线的消毒效果与照射剂量呈指数关系,照射剂量为照射时间和辐射强度的乘积。要使杀灭率达到一定程度,必须保证足够的照射剂量,在光源达到要求的情况下,可以通过保证足够的时间来达到要求剂量。

6.有机物的保护

有机物对消毒效果有明显影响,当微生物被有机物保护时,需要加大照射剂量,因为有机物可以影响紫外线对微生物的穿透效果,并且可以吸收紫外线。

7.悬浮物的类型

紫外线是一种低能量的电磁辐射,其能量仅有 6 eV,穿透力很弱。空气尘埃能吸收紫外线而降低杀菌率,当空气中含有尘粒 800～900 个/$cm^3$,杀菌效能可降低 20％～30％。比如枯草杆菌芽孢在灰尘中悬浮比在气溶胶中悬浮时,对紫外线照射有更大的抗性。

8.紫外线反射器的使用

为了更有效地对被辐射表面进行消毒,必须使用对波长为 253.7 nm 的紫外线具有高反射率的反射罩。使用反射罩还可以避免操作者受紫外线的直接照射。

**(二)微生物方面的因素**

1.微生物的类型

紫外线对细菌、病毒、真菌、芽孢、衣原体等均有杀灭作用,但不同微生物对紫外线照射的敏感性不同。细菌芽孢对紫外线的抗性比繁殖体细胞大,革兰阴性杆菌最易被紫外线杀死,紧接着依次为葡萄球菌属、链球菌属和细菌芽孢,真菌孢子抗性最强。抗酸杆菌的抗力,较白色葡萄球菌、铜绿假单胞菌、肠炎沙门菌等要强 3~4 个对数级。在抗酸杆菌中,不同种类对紫外线的抗性亦不相同。

根据抗力大致可将微生物分为 3 类:高抗性的有真菌孢子、枯草杆菌黑色变种芽孢、耐辐射微球菌等;中度抗性的有鼠伤寒沙门菌、酵母菌等;低抗性的有大肠埃希菌、金黄色葡萄球菌、普通变形杆菌等。

2.微生物的数量

微生物的数量越多,需要产生相同致死作用的紫外线照射剂量也就越大,因此消毒污染严重的物品需要延长照射时间,加大照射剂量。

## 四、紫外线消毒应用

### (一)空气消毒

紫外线的最佳用途是消毒空气,其也是空气消毒的最简便方法。紫外线消毒空气的方式主要有三种。

1.固定式照射

紫外线灯固定在天花板上的方法有以下几种:①将紫外线灯直接固定在天花板上,离地约2.5 m;②固定吊装在天花板或墙壁上,离地约 2.5 m,上有反光罩,向上的紫外线也可被反射下来;③安装在墙壁上,使紫外线照射在与水平面成 3°~80°角的范围内;④将紫外线灯管固定在天花板上,下有反光罩,这样使上部空气受到紫外线的直接照射,而当上下层空气对流交换时,整个空气都会被消毒(图 11-5)。

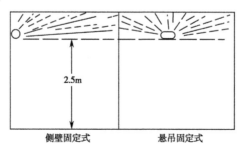

图 11-5　固定式紫外线空气消毒

通常灯管距地面 1.8~2.2 m 比较适宜,这个高度可使人的呼吸带受到最高辐射强度的有效照射。使用中的 30 W 紫外线灯在垂直 1 m 处辐射强度应高于 70 $\mu$W/cm$^2$(新灯管 >90 $\mu$W/cm$^2$),每立方米分配功率不少于 1.5 $\mu$W/cm$^2$,最常用的直接照射法时间应不少于 30 min。唐贯文等报道,60 m$^3$ 烧伤病房,住患者 2~3 人,悬持 3 支 30 W 无臭氧石英紫外线灯,辐射强度>90 $\mu$W/cm$^2$,直接照射 30 min,可使烧伤病房空气达到 Ⅱ 类标准(空气细菌总数 ≤200 cfu/cm$^3$)的合格率为 70%,60 min 合格率达到 80%。

2.移动式照射

移动式照射法主要是利用其机动性,既可对某一局部或物体表面进行照射,也可对整个房间的空气进行照射。

3.间接照射

间接照射是指利用紫外线灯制成各种空气消毒器,通过空气的不断循环达到空气消毒的目的。

### (二)污染物体表面消毒

1.室内表面的消毒

紫外线用于室内表面的消毒主要见于医院的病房、产房、婴儿室、监护病房、换药室等场所,某些食品加工业的操作间也比较常用。一般较难达到卫生学要求,必要时可以在灯管上加反射罩或更换高强度灯管,以提高消毒效果。

2.设备表面的消毒

用高强度紫外线消毒器进行近距离照射可以对平坦光滑表面进行消毒。比如,便携式紫外线消毒器可以在近距离表面 3 cm 以内进行移动式照射,每处停留 5 s,对表面细菌杀灭率可达99.99%。

3.特殊器械消毒的应用

针对某些特殊器械专门设计制造的紫外线消毒器,近几年已开发使用。比如紫外线口镜消毒器,内装3 支高强度紫外线灯管,采用高反射镜和载物台,一次可放 30 多支口镜,消毒 30 min可灭活 HBsAg。又如紫外线票据消毒器,可用于医院化验单、纸币和其他医疗文件的消毒。

### (三)饮用水和污水的消毒

紫外线消毒技术正以迅猛发展的态势出现在各种类型的水消毒领域,许多大型水厂和污水处理厂开始使用紫外线消毒技术和装置。紫外线用于水消毒,具有杀菌力强、不残留对人体有害有毒的物质和安装维修便捷等特点。目前,紫外线水消毒技术已在许多国家得到推广和使用。按紫外线灯管与水是否接触,紫外线消毒装置分为灯管内置式和外置式两类。目前正在使用和开发的大多数紫外线消毒技术均为灯管内置式装置。

紫外线用于水的消毒包括饮用水的消毒和污水的消毒。饮用水消毒的方法之一是将紫外线灯管固定在水面上,水的深度应小于 2 cm,当水流缓慢时,水中的微生物可被杀灭。另一种方法是制成套管式的紫外线灯(图 11-6),水从灯管周围流过时,起到杀菌作用。国内现已研制出纯水消毒器,使用特殊的石英套,能确保正常水温下灯管最优的紫外输出,每分钟处理水量5.7 L,每小时 342 L。

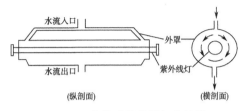

**图 11-6　套管式紫外线灯水消毒**

### (四)食具消毒

餐具保洁柜以臭氧和紫外线为杀菌因子。实验室载体定量杀菌试验,启动保洁柜 60 min,对侧立于柜内碗架上左、中、右三点的瓷碗内的表面玻片上的大肠埃希菌的平均杀灭率分别为99.89%、99.99%、99.98%,对金黄色葡萄球菌的平均杀灭率为 99.87%、99.98%、99.96%,但是启动保洁柜 180 min,对平铺于保洁柜底部碗、碟内的玻片 HBsAg 的抗原性不能完全破坏。

### 五、消毒效果的监测

紫外线灯具随着使用时间的延长,辐射强度不断衰减,杀菌效果亦会受到诸多因素的影响,因此对紫外线灯做经常性监测是确保其有效性的重要措施。监测分为物理监测、生物监测两种,在卫健委的《医疗机构消毒技术规范》里均有较详细的说明。

**(一)物理监测**

物理监测器材是利用紫外线特异敏感元件制成的紫外线辐射照度计,直接测定辐射强度,间接确定紫外线的杀菌能力,国家消毒技术规范将其列入测试仪器系列。

仪器组成:由受光器、信号传输系统、信号放大电路、指示仪(或液晶显示板)等部件组成。测试原理:当光敏元件受到照射时,光信号会转变成电信号,通过信号传输放大器由仪表指示出读值或转变成数字信号,在显示窗口显示出来。测试前先开紫外线灯 5 min,打开仪器后稳定 5 min再读数。

**(二)生物监测**

生物监测是通过测定紫外线对特定表面污染菌的杀灭率来确定紫外线灯的杀菌强度的。方法是先在无菌表面画出染菌面积 5 cm×5 cm,要求对照组回收菌量达到$(0.5\sim5.0)\times10^6$ cfu/cm²。打开紫外线灯后 5 min,待其辐射稳定,将其移至待消毒表面垂直上方 1 m 处,消毒至预定时间后采样并做活菌培养计数,计算杀菌率,以评价杀菌效果。

(张朝霞)

# 第四节　等离子体灭菌

等离子体灭菌技术是消毒学领域近年来出现的一项新的物理消毒灭菌技术,创始于 20 世纪 60 年代。美国首先对等离子体杀灭微生物的效果进行了研究,梅纳什等对卤素类气体等离子体杀灭微生物的效果的研究证明,等离子体具有很强的杀菌作用,并于 1968 年研制出等离子体灭菌设备。现已有不少关于等离子体灭菌技术的研究报道和专利产品。等离子体灭菌是继甲醛、环氧乙烷、戊二醛等低温灭菌技术之后,又一新的低温灭菌技术,它克服了其他化学灭菌方法时间长、有毒性的缺点。这一技术在国内发展比较快,国内生产厂家已经有不少产品上市,主要用于一些不耐高温的精密医疗仪器,如纤维内镜和其他畏热材料的灭菌,现已在工业、农业、医学等领域被广泛使用。

### 一、基本概念

等离子体是指高度电离的电子云,它是某些气体或其他汽化物质在强电磁场作用下,形成气体电晕放电,电离气体而产生的,是在物质固态、液态、气态基础上,提出的物质第四态,即等离子体状态。它是由电子、离子和中子等组合而成的带电状态云状物质,据分析还含有分子、激发态原子、亚稳态原子、自由基等粒子,以及紫外线、γ 射线、β 粒子等,其中的自由基、单态氧、紫外线等都具有很强的杀菌作用(图 11-7)。等离子体在宇宙中普遍存在,如星云、太阳火焰、地球极光等。人工制造的等离子体是通过极度高温或强烈电场、磁场激发等使某些气体产生等离子体状态,在等离子体状态下,物质发生一系列物理和化学变化,如电子交换、电子能量转换、分子碰撞、化学解离和重组等。根据激发形式不同,等离子体可在交直流电弧光激发下产生,高频、超高频激光、微波等都可以激发产生等离子体。

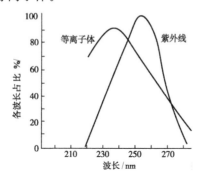

**图 11-7　等离子体灭菌与紫外线杀菌所产生的紫外线波长比较**

## 二、物理性质

等离子体是物质存在的一种形式,因而具有自己特定的物质属性。

**(一)存在形式**

等离子体是一种电离气体云,这是等离子体的客观存在形式即所谓物质第四态。随着温度的升高,物质由固态变成液态,进而变成气态;但这并未使物质分子发生质的变化,继续向气体施加能量时,分子中的原子获得足够的能量,开始分离成自由电子、离子及其他粒子,并形成一种新的物态体系即等离子体。

**(二)存在时间(寿命)**

气体分子吸收足够的能量,价电子由低能轨道跃迁到高能轨道成为激发态,这时各种粒子都是不稳定的。在气体分子的辉光放电过程中,空间电子的弛豫时间从 $10^{-10}$ s 到 $10^{-2}$ s。若要使等离子体保持稳定,维持气体云浓度,需不断施加能量。

**(三)等离子体温度与浓度**

等离子体中各种粒子的存在都是短时间的,且没有热平衡,所以电子温度与气体温度相差很大。电子温度受其产生过程和真空度的影响,电真空度下降,功率不变,电子温度下降。等离子体浓度随输入功率的增加而增加,可以通过控制真空度、电磁场强度来维持等离子体浓度。

**(四)空间特性**

由于正离子与电子的空间电荷互相抵消,等离子体在宏观上呈现电中性,但只有在特定的空间尺度上电中性才成立。德拜长度是描述等离子体空间特性的一个重要参量,用 $\lambda_D$ 表示。德拜长度是等离子体中电中性成立的最小空间尺度,也可以说德拜长度是等离子体中因热运动或其他扰动导致电荷分离的最大允许空间尺度限度。

**(五)粒子温度**

等离子体中不同粒子的温度是不一样的。如果将电子温度设为 $Te$,离子温度设为 $Ti$,则依据粒子的温度可将等离子体分为两大类,即热平衡等离子体和非热平衡等离子体。当 $Te=Ti$ 时,为热平衡等离子体,二者的温度都高,这很难达到。当 $Te>Ti$ 时,称为非热平衡等离子体。此时等离子体的宏观温度取决于重粒子的温度,这类等离子体也叫低温等离子体,其宏观温度并不高,接近室温。

### 三、等离子体灭菌设备

等离子体灭菌设备的基本组成有电源、激发源、气源、传输系统和灭菌腔等。等离子体装置因激发源不同有如下几种类型。

#### (一)激光等离子体灭菌装置

激光等离子体灭菌装置以激光为激发能源激发气体产生等离子体。激光源发出的激光通过一个棱镜将激光束折射经过透镜聚焦在灭菌腔内,激发腔体内气体,产生等离子体。由于激光能量高,等离子体里紫外线、γ射线、β射线及软 X 射线等杀菌成分比较多。但这种装置腔体小,距离实用相差较远,加之产生的等离子体温度高,目前尚未投入使用。

#### (二)微波等离子体灭菌装置

微波等离子体是一种非平衡态低温等离子体。微波或微波与激光耦合等离子体是灭菌应用研究较多的类型。微波等离子体具有以下特点:①电离分解度高,成分比较丰富;②电子温度与气体温度比值大,即电子温度高而底衬材料温度低;③可以在高气压下维持等离子体浓度;④属于静态等离子体,无噪声。

#### (三)高频等离子体灭菌装置

此类装置采用高频电磁场作为激发源,利用这种装置产生等离子体的程序是先将灭菌腔内抽真空,然后通入气体并施加能量,激发产生等离子体对腔内物品进行灭菌(图 11-8)。

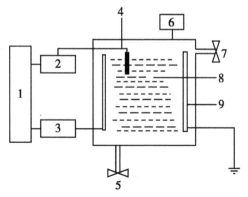

1.高频电源;2.温控;3.放电控制;4.温度计;5.真空系统;6.腔体;7.进气;8.等离子体;9.电极

**图 11-8 高频等离子体灭菌装置**

### 四、等离子体的杀菌作用

#### (一)普通气体等离子体消毒

采用非热放电等离子体 NTP-8T 型净化器,放电功率为 40 W,风机量为 800 m³/h,在 84 m³ 室内运行 60 min,可使空气中的悬浮颗粒下降 83%,自然菌下降 97%;用直接暴露方式大气压辉光放电等离子体作用 30 s,对大肠埃希菌和金黄色葡萄球菌杀灭率分别为 99.91% 和 99.99%,间接暴露法大气压辉光放电等离子体作用 120 s,对以上两种细菌杀灭率分别为 99.97% 和 99.99%。

**(二)协同杀菌作用**

芬斯梅耶等将激光与微波耦合,以激光产生等离子体,靠微波维持其浓度,获得良好的杀菌效果。他在两者耦合设备条件下,观察不同功率产生的等离子体对 10 mL 玻璃瓶内污染的枯草杆菌芽孢杀灭效果。结果证明,200 W 耦合等离子体杀灭细菌芽孢 D10 值为 2.2 s,500 W 则 D10 值降到 0.3 s。

**(三)消毒剂等离子体消毒**

研究发现,将某些消毒剂汽化为等离子体基础气体可显示出更强的杀菌作用。布尔赫用多种醛类化合物分别混入氧气、氩气和氮气,激发产生混合气体等离子体,观察其对污染在专用瓷杯上的枯草杆菌芽孢的杀灭作用。结果证明,混合气体等离子体的杀菌作用比单一气体更好。在氧气、氩气和氮气中分别混入甲醛、丙二醛、丁二醛、戊二醛、羟基乙醛和苯甲醛等,激发产生混合等离子体,其中甲醛、丁二醛和戊二醛明显比单一气体杀菌效果好。这些气体等离子体虽然具有良好的杀菌作用,但由于作用温度偏高,不适于怕热器材的灭菌。

近年来,等离子体灭菌技术获得了很大发展,约翰逊公司研制了低温等离子体灭菌装置,采用过氧化氢气体作为基础气体在高频电场激发下产生低温过氧化氢等离子体,经过低温过氧化氢等离子体一个灭菌周期的处理(50~75 min),可完全达到灭菌要求。

## 五、灭菌影响因素

等离子体气体消毒剂对微生物的杀灭效果受很多因素影响,具体如下。

**(一)激发源功率**

不同功率的电磁场产生的等离子体的数量可能不同,对微生物的杀灭效果也有所不同。纳尔逊等对此做过研究,结果证明不同功率的高频电磁场所产生的氧气等离子体对两种细菌芽孢的杀灭效果有明显区别,完全杀灭枯草杆菌黑色变种芽孢在 50 W 时需 60 min,在 200 W 时则只需 5 min。所以等离子体的杀菌效果与激发源功率有直接关系,功率增加 3 倍,作用时间缩短 10 倍以上。

**(二)激发源种类**

如用激光做激发源,激光功率可以很高。但输送激光能量在 $2 \times 10^5 \sim 2 \times 10^8$ W 时,所产生的等离子体在腔底部直径仅 1 mm,高度 10 mm,维持时间不到 5 μs。若要维持等离子体只有加快激光脉冲次数,因为杀菌效果与单位时间内激光脉冲数有直接关系。芬斯梅耶等把激光与微波耦合,以激光激发等离子体,用微波维持,获得良好的效果。将 2 450 MHz 的微波源与激光设备耦合,在 200 W 和 500 W 条件下,观察对 10 mL 玻璃瓶内污染的枯草杆菌芽孢的杀灭效果。结果显示,耦合等离子体杀芽孢效果明显改善,速度加快,功率 200 W 时,D 值为 2.2 s,500 W 时,D 值为 0.3。故不同的激发源产生的等离子体的杀菌效果不同。

**(三)加入的消毒剂气体种类**

在对等离子体杀菌作用的研究中发现,把某些消毒剂汽化加入载气流中,形成混合气体并进入反应腔,这种混合气体等离子体可以增强杀菌效果。不同气体作为底气所形生的等离子体的灭菌效果也不同。用氧气、二氧化碳、氮气、氩气等离子体处理过的污染多聚体,结果发现,用氧气和二氧化碳等离子体处理 15 min 后多聚体为无菌,用氩气和氮气等离子体处理后在同样条件下,仅 70% 的样品为无菌,延长到 30 min,功率提高后灭菌效果并未提高。顾春英、薛广波等对利用等离子体-臭氧对空气中微生物进行联合消毒的效果进行研究,结果显示:等离子体-臭氧对空气中的金黄色葡萄球菌作用 1 min,杀灭率为 99.99%,作用 10 min 杀灭率为 100%;对白色念珠菌作用6 min可全部杀灭;对枯草杆菌黑色变种芽孢作用 15 min,杀灭率达到 99.90%以上,30 min可全部杀灭。在菌液中加入 10%小牛血清,对消毒效果无明显影响。

**(四)有机物的影响**

艾夫(Aif)等研究了等离子体灭菌器对放入其腔体内的物体的灭菌效果受有机物的影响的情况,发现 10%的血清和 0.65%的氯化钠使效果减弱。布赖斯等也报道氯化钠和蛋白均会影响等离子体灭菌器的效果。霍勒等研究表明,5%的血清对低温等离子体灭菌器的效果无明显影响,但 10%的血清会使效果降低。因此,研究者建议等离子体不能用于被血清和氯化钠污染的器械的灭菌,尤其是狭窄腔体如内镜的灭菌,如要使用,应先将器械清洗干净。

## 六、等离子体的应用

研究发明等离子体灭菌技术目的之一就是要解决环氧乙烷和戊二醛等低温灭菌技术所存在的问题。其突出特点是作用快速、杀菌效果可靠、作用温度低、清洁而无残留毒性。目前,等离子体灭菌技术已在许多国家得到应用,主要用于怕热医疗器材的消毒灭菌。

**(一)医疗卫生方面的运用**

1.内镜的灭菌

要求用环氧乙烷或戊二醛来实现对无菌内镜的彻底灭菌是不现实的,10 h 以上的作用时间和残留毒性的去除就使临床难以接受。低温过氧化氢等离子体灭菌技术能在 45～75 min 范围内实现怕热的内镜的灭菌要求,真正实现无毒、快速和彻底灭菌。

2.畏热器材、设备的灭菌

某些直接进入人体内的高分子材料对灭菌方法要求极高,既怕湿亦不可有毒,如心脏外科材料、一些人工器官及某些需置入体内的医疗用品。这些器材都可以用低温等离子体进行灭菌处理。

3.各种金属器械、玻璃器械和陶瓷制品的灭菌

现在使用的低温过氧化氢等离子体灭菌装置可用于各种外科器械的灭菌处理,某些玻璃和陶瓷器材也可以用等离子体进行灭菌。试验证明,外科使用的电线、电极、电池等特殊器材均可用等离子体灭菌处理。

4.空气消毒

某等离子体空气消毒机,在 20 ℃、相对湿度 60%的条件下开启,在 20 m³ 的试验室内,作用30 min,对白色念珠菌的消除率为 99.96%,作用 60 min 时达 99.98%。

5.生物材料表面的清洁和消毒

生物材料的表面清洗和消毒在电子制造业和表面科学中使用较多,使用非沉积气体的等离子体辐射作用进行表面清洗已有多年历史。等离子体处理可用于去除表面的接触污染、消除溅射留下的残渣、减小表面吸附等。

**(二)食品加工工业中的应用**

随着食品加工业的大规模发展,人们在期望食品具有安全性的同时,对食品营养性的需求也在不断扩大。特别是常规的高温压力蒸汽灭菌造成的各种营养元素的损失已经引起人们的普遍关注。实践证明,应用低温等离子体技术来杀灭食品本身及加工过程中污染的细菌,很少会影响到产品的鲜度、风味和滋味。

**1.用于食品表面的消毒**

蔬菜、水果在种植、加工、运输过程中,因与外界接触,表面经常附着具有传染性的病原微生物,其中包括国际标准中严格限制的一项微生物指标——大肠埃希菌。利用微波激发氩气等离子体,证实了等离子体不仅能够杀灭物体表面的大肠埃希菌,而且通过改变各个等离子体处理参数,找到了影响该微生物杀灭率的条件。而美国自 20 世纪 90 年代起,利用等离子体对食品表面进行杀菌消毒就获得了美国食品药品管理局(FDA)的批准,并且很快应用于商业。实践证明,各类食品表面的大肠埃希菌经空气等离子体 20 s～90 min 的处理,细菌总数可下降 2～7 个对数值。日本学者开发的组合大气压下等离子体发生器,可将待消毒产品置于反应器腔体内,使其表面直接受到活性粒子的轰击以达到杀菌消毒目的。如使用雷达效果反应器,则可以使这些物料在远程等离子体(至少距等离子体发生中心 20 cm)的范围内被空气强制对流,被迫沿着迂回的通道流经 3 个或更多折返。这使得待消毒产品可以不与等离子体直接接触,在一定意义上克服了某些领域不能应用该技术的限制,为该技术的应用开辟了更为广阔的前景。

**2.用于液体食品的消毒**

液体食品属于一类特殊的食品。通过向液体中鼓泡(通入空气和纯氧),同时将电场直接作用于液体与气体的混合态可成功地杀灭大肠埃希菌和沙门菌。基于这一原理设计出的低温等离子体反应器在实际生产操作中可以根据微生物指标要求,采用串联方式用多个反应单元对产品进行消毒。实验表明,杀菌效果随着反应器数量的增加而提高。利用该技术对牛奶与橙汁进行消毒,细菌总数下降了 5 个对数值。可见,用低温等离子体对液体食品杀菌消毒的研究,为更多的液体食品如苹果酒、啤酒、去离子水、液态全蛋、番茄汁等的杀菌提供了新的思路。

**3.用于小包装食品的消毒**

小包装食品在食品保质期内一般不会发生霉变,但有时也不排除因包装材料的阻氧性能和透气性能改变而引起的微生物污染,为确保产品的货架寿命,提高产品的安全性,仍需要对已包装的食品进行消毒。尽管对于等离子体活性粒子(包括激发原子、分子及紫外光子)能否透过包装材料的问题尚存在异议,但鲍瑟尔的研究表明利用射频激发的氧气等离子体能够对包装袋内的产品进行消毒。之后,相继有研究者利用过氧化氢等离子体实现了对纸包装、塑料包装及锡箔包装的食品的消毒。

## 七、使用注意事项

### (一)灭菌注意事项

使用等离子体灭菌技术必须注意:①灭菌物品必须清洁干燥,带有水分湿气的物品易造成灭菌失败。②能吸收水分和气体的物品不可用常规等离子体进行灭菌,因其可吸收进入灭菌腔内的气体或药物,影响等离子体质量,如亚麻制品、棉纤维制品、手术缝合线、纸张等。③带有小于 3 mm 细孔的长管道或死角器械的灭菌效果难以保证,主要是等离子体穿透不到管腔内从而会影响灭菌效果;器械长度大于 400 mm 亦不能用低温过氧化氢等离子体系列灭菌器处理,因为其灭菌腔容积受限;各种液体均不能用低温过氧化氢等离子体系列灭菌器处理。④灭菌物品必须用专门包装材料和容器包装。⑤使用等离子体灭菌时可在灭菌包内放化学指示剂和生物指示剂,以便进行灭菌效果监测。化学指示剂可与过氧化氢反应指示其穿透情况,生物指示剂为嗜热脂肪杆菌芽孢。

## （二）注意安全操作规则

虽然等离子体中的某些成分如 γ 射线、β 粒子、紫外线等都可能对人体造成损害，但等离子体灭菌装置采用绝缘传输系统，灭菌腔门的内衬及垫圈材料均可吸收各种光子和射线，无外露现象，只要操作者严格执行操作规程，不会对操作人员构成危害。

（张朝霞）

# 第五节　电离辐射灭菌

20 世纪 50 年代，美国科学家用电子加速器进行实验，证明电子辐射能使外科缝合线灭菌。这种利用 γ 射线、X 射线或离子辐射穿透物品、杀死其中的微生物的低温灭菌方法，统称为电离辐射灭菌。由于电离辐射灭菌是低温灭菌，不发生热的交换，与常用的压力蒸汽灭菌相比，具有穿透力强、灭菌彻底、可对包装后的产品灭菌、不污染环境、在常温常湿下处理等优点，所以尤其适用于怕热怕湿物品的灭菌，而且适合大规模的灭菌。目前，不少国家对大量医疗用品、药品、食品均采用辐射灭菌。对电离辐射中的安全问题，各国都有不同的法律和规章制度来保证。

## 一、辐射能的种类

电离辐射能可以大致分为两类，即电离辐射（非粒子性的）和粒子辐射（加速电子流）。其中电离辐射按其来源可分为 γ 射线、X 射线。

### （一）γ 射线

γ 射线是光子流，其波长很短，由于它们不带电，所以在磁场中不发生偏转。γ 射线通常是原子核衰变或衰变中伴随发射出来的。原子核发生 α 或 β 衰变时，所产生的子核常常处于较高的状态——核激发态，而当子核从激发态跃迁到能量较低的激发态或基态时，就会放出 γ 射线。

### （二）X 射线

X 射线与 γ 射线的本质是一样的，统属电离辐射。但它们发射的方式不同，X 射线的发射是从原子发生的，一个电子从外壳层跃迁到内壳层时会将能量以 X 线的形式发射出来，或用人工制造的加速器产生的快中子轰击重金属而产生。

### （三）粒子辐射

粒子的辐射有多种，有天然的和人为的，包括 α 射线、β 射线、高能电子、正电子、质子、中子、重于氢的元素离子，以及各种介子。天然存在的 α、β 射线穿透力弱，不适用于辐射加工。而人为的正电子、质子、中子、介子和重离子束穿透物质的能力有限，且价格昂贵难于生产，还会导致被照物质呈现明显的放射性。电子加速器将电子加速到非常高的速度时，即获得了能量和穿透力，实际上是将电子获得的能量限制在不超过 10 MeV 的水平上（如果再增加能量将可能使被照物质获得放射性），其在单位密度的物质里的穿透深度是 0.33 cm/MeV，远低于 γ 射线。

## 二、电离辐射剂量和剂量单位

### （一）能量

电子伏特指单个电子在 1 V 电压作用下移动所获得的能量，符号为 eV。1 eV 等于 $1.602 \times 10^{-19}$ J，该单位可用于电磁辐射和粒子辐射。1 MeV $= 10^6$ eV。

**（二）吸收剂量**

电离辐射照射物体时，通过上述种种作用，将全部或部分能量传给受照射物体，或者说，受照射物体吸收电离辐射的全部或部分能量，这个能量通常称为剂量。

**（三）照射量**

照射量是 X 射线或 γ 射线在每单位质量空气中释放出来的所有电子被空气完全阻止时，在空气中产生的带正电或负电的离子总电荷的绝对值除以单位质量。照射量的单位是伦琴（R）。

**（四）剂量当量**

一定的吸收剂量所产生的生物效应，除与吸收剂量有密切关系外，还与电离辐射的类型、能量及照射条件等因素有关。对吸收剂量采用适当的修正因子后其就可以与生物效应产生直接联系。这种经过修正的吸收剂量就称为剂量当量，专用单位是雷姆（rem）。

**（五）放射性强度及其单位**

放射性强度是用来描写放射性物质的衰变强弱的，表示单位时间内发生衰变的原子核数（以每秒若干衰变数表示）。放射性强度常用的单位为居里（Ci），其定义为若某一放射源每秒能产生 $3.7 \times 10^{10}$ 次原子核衰变，该源的放射性强度即为 1 Ci。

## 三、电离辐射装置

大规模辐射灭菌通常使用两种类型的辐射源，一种是用放射性核素［如钴-60（$^{60}$Co）］做辐射源的装置，另一种是将电子加速到高能的电子加速器。

**（一）$^{60}$Co 辐射源装置**

$^{60}$Co 是放射性核素，它是在反应堆中照射 $^{59}$Co 而产生的人工放射性核素，其半衰期为 5.3 年，每年放射性强度下降 12.6%。$^{60}$Co 是发电中一种核产物的副产品，造价相当低廉。常用的源强为 105～106 Ci，辐射装置必须放在能防辐射的特殊混凝土中，不用时放入深水井中，工作人员可安全进入，需要照射时升到照射位置即可。

**（二）铯-137 辐射源装置**

铯-137 也可释放 γ 射线，是一种常用的 γ 射线辐射源。

**（三）电子加速器**

电子加速器实质上是把带电的粒子，如电子或质子，或其他的重离子，在强电场力的作用下，经过真空管道，加速到一定能量的设备。辐射灭菌应用的加速器与工业上应用的加速器一样，必须具备以下的一些基本要求：①能连续可靠地工作；②有足够大的输出功率；③性能稳定；④有较高的效率；⑤操作方便，维修简单；⑥屏蔽条件良好，可以保证操作人员安全。加速的电场，可以是静电场，也可以是高频周期电场。一般将加速器分为两种：一种是脉冲流加速器；另一种是直流加速器。电子加速器的发明和完善，逐步替代了放射性核素的地位，与放射性核素相比，具有功率大、可以随时停机、停机后不消耗能量、没有剩余射线、可以直接利用电子进行辐射、射线的利用率高等特点。通常用于辐射灭菌的机器是 5～10 MeV 的电子加速器。

## 四、影响辐射灭菌效应的因素及剂量选择

**（一）影响因素**

1.微生物的种类和数量

微生物对辐射固有的耐受性叫作抗性，不同类型的微生物对辐射灭菌的效应是不同的，同一

菌种其含菌量不同,辐射敏感性也不同。

电离辐射灭菌剂量的确定与物品的初始污染菌对辐射的敏感性和拟达到的灭菌保证水平等因素有关。在众多因素中,以初始污染菌的数目与灭菌剂量的关系最为密切。初始污染菌量越多,灭菌后留下杀死的菌体就越多,这些死菌体都将成为致热原,因此必须降低产品的初始污染菌量。初始污染菌量与三大污染要素有关,即原料、环境和人员因素,操作技术因素,产品的存贮条件(时间、温度、湿度)因素。

初始污染菌数量是决定该产品辐射灭菌剂量的一个重要依据,也关系到其他医疗产品辐射灭菌剂量和临床应用的安全性。

(1)样品细菌回收率计算:平均回收率=(洗脱的平均菌数/洗脱前平均菌数)×100%。

(2)校正因子的计算:校正因子=100/平均回收率。

(3)辐射剂量的确定:根据初始污染菌数,查找 ISO1137 标准附录 B 方法 1,获得最低灭菌剂量。

辐射产品初始污染菌情况是企业生产先进程度评判的重要指标之一,反映了企业生产环境的控制能力。因此,企业应改进生产工艺、治理生产环境,以高标准的卫生环境设施,精密的卫生学测试手段和易于清扫、消毒、净化、秩序井然的生产控制水平来降低初始污染菌量,确保产品卫生质量。

2.介质

微生物所依附的介质对辐射效应影响很大。辐射灭菌时,间接作用是主要的,不同介质辐射后会产生不同的自由基,这些不同的自由基和微生物相互作用的效果不同,因此不同介质对辐射效应的影响是比较明显的。

3.温度

许多生物大分子和生物系统的辐射敏感性随照射时温度的降低而降低,出现这种效应的主要原因是温度降低使早期辐射作用产生的自由基减少或低温(冰点以下)限制了水自由基的扩散,从而减少了酶分子和自由基相互作用的机会,所以高温可使酶对辐射的敏感性增加。

4.氧气

在氧气或空气中照射生物大分子(酶和核酸),其辐射敏感性一般比在真空或在惰性气体中高。但这种现象是因电离辐射干燥的生物大分子而产生的。比如在稀水溶液中,氧的增强作用极小或不增强,甚至还出现防护作用。这主要是因为氧气与辐射诱发的自由基具有高度亲和力,在水溶液中氧有清除水产生的自由基的作用。

5.化学药品

化学药品中的保护剂使微生物不敏感,如含巯基化合物、抗坏血酸盐、乙醇、甘油、硫脲、二甲亚砜、甲酸钠、蛋白等;而敏化剂使微生物致敏,如氨基苯酚、碘乙酰胺、N-乙基马来酰亚胺、卤化物、硝酸盐、亚硝酸盐、维生素 K 等。

**(二)剂量选择**

剂量的选择直接关系到辐射灭菌的效果,通常考虑如下。

1.从微生物学角度计算灭菌剂量

一般采用下式计算:$SD = D10 \times \log(\frac{N_0}{N})$

式中:$SD$ 表示灭菌剂量;$D10$ 表示杀灭 90% 指示菌所需剂量;$N_0$ 表示灭菌前污染菌数;

$N$ 表示灭菌后残存菌数。

指示菌一般采用短小芽孢杆菌芽孢。灭菌前的污染菌数 $N_0$ 是影响灭菌剂量的重要因素,不必每次都测,但应定期测定,以观察有关变化及特殊情况;灭菌后的残余细菌数,一般采用 $10^{-6}$,这一数值表示灭菌处理 100 万个试验样品,全部做灭菌试验时,试验样品残余细菌发现率在1或1以下。

2.从被灭菌的材料方面确定灭菌剂量

用射线辐射被消毒用品时,由于射线与物质会发生一系列物理化学变化,将对材料产生影响,因此要综合考虑材料性能和微生物杀灭条件来确定灭菌剂量。

## 五、辐射灭菌的应用

### (一)医疗用品的灭菌

1.使用情况

辐射灭菌应用于医疗用品是从 20 世纪 50 年代起逐步发展起来的。1975 年,世界上只有 65 个γ射线辐射消毒装置,10 多台加速器用于辐射消毒,其中绝大多数是在 60 年代末到 70 年代初投入运行的。目前,辐射灭菌用于医疗用品已经非常普遍,我国各大中城市、医学院校几乎都有放射源,并且对外开展辐射灭菌技术服务,灭菌服务的领域已经延伸到敷料、缝合线、注射器和输液器、采血器械、导管和插管、手术衣、精密器械、人工医学制品、各种化验设备、节育器材、一次性使用医疗用品、患者和婴幼儿日常用品等。

2.可用辐射灭菌的医疗用品

手术缝合线、注射针头、塑料检查手套、气管内插管、产科毛巾、输血工具、牙钻、脱脂棉、卫生纸、塑料皮下注射器、塑料及橡皮塞导管、塑料解剖刀、覆盖纱布、输血器杯、血管内开口术套管、外科刀具、透析带、人造血管、塑料容器、人工瓣膜、采血板、手术敷料、病员服、被褥等。

3.灭菌效果

用酶联免疫吸附法确定电离辐射杀灭乙肝病毒的效果,用物理性能试验,确定其对高分子材料的影响。结果以 $^{60}$Co 为照射源,当剂量为 20 kGy 时灭菌效果可靠,且不改变被消毒物(包括镀铬金属、乳胶、聚丙烯等)材料的理化性质,患者使用电离辐射灭菌后的物品无不良反应,这进一步证明了电离辐射灭菌法是一种较为理想的灭菌方法。

### (二)药品的辐射灭菌

1.应用情况

因为很多药品对湿、热敏感,特别是中药材、成药由于加工和保管困难,难以达到卫生指标。我国自20 世纪 70 年代以来,已对数百个品种的中成药做了研究,对其质量控制和保存做出了突出贡献。西药方面,药厂对抗生素、激素、甾体化合物、复合维生素制剂等大都采用辐射灭菌。照射后发现,经 20 kGy 照射后除了少数例外,一般可稳定保存四年,没有发现不利的化学反应。污染短小芽孢杆菌的冷冻干燥青霉素,用 γ 射线照射发现以 2 kGy 照射时,没有发现有破坏效应。试验发现大剂量照射对牛痘苗中的病毒可能有些破坏,同时发现电离辐射对胰岛素有有害影响。

2.可用于辐射灭菌的药品

(1)抗生素类:青霉素 G 钾(钠)、苯基青霉素钠、普鲁卡因青霉素油剂(或水混悬液)、氯唑西林、氨苄西林、链霉素、四环素、金霉素、红霉素、万古霉素、硫酸多粘菌素、两性霉素 B、利福平、双氢链霉素、土霉素、氯霉素、卡那霉素、硫酸新霉素等。

(2)激素类:丙酸睾酮及其油溶液、己烯雌酚、醋酸孕烯醇酮、可的松、雌二醇、孕甾醇、醋酸可的松、泼尼龙等。

(3)巴比妥类:巴比妥、戊巴比妥、阿普巴比妥钠、苯巴比妥、异戊巴比妥、甲苯比妥等。

### (三)食品的辐射灭菌

**1.国内外食品辐射灭菌研究概况**

我国自 1958 年开始食品照射研究以来,先后开展了辐射保存粮食、蔬菜、水果、肉类、蛋类、鱼类和家禽等的研究,获得了较好的杀虫、灭菌、抑制发芽、延长保存期和提高保藏质量的效果。辐射杀菌包括以下步骤:①加热到 65～75 ℃;②在真空中包装,即在不透湿气、空气、光和微生物的密封容器中包装;③冷却至辐射温度(通常为−30 ℃);④辐射 40～50 kGy 剂量。在辐射工艺方面,辐射源和辐射装置不断增加和扩大,已经实现了食品辐射的商业化。1982 年不完全统计,世界上约有 300 个电子束装置和 110 个钴源装置用于辐射应用。1980 年 10 月底联合国粮食及农业组织(FAO)、国际原子能机构(IAEA)和 WHO,组成辐射食品安全卫生专家委员会,通过一项重要建议,即总体剂量为 10 kGy 照射的任何食品不存在毒理学上的危害,用这样剂量照射的食品不再需要做毒理试验。这一决定大大有利于减少人们对经辐射食品是否安全卫生的疑虑,亦进一步推动食品辐射加工工业的发展。

**2.食品辐射灭菌的发展**

近年来,世界各国批准的辐射食品品种有了很大发展,1974 年只有 19 种,1976 年增加到 25 种,目前已有超过 40 个国家的卫生部门对上百种辐射食品商业化进行了暂行批准,这些食品包括谷物、土豆、洋葱、大蒜、蘑菇、可可籽、草莓、肉类半成品、鱼肉、鸡肉、鲜鱼片、虾、患者灭菌食物等,随之而来的是一批商业化食品加工企业的诞生。

### (四)蛋白制品辐射灭菌

近年来,有关采用 γ 射线辐射灭活蛋白制品中的病毒的研究越来越多,如处理凝血因子、清蛋白、纤维蛋白原、$\alpha_1$-蛋白酶抑制剂、单克隆抗体、免疫球蛋白等。

**1.γ 射线处理凝血因子Ⅷ**

γ 射线辐射处理冻干凝血因子Ⅷ,14 kGy 剂量可灭活≥4log 的牛腹泻病毒,23 kGy 剂量可灭活 4log 的猪细小病毒(PPV),经 28 kGy 和 42 kGy 的 γ 射线辐射后,凝血因子Ⅷ活性分别可保留 65% 和 50%。

**2.γ 射线处理单克隆抗体**

液态和冻干状态下的单克隆抗体在加和不加保护剂抗坏血酸盐的情况下分别用 15 kGy、45 kGy 的 γ 射线辐射,ELISA 试验显示:15 kGy 辐射下,加保护剂的液态单克隆抗体,其活性及抗体结合力与照射前基本一致,不加保护剂的抗体活性下降了 3 个数量级。在 45 kGy 剂量辐射下,加保护剂的抗体结合力依然存在,而不加保护剂的抗体结合力消失。冻干状态下的单克隆抗体经 45 kGy 辐射后,不加保护剂组仍有抗体结合力,而加保护剂组抗体结合力更强,且前后试验对照发现不加保护剂时经 45 kGy 辐射,冻干状态产品比液态产品表现出更强的抗体结合力。同样,在不加保护剂的情况下分别用 15 kGy、45 kGy 的 γ 射线辐射,SDS 聚丙烯酰胺凝胶电泳(SDS-PAGE)显示,在重链和轻链的位置上没有可观察到的蛋白条带,相反,加保护剂后有明显的蛋白条带。PCR 试验显示,加和不加保护剂的样品在 45 kGy γ 射线辐射后,PPV 的核酸经 PCR 扩增后无可见产物。研究表明,加保护剂或将样品处理成冻干状态均能降低 γ 射线辐射对蛋白活性的损伤。

3.γ射线处理蛋白制品

(1)处理纤维蛋白原:在27 kGy剂量照射下,至少有4log的PPV被灭活;在30 kGy剂量照射下,光密度测量显示,纤维蛋白原的稳定性>90%。

(2)处理清蛋白:SDS-PAGE显示,随着照射剂量从18 kGy增加到30 kGy,清蛋白降解和聚集性都有所增加;HPLC试验显示,二聚体或多聚体含量有所增加。

(3)处理$\alpha_1$-蛋白酶抑制剂:30 kGy剂量照射下,≥4log的PPV被灭活;当照射剂量率为1 kGy/h时,$\alpha_1$-蛋白酶在25 kGy剂量照射下活性保留90%以上,在剂量增加到35 kGy时,其活性保留大约80%。

(4)处理静脉注射免疫球蛋白:50 kGy剂量照射下,SDS-PAGE显示,静脉注射免疫球蛋白基本未产生降解,也没有发生交联;免疫化学染色显示,Fc区的裂解≤3%,免疫学实验表明照射前后静脉注射免疫球蛋白的Fab区介导的抗原抗体结合力和Fc区与Fcγ受体结合力均没有大的改变;定量RT-PCR显示,照射前后静脉注射免疫球蛋白的Fc区介导前信使RNA表达的功能性是一致的。

(5)处理冻干免疫球蛋白:30 kGy处理冻干IgG制品中辛德比斯病毒灭活对数值≥5.5 TCID50。IgG制品外观无变化,pH与未处理组相近,运用抗坏血酸、抗坏血酸钠、茶多酚等作为保护剂,效果明显。

一般情况下,20～50 kGy剂量的γ射线辐射几乎能灭活所有的病毒,但灭活病毒的同时,辐射剂量越大,对蛋白制品成分的损伤也越大。如何在灭活病毒的同时又保留蛋白有效成分、不破坏蛋白成分的活性,这将是γ射线辐射应用于蛋白制品病毒灭活的关键。下列条件可减少蛋白成分损伤:①清蛋白含量高;②加入辛酸钠;③低照射剂量率;④缺氧状态。加入抗氧化剂或自由基清除剂,或者利用一种手段使辐射过程中产生最小量的活性氧都可减少γ射线对蛋白成分的损伤。冻干状态下的蛋白制品由于所含水分少,经电离辐射后所产生自由基少,辐射时损伤也会减弱。

(6)消毒冻干血浆:$^{60}$Coγ射线经30 kGy的辐射剂量能完全灭活冻干血浆中的有包膜病毒和无包膜病毒,照射后的血浆清蛋白等成分含量略有下降,凝血因子活性减少30%～40%,因此消毒效果可靠但对血浆蛋白活性有一定影响。

**(五)辐射灭菌的优缺点**

1.优点

(1)消毒均匀彻底:由于射线具有很强的穿透力,在一定剂量条件下能杀死各种微生物(包括病毒),所以它是一种非常有效的消毒方法。

(2)价格便宜、节约能源:在能源消耗方面辐射法也比加热法低几倍。

(3)可在常温下消毒:特别适用于热敏材料,如塑料制品、生物制品等。

(4)不破坏包装:消毒后用品可长期保存,特别适用于战备需要。

(5)速度快、操作简便:辐射灭菌法将参数选好后,只需控制辐射时间,而其他方法须同时控制很多因素。

(6)穿透力强:常规的消毒方法只能消毒到它的外部,无法深入内部,如中药丸这种直径十几毫米的固态样品,气体蒸熏或紫外线无法深入它的中心去杀死菌体,从这一角度看,辐射灭菌是个理想的方法。

(7)最适用于封装消毒:目前有大量的高分子材料应用于注射器、导管、连管、输液袋、输血袋、人工脏器、手套、各式医用瓶、罐和用具,而且很多国家对这些医疗用品采取"一次性使用"的政策。为此出厂前要灭菌好,并要求在包装封装好后再灭菌,以防再污染,面对这种封装消毒的要求,辐射处理是一种好方法。

(8)便于连续操作:因为"一次性使用"的医疗用品用量很大,所以消毒过程要求进行连续的流水作业。以西欧、北美为例,这种用品的消耗量从 1970 年的 10 亿打(120 亿件)增加到1980 年的 30 亿打(360 亿件),澳大利亚每年灭菌一次性使用的注射器 8 000 万只,此外还有大量的缝合线、针头等。只有采取连续操作流水作业,才能满足需要,一炉一炉、一锅一锅地消毒,远不能满足需要。

2.缺点

(1)一次性投资大。

(2)需要专门的技术人员。

## 六、电离辐射的损伤及防护

使用电离辐射灭菌时,不得不考虑电离辐射的损伤:一是对人的不慎损害;二是对被辐射物品的损害;三是要做好防护。

### (一)电离辐射对人的不慎损害

当电离辐射作用于人体组织或器官时,会引起全身性疾病,其反应因接触射线的剂量大小、时间长短、发病缓急也有所不同。多数专家认为,其是按一定的顺序呈阶梯式发展的,电离辐射是引起放射病的特异因子。

### (二)电离辐射对被辐射物品的损害

电离辐射对物品的损害主要表现为对稳定性产生影响,电离辐射对聚合分子可引起交联或降解,并放出 $H_2$、$C_2H_6$、$CO$、$CO_2$ 或 $HCl$ 等气体,高剂量可使其丧失机械强度,如聚烯烃类塑料可变硬、变脆,聚四氟乙烯可破碎成粉末。但常用的塑料在灭菌剂量范围内影响不大,如聚乙烯和酚醛照射 80 kGy 无明显破坏,甚至照射 1 000 kGy 损坏也不大。

### (三)电离辐射的防护

电离辐射作用于机体的途径有内照射和外照射,从事开放源作业的危害主要是内照射,从事封闭源接触的主要是外照射。

1.内照射防护

根据开放源的种类和工作场所进行分类和分级,对不同类、不同级的开放型工作单位的卫生防护均应按有关规定严格要求。

2.外照射防护

从事这一行的操作人员须经专门培训,合格后方可上岗,并且在操作过程中采取以下的防护措施。①时间防护:尽量减少照射时间;②距离防护:尽可能增加作业人员与辐射源的距离;③屏蔽防护:尽量在屏蔽条件下作业;④控制辐射源的强度。

**(张朝霞)**

# 第六节　热力消毒与灭菌

在所有可利用的消毒和灭菌方法中,热力消毒是一种应用最早、效果最可靠、使用最广泛的方法。热可以杀灭一切微生物,包括细菌繁殖体、真菌、病毒和细菌芽孢。

## 一、热力消毒与灭菌的方法

热力消毒和灭菌的方法分为两类:干热和湿热消毒灭菌。由于微生物的灭活与其本身的水量和环境水分有关,所以两种灭菌方法所需的温度和时间不同。表 11-2 所提供的数据可作为实际应用时的参考。

表 11-2　不同温度下干、湿热灭菌的时间

| 灭菌方法 | 温度/℃ | 持续时间/min |
| --- | --- | --- |
| 干热 | 160 | 120 |
| | 170 | 60 |
| | 180 | 30 |
| 湿热(饱和蒸汽) | 121 | 20 |
| | 126 | 15 |
| | 134 | 4 |

### (一)干热消毒与灭菌

干热对微生物的作用主要有氧化、蛋白质变性、电解质浓缩引起中毒而致细胞死亡。

1.焚烧

焚烧是一种灭菌效果很好的方法,可直接点燃或在焚烧炉内焚烧,适用于尸体、生活垃圾、诊疗废弃物、标本等废弃物的处理。

2.烧灼

烧灼是直接用火焰灭菌。其适用于微生物实验室的接种针、接种环、涂菌棒等不怕热、损坏小的金属器材的灭菌,在应急情况下,对外科手术器械亦可用烧灼灭菌。烧灼灭菌温度很高,效果可靠,但对灭菌器械有一定的损伤或破坏。

3.干烤

干烤灭菌是在烤箱内进行的,烤箱又可分为重力对流型烤箱、机械对流型烤箱、金属传导型烤箱、电热真空型烤箱等四类。其适用于在高温下不损坏、不变质、不蒸发的物品的灭菌,如玻璃制品、金属制品、陶瓷制品、油脂、甘油、液状石蜡、各种粉剂等;不适用于纤维织物、塑料制品、橡胶制品等的灭菌。对导热性差的物品或放置过密时,应适当延长作用时间;金属、陶瓷和玻璃制品可适当提高温度,从而缩短作用时间;但对有机物品,温度不宜过高,因为超过 170 ℃时就会炭化。常用温度为 160~180 ℃,灭菌时间为 30~120 min。

使用烤箱灭菌时,应注意下列事项:①器械应洗净后再干烤,以防附着在其表面的污物炭化;②玻璃器皿干烤前亦应洗净并完全干燥,灭菌时勿与烤箱的底及壁直接接触,灭菌后应待温度降

至 40 ℃ 以下再打开烤箱,以防炸裂;③物品包装不宜过大,放置的物品勿超过烤箱内容积的 2/3;物品之间应留有空隙,以利于热空气对流;粉剂和油脂不宜太厚,以利热的穿透;④灭菌过程中不得中途打开烤箱放入新的待灭菌物品;⑤棉织品、合成纤维、塑料制品、橡胶制品、导热性差的物品及其他在高温下易损坏的物品,不可用干烤法灭菌;⑥灭菌时间应从烤箱内温度达到要求温度时算起。

### 4.红外线辐射灭菌

红外线辐射被认为是干烤灭菌的一种。红外线是波长 0.77～1 000.00 μm 的电磁波,有较好的热效应,以 1～10 μm 波长最强。红外线由红外线灯泡产生,不需要经空气传导,加热速度快,但热效应只能在直射到的物体表面产生,因此不能使一个物体的前后左右均匀加热。不同颜色对红外线的吸收不同,颜色越深吸收越多,反之则少。离光源的距离越近受热越多,反之则少。

### (二)湿热消毒与灭菌

#### 1.煮沸消毒

煮沸消毒简单、方便、经济、实用,且效果比较可靠。在家庭和基层医疗卫生单位,煮沸消毒目前仍然是一种常用的消毒方法。煮沸消毒的杀菌能力比较强,一般水沸腾以后再煮 5～15 min 即可达到消毒目的。水温达到 100 ℃ 时,几乎能立刻杀死细菌繁殖体、真菌、立克次体、螺旋体和病毒。水的沸点受气压的影响,不同高度的地区气压不同,水的沸点亦不同。因此,在地势较高的地区,应适当延长煮沸时间。煮沸消毒时,在水中加入增效剂,如 2% 碳酸钠,煮沸 5 min 即可达到消毒标准,同时还可以防止器械生锈。对不能耐热 100 ℃ 的物品,在水中加入 0.2% 甲醛,煮 80 ℃ 维持 60 min,也可达到消毒标准。肥皂(0.5%)、碳酸钠(1%)等亦可作为煮沸消毒的增效剂。但选用增效剂时,应注意其对物品的腐蚀性。

煮沸消毒适用于消毒食具、食物、棉织品、金属及玻璃制品。塑料、毛皮、化学纤维织物等怕热物品不能用煮沸法消毒。煮沸消毒可用煮锅,亦可用煮沸消毒器。国产煮沸消毒器有两类:电热煮沸器和酒精灯加热煮沸器。

煮沸消毒时应注意:消毒时间应从水煮沸后算起;煮沸过程中不要加入新的消毒物品;消毒物品应全部浸入水中;消毒物品应保持清洁,消毒前可作冲洗。消毒注射器时,针筒、针心、针头都应拆开分放。碗、盘等不透水物品应垂直放置,以利水的对流。一次消毒物品不宜过多,一般应少于消毒器容量的 3/4。煮沸消毒棉织品时,应适当搅拌。

#### 2.流通蒸汽消毒法

流通蒸汽消毒法又称常压蒸汽消毒,是在 1 个大气压下,用 100 ℃ 左右的水蒸气进行消毒。其热力穿透主要依靠两个因素:①水蒸气凝聚时释放的潜伏热(2 259.4 J/g);②水蒸气凝聚收缩后产生的负压(体积缩小 99.94%)。蒸汽一方面放出潜伏热,一方面由于产生的负压,使外层的水蒸气又补充进来,因此热力可以不断穿透到深处。

流通蒸汽消毒设备很多,最简单的工具是蒸笼。其基本结构包括蒸汽发生器、蒸汽回流罩、消毒室与支架(图 11-9),所需时间同煮沸法。

流通蒸汽有较强的杀菌作用,它可使菌体蛋白含水量增加,使其易被热力所凝固,从而加速微生物的灭活。这种消毒方法常用于食品、餐具消毒和其他一些不耐高热物品的消毒。流通蒸汽消毒的作用时间应从水沸腾后有蒸汽冒出时算起。

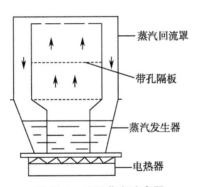

图 11-9　流通蒸汽消毒器

流通蒸汽也可采用间歇灭菌法,尤其是对细菌芽孢污染的物品,即第 1 d、第 2 d、第 3 d 各消毒 30 min,间隔期间存放在室温中。对不具备芽孢发芽条件的物品,不能用此法灭菌。

3.巴斯德消毒法

巴斯德消毒法起源于对将酒加热至 50～60 ℃以防止其腐败的观察,至今国内外仍广泛将其应用于对牛奶的消毒中,可以杀灭牛奶中的布鲁司菌、沙门菌、牛结核杆菌和溶血性链球菌,但不能杀灭细菌芽孢和嗜热性细菌。牛奶的巴斯德消毒法有两种:一是加热至 62.8～65.6 ℃,保持至少 30 min,然后冷却至 10 ℃以下;二是加热至 71.7 ℃,保持至少 15 min,然后冷却至 10 ℃以下。巴斯德消毒法可用于血清的消毒和疫苗的制备。对血清一般加热至 56 ℃,作用 1 h,每天 1 次,连续 3 d,可使血清不变质。制备疫苗时一般加热至 60 ℃,作用 1 h。

4.低温蒸汽消毒

低温蒸汽消毒最初用于消毒羊毛毡,它的原理是将蒸汽输入预先抽真空的压力锅内后,其温度的高低取决于蒸汽压的大小。因此,可以通过控制压力锅的压力来精确地控制压力锅内蒸汽的温度,消毒时多采用 60～80 ℃。

5.热浴灭菌

将物品放于加热的介质中,如油类、甘油、液状石蜡或各种饱和盐类溶液,将温度维持在一定范围内以进行灭菌,称为热浴灭菌法。热浴灭菌是在不具备专门的压力蒸汽灭菌设备或其他特殊情况下使用的一种简易方法。由于它不能处理大型物品,并需专人守候调节控制温度,使用受到限制。其可用于小量药品的灭菌,可在一般煮锅中进行,但必须有一温度计用以测定介质的温度。

6.压力蒸汽灭菌

压力蒸汽灭菌除具有蒸汽和高压的特点外,因处于较高压力下,穿透力比流通蒸汽强,温度也要高得多。

(1)常用压力蒸汽灭菌器及其使用方法。

常用的压力蒸汽灭菌器有下排气式压力蒸汽灭菌器、预真空压力蒸汽灭菌器和脉动真空压力蒸汽灭菌器。前者下部设有排气孔,用以排出内部的冷空气;后两者连有抽气机,通入蒸汽前先抽真空,以利于蒸汽的穿透。

1)手提式压力蒸汽灭菌器:实验室、基层医疗、卫生、防疫单位等常用的小型压力蒸汽灭菌器。由铝合金材料制造,为单层圆筒,内有 1 个铝质的盛物桶,直径 28 cm,深 28 cm,容积约为 18 L。灭菌器重12 kg左右,使用压力<1.4 kg/cm²。①主要部件:压力表 1 个,用以指示锅内的

压力;排气阀 1 个,下接排气软管,伸至盛物桶的下部,用以排除冷空气;安全阀 1 个,当压力锅内的压力超过 1.4 kg/cm² 时,可自动开启排气。②使用方法:在压力锅内放入约 4 cm 深的清水;将待消毒物品放入盛物桶内,注意放入物品不宜太多,被消毒物品间留有间隙;盖上锅盖,将排气软管插入盛物桶壁上的方管,拧紧螺丝将压力锅放火源上加热;至水沸腾 10～15 min,打开排气阀,放出冷空气,至有蒸汽排出时,关闭排气阀,使锅内压力逐渐上升;至所需压力时,调节火源,维持到预定时间。对需要干燥的固体物品灭菌时,可打开放气阀,排出蒸汽,待压力恢复到"0"位时,打开盖子,取出消毒物品;若消毒液体,则应去掉火源,慢慢冷却,以防止减压过快导致猛烈沸腾而使液体外溢和瓶子破裂。

2)立式压力蒸汽灭菌器:为一种老式压力锅,亦是下排气式。由双层钢板圆筒制成,两层之间可以盛水,盖上有安全阀和压力表,内有消毒桶,桶下部有排气阀,消毒桶容积为 48 L。灭菌器一侧装有加水管道和放水龙头。灭菌器全重 60 kg 左右,可用于实验室、医院及卫生防疫机构的消毒和灭菌。使用时需加水 16 L 左右,其余使用方法同手提式压力蒸汽灭菌器。一般物品灭菌常用 1.05 kg/cm² 压力,在此压力下温度为 121 ℃,维持 15 min。

3)卧式压力蒸汽灭菌器:这种灭菌器的优点是,消毒物品的放入和取出比较方便。消毒物品不至于因堆放过高而影响蒸汽流通,多使用外源蒸汽,不会因加水过多而浸湿消毒物品。卧式压力蒸汽灭菌器常用于医院和消毒站,适用于处理大批量消毒物品。卧式压力蒸汽灭菌器有单扉式和双扉式两种。前者只有一个门,供放入污染物品和取出消毒物品;后者有前后两个门,分别用于取出消毒物品和放入污染物品。主要部件:消毒柜室和柜室压力表,夹层外套和外套夹层压力表,蒸汽进入管道和蒸汽控制阀,压力调节阀,柜室压力真空表,空气滤器等。柜室内有蒸汽分流挡板和放消毒物品的托盘,门上有螺旋插销门闩,使用压力为 2.8～5.6 kg/cm²。

4)预真空压力蒸汽灭菌器:新型的压力蒸汽灭菌器。这种灭菌器的优点是,灭菌前先抽真空,灭菌时间短,对消毒物品损害轻微,在消毒物品放置拥挤重叠情况下亦能达到灭菌标准,甚至对有盖容器内的物品亦可灭菌,而且工作环境温度不高,消毒后的物品易干燥等。整个灭菌过程采用程序控制,既省人力又稳定可靠。缺点是价格较贵,发生故障时修理较困难。

5)脉动真空压力蒸汽灭菌器:依据真空泵的不同可分为水循环式和低压蒸汽喷射式真空泵两种。脉动真空压力蒸汽灭菌器是目前医学领域使用最广泛、最安全有效的医疗器械灭菌方法。对脉动真空压力蒸汽灭菌监测 6 480 锅次,包内化学指示卡监测合格率 99.9%,温度监测合格率 99.8%,生物指示剂监测合格率 100%。因此,运行良好的脉动真空压力蒸汽灭菌器灭菌效果可靠。

6)快速压力蒸汽灭菌器:随着医疗技术的快速发展,医院手术及口腔、内镜诊疗患者的增多,医疗器械库存不足的问题日益突出,传统的消毒灭菌方法渐渐不能满足临床的需要,一系列快速灭菌方法应运而生,快速压力灭菌技术就是其中之一。新的快速压力蒸汽灭菌器体积小,智能化程度高,基本能满足临床的需要,但是也暴露了不少问题。一是缺乏过程监控和结果的监测记录;二是存在二次污染的问题;三是器械灭菌前很多清洗不彻底。因此要加强培训和管理。

(2)压力蒸汽灭菌的合理应用。

1)压力蒸汽灭菌虽然具有灭菌速度快、温度高、穿透力强、效果可靠等优点,但如果使用不得当,亦会导致灭菌失败。

2)压力蒸汽灭菌器内空气的排除:压力蒸汽灭菌器内蒸汽的温度不仅和压力有关,而且和蒸汽的饱和度有关。如果灭菌器内的空气未排除或未完全排除,则蒸汽不能达到饱和,虽然压力表达到了预定的压力,但蒸汽的温度却未达到要求,结果将导致灭菌失败。在排除不同程度的冷空气时,检查灭菌器内冷空气是否排净的方法如下。在排气管的出口处接一皮管,将另一端插入冷水盆中。若管内排出的气体在冷水中产生气泡,则表示尚未排净,仍需继续排气;若不产生气泡,则表示锅内的冷空气已基本排净。如果待灭菌器内有一定量的蒸汽之后再排气,则有利于空气的排净。

3)灭菌的时间计算:应从灭菌器腔内达到要求温度时算起,至灭菌完成为止。灭菌时间的长短取决于消毒物品的性质、包装的大小、放置位置、灭菌器内空气排空程度和灭菌器的种类。灭菌时间由穿透时间、杀灭时间和安全时间三部分组成。穿透时间随不同包装、不同灭菌物品而不同。杀灭微生物所需时间,一般用杀灭脂肪嗜热杆菌芽孢所需时间来表示。在 121 ℃时需 12 min,132 ℃时需 2 min,115 ℃时需 30 min。安全时间一般为维持时间的一半。

4)消毒物品的包装和容器要合适:消毒物品的包装不宜过大、过紧,否则不利蒸汽的穿透。下排气式的敷料包一般不应大于 30 cm×30 cm×25 cm,预真空和脉动真空的敷料包不应大于 30 cm×30 cm×50 cm。盛装消毒物品的盛器应有孔,最好用铁丝框。过去常将消毒物品,尤其是注射器,放入铝饭盒内,但饭盒加盖后蒸汽难以进入,内部的空气亦不易排出,按规定时间灭菌常不能达到预期效果。顾德鸿研制的注射器灭菌盒,解决了这一问题。该盒的盖和底上有许多小孔,内面各固定一张耐高压滤纸,蒸汽可以自由通过而尘埃和细菌则不能进入。

5)消毒物品的合理放置:消毒物品过多或放置不当均可影响灭菌效果。一般来说,消毒物品的体积不应超过灭菌室容积的 85%,也不能少于 15%,防止小装量效应。放置消毒物品时应注意物品之间留有一定空隙,以利于蒸汽的流通。大敷料包应放在上层,以利于内部空气的排出和热蒸汽的穿透。空容器灭菌时应倒放,以利于冷空气的排出,垂直放置消毒物品可取得更佳的灭菌效果。

6)控制加热速度:使用压力蒸汽灭菌时,灭菌时间是从柜室内温度达到要求温度时开始计算的。升温过快,柜室温度很快达到了要求温度,而消毒物品内部达到要求温度则还需较长时间,这样在规定的时间内往往达不到灭菌要求,所以必须控制加热速度,使柜室温度逐渐上升。

7)消毒物品的预处理:带有大量有机物的物品,应先进行洗涤,然后再高压灭菌。橡皮管灭菌前应先浸泡于 0.5%氢氧化钠或碱性洗涤剂磷酸三钠溶液中,使溶液流入管内,并应注意防止发生气泡,然后煮沸15~20 min,以除去管内遗留的有机物。煮沸后用自来水冲洗干净管内外遗留的碱性洗涤液,再用蒸馏水冲洗,并随即进行压力灭菌。由于管内有水分,温度升高快,易取得灭菌效果。

8)防止蒸汽超热:在一定的压力下,若蒸汽的温度超过饱和状态下应达到的温度的 2 ℃以上,即成为超热蒸汽。超热蒸汽温度虽高,但像热空气一样,遇到消毒物品时不能凝结成水,不能释放潜热,所以对灭菌不利。防止超热现象的办法:勿使压力过高的蒸汽进入柜室,吸水物品灭菌前不应过分干燥,灭菌时含水量不应低于 5%;使用外源蒸汽灭菌器时,不要使夹套的温度高于柜室的温度,两者应接近;控制蒸汽输送管道的压力,勿使蒸汽进入柜室时减压过多,放出大量的潜热;灭菌时不要先用压力高的蒸汽加热到要求温度,然后再降低压力;蒸汽发生器内加水量应多于产生蒸汽所需的水量。

9)注意安全操作:每次灭菌前应检查灭菌器是否处于良好的工作状态,尤其是安全阀是否良好;加热和送气前检查门或盖是否关紧、螺丝是否拧牢;加热应均匀,开、关送气阀时动作应轻缓;灭菌完毕后减压不可过猛,压力表回归"0"位时才可打开盖或门;对烈性污染物灭菌时,应在排气孔末端接一细菌滤器,防止微生物随冷空气冲出形成感染性气溶胶。

除各种专用的高压灭菌器外,炊事压力锅亦可用于消毒灭菌,适用于家庭、没有压力灭菌器的基层医疗卫生单位和私人诊所的消毒灭菌。在野战和反生物战条件下,家用压力锅亦是简单、方便、效果可靠的消毒灭菌器材。

家用压力锅使用方法:首先根据压力锅的大小加入适量的水;将消毒物品放在锅内的支架上,勿使物品靠得太紧;密封盖口,放热源上加热,待有少量蒸汽从排气孔排出时,将限压阀扣在排气孔的阀座上;当限压阀被排出的蒸汽抬起时减少加热,维持压力 15～20 min,然后退火,冷却,取下限压阀,使蒸汽排出;待蒸汽排尽后,打开压力锅,取出消毒物品。有报道以脂肪嗜热杆菌芽孢为指示菌,检查了家用压力锅对牙科器材的灭菌效果,结果试验组芽孢条全部被灭菌,而对照组均有菌生长,这表明家用压力锅是一种快速、有效、廉价的灭菌方法,可用于少量器械的灭菌。

## 二、热对微生物的杀灭作用和影响因素

### (一)热对微生物的杀灭作用

热可以杀灭各种微生物,但不同种类的微生物对热的耐受力不同。细菌繁殖体、真菌和病毒容易杀灭,细菌芽孢的抵抗力比其繁殖体抗热力强得多。炭疽杆菌的繁殖体在 80 ℃只能存活2～3 min,而其芽孢在湿热 120 ℃,10 min 才能杀灭;肉毒杆菌芽孢对湿热亦有较强的抵抗力,在 120 ℃可存活 4 min,而在 100 ℃需作用 330 min 才能杀死。立克次体对热的抵抗力较弱,一般能杀灭细菌繁殖体的温度亦可杀灭立克次体。大多数病毒对热的抵抗力与细菌繁殖体相似。抵抗力较强的病毒如脊髓灰质炎病毒,在湿热 75 ℃,作用 30 min 才能杀死;而婴儿腹泻病毒对湿热 70 ℃可耐受 1 h 以上,在 100 ℃时 5 min 才能灭活。肝炎病毒亦是抗热力较强的病毒,甲型肝炎病毒在 56 ℃湿热 30 min 仍能存活,煮沸 1 min 可破坏其传染性,压力蒸汽 121 ℃能迅速致其死亡。乙型肝炎病毒在 60 ℃能存活 4 h 以上,85 ℃作用 60 min 才能杀死,压力蒸汽 121 ℃作用 1 min 才能将其抗原性破坏,它对干热 160 ℃能耐受 4 min,180 ℃作用 1 min 可以灭活。因为病毒抗原的破坏晚于病毒的杀灭,所以用乙型肝炎表面抗原作为乙型肝炎病毒灭活指标的方法有待商榷。

在不同温度下培养的微生物对热的抵抗力也不一样。一般来说,在最适宜温度下培养的微生物和生长成熟的微生物抵抗力强,不易杀灭(表 11-3)。

表 11-3　热对各种微生物的致死时间

| 抵抗力 | 微生物 | 热致死时间/min | | | | |
| --- | --- | --- | --- | --- | --- | --- |
| | | 煮沸 | 压力蒸汽 | | 干热 | |
| | | 100 ℃ | 121 ℃ | 130 ℃ | 160 ℃ | 180 ℃ |
| 弱 | 非芽孢菌、病毒、真菌和酵母菌 | 2 | 1 | <1 | 3 | <1 |
| 较弱 | 黄丝衣菌素、肝炎病毒、产气荚膜杆菌 | 5 | 2 | <1 | 4 | |
| 中等 | 腐败梭状杆菌(芽孢)、炭疽杆菌芽孢 | 10 | 3 | <1 | 6 | <1 |
| 高等 | 破伤风杆菌(芽孢) | 60 | 5 | 1 | 12 | 2 |
| 特等 | 类脂嗜热杆菌芽孢、肉毒杆菌芽孢 | 500 | 12 | 2 | 30 | 5 |
| | 泥土嗜热杆菌芽孢 | >500 | 25 | 4 | 60 | 10 |

根据表 11-3 可以看出,无论是干热还是湿热,其对繁殖体微生物的杀灭作用都比对芽孢的杀灭作用大得多。热对不同芽孢的灭活能力不同。用饱和蒸汽 121 ℃灭活 $10^6$ 个枯草杆菌黑色变种芽孢,所需时间＜1 min,而在同样暴露的情况下,杀灭嗜热脂肪杆菌芽孢 $10^5$ 个,需要 12 min。但在干热灭菌时,枯草杆菌黑色变种芽孢的抵抗力比嗜热脂肪杆菌芽孢更强。

**(二)微生物热灭活的影响因素**

　　一般认为,影响微生物热死亡的因素可以概括为 3 类:①由遗传学决定的微生物先天的固有抗热性;②在细菌生长或芽孢形成的过程中,环境因素对其抗热力的影响;③在对细菌或芽孢加热时,有关环境因素的影响。

　　1.影响微生物对热抵抗力的因素

　　(1)微生物的种类:不同种类的微生物或同种微生物的不同株,对热的抵抗力有很大的差别。由强到弱依次为朊病毒＞肉毒杆菌芽孢＞嗜热脂肪杆菌芽孢、破伤风杆菌芽孢＞炭疽杆菌、产气荚膜杆菌＞乙型肝炎病毒、结核杆菌、真菌＞非芽孢菌和普通病毒。

　　(2)微生物的营养条件:研究证明,不同营养条件下生长的微生物的抗热力不同。不同培养基上生长的微生物的 D10 值变化范围相差 10 倍。不同的培养基成分,如糖、氨基酸、脂肪酸、阳离子、磷酸盐等,均可影响微生物生长的数量,亦可影响微生物的抵抗热的能力。干酪素消化培养基、各种植物抽提物培养基均能形成抵抗力强的芽孢。在培养基内加入磷或镁,甚至加入可利用的碳水化合物、有机酸或氨基酸时,微生物的抗热性也会增高,表 11-4 列出了不同蛋白质含水量与凝固温度的关系。

表 11-4　蛋白质含水量与凝固温度的关系

| 卵清蛋白含水量/% | 凝固温度/℃ |
| --- | --- |
| 50 | 56 |
| 25 | 74～80 |
| 18 | 80～90 |
| 6 | 145 |
| 0 | 160～170 |

　　(3)生长温度的影响:微生物生长环境的温度对其抗热力有明显的影响。炭疽杆菌芽孢的抵抗力随培养温度的升高而增强;一些嗜热杆菌芽孢在较高温度下生长,抗热力更强;生长在 30 ℃、45 ℃、52 ℃的凝结杆菌芽孢,随温度升高,抵抗力增强。

　　(4)菌龄和生长阶段:一般认为,成熟的微生物比未成熟的微生物抵抗力强。繁殖体型微生物在不同生长阶段对热的抵抗力亦不相同。耐热链球菌在生长对数期的早期,对热的抵抗力强;大肠埃希菌试验证明,在静止期对热的抵抗力较强,增长最快时抗力最强。

　　(5)化学物质:化学处理可以改变芽孢的抗热能力。钙离子可使芽孢的抗热力增强,而水合氢离子可使芽孢的抵抗力降低。两种状态的芽孢对湿热的 D10 值相差大于 10 倍。

　　2.微生物所处的环境

　　(1)有机物的影响:当微生物受到有机物保护时,需要提高温度或延长加热时间,才能取得可靠的消毒效果。用热杀灭脂肪内的芽孢比杀灭磷酸盐缓冲液中的芽孢困难得多。不同类型的脂肪提高芽孢抗热力的作用大小不同,依次为橄榄油＜油酸甘油酯＜豆油＜葵酸甘油酯＜月桂酸甘油酯。

(2)物体的表面性质:污染在不同物体表面的微生物对热的抵抗力不同。污染在3种不同载体上的微生物,加热时其D值依次为沙>玻璃>纸。

3.加热环境的影响

(1)pH和离子环境:培养液的pH、缓冲成分、氯化钠、阳离子、溶液的类型等,对热力消毒均有一定的影响。

(2)相对湿度:相对湿度是指实际水蒸气的压力与同等条件下饱和水蒸气压力之比,用以反映微生物周围大气中水分的状况。湿热灭菌时相对湿度100%,干热灭菌时低于100%,可以是0~100%的任何数值。干热灭菌时,微生物的灭活率是其水含量的函数,而微生物的含水量是其所处的环境的相对湿度所决定的,所以灭活率随灭菌环境的相对湿度变化,相对湿度越高,灭菌效果越好。

(3)温度:温度表示热能的水平,是热力消毒和灭菌的主要因素。无论是干热还是湿热,均是随温度的升高,微生物灭活的速度加快。在干热灭菌时,细菌芽孢热灭活的Z值变化范围是15~30 ℃;在湿热灭菌中,Z值的范围是5~12 ℃。干热和湿热灭菌Z值的差别,可能是它们不同的作用机制所造成的。

(4)大气压:气压直接影响水及蒸汽的温度,气压越高,水的沸点越高。不同海拔高度的大气压不同,水的沸点也不同,故在高原上煮沸消毒时应适当延长消毒时间。

(5)被消毒物品的种类及大小:物品的传热能力可影响消毒效果。例如,煮沸消毒金属制品,一般15 min即可,而消毒衣服则需30 min。密封瓶子中的油比水更难消毒,因为油不产生蒸汽,与干热相似。被消毒物品的大小,对热力消毒也有影响,过大的物品其内部不易达到消毒效果,故需要根据物品的种类和大小确定消毒时间。

## 三、热力灭菌效果的检测

### (一)压力蒸汽灭菌器灭菌效果的监测

1.工艺监测

压力蒸汽灭菌工艺监测包括灭菌设备故障检查,确保灭菌温度、时间、蒸汽质量不出问题,以及灭菌物品包装材料、大小、摆放等。

2.留点温度计测试法

留点温度计的构造和体温表相同,其最高指示温度为160 ℃。使用时先将温度计内的水银柱甩到50 ℃以下,然后放入消毒物品内的最难消毒处,灭菌完毕后取出观察温度示数。留点温度计指示的温度即灭菌过程中达到的最高温度。缺点是不能指示达到所指示温度的持续时间,仅可根据所达到的温度分析消毒效果。

3.化学指示器材测试法

化学指示器材是检测压力蒸汽灭菌的最常用器材。

(1)指示胶带和标签:这类器材使用时贴于待灭菌包外,灭菌处理后色带颜色由淡黄色变为黑色,用以指示已经灭菌处理,但不能指示灭菌效果。

(2)化学指示卡:分121 ℃和132 ℃指示卡两种,其既可指示灭菌时的温度,又可以指示达到灭菌温度的持续时间,用于间接指示压力蒸汽灭菌效果。使用时放于待灭菌包内,灭菌后取出观察指示色块是否达到标准颜色,以判断是否达到灭菌要求,使用很方便。

(3)指示管:化学物质都有一定的熔点,只有当温度达到其熔点时才会熔化。熔化了的物质冷却后可再凝固,但其形态可与未熔化时的晶体或粉末相区别。

据此原理,可以把一些熔点接近压力蒸汽灭菌要求温度的化学物质的晶体粉末装入小玻璃管内(一般长 2 cm,内径 0.2 mm)。高压灭菌时将指示管放入消毒物品内,灭菌完毕后取出观察指示管内的化学物质是否已熔化。但是无论加或不加染料的化学指示管,都只能指示灭菌过程是否达到了预定温度,而不能指示这一温度的持续时间,现在较少使用。

布鲁尔(Brewer)等为了使指示管既能指示温度,又能指示温度持续的时间,精心设计了一种温度和时间控制管。Diack 指示管是国外专用于测试压力蒸汽灭菌效果的商品指示管之一。管内有1片Diack 片,淡棕色,在温度为 120～122.2 ℃时,经 5～8 min 全部熔化,温度为 118.3 ℃时需 20～30 min 才能熔化。使用时将其放在消毒物品内,消毒后可根据其是否熔化来分析灭菌效果。Brown 小管是装有红色液体的小玻璃管,当温度为 120 ℃时经 16 min,或 130 ℃时经 6.5 min,小管内的红色液体变为绿色。

近几年来,国外市场上一种新的检测管被应用在对消毒灭菌效果的监测上,这种管用来模拟各种有腔导管的灭菌,效果比较可靠。

4.生物监测法

微生物学测试法是最可靠的检查方法,可直接取得灭菌效果资料。

(1)指示菌株:国际通用的热力灭菌试验代表菌株为嗜热脂肪杆菌芽孢(ATCC7953),它的抗湿热能力是所有微生物(包括芽孢)中最强的。煮沸 100 ℃时死亡时间是 300 min;压力蒸汽 121 ℃时死亡时间是 12 min,132 ℃时死亡时间是 2 min;干热 160 ℃时死亡时间为 30 min,180 ℃时死亡时间为 5 min。这种芽孢对人不致病,在 56 ℃下生长良好,可以在溴甲酚紫葡萄糖培养基上生长,可使葡萄糖分解、产酸,使培养基由紫色变成黄色,用该菌制备生物指示剂要求菌片含菌量为 $5.0×10^5$～$5.0×10^6$ cfu。

(2)菌片制备和测试方法:嗜热脂肪杆菌芽孢菌液的制备,载体(布片或滤纸片)的制作和染菌方法等。

测试时将菌片装入灭菌小布袋内(每袋 1 片),以防菌片被污染。然后将装有菌片的布袋放入消毒物品内部。灭菌后取出菌片,接种于溴甲酚紫蛋白胨液体培养管内,56 ℃下培养 48 h 观察初步结果,7 d 后观察最后结果。溴甲酚紫蛋白胨液体培养原为淡紫色,若培养后颜色未变,液体不发生浑浊,则说明芽孢已被杀灭,达到了灭菌效果;若变成了黄色,液体浑浊,则说明芽孢未被杀灭,灭菌失败。

常见的还有自含式生物指示剂,其将指示菌和培养液混为一体,不需要自己准备培养液,使用方法同菌片法,但培养时间由 7 d 缩短为 48 h,使用很方便,是目前医院中最为常用的生物指示剂。

5.温度×时间自动记录仪

温度×时间自动记录仪是一种较先进的压力、温度和时间测定仪,以电子形式记录,具有较高的精度,灭菌过程完毕后,可以用智能信号转换器将整个灭菌过程的状态在电脑上重现。

**(二)干热灭菌器灭菌效果的检查**

1.热电偶和留点温度计测试法

热电偶和留点温度计可指示灭菌物品包内部的温度。但由于一般烤箱都设有温度计,可以从外部直接观察烤箱内部的温度,所以这两种测试法并不太常用。

### 2.化学指示管

在压力蒸汽灭菌效果检查中应用的仅能指示达到的温度而不能指示达到温度所需时间的化学指示管,在干热灭菌中一般是不用的。国外有专用于测定干热灭菌效果的指示管出售。Browne Ⅲ号管在 160 ℃时经 60 min,可由红色变为绿色;Browne Ⅳ号管在 170 ℃时经 30 min,可由红色变为蓝色。

### 3.生物监测法

生物监测法所用菌株为枯草杆菌黑色变种芽孢(ATCC9372),含菌量在(0.5~5.0)×10⁶ cfu/mL。现在已经有商品化的生物监测管。

测试时将菌片装入灭菌试管内(每袋 1 片),在灭菌器与每层门把手对角线内、外角处放置 2 个含菌片的试管,试管帽置于试管旁,关好柜门,经一个灭菌周期后,待温度降至 80 ℃,加盖试管帽后取出试管。在无菌条件下,加入普通营养肉汤培养基(每管 5 mL),于 37 ℃培养 48 h,初步观察结果,无菌生长则继续培养 7 d。若每个指示菌片接种的肉汤管均澄清,判为灭菌合格;若指示菌片之一接种的肉汤管浑浊,判为不合格。对难以判定的肉汤管,0.1 mL 接种于营养琼脂平板,37 ℃培养 48 h,观察菌落形态并做涂片镜检,判断是否有菌生长,若有菌生长为不合格,若无菌生长判为合格。生物监测管的使用同上,无须接种,取出直接培养即可。

## 四、过滤除菌

用物理阻留方法去除介质中的微生物,称为过滤除菌。在大多数情况下,过滤只能除去微生物而不能将之杀死。处理时,必须使被消毒的物质通过致密的滤材从而将其中的微生物滤除,因此只适用于液体、气体等流体物质的处理。乳剂、水悬剂过滤后,剂型即被破坏,故不宜使用此法。过滤除菌的效率因滤材性能而异,微生物能否被滤除,则取决于它本身的大小。

近几年发展较快的是过滤除菌净化材料,特别是有机高聚物制备膜过滤材料,被认为是 21 世纪最有发展前途的高科技产品之一。常用的高分子膜材料有纤维素类、聚砜类、聚丙烯腈(PAN)、聚偏氟乙烯(PVDF)、聚醚酮(PEK)、聚酰亚胺等工程高分子材料。高分子纳米滤膜是近年国际上发展较快的膜品种之一,该类膜对相对分子质量在 300 以上的有机物的截留率较高,对细菌、病毒的过滤效果较好。

**（张朝霞）**

# 第一节　社区儿童与青少年保健指导

## 一、社区儿童保健与护理

### (一)社区儿童及青少年保健的意义

1.基本概念

(1)儿童保健:研究各年龄期小儿的生长发育、营养保障、疾病防治和健康管理的综合学科,是一项根据儿童生长发育特点开展的以儿童为对象的健康保健及护理工作。

(2)新生儿期:指自胎儿从母体娩出脐带结扎至 28 d 之前的一段时期。此期的保健任务为新生儿健康检查、日常生活指导和育儿知识的传授等。

(3)婴幼儿期:指出生后 28 d 到 3 岁期间。其中婴儿期是指 1～12 个月。婴幼儿期的主要保健任务为喂养与婴幼儿营养,促进感知觉、语言和动作的发展,做好预防接种工作,养成良好生活习惯以及预防意外伤害的发生等。

(4)学龄前期:指 3～6 岁的幼儿期。此期的保健任务为平衡膳食、促进儿童思维的发展、指导入幼托机构的准备以及协助幼托机构进行儿童保健。

(5)学龄期:指 6～12 岁的小学生时期,也称童年期。此期的主要保健任务为协助学校做好儿童的保健工作,包括形成良好生活习惯、预防疾病及意外伤害、防止家庭内及学校虐待和性早熟儿童的健康管理。

(6)青少年期又称青春期:指 12～18 岁由儿童发育到成人的过渡期,是生长发育的突增期,其生理、心理上发生巨大变化。此期的主要保健任务是协助学校进行体格检查、健康指导等。

2.社区儿童及青少年保健的意义

(1)促进儿童生长发育:利用新生儿家庭访视、定期健康体检、生长发育评估、预防接种等服务的机会,引导儿童及家长提高自我保健的意识及能力,对生长发育障碍的儿童,指导与督促家长进行矫正及治疗。

(2)促进早期教育,增强体质:指导父母科学育儿,辅导父母正确喂养儿童,保持各种营养素均衡摄入,增强儿童身体素质。

(3)降低儿童常见病、多发病的患病率和死亡率:在推广计划免疫落实的同时,推广科学育儿知识并进行安全教育,降低新生儿、婴幼儿死亡率。

(4)依法保障儿童及青少年合法权益 依据国家颁布的保护儿童相关法律法规,早期发现并有效制止社区内儿童被虐待、使用童工等侵害儿童权利事件,合理利用社区卫生资源,依法保障社区儿童、青少年生存和发展等权利。

(5)开展社区儿童及青少年保健是实现人人享有卫生保健的有效策略,是动员全社会参与的重要手段。

**(二)儿童生长发育与行为特点**

1.新生儿期

新生儿体重生长为胎儿宫内体重生长曲线的延续。离开母体开始独立生活,有反射性匍匐动作、踏步反射、立足反射,听觉灵敏,对光反射敏感,喜欢看人脸,对不同味觉产生不同反应,如喂酸味果汁出现皱眉等。该期的关键是父母与新生儿之间亲子关系的建立。

2.婴幼儿期

生长速度快,是第一个生长高峰期。由于生长活跃,代谢率高,对热量、蛋白质的需求多,但婴儿期的消化器官功能发育尚不完善,消化吸收能力弱,如喂养不当易发生消化吸收紊乱。另外由母体得来的被动免疫逐渐消失,后天获得性免疫尚未完全建立。小儿容易罹患传染性疾病,如麻疹、上呼吸道感染、肺炎等。

3.幼儿期

生长发育速度减慢,随年龄增长,活动量加大,热能消耗增多,体格变瘦。脑功能发育越来越完善,观察、注意、记忆、思维、想象等各方面能力迅速发展,能主动观察、认知,出现第一个违拗期。由于活动范围的扩大,接触感染与危险事物的机会增加,而自我保护意识与能力尚不足,容易患传染病及发生意外伤害。

4.学龄前期

体重增长减慢,身高增长增快。活动能力加强,智力发育迅速,求知欲及可塑性强,易发生意外事故。乳牙开始脱落,恒牙萌出,脑发育接近成人,动作协调,语言、思维、想象力成熟,是性格形成的关键时期。但该期免疫系统发育仍不成熟,易患儿童传染病。

5.学龄期

体格生长稳定增长,身高增长速度趋于平稳,多种生理功能已基本成熟,除生殖系统外,其他器官的发育基本接近成人水平,淋巴系统发育处于高潮。脑的形态发育基本完成,社会心理进一步发育,认知能力加强,综合、理解、分析能力逐步完善,求知欲强。

6.青春期

出现第二次生长高峰,全身器官发育迅速,生殖系统发育日趋成熟,第二性征出现,内脏功能日趋健全。自我意识逐渐产生,认知社会能力尚不完善,易产生青春期复杂的心理行为问题。

**(三)社区儿童及青少年保健工作的内容**

社区儿童及青少年保健工作是社区卫生服务人员根据儿童、青少年时期不同的生长发育特点,满足其健康需求为目的,解决社区儿童及青少年健康问题所提供的保健服务。

1.促进儿童及青少年的生长发育

通过评估社区儿童及青少年的生长发育与健康状况,及时发现其生长发育问题,指导家长及保育机构正确喂养,保证营养均衡摄入。指导家长亲子关系建立的方法与技巧。

2.预防保健及健康教育

通过宣传栏、讲座、宣传册等方式宣传母乳喂养、疾病防治等知识,按期进行预防接种,对托幼机构及学校进行健康指导。

3.常见健康问题的管理

进行常见病、多发病和传染病的防治工作。

4.建立社区儿童健康档案

为社区内每一位儿童建立健康档案,及时记录儿童的健康状况。

## 二、社区学龄前儿童保健指导内容

### (一)新生儿期保健指导

1.日常保健指导

(1)保暖:居室应阳光充足,空气清新,室温宜保持在 $22\sim24$ ℃,相对湿度维持在 $55\%\sim65\%$,根据气温变化随时调节环境温度。

(2)清洁:保持皮肤清洁,每天沐浴。沐浴时间选择在喂奶后 $1$ h 内,室温维持在 $26\sim28$ ℃。沐浴顺序:面、头、颈、上肢、躯干、下肢、腹股沟、臀和外生殖器。

(3)抚触:抚触宜选择安静的环境,室温维持在 $25$ ℃左右,时间宜为沐浴后。方法为:①轻柔地按摩婴儿头部,并用拇指在孩子上唇和下唇分别画出一个笑容,让孩子能够充分感受到快乐。②双手放在婴儿两侧肋缘,右手向上滑向婴儿右肩,再逐渐回到原处。左手以同样方式进行。③按照顺时针方向按摩婴儿脐部,但应该注意在脐痂未脱落前不要按摩该区域。④双手平放在婴儿背部,从颈部向下开始按摩,然后用指尖轻轻按摩脊柱两边的肌肉,再次从颈部向底部迂回运动。⑤将婴儿双手下垂,用一只手捏住其胳膊,从上臂手腕部轻轻挤捏,然后用手指按摩手指。并用相同手法按摩另外一只手。⑥按摩婴儿的大腿、膝部、小腿,从大腿至脚踝部轻轻挤捏,然后按摩脚踝及足部;在确保脚踝不受伤的前提下,用拇指从脚后跟按摩至脚趾。

抚触时的注意事项:注意保暖;如新生儿饥饿、烦躁时不宜抚触;每次抚触时间以 $15$ min 为宜,每天3次;天冷时抚触前将双手搓热。

(4)预防疾病和意外伤害:新生儿免疫功能不健全,抵抗力低,应尽量避免接触患有皮肤病、消化道、呼吸道感染或其他传染病者。护理新生儿前要洗手、洗脸及漱口。窒息是新生儿最常见的意外事故,注意哺乳时避免乳房堵塞新生儿口、鼻,切忌边睡边哺乳,使用的被子不宜盖住头,冬季外出时不宜包裹太紧、太严。如发现意外窒息,立即祛除引起窒息的原因,保持呼吸道通畅,如呼吸心跳停止,立即进行心肺复苏,快速送医院救治。

2.家庭访视

社区护士在新生儿出院后 $1$ 周内进行产后访视。了解新生儿一般健康及预防接种情况、喂养指导、开展新生儿疾病筛查等。

3.喂养指导

(1)提倡母乳喂养:对于新生儿来说,母乳是最好的食物,母乳喂养也是最科学的喂养方法。世界卫生组织提倡新生儿保持 $4\sim6$ 个月纯母乳喂养。正常分娩的新生儿,出生后半小时内可开始吸吮母亲乳头。纯母乳喂养时,母亲应注意补充维生素 K,避免新生儿发生维生素 K 缺乏性出血性疾病。出生后2周左右开始补充维生素 A、维生素 D,早产儿出生后 $1$ 周补充,足月儿出生后半个月开始补充。

(2)人工喂养:指母亲因各种原因不能喂哺婴儿时,用动物乳如牛乳、羊乳或其他代乳品喂养婴儿。目前常用的人工喂养方法有牛乳喂养、配方乳喂养和羊乳喂养。

(3)混合喂养:因母亲乳汁分泌不足需添加牛乳、羊乳,或其他代乳品喂养新生儿时称混合喂养。有补授法和代授法两种添加方法。

4.早期教育指导

鼓励家长拥抱和抚摸婴儿,对婴儿说话或唱歌等方式促进婴儿神经心理发育,增进母子间情感交流,促进婴儿智力发育和个性培养。

5.预防接种

新生儿期应接种卡介苗和第一剂乙肝疫苗。

6.指导家长识别异常症状

(1)发热:指导家长正确使用肛表,如出现体温过高时,首先排除是否衣服穿得过厚,是否环境温度过高。确为发热时,应及时就诊并在医师指导下用药。

(2)黄疸:生理性黄疸在出生后2～3 d出现,10～14 d后逐渐消失。病理性黄疸持续时间长,颜色深、范围大,应及时就诊治疗。

**(二)婴幼儿期保健指导**

1.营养与喂养

此期生长发育迅速,对营养需求高,其膳食以高能量、高蛋白的乳类为主,并注意维生素 D 的补充。

(1)合理喂养:营养供给仍以奶及奶制品为主,鼓励母乳喂养,指导合理添加辅食和断奶。

(2)辅食添加:辅食添加按由少到多、由稀到稠、由细到粗、由一种到多种原则添加,不能以成人食物代替辅食。

(3)断奶:随着辅食的添加,训练婴幼儿使用杯子喝水、汤勺进食,为断奶做好准备。

(4)断奶后的饮食指导:断奶是指停止母乳喂养,但主要食物仍是乳类(牛奶或配方奶),断奶后安排好辅食,烹饪宜碎、细、软、烂,注意膳食平衡。

2.日常护理指导

(1)卫生和睡眠:每天给婴儿洗澡,鼓励独立睡眠,睡眠时嘴里不含东西。

(2)衣着和活动:衣着应简单、宽松,便于活动,多行户外活动,多晒太阳等,增强体质,提高对外界环境的适应能力和防病能力。

(3)排便习惯训练:通常大便训练应在1岁以后,小便训练应在1.5～2岁,大、小便训练应避免在冬天进行。

3.早期教育

以感知、语言、动作训练为主,促进感知觉的发展,训练婴幼儿由近及远认识生活环境,培养他们的观察能力。在玩耍中鼓励主动与他人接触,培养良好的情绪和行为。耐心限制其危险行为,注意培养集体观念、道德观念,提高环境适应能力。

4.动作训练

从添加辅食时训练婴幼儿用勺进食,指导家长按婴幼儿年龄生长发育特点并结合其实际能力训练抓物、抓握动作、坐、爬、走等训练。

**5.意外预防**

意外事故包括吸入异物、窒息、中毒、烧伤、烫伤等。指导家长把婴儿放在安全的地方,防止跌倒或坠床、烧伤和烫伤,妥善放置药品或有毒物品,防止包裹过严、溺水等造成窒息。

**6.预防接种**

督促家长按计划免疫完成基础计划免疫。根据国家计划免疫程序对适龄儿童进行常规接种。

(1)预防接种管理:首先确定接种对象,以预约、通知单、电话、网络、短信等形式通知婴幼儿监护人,告知疫苗接种的种类、时间、地点,携带预防接种卡或证、婴幼儿到接种地接种。接种前仔细核对预防接种卡或证、接种对象姓名、性别、出生时间、接种记录,确定本次需接种的疫苗类型,告知监护人疫苗接种的名称、作用、禁忌证、注意事项、可能出现的不良反应,如实记录告知及询问既往疫苗接种情况并签署书面告知书。接种完成后及时记录疫苗接种时间、疫苗名称与批号,接种儿童需观察 15～30 min,如无不适方可离开。

(2)预防接种的禁忌证。①一般禁忌证:患自身免疫性疾病和免疫缺陷者;有急性传染病接触史而未过检疫期者暂不接种;活动性肺结核、较严重的心脏病、风湿病、高血压、肝肾疾病、慢性病急性发作者、有哮喘及过敏史者、严重化脓性皮肤病者或发热者不宜接种。②特殊禁忌证:结核菌素试验阳性、中耳炎者禁忌接种卡介苗;对酵母过敏或疫苗中任何成分过敏者不宜接种乙型肝炎疫苗;接受免疫抑制剂治疗期间、腹泻、妊娠期禁忌服用脊髓灰质炎疫苗糖丸;因百日咳菌苗偶可产生神经系统严重并发症,故本人及家庭成员患癫痫、神经系统疾病和有抽搐史者禁用百日咳菌苗;对鸡蛋过敏者禁接种麻疹疫苗。

**(三)学龄前儿童保健指导**

此期大多数儿童进入学龄前教育,其独立意识增强,与外界接触多、活动范围扩大,容易发生各种意外,注意加强早期教育,预防意外伤害。

**1.平衡膳食**

膳食结构接近成人,与成人共进主餐,另加一餐点心。指导家长掌握促进食欲的技巧,膳食搭配力求多样化、粗细交替,满足儿童生长发育需要。

**2.促进思维发育**

培养幼儿感知、计划、综合判断能力和集体主义精神,促进幼儿的思维发育。

**3.保护视力**

矫正幼儿不良的看书习惯,注意用眼卫生,讲清近视的危害。定期带幼儿到医院检查视力,以早期发现视力障碍并及时矫治。

**4.入园准备**

让孩子养成每天准时上学,放学及时做作业的习惯,对老师、同学有礼貌,自己收拾学习用具。

**5.安全教育**

该期儿童好动又缺少生活经验,易发生意外事故,应加强安全教育,如遵守交通规则、使用电器安全、不在河边玩耍等,预防意外发生。

**6.社区健康管理**

为 4～6 岁儿童每年提供一次健康管理服务,按免疫程序按时进行各种预防接种和加强免疫。

### (四)托幼机构卫生保健管理

1.协助制定幼托机构卫生保健制度并监督其执行情况

按照《托儿所幼儿园卫生保健管理办法》落实膳食营养指导,体格锻炼、健康检查及卫生消毒、疾病预防与传染病控制等工作。

2.协助完成儿童健康检查

协助完成儿童健康检查包括:①指导准备入园的儿童到指定医疗机构按要求进行全面体格检查,如儿童患有传染性疾病或近期与传染病患者有接触史应暂缓入园;②离园再入园的儿童体检:凡离园3个月以上要求再入园者应重新按要求体检;③转园儿童体检:如果是在园健康儿童不需要重新体检,只需持"儿童转园健康证明"就可以直接转园。

3.儿童膳食管理

儿童膳食管理由专人负责,接受社区卫生人员监督;食谱按儿童生长发育需求制定并定期更换;保证各种营养素均衡摄入,儿童膳食应严格与职工膳食分开。

4.做好幼儿机构教师及家长的健康教育

教会儿童及托幼机构教职员工预防意外伤害的知识,加强消毒隔离工作落实,预防传染性疾病。

## 三、学龄期儿童和青少年保健指导

### (一)学龄期儿童保健指导

学龄期儿童认知和心理发展非常迅速,是德、智、体全面发展的重要时期。

1.培养良好的生活习惯

养成良好饮食习惯,纠正偏食、吃零食、暴饮暴食等坏习惯,合理安排学习、睡眠、游戏及运动时间,注意培养良好的卫生习惯与用眼卫生。

2.培养正确的坐、立、走姿势

指导家长及早注意孩子坐、立、行走姿势,发现孩子姿态不端正时,及时向孩子讲清楚道理,给予纠正。

3.预防疾病和意外伤害

学龄期儿童的好发疾病有免疫性疾病如风湿热等,应注意预防。此外,车祸、运动中的意外创伤、溺水、自杀等是学龄期儿童常见的意外伤害,要加强安全教育及防范措施。

4.防止学校或家庭虐待

指导家长和老师树立正确的教育观念,多与孩子交流,激发儿童的学习兴趣,及早发现问题家庭,防止发生严重后果。

5.正确对待性早熟

指导家长、老师一起关心儿童的心理成长,正确对待性早熟。

### (二)青少年保健指导

青少年时期的个体认知、心理社会和行为发展日趋成熟,但由于神经内分泌尚不稳定,也会出现一些特殊健康问题。

1.青少年期常见的健康问题

(1)性健康问题:出现性早熟或性发育迟缓。

(2)遗精:进入青春发育期后每个月遗精2～3次属于正常。

(3)手淫:为满足生理需要,易发生手淫,以男性多见。

（4）痤疮：是青少年常见的皮肤病。易发生在皮脂腺发达的面部、上胸和背部，可持续数年。

（5）意外伤害：青少年是意外伤害的高发人群，以自杀、暴力、交通事故等多见。

**2.青少年保健指导**

（1）合理营养指导：营养供给须满足青少年的生长发育，每天摄入足量蛋白质、脂肪、维生素、糖、铁、钙等营养物质，食物多样化，注意主副食、荤素及粗细的均衡搭配。

（2）保持心理平衡：教育其有理想和抱负，目标设立在自己能够实现的范围内。家长注意与孩子的沟通方式，尊重孩子，帮助他们顺利渡过这段特殊时期。

（3）健康行为指导：指导家长配合学校的性生理、性心理、性道德、性疾病等教育，解除他们的困惑，正确认识性发育对自身生理、心理的影响，培养自尊、自爱、自强、自信的良好品质。

（4）自信心和责任感的培养：家长给予足够信任和尊重，加强法律知识教育，学会负责任、懂法律、珍惜自己生命。培养其助人为乐、积极向上的品德。

（5）培养良好的心理品质：培养广泛的兴趣爱好，提高主动能力和适应能力，热爱生活和社会。

（6）定期体格检查：通过定期检查，及时发现青少年期常见的健康问题，积极进行治疗。

**（三）学校卫生保健工作内容**

**1.一般健康教育**

对青少年进行个人卫生、眼部保健、营养供给、预防疾病、青春期卫生和心理健康、防范意外伤害等方面知识教育。

**2.性教育与指导**

根据青少年身心发展特点，有针对性地进行性知识教育。

**3.提供卫生服务**

监测并了解青少年健康状况和生长发育水平，提供计划免疫、常见病处理等服务。

**4.创造良好环境卫生**

保护和改善学校物理环境、社会环境和文化环境，为学生提供安全、舒适、愉快的学习环境。

**5.心理咨询**

帮助学生解除在学习、生活、人际关系中所面临的压力与困惑，提高学生的应对能力，保持心理平衡。

**6.营养供给**

根据青少年生长发育特点，制订符合青少年生长需要的食谱，注意饮食卫生。

（邢小娟）

# 第二节　社区妇女保健指导

## 一、社区妇女保健

### （一）概述

1.社区妇女保健的概念

社区妇女保健是以维护和促进妇女健康为目的，以预防为主，以保健为中心，以基层为重点，以社区妇女为对象,防治结合,开展以生殖健康为核心的保健工作。社区妇女保健工作实施预防为主的措施,做到以人为中心、以护理程序为框架、以服务对象的需求为评价标准,强调妇女健康的社会参与、政府责任、三级妇幼保健网的建立健全。

2.社区妇女保健工作的意义

目前,我国社区妇女保健工作主要包括:三级妇幼保健网的建立健全,大力开展以社区妇女生殖健康为核心的保健工作,针对女性的生理、心理、社会特点及健康、行为等方面的问题,有组织地定期对不同时期的妇女(围婚期、孕期、产褥期、哺乳期、围绝经期)开展妇科常见病、多发病的普查及普治工作,降低妇女的患病率、伤残率、孕产妇及围生儿的死亡率等,控制妇女一生中不同时期某些疾病的发生,性传播疾病的传播,达到促进妇女身心健康的目的,从而提高妇女的健康水平。

**(二)社区妇女保健工作内容**

妇女保健工作内容包括:妇女各期保健指导、计划生育技术指导、常见妇科疾病及恶性肿瘤的普查普治以及妇女劳动和社会保障等。

1.妇女各期保健指导

(1)青春期保健:青春期是指性器官发育成熟,出现第二性征的年龄阶段。这一时期生长发育迅速,社区护士除应给予合理营养知识指导,培养少女健康饮食行为及良好卫生习惯外,还应联合相关专业人员对青春期少女进行性知识、性伦理、性道德等方面的教育和指导,加强对心理行为问题的预防和疏导,培养少女自尊、自爱、自信的优良品质。同时通过定期体格检查,早期发现各种疾病。

(2)性成熟期保健:此期保健的主要目的是维护正常的生殖功能。给予计划生育指导、疾病普查与卫生宣教,避免妇女在性成熟期内因孕育或节育引发各种疾病,以便早期治疗,确保妇女身心健康。

(3)围婚期保健:围婚期是指从确定婚配对象到婚后受孕前的这一段时期。围婚期保健主要是围绕结婚前后,为保障婚配双方及其后代健康所进行的一系列保健服务措施。主要内容有婚前医学检查、围婚期健康教育及婚前卫生咨询3个部分。做好围婚期保健工作,是家庭幸福和提高人口素质的基础。

(4)围生期保健:围生期是指妊娠满28周到产后1周这一时期。围生期保健主要包括对孕产妇、胎儿、新生儿进行一系列保健工作,如孕产妇并发症的防治,胎儿的生长发育、健康状况的预测和监护以及制定防治措施、指导优生等工作。

(5)围绝经期保健:围绝经期指绝经前后一段时期,卵巢功能衰退而停止排卵,月经开始不规则,进而停经,通常发生于45～55岁。社区护士应指导围绝经期妇女维持规律生活,采取均衡饮食及适量运动,定期接受健康检查并多参加社交活动。

(6)老年期保健:世界卫生组织规定,发展中国家60岁以上者为老年人,发达国家65岁以上者为老年人。社区护士应指导老年期妇女合理膳食,保持规律生活,定期体检(特别是妇科检查),维持心理平衡;积极参加社会活动,发挥自己的才能与兴趣,多与家人沟通,保持家庭和谐,从而提高老年期妇女的生命质量。

2.计划生育技术指导

社区要积极开展避孕节育咨询与指导,做好避孕节育的知情选择。指导育龄人群实施有效的避孕措施。为辖区内育龄妇女提供避孕、节育技术服务,开展避孕节育知识宣传普及。做好性生活指导,提高夫妻生活质量。

3.妇科疾病与恶性肿瘤的普查普治

加大社区健康宣传力度,建立健全妇女保健网络。对于育龄妇女及高危人群定期进行普查工作,宣传定期体检的重要性,使疾病早发现,早治疗,提高妇女的生命质量。

4.妇女的劳动和社会保障权益

妇女的劳动就业权益受法律保护,妇女享有劳动安全和健康权。所有用人单位都应当根据妇女的生理特点,按照相关法律法规保护妇女在工作和劳动时的安全和健康。妇女在经期、孕期、产期和哺乳期受特殊保护。妇女在生育方面享有社会保障权。社区应做好妇女的劳动保护和社会权益保障工作。

## 二、围婚期妇女健康保健

围婚期保健内容包括配偶的选择、婚前检查、最佳生育年龄、受孕时机的选择、计划生育及家庭成员适应。

### (一)配偶的选择

婚姻不仅是两性的结合,而且要孕育下一代,优生始于择偶,因此择偶时不仅要有感情和性爱的基础,而且要有科学的态度。选择配偶应考虑的因素:遗传因素、健康因素、适宜的年龄。近亲不相恋,我国《婚姻法》第六条明确规定:直系亲属和三代以内的旁系血亲(三代以内有共同祖先)禁止结婚。

### (二)婚前检查

婚前检查有利于了解夫妻双方以及下一代的健康状况和发育情况,及早发现疾病,有利于优生,提高民族素质。婚前检查的内容包括以下几方面。

1.询问病史

询问双方的健康史和家族史,是否近亲婚配、有无遗传病史和精神病史,如色盲、血友病等,女方的月经史,男方的遗精史等。

2.全身体格检查

测量血压、体重、身高,检查女性的第二性征。

3.生殖器官检查

了解生殖器官发育是否良好,重点在于发现影响婚育的生殖器疾病。

4.实验室检查

实验室检查包括血尿常规、肝功能、阴道分泌物涂片检查等。2003年10月1日通过的新《婚姻法》规定,婚前检查可在自愿的基础上进行。

### (三)婚前生育指导

1.最佳生育年龄

我国《婚姻法》规定的结婚年龄是男性22周岁,女性20周岁。在我国,妇产科专家认为,女性的最佳生育年龄为25~29岁;男性的最佳生育年龄为25~35岁。研究表明:在这个年龄阶段内的女性,全身器官发育成熟,卵子质量高,选择在这个时期怀孕生育危险性最低。

2.最适宜受孕时机

生育时机的选择应包括生理条件、心理条件及经济条件等的成熟,选择良好的生育时机,为下一代的身体健康,智力培养做相应的科学准备。受孕应在双方生理、心理都处于最佳状态的时期,长期口服避孕药的妇女应停用两个月后再受孕。受孕前3个月,男女双方最好戒烟酒,保持营养状态良好。注意怀孕前工作与生活环境,避免接触对胎儿有害的物质,如放射线、化学物质、致畸或致突变物质等。从营养供给角度看,受孕的最佳季节,应是夏末秋初的7~9月份,此时蔬菜、瓜果收获,有利于孕妇摄取足够的营养物质。第二年的4~6月份分娩,此时正值春末夏初,气候温和,有利于产妇身体恢复和下一代的健康发育。

3.计划生育咨询与指导

计划生育是指有计划生育子女的措施,是控制人口数量,提高人口素质,使人口增长与经济、资源和社会发展相适应的有效措施。基本原则是:晚婚、晚育,少生、优生,从而有计划地控制人口。

社区护士应根据夫妇意愿,结合家庭经济、社会、宗教等背景,以及年龄、生育能力、生育要求和全身健康因素,指导妇女科学合理受孕。计划生育措施主要包括避孕、绝育及避孕失败的补救措施。

(1)避孕:就是用科学的方法来阻止和破坏正常受孕过程中的某些环节,使女方暂时不能受孕的方法。所采用的避孕方法很多,主要有工具避孕法、药物避孕法、安全期避孕法、紧急避孕法等。

1)工具避孕法:包括阴茎套、阴道隔膜、宫内节育器等措施。阴茎套是以非药物形式去阻止受孕的简单方式之一,为男性用避孕工具,使用方便,没有不良反应,使用前后注意检查有无破损。阴道隔膜是一种女用避孕工具,俗称子宫帽,性交前将阴道隔膜放在阴道内盖住子宫颈,阻止精子进入子宫腔,从而起到避孕作用。如患有子宫脱垂、膀胱或直肠膨出、重度宫颈糜烂等情况的妇女不宜使用。宫内节育器是一种简便、安全、经济、有效、可逆的节育方法。放置时间常规为月经干净后3~7 d,人工流产时可在术后立即放置,自然流产在经后3~10 d,正常分娩者在分娩后3个月,剖宫产妇女则应在产后半年放置。如果妇女有较严重的全身急慢性疾病,如发热、严重贫血、心脏疾病、肿瘤等,或生殖系统急慢性炎症、月经过多过频、子宫畸形等,均不宜放置宫内节育器。另外,放置前应了解月经情况,排除妊娠后方可放置。术后休息3 d,至少2周内禁止盆浴及性交,术后1个月、3个月、6个月定期复查。

2)药物避孕法:通过药物抑制下丘脑促性腺激素释放激素,使垂体分泌促卵泡素和促黄体素减少,从而抑制排卵,改变宫颈黏液性状,不利于精子穿过,改变子宫内膜形态与功能,不适宜受精卵着床,以达到避孕目的。国内应用的避孕药为人工合成的甾体激素避孕药,其特点为安全、有效、经济、简便。用药前应先询问病史,如果妇女患有严重的心血管疾病、糖尿病、血液系统疾病、甲状腺功能亢进、子宫肿瘤、乳房肿块、恶性肿瘤等则不宜使用口服避孕药。哺乳期妇女为减少对乳汁分泌的影响,应在产后6~8个月服用。月经间隔期偏长或45岁以上的妇女不宜服药,以避免卵巢功能早衰。

3)安全期避孕法:利用月经周期推算法、基础体温测量法及宫颈黏液观察法等,掌握女性的排卵期,避开排卵期性交来避孕,使精子和卵子错过相逢的机会。妇女的排卵往往会受情绪、生活环境、健康或性生活等影响而有改变,甚至有时会发生额外排卵,所以安全期避孕效果并不十分可靠,最好与外用避孕药或安全套配合使用。

4)紧急避孕法:指在无保护性生活或避孕失败后的3 d内,妇女为防止非意愿妊娠而采取的避孕方法,是一种临时补救措施。其方法有宫内节育器和服用紧急避孕药。

(2)绝育:通过手术或药物,达到永久不育的目的。

（3）避孕失败补救：早期妊娠可采用药物流产和手术流产，中期妊娠可采用引产术。

## 三、孕期妇女健康保健

妊娠是指胎儿在母体内发育成长的过程，从卵子受精开始至胎儿自母体娩出为止，共40周。社区护士通过对妊娠期不同阶段妇女进行相应健康指导，建立围生期保健手册，减少妊娠期各种并发症的发生，提高孕产妇疾病预防质量，保障孕期母子健康和优生优育。

### （一）孕期妇女的生理、心理变化

1.生理变化

（1）生殖系统：①子宫体明显增大变软，妊娠12周时超出盆腔，妊娠晚期子宫多呈不同程度的右旋。妊娠12～14周起，子宫出现不规则的无痛性收缩；②卵巢略有增大，停止排卵；③阴道分泌物增多，pH降低，对防止细菌感染有重要作用；④外阴皮肤增厚，大阴唇内血管增多及结缔组织变松软，故伸展性增加。

（2）乳房：乳头及乳晕变大，颜色加深，妊娠末期尤其接近分娩期时挤压乳房，可有少量淡黄色稀薄液体溢出，称为初乳。

（3）呼吸系统：妊娠期妇女呼吸方式为胸腹式呼吸，由于呼吸道黏膜充血水肿，孕妇常感到呼吸困难。

（4）循环及血液系统：妊娠期心脏向左、上、前移位。妊娠晚期心率每分钟增加10～15次，血容量增加35%，易出现妊娠期生理性贫血。

（5）消化系统：约半数孕妇在早期有恶心、呕吐、食欲减退等消化道症状，在妊娠3个月前后症状消失。妊娠期因胃肠蠕动减慢，易引起上腹饱胀和便秘。

（6）泌尿系统：妊娠期因子宫增大压迫膀胱，会有尿频现象。

2.心理变化

妊娠期妇女常见的心理反应有惊讶和震惊、矛盾心理、接受、情绪不稳和内省。美国心理学家鲁宾提出妊娠期孕妇为接受新生命的诞生，维持个人及家庭的功能完整，必须完成4项孕期母性心理发展任务：①确保自己及胎儿能安全顺利地渡过妊娠期、分娩期；②促使家庭重要成员接受新生儿；③学习为孩子贡献自己；④情绪上与胎儿连成一体。社区护士应及时评价妊娠期妇女的心理变化，给予恰当的指导，帮助她们顺利渡过这一时期。

### （二）孕产妇健康管理

1.建立围生期保健手册

在孕12周前为孕妇建立《孕产妇保健手册》，进行第一次产前访视。《孕产妇保健手册》由孕妇居住地的乡镇卫生院或社区卫生服务中心建立。建册时详细、准确地了解孕妇情况并登记，建册后将手册交孕妇保管，每次产前检查时给医师记录检查结果。

2.产前检查时间

产前检查应从确定怀孕开始。孕12周前至少进行1次检查，孕12～28周时每4周进行1次产检，孕28～36周时每2周进行1次产检，孕36周后每周进行1次产检，有高危因素者增加产前检查次数。

3.产前检查内容

（1）首次产前检查：详细询问既往史、家族史、个人史等，观察孕妇发育、营养及精神状况、步态与身高、乳房发育、心脏有无疾病、脊柱及下肢有无畸形，测量血压、体重、骨盆测量、腹部及阴

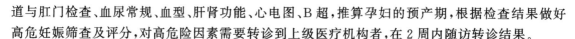

道与肛门检查、血尿常规、血型、肝肾功能、心电图、B超,推算孕妇的预产期,根据检查结果做好高危妊娠筛查及评分,对高危险因素需要转诊到上级医疗机构者,在2周内随访转诊结果。

(2)复诊产前检查:复查胎位、检查胎儿大小与成熟度等。

4.产检健康教育

设立孕妇培训学校,通过讲课、看录像、座谈及科普宣传等方式,将孕期的保健知识、危险症状、临产前的一些现象以及各种育婴常识教给孕妇,对其进行保健指导,增强她们的自我照顾能力。

**(三)高危妊娠筛查**

1.妊娠高危因素

有下列危险因素的孕妇属于高危妊娠。

(1)妊娠年龄大于35岁的高龄孕妇。

(2)既往有流产、早产、死胎、死产、胎儿畸形等生育史。

(3)B超见前置胎盘、胎盘早剥、羊水过多或过少,胎位不正,胎儿发育异常,母儿血型不合。

(4)妊娠高血压综合征。

(5)母亲骨盆狭小或畸形,既往有骨盆骨折病史。

(6)妊娠期合并心脏病、肾炎、糖尿病、急慢性肝炎、肺结核、重度贫血等。

(7)妊娠期服用有害物质或药物,接触放射线等因素。

(8)胎位异常,巨大儿、多胎妊娠。

(9)本人或配偶有遗传疾病者。

(10)家族中有遗传性疾病者。

2.高危妊娠筛查方法

对于有可能发生遗传性疾病的高危妊娠妇女,社区护士应鼓励其积极接受产前遗传诊断,服务内容包括以下几方面。

(1)超声波诊断:超声波检查是利用高频率声波的反射作用,经电子信号而呈现在荧光屏上,以判断胎儿的生存性、胎数及胎儿是否畸形。这是目前于怀孕20~22周所做最简易、安全的产前诊断方法。

(2)羊膜腔穿刺术:羊膜腔穿刺术是指在超声波的定位及监视下,以22号穿刺针进入子宫腔内抽取羊水,然后对羊水中所含的生化物质及胎儿剥落细胞进行培养及分析,能诊断唐氏综合征及染色体异常的胎儿。适用于怀孕16~18周的孕妇,为目前针对高龄产妇积极推动的产前诊断方法。

(3)胎儿绒毛膜组织检查:胎儿绒毛膜组织检查是经由阴道或腹部从胎盘取出少许绒毛样本做检查,能早期诊断染色体或基因异常的胎儿。适用于怀孕9~11周孕妇,但这种方法较易发生感染、出血及流产,仅适用于必要时实施。

(4)母血筛检甲胎蛋白:母血筛检甲胎蛋白是抽取母亲血液做筛检,以早期了解胎儿是否为神经管缺损或染色体异常的高危人群,适合怀孕16~20周孕妇。

(5)胎儿脐带采血:胎儿脐带采血是在超声波的引导下,以穿刺针插入脐带抽取胎儿血液,检查是否有血友病或海洋性贫血等疾病。适用于怀孕20周以后的孕妇。

**(四)孕期保健指导**

1.日常生活保健

(1)饮食:为保证孕期营养供给,每天供给足够的热能、蛋白质、脂肪、维生素和微量元素,满足孕妇和胎儿营养需求。食物多样化,多食蔬菜、水果,禁止吸烟、饮酒及摄入刺激性饮料。

(2)个人衣着与卫生:衣着以宽松、舒适、透气性好为宜,不穿高跟鞋。养成良好卫生习惯,勤洗澡,以淋浴为宜。

(3)休息与活动:合理安排生活与工作,避免重体力工作、加班及从事有毒有害工种,保证充足睡眠,夜间睡眠时间不少于8 h,午睡1~2 h。睡眠宜采取左侧卧位,利于增加回心血量,减轻下肢水肿。

(4)口腔保健:保持良好口腔卫生,饭后、睡前漱口、刷牙,防止细菌滋生,如患龋齿及牙病,应及时就诊。

(5)乳房护理:良好的乳房护理可以为产后成功母乳喂养做好准备。从妊娠7个月开始,指导孕妇每天用温水擦洗乳房、乳头,增加乳头上皮摩擦耐受力,以免哺乳时乳头发生皲裂,但避免使用肥皂等洗涤用品。根据乳房的大小佩戴合适的全棉乳罩以免乳房下垂。

(6)孕期性生活指导:孕期不是绝对禁止性生活,但妊娠12周以前和28周以后应避免性生活。

2.心理卫生指导

社区护士根据早、中、晚不同孕期孕妇的心理需要,给予适当的支持与帮助,使其保持良好的心情。

(1)怀孕早期(孕12周末以前):此期常有矛盾心理,因早孕反应引起身体不适而感到焦虑。社区护士指导丈夫体贴爱护妻子,给妻子、胎儿创造一个和睦、温馨、完美的家庭气氛,让妻子尽快适应怀孕。

(2)怀孕中期(孕13周至27周末):接受怀孕事实,对胎儿充满幻想与期望。社区护士应多给孕妇介绍怀孕、分娩的有关知识及胎儿有关的信息,解释其疑惑的问题,指导孕妇进行胎教。

(3)怀孕晚期:孕妇会感到自己很脆弱且易受到伤害,随着预产期的临近,孕妇出现期待而又恐惧的心理。社区护士鼓励孕妇表达内心感受,给予科学指导与解释,必要时让孕妇了解产房及设备,以减少产妇对分娩的恐惧和忧虑,对配合医护人员的处理,顺利分娩是很重要的。

3.孕期用药指导

孕妇在整个妊娠期间应慎重服药。特别是妊娠初期前2个月,需在医师的指导下合理用药。不可随意滥用抗生素、抗肿瘤药、激素类和解热镇痛药物等。由药物引起的胎儿损害或畸形,一般发生在妊娠的头3个月,特别是前8周内最为突出。

4.妊娠期的营养指导

孕期营养供给的关键是指导孕妇均衡摄入各种食物,粗细搭配,荤素适当,克服偏食,多食蔬菜、水果,少吃辛辣食物,戒烟酒,出现妊娠水肿时,每天盐的摄入量<4 g。

(1)热量:怀孕期间每天增加0.42~1.26 mJ热量,蛋白质、脂肪、糖类在人体内氧化后均能产生热量,其中蛋白质占15%,脂肪占20%,糖类占65%。热量主要来源于谷物、薯类等。

(2)蛋白质:妊娠期需增加蛋白质的摄入,以供母体的生理调节及胎儿的生长发育,并为分娩时的消耗做准备。我国营养学会提出在妊娠4~6个月期间,孕妇每天增加蛋白质15 g,妊娠7~9个月期间,每天增加25 g。优质蛋白主要来源于牛肉、牛奶、鸡蛋、鸡肉、鱼等。

(3)脂肪:摄入适量脂肪以保证胎儿的正常发育及脂溶性维生素的吸收,对促进乳汁分泌也有帮助。孕妇每天摄入脂肪量不宜过多,每天 60~70 g,其中可以提供 7.5~15 g 植物油。

(4)糖类:妊娠期间对于糖类的需求主要通过主食中的淀粉来获取,每天进食 0.4~0.5 kg 主食,即可满足需求。

(5)微量元素:妊娠期间对于微量元素的需求,除铁外,几乎所有的微量元素均可在平时的食物中得到补充。①铁:我国营养学会建议孕妇每天膳食中的铁摄入量为 28 g,如不足时可根据医嘱口服铁剂,同时伴服维生素 C,以利于铁的吸收;②钙、磷:是构成骨骼的成分,妊娠全过程均应补钙,最佳食物来源有牛奶、小鱼干、黄豆制品、蛋黄、海带等;③锌:与生育和免疫功能有关,孕 3 个月后,每天从食物中补充 20 mg,其主要存在于动物蛋白和谷物中;④碘:为甲状腺激素成分,缺乏易造成呆小症,在整个妊娠期,每天膳食中碘的供给量为 175 μg,最佳食物来源为紫菜、海带、加碘食盐。

(6)维生素:妊娠期间维生素的摄入主要从食物中获取。①孕妇体内若缺乏维生素 A,可发生夜盲、贫血、早产、胎儿畸形。每天膳食中维生素 A 供给量为 1 000 μg,主要存在于动物性食物中,如牛奶,动物肝脏等。②B 族维生素:尤其是叶酸摄入量应增加,特别妊娠前 3 个月,如缺乏易发生胎儿神经管缺陷畸形。应保证每天膳食中叶酸供给量为 0.8 mg。主要来源于谷类、豆类、绿叶蔬菜等食物中。妊娠前 3 个月最好口服叶酸。③维生素 C 是形成骨骼、牙齿、结缔组织的必需物质,每天膳食中维生素 C 的摄入量为 80 mg,主要食物来源于柿椒、柑橘、柠檬、山楂、枣等。④维生素 D 若缺乏可影响胎儿骨骼发育,每天膳食中维生素 D 的摄入量为 10 μg,鱼肝油中含量最多,其次为肝、蛋黄、鱼,多晒太阳也利于体内合成维生素 D。⑤维生素 E 可以减少自然流产,每天需摄入 10 mg,主要食物来源于麦芽、花生油、麻油、坚果、绿叶蔬菜、蛋类、奶类等。

5.孕期自我监护方法指导

做好孕期自我监护对保证胎儿和母体健康十分重要,社区护士指导孕妇和家属自己数胎动,听胎心率是在家中对胎儿情况进行监护的可行手段。①胎动的监护方法:从妊娠 30 周开始,每天早、中、晚各数 1 h,将 3 h 所数的总数乘以 4,并做好记录,如果胎动每天在 30 次以上,说明胎儿情况良好,不足 30 或继续减少,表明胎儿宫内缺氧,应及时就医。②听胎心音的方法:每天定时听胎心音并记录,胎心音正常为每分钟 120~160 次,如果胎心音超过每分钟 160 次或每分钟不足 120 次,均属异常,应及时就诊。③测量体重:指导孕妇每周测体重,一般孕妇体重增长每周不超过 0.5 kg,整个妊娠期增加 10~12.5 kg,体重的增加视个人孕前的体重而定。如果妊娠期体重不增加,说明胎儿生长缓慢,如孕妇体重每周增加超过 0.5 kg,要注意有无妊娠水肿。

**(五)妊娠期常见症状的管理**

妊娠期出现不适是每个孕妇都会经历的,但因个体差异,这些不适症状会有所不同,而且在不同妊娠期所出现的症状也会有所不同。

1.恶心、呕吐

大部分孕妇约在妊娠 6 周出现早孕反应,12 周左右消失。此期间应避免空腹或过饱,每天可少量多餐,饮食宜清淡易消化,晨起时宜缓慢,避免突然改变体位。对于呕吐严重者,或 12 周以后仍继续呕吐,甚至影响孕妇及胎儿营养时,须住院治疗,纠正水、电解质紊乱。对于偏食者,在不影响饮食平衡的情况下可不予特殊处理。

2.尿频、尿急

妊娠早期属于正常现象,告知孕妇有尿意时应及时排空。

**3.水肿**

妊娠后期易发生下肢水肿,休息后可消退,这属于正常现象。若出现凹陷性水肿,经休息后水肿仍不消退,则应警惕合并其他疾病,查明原因并给予及时治疗。社区护士应指导孕妇睡眠时采取左侧卧位,下肢垫高15°,以促进下肢血液回流。

**4.静脉曲张**

已出现症状的孕妇应避免长时间站立或行走,注意经常抬高下肢,促进下肢血液回流;会阴部有静脉曲张者,可于臀下垫枕,抬高髋部休息。

**5.便秘**

了解孕妇的饮食,排便习惯,分析引起便秘的可能因素。指导孕妇养成良好的排便习惯,增加每天饮水量,多进食蔬菜、水果等含纤维多的食物,如韭菜、芹菜、香蕉等,并注意适当运动。未经医师许可,不得擅自使用大便软化剂或轻泻剂。

**6.腰背痛**

指导孕妇在日常生活工作中注意保持良好的姿势,避免过度疲劳;如需长时间弯腰,应适当调整姿势。疼痛严重者,必须卧床休息。

**7.下肢肌肉痉挛**

妊娠期间应注意补钙,禁止滥用含钙、磷的片剂。社区护士应告知孕妇预防及减轻症状的方法:①避免穿高跟鞋,以减少腿部肌肉的紧张度;②避免腿部疲劳、受凉;③发生下肢肌肉痉挛时,孕妇应背屈肢体或站立前倾以伸展痉挛的肌肉,或局部热敷按摩。

## 四、产褥期妇女健康保健

### (一)产褥期妇女生理变化

**1.生殖系统的变化**

(1)子宫:产后子宫变化最大,胎盘娩出后的子宫逐渐恢复至非孕状态的过程,称为子宫复旧,约需6周时间。包括子宫体的复旧、子宫内膜的再生和子宫颈的复原。

(2)阴道及外阴:分娩后阴道壁肌肉松弛,肌张力低,黏膜较光滑,约产后3周黏膜皱开始出现,产褥期内阴道壁肌张力可逐渐恢复,但不能完全恢复至妊娠前水平。分娩时会阴因受压产生充血、水肿或不同程度的裂伤,可数天内消失或愈合。

(3)盆底组织:盆底肌肉及筋膜常因过度扩张而失去弹力,也可出现部分肌纤维断裂,严重时可导致产后阴道前后壁膨出或子宫脱垂。

**2.内分泌系统的变化**

分娩后雌激素、孕激素水平急剧下降。至产后1周时已降至未孕时水平。不哺乳产妇一般于产后6~10周恢复月经,哺乳产妇因泌乳素的分泌可抑制排卵,月经复潮延迟,甚至在哺乳期间月经一直不来潮。产后较晚恢复月经者,首次月经来潮常有排卵,故哺乳妇女在月经恢复前也有受孕的可能。

**3.乳房的变化**

主要变化是泌乳,但乳汁分泌在很大程度上取决于哺乳时的吸吮刺激。此外,产妇的营养、睡眠、健康情况和情绪状态都将影响乳汁的分泌。

**4.腹壁的变化**

腹壁皮肤受妊娠子宫膨胀的影响,弹力纤维断裂,腹直肌呈不同程度分离,产后明显松弛,张力低,须至产后 6 周或更长的时间方能恢复。妊娠期出现的下腹正中线色素沉着,于产褥期逐渐消退,原有的紫红色妊娠纹变为白色,成为永久性的白色妊娠纹。

5.血液循环系统的变化

妊娠期血容量增加,于分娩后 4～6 周可恢复至未孕状态。产后 3 d 内,由于胎盘循环停止,大量血液从子宫进入体循环,以及组织间液的回吸收,使回心血量增加,心脏负担再次加重。因此,有心脏病的产妇易发生心力衰竭。

6.泌尿系统的变化

妊娠期滞留在体内的大量水分,于分娩后的最初几天经由肾脏排出,故产后尿量明显增加。在临产期分娩过程中,膀胱过分受压,导致黏膜充血、水肿,肌张力降低,加之产后外阴伤口疼痛,不习惯卧床排尿等原因,容易发生尿潴留。膀胱充盈可影响子宫收缩而导致产后出血,因此要及时处理。孕期发生的肾盂输尿管生理性扩张,需 4～6 周恢复正常。

7.消化系统的变化

产后 1～2 d 内产妇常感口渴,喜进汤食,但食欲欠佳,以后逐渐好转。胃肠肌张力蠕动减弱,约需2周恢复正常。产后因卧床时间长,缺乏运动,腹直肌及盆底肌肉松弛,加之肠蠕动减弱,易发生便秘。

**(二)产褥期妇女心理变化**

妊娠和分娩是妇女一生中的重大改变,产褥期妇女会经历一系列复杂的心理变化。分娩后产妇会出现一系列反应,表现为高涨的热情、希望、高兴、满足感、幸福感,也可能有失眠、失望、抑郁等情绪不稳定表现。产后抑郁症是在分娩后常见的一种普遍心理障碍,是介于产后抑郁性精神病和产后忧郁之间的一种精神疾病。一般在产后第 1 d 至第 6 周之间发生,而产后第 1～10 d 被认为是发生产后抑郁症的危险期。

产褥期是产妇的心理转换时期。如果受到体内外环境的不良影响、刺激,也容易发生各种身心障碍。因此,社区护士应了解和掌握产褥期妇女的心理改变,做好产褥期妇女的心理护理,使其情绪稳定,顺利地度过产褥期。

**(三)产褥期妇女保健指导**

产褥期是产妇身心恢复的重要时期,照护质量直接影响产妇的身心恢复。产褥期保健指导由社区护士提供,通过询问、观察、一般体检和妇科检查,必要时进行辅助检查,对产妇恢复情况进行评估。

1.日常生活指导

(1)清洁与舒适:产妇的休养环境以室温 22～24 ℃为宜,光线适宜,通风适当,保持空气清新,防止受凉。指导产妇保持个人卫生,包括会阴部、身体清洁及维持正常排泄等。

(2)合理饮食与营养:社区护士应该协助产妇获取适当和均衡的饮食,进食富含营养、清淡、易消化的食物,保证足够的热量,以促进其身体的健康和身材的恢复。哺乳期妇女每天应增加 500 kcal 热量,选择鱼、肉、蛋、奶、豆类及含钙、铁丰富的食物。哺乳期妇女应避免食用咖啡与浓茶、含脂肪多的食物、过咸或烟熏制食品、刺激性调味品、酒类,以免影响婴儿行为及生长发育。

(3)休息与睡眠:社区护士应指导产妇适应与婴儿同步休息,每天至少保证 8 h 睡眠,保持生活规律。

2.产后活动与锻炼

产后运动有助于增强腹肌张力、恢复身材、促进子宫复旧、骨盆底收缩和复旧,促进血液循环、预防血栓性静脉炎等。社区护士根据产妇个体情况指导产妇在产后24 h内以卧床休息为主,顺产者在产后6~12 h即可下床轻微活动;行会阴侧切或剖宫产的产妇,可适当推迟活动时间。运动方式及时间:腹式呼吸及阴道收缩运动在产后第1 d;胸部运动产后第2 d;颈部运动产后第4 d;腿部运动产后第5 d;膝胸卧式促进子宫收缩运动于产后第7 d;仰卧臀部上举运动在产后第10 d;仰卧起坐腹部运动在产后第15 d进行。指导产后运动时注意运动量由小到大,强调循序渐进,视产妇耐受程度逐渐增加活动量,避免过度劳累,运动时若有出血及不适感立即停止并休息。剖宫产术后的妇女可先选择促进血液循环的项目,如深呼吸运动,其他项目待伤口愈合后再逐渐进行。

3.母乳喂养及乳房护理指导

鼓励产妇喂哺母乳,母乳喂养对母婴均有益。喂养过程中应注意以下事项。

(1)哺乳时间:原则是按需哺乳。产妇于产后半小时内开始哺乳,哺乳时间为半小时以上。若母亲患有结核病、肾脏病、心脏病、艾滋病及严重贫血时则不可母乳喂养。尽早哺乳,以维持乳腺通畅,减轻乳房胀痛。

(2)指导产妇进行正确的乳房护理及新生儿喂养:乳房应保持清洁干燥。每次哺乳前应洗手,并将乳房、乳头用温开水清洗。哺乳时,母亲和新生儿均应选择最舒适的位置,一手拇指放在乳房上方,其余四指放在乳房下方,将乳头和乳晕大部分放入新生儿口中,用手托住乳房,防止乳房堵住新生儿鼻孔。哺乳时应让新生儿吸空一侧乳房后再吸另一侧,两侧乳房交替哺乳。哺乳后应将新生儿抱起,轻拍背部1~2 min,排出胃内空气,以防呕吐。如果出现乳头皲裂,轻者可继续哺乳,哺乳前湿热敷乳房和乳头3~5 min,挤出少量乳汁,使乳晕变软易被新生儿吸吮。哺乳时先在损伤轻的一侧乳房哺乳,以减轻对乳房的吸吮力。哺乳结束后,挤出少量乳汁涂在乳头和乳晕上,短暂暴露使乳头干燥。如皲裂严重则暂停哺乳,可将乳汁挤出或用吸乳器吸出后喂养。世界卫生组织指出,4~6个月内的婴儿只需母乳,不必添加喂水或其他饮料。哺乳期妇女应佩戴合适的棉质乳罩,避免过紧或过松。母乳喂哺应按需哺乳,提倡早接触,早吸吮。母乳喂哺的时间一般以10个月至1年为宜。

(3)产妇若因病不能哺乳,则应尽早退乳:最简单的方法是停止哺乳,少进汤汁类食物。

4.心理指导

观察产妇的心理状况,给予其在心理及社会等方面相应的护理措施。社区护士通过家庭访视,增强产妇照顾新生儿的信心,确立母亲的角色和责任,使母子之间建立独特的亲子依附关系。

5.家庭适应与协调

随着孩子的出生,家庭角色的变化,父母角色,夫妻关系需要重新调整,互相理解与共同承担家务。社区护士应指导丈夫做好接纳新成员的心理和行为准备,确立父亲的角色,主动为妻子分担照顾新生儿的责任,承担家务劳动,在日常生活中应对妻子关心、体贴。新生儿不仅给家庭带来了希望与欢乐,同时也带来了责任与压力,所以夫妻双方要扮演好各自的角色,适应角色的转变,才能促进家庭的健康发展。

**(四)产褥期常见健康问题的护理**

1.乳腺炎

产褥期乳腺炎是产褥期的常见病,常常继发于乳头皲裂、乳房过度充盈、乳腺管阻塞。

(1)预防。①保持乳头和乳晕的清洁:经常用温水清洗乳房,每次哺乳前后用温水清洗乳头和乳晕,保持局部干燥。如有乳头内陷者更应注意清洁。②养成良好的按需哺乳习惯:每次将乳汁吸尽,避免乳汁淤积,如有淤积可用吸乳器或按摩乳房帮助乳汁排空,不可让婴儿含着乳头睡觉。③如有乳头破损或皲裂要及时治疗。④保持婴儿口腔卫生:及时治疗婴儿口腔炎。⑤纠正乳头内陷。⑥营养供给:注意摄入清淡、易消化、富含营养的食物,多饮水,忌食辛辣、刺激、油腻的食物。

(2)护理措施。①炎症初期:可继续哺乳。哺乳前,湿热敷乳房 3～5 min,并按摩乳房;哺乳时先哺患侧乳房。每次哺乳时注意吸空乳汁,减轻淤积。用绷带或用乳托将乳房托起,局部用冰敷,以减少乳汁分泌。注意充分的休息。②炎症期:停止哺乳,定时用吸乳器或手法按摩排空乳汁,用宽松乳罩托起乳房,以减轻疼痛和肿胀。给予局部热敷、药物外敷或理疗,以促进局部血液循环和炎症消散。根据医嘱早期使用抗菌药物。③脓肿形成期:行脓肿切开引流术,切口应符合美容要求并防止损伤乳管,保持引流通畅,切口定时更换敷料,保持清洁干燥。

**2.产后尿失禁**

产后尿失禁是由于分娩时,胎儿先露部分对盆底韧带及肌肉的过度扩张,特别是使支持膀胱底及上 2/3 尿道的组织松弛所致。社区护士应指导产妇保持会阴及尿道口清洁。注意多饮水,多食水果、高纤维蔬菜,防止便秘。坚持做盆底肌锻炼,使盆底肌肉的功能逐渐复原。为防止产后尿失禁,产妇在身体尚未复原之前不宜过早进行剧烈运动。

**3.产后抑郁**

由于内分泌的变化,大脑皮质与皮质下中枢的相互关系发生改变,皮质下中枢平衡失调,常会导致产妇情绪不稳,偶尔可见某种精神疾病状态。这种精神疾病反应常与难产手术、产后感染或不良妊娠结局等精神创伤有关。其特征包括:注意力无法集中、健忘、心情不平静、时常哭泣或掉泪、依赖、焦虑、疲倦、伤心、易怒、暴躁、无法忍受挫折等。临床可表现为:焦虑、激动、忧郁、睡眠不佳、食欲缺乏、言语行动缓慢。也可表现出谵妄状态或躁狂状态。产后抑郁症并非单一原因造成,它是生物、心理、社会因素以多种不同方式相互作用的结果。

产后抑郁的预防措施包括:倾听产妇诉说心理问题,做好产妇的心理疏导工作,解除不良的社会心理因素、减轻产妇的心理负担和躯体不适症状;对于有不良个性的产妇,应给予相应的心理指导,减少或避免精神刺激,减轻生活中的应激压力;促进和帮助产妇适应母亲的角色,指导产妇如何与婴儿进行交流和接触,使其逐渐参与到护理孩子的日常生活中,逐步建立亲子依附关系;发挥社会支持系统的作用,改善家庭关系,合理进行家务分工,减轻产妇劳累;为产妇提供自我护理指导和常见问题的处理方法,减少产妇的困惑和无助感;高度警惕产妇的伤害性行为,注意保护安全;重症患者应接受心理医师或精神科医师的治疗。

(邢小娟)

# 参 考 文 献

[1] 李艳.临床常见病护理精要[M].西安:陕西科学技术出版社,2022.

[2] 刘爱杰,张芙蓉,景莉,等.实用常见疾病护理[M].青岛:中国海洋大学出版社,2021.

[3] 王伟,梁津喜,杨明福.骨科临床诊断与护理[M].长春:吉林科学技术出版社,2020.

[4] 邓雄伟,程明,曹富江.骨科疾病诊疗与护理[M].北京:华龄出版社,2022.

[5] 王美芝,孙永叶,隋青梅.内科护理[M].济南:山东人民出版社,2021.

[6] 王秀萍.临床内科疾病诊治与护理[M].西安:西安交通大学出版社,2022.

[7] 孔英华.临床急症护理指导[M].北京:科学技术文献出版社,2020.

[8] 任秀英.临床疾病护理技术与护理精要[M].北京:中国纺织出版社,2022.

[9] 高淑平.专科护理技术操作规范[M].北京:中国纺织出版社,2021.

[10] 张翠华,张婷,王静,等.现代常见疾病护理精要[M].青岛:中国海洋大学出版社,2021.

[11] 万霞.现代专科护理及护理实践[M].开封:河南大学出版社,2020.

[12] 安旭姝,曲晓菊,郑秋华.实用护理理论与实践[M].北京:化学工业出版社,2022.

[13] 张俊英,王建华,宫素红,等.精编临床常见疾病护理[M].青岛:中国海洋大学出版社,2021.

[14] 宋丽娜.现代临床各科疾病护理[M].北京:中国纺织出版社,2022.

[15] 张占堆.外科护理[M].南昌:江西科学技术出版社,2020.

[16] 任丽,孙守艳,薛丽.常见疾病护理技术与实践研究[M].西安:陕西科学技术出版社,2022.

[17] 叶丹.临床护理常用技术与规范[M].上海:上海交通大学出版社,2020.

[18] 吴雯婷.实用临床护理技术与护理管理[M].北京:中国纺织出版社,2021.

[19] 于桂霞,陈明霞,张淑.现代临床护理与管理[M].沈阳:辽宁科学技术出版社,2022.

[20] 姜鑫.现代临床常见疾病诊疗与护理[M].北京:中国纺织出版社,2021.

[21] 张晓艳.临床护理技术与实践[M].成都:四川科学技术出版社,2022.

[22] 王林霞.临床常见病的防治与护理[M].北京:中国纺织出版社,2020.

[23] 董海静,朱婷婷,纪莉莎.新编实用护理与管理[M].沈阳:辽宁科学技术出版社,2022.

[24] 李淑杏.基础护理技术与各科护理实践[M].开封:河南大学出版社,2021.

[25] 石晶,张佳滨,王国力.临床实用专科护理[M].北京:中国纺织出版社,2022.

[26] 冉健,李金英,陈明.现代急危重症与护理实践[M].汕头:汕头大学出版社,2021.

[27] 王庆秀.内科临床诊疗及护理技术[M].天津:天津科学技术出版社,2020.

［28］刘莉华,王冬梅,张燕.护理综合实训［M］.北京:中国医药科技出版社,2022.

［29］郭娟.护理基本技术［M］.北京:北京大学医学出版社,2022.

［30］董理鸣,张惜妍.实用泌尿外科疾病的诊治与临床护理［M］.北京:中国纺织出版社,2021.

［31］任潇勤.临床实用护理技术与常见病护理［M］.昆明:云南科技出版社,2020.

［32］陈晓侠,赵静,张艳玲.临床实用护理基础［M］.沈阳:辽宁科学技术出版社,2022.

［33］雷颖.基础护理技术与专科护理实践［M］.开封:河南大学出版社,2020.

［34］黄粉莲.新编实用临床护理技术［M］.长春:吉林科学技术出版社,2021.

［35］于翠翠.实用护理学基础与各科护理实践［M］.北京:中国纺织出版社,2022.

［36］赵付娟,潘华婴,赵晶.早期护理干预在急性上呼吸道感染所致心肌炎康复中的作用探讨［J］.基层医学论坛,2022,26(15):77-79.

［37］曹桂平.综合性护理干预对雾化吸入治疗支气管扩张症患者呼吸功能、不良反应发生率的影响［J］.中文科技期刊数据库医药卫生,2022,5(4):118-120.

［38］孙党红,戴莉,许婷婷,等.5A护理模式对原发性高血压患者自我管理能力的影响［J］.实用临床医药杂志,2022,26(19):111-114.

［39］吴淑贞,周娟霞,徐宏蕊.针对性护理干预在再生障碍性贫血实施免疫抑制治疗中的临床效果观察［J］.现代诊断与治疗,2022,33(4):619-621.

［40］李梅岚,黄新群,吕素如.探究综合护理干预在改善糖尿病患者睡眠质量中的应用价值［J］.世界睡眠医学杂志,2022,9(3):494-496.